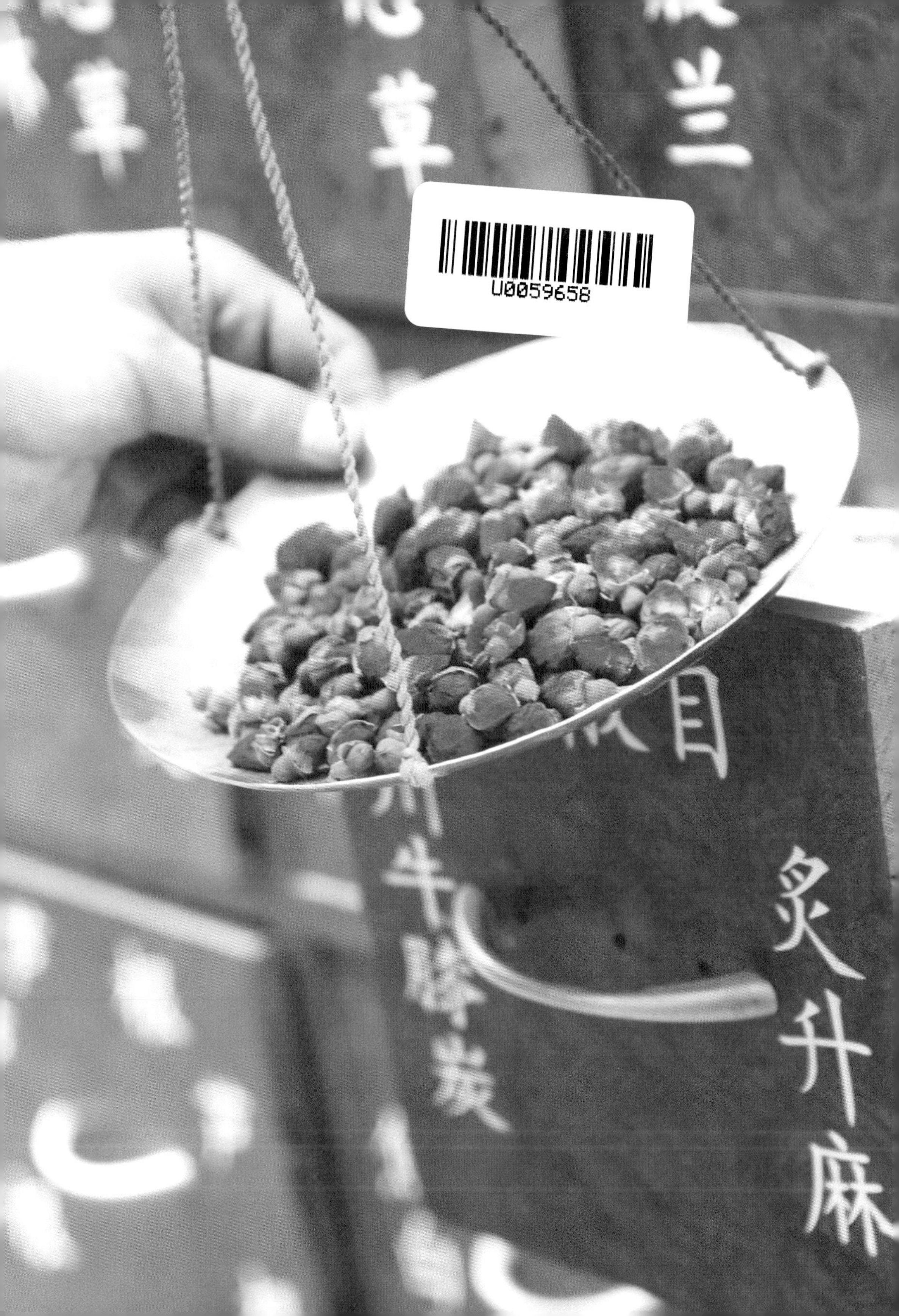
炙升麻

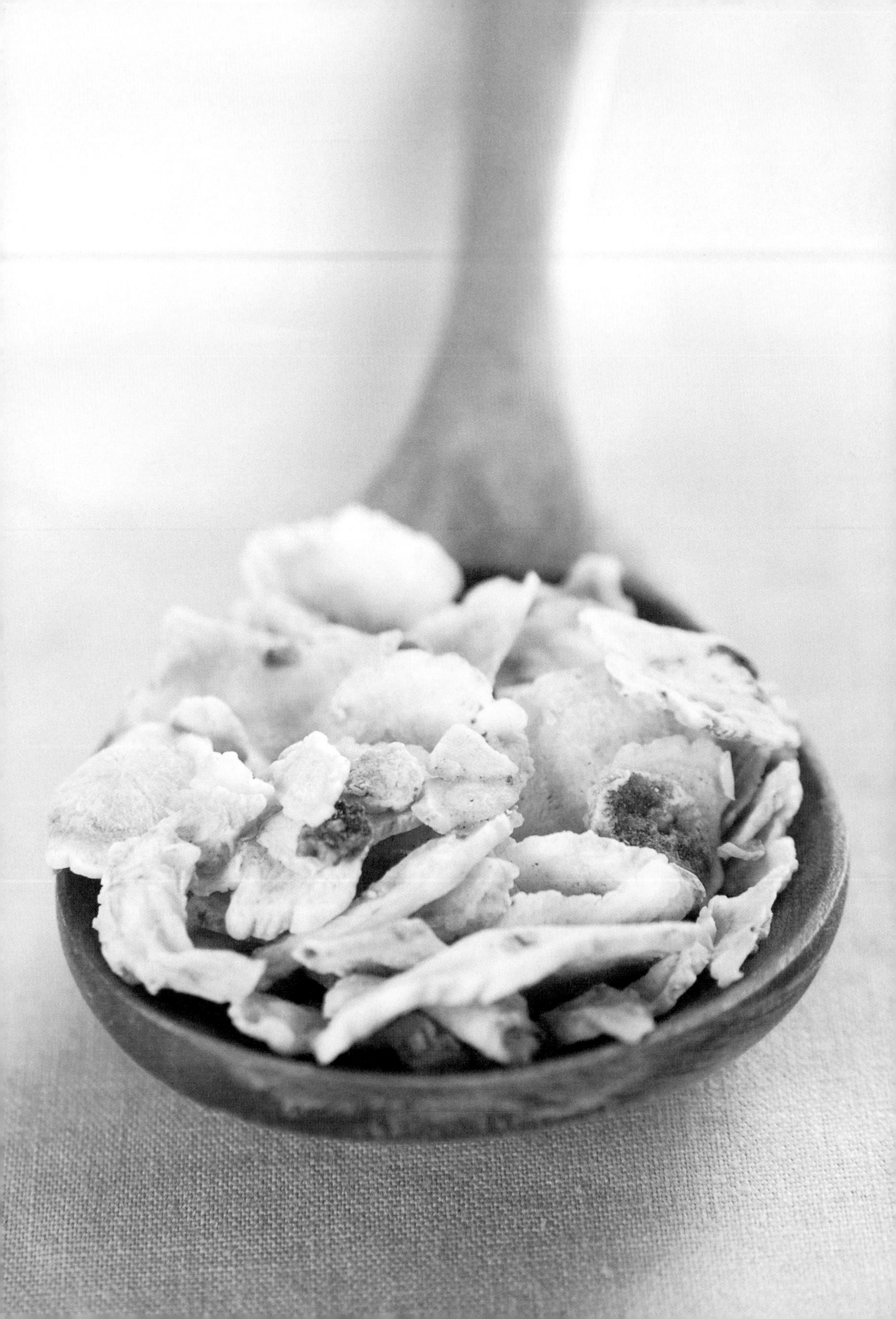

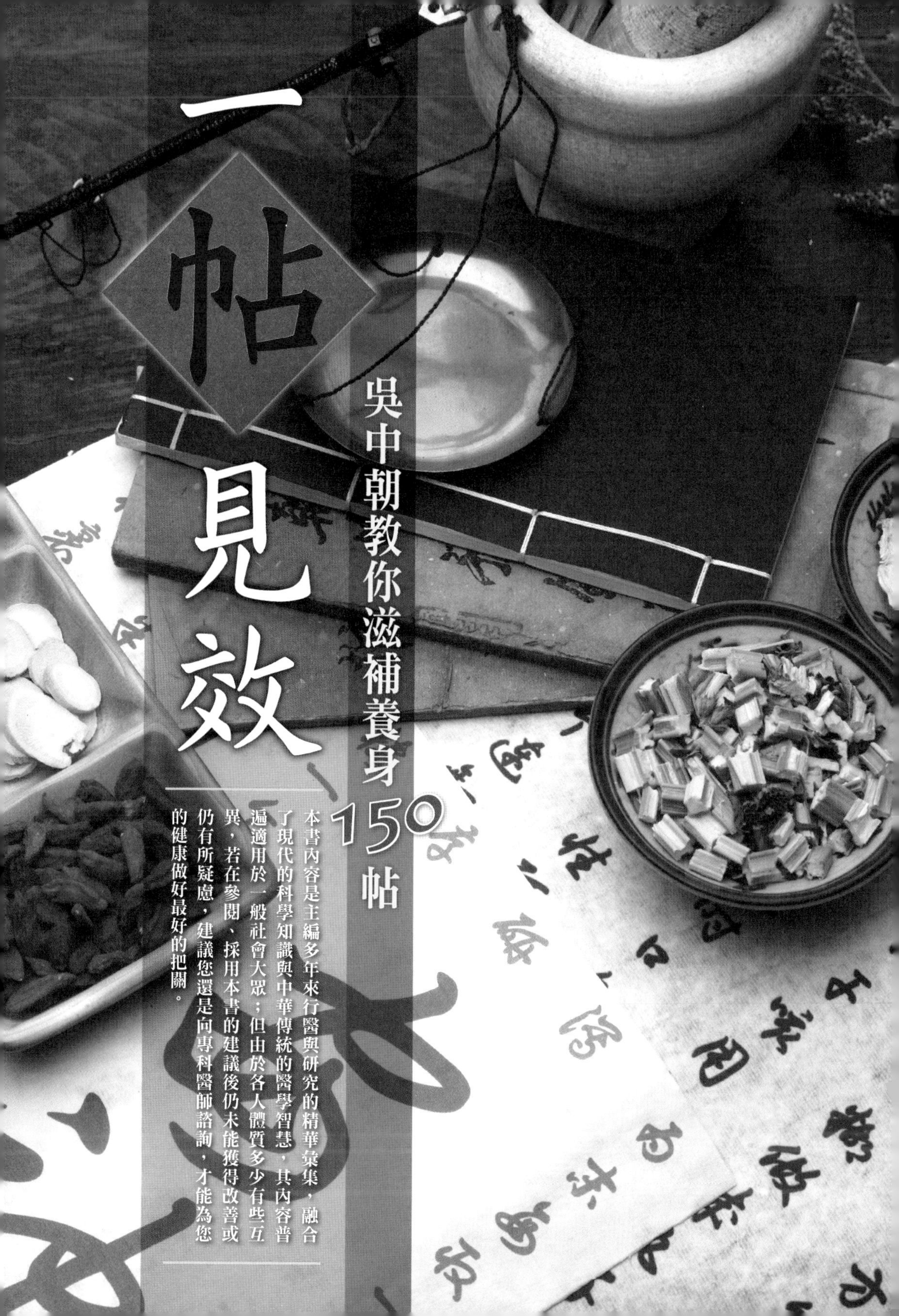

一帖見效
吳中朝教你滋補養身150帖
本書內容是主編多年來行醫與研究的精華彙集，融合了現代的科學知識與中華傳統的醫學智慧，其內容普遍適用於一般社會大眾；但由於各人體質多少有些互異，若在參閱、採用本書的建議後仍未能獲得改善或仍有所疑慮，建議您還是向專科醫師諮詢，才能為您的健康做好最好的把關。

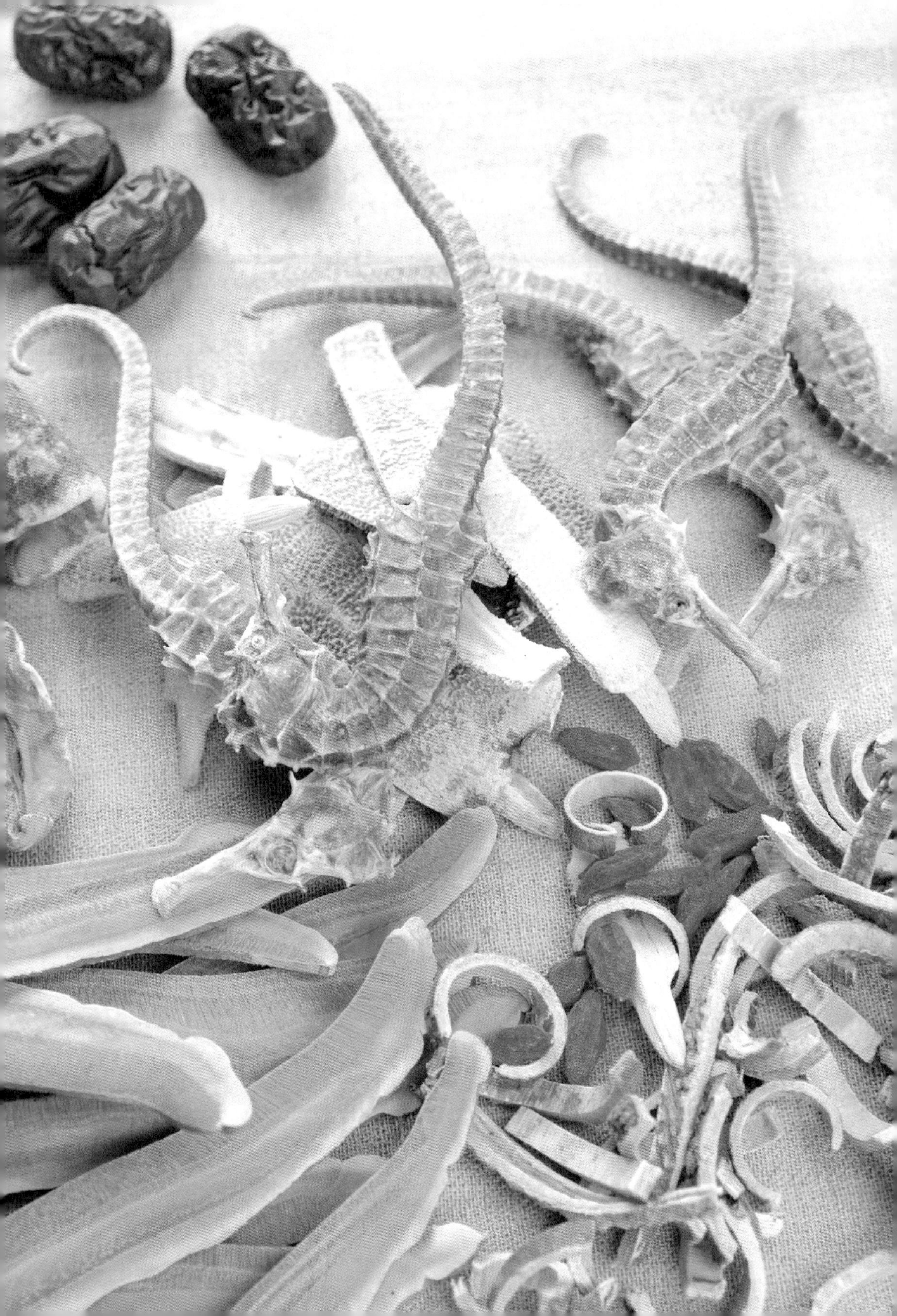

前言

有句話說：「人參殺人無罪。」意思是說，如果服用人參的方法不正確，就會帶來很不好的後果，甚至奪人生命，但不能因此就說人參不是好藥，因為那是服用者的無知所致。實際上，滋補藥的不同選擇、不同服法，對人體會產生「滋補」和「殺人」的作用之別！

吳教授是中國中央保健會診專家，在長期的保健會診經歷中，見過太多亂用中藥、效果適得其反的例子。所以在編寫本書時，吳教授特別注意講清楚藥物的適用範圍、用量，以及正確的家庭使用方法。

讀者在閱讀本書時，可以簡單對照自身的情況，參考書中介紹的中藥適用範圍去選擇合適藥物。選對了藥物，就可以根據藥物本身的特性和自己的實際情況，參考書中介紹的方法食用，這樣既不會帶來額外的負擔，又不減損藥物的功效。從而使原本有些枯燥或盲目的滋補變得有趣起來，讓家庭生活和家庭餐桌更豐富多彩！

目錄

八種體質用藥宜忌速查

12 陽虛體質——畏寒怕冷，手腳冰涼
13 陰虛體質——身體消瘦，大便乾燥
14 氣虛體質——面色蒼白，常出虛汗
15 痰濕體質——形體肥胖，多汗且黏
16 濕熱體質——面垢油光，性情急躁
17 血瘀體質——嘴唇色紫，皮膚灰暗
18 氣鬱體質——頭痛目眩，胸脅脹痛
19 特稟體質——易打噴嚏，易得風疹

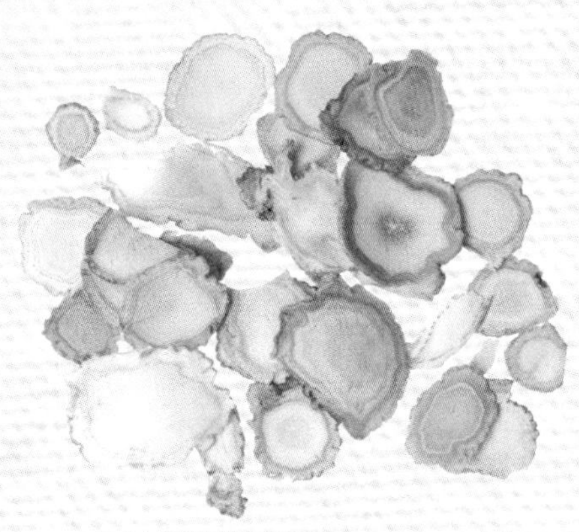

四季用藥宜忌速查

20 春季用藥宜忌
21 夏季用藥宜忌
22 秋季用藥宜忌
23 冬季用藥宜忌

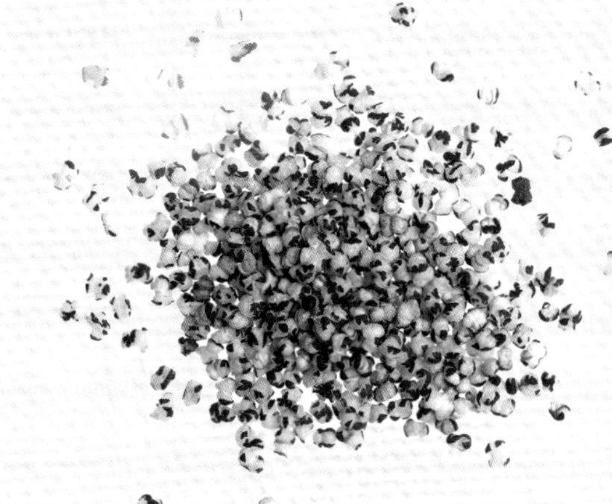

體虛補氣篇

26 人參
28 西洋參
30 黨參
32 黃耆
34 山藥
36 紅棗
38 蓮藕
40 蜂蜜
42 白朮
44 黃精
46 芡實
47 甘草
48 白扁豆
49 刺五加
50 紅景天

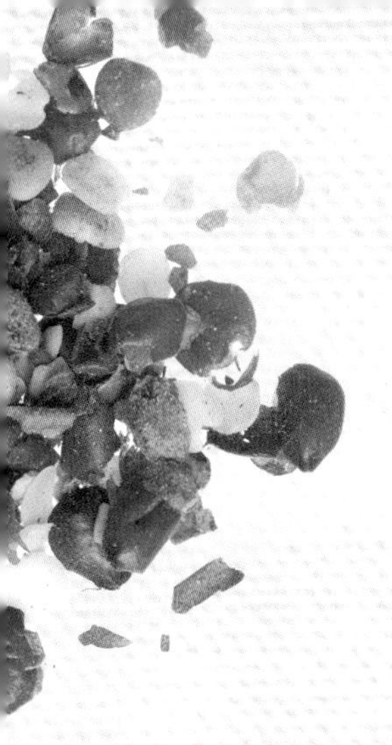
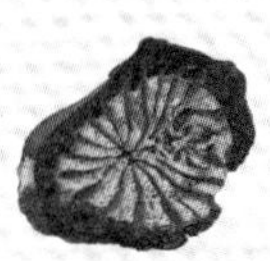
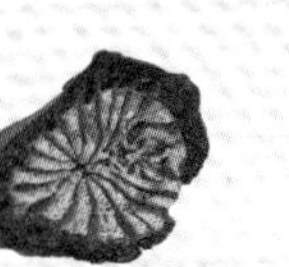
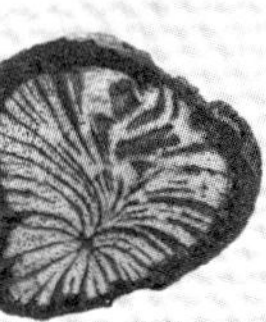

補血養血篇

52 當歸
54 熟地黃
56 何首烏
58 紅藤
59 血餘炭
60 白芍
62 阿膠
64 桂圓肉
65 雞血藤
66 紫河車

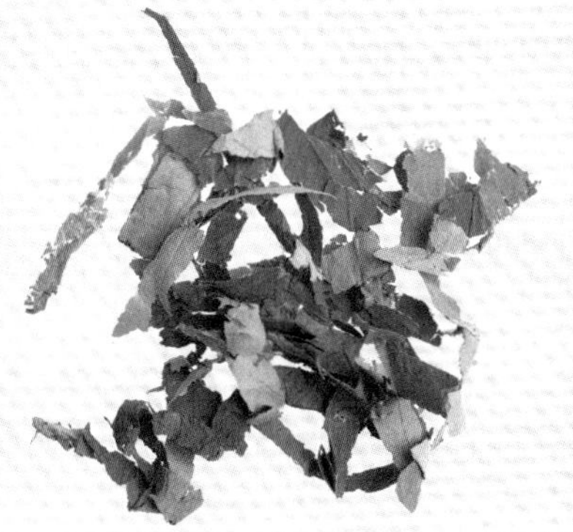

補腎助陽篇

68 冬蟲夏草
70 鹿茸
72 杜仲
74 海參
76 麻黃
77 水蛭
78 附子
79 地龍
80 肉桂
82 桂枝
84 韭菜子
86 核桃肉
88 覆盆子
89 淫羊藿
90 巴戟天
91 狗脊
92 補骨脂

健脾和胃篇

94 山楂
96 麥芽
98 陳皮
100 雞內金
102 萊菔子
103 神曲
104 蒼朮
106 砂仁

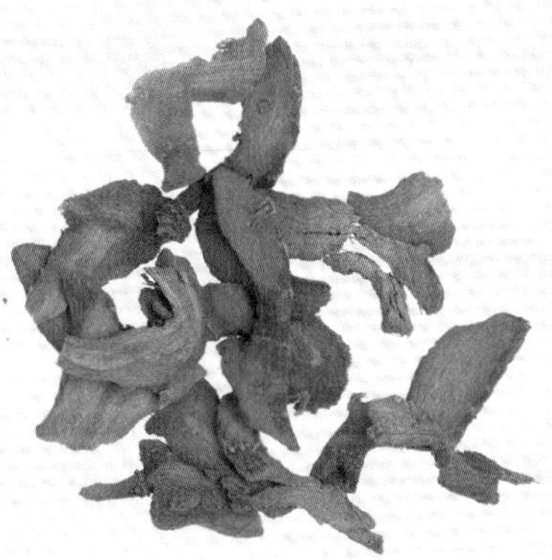

暖胃驅寒篇

110 乾薑
112 丁香
114 小茴香
116 八角
118 花椒
120 胡椒
122 洛神花
123 山奈
124 高良薑

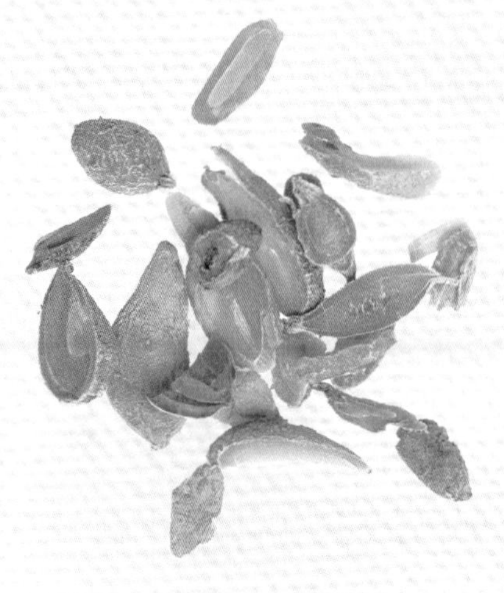

潤肺滋陰篇

126 麥門冬
128 百合
130 玉竹
132 黃精
134 烏梅
136 枸杞
138 五味子
140 紫蘇子
141 胖大海

補心健體篇

144 酸棗仁
146 靈芝
148 丹參
150 甘草
152 葛根
154 硃砂
155 遠志
156 天門冬

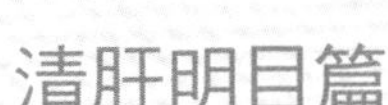

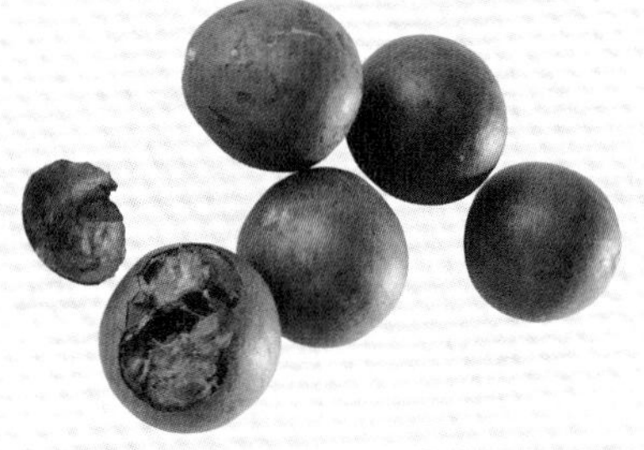

清肝明目篇

160 女貞子
162 決明子
164 白菊花
166 車前子
168 玉米鬚
170 菟絲子
171 野菊花
172 夏枯草
174 龍膽草
175 桑葉

清熱降火篇

178 金銀花
179 菊花
180 黃連
181 黃柏
182 五倍子
183 金錢草
184 黃芩
185 玄參
186 地骨皮
187 連翹
188 蘆根
189 知母

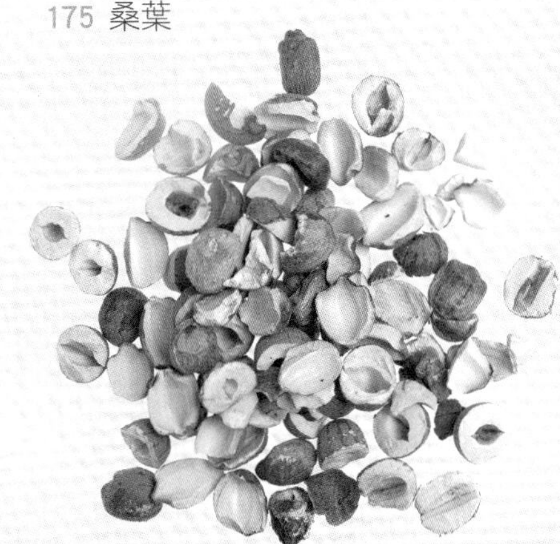

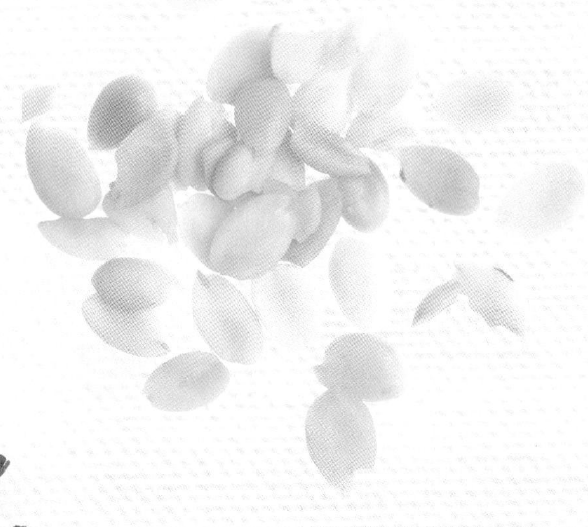

清熱涼血篇

192 生地黃
194 白茅根
196 梔子
198 丹皮
200 板藍根
201 大薊
202 小薊
203 赤芍
204 大青葉
205 紫草

潤腸通便篇

208 生大黃
210 杏仁
212 澤瀉
213 大麻仁
214 肉蓯蓉
216 番瀉葉

止咳化痰篇

218 桔梗
220 川貝母
222 半夏
223 百部
224 紫菀

活血化瘀篇

226 川芎
228 紅花
230 玫瑰花
231 桃仁
232 益母草
234 王不留行
235 穿山甲
236 五靈脂
237 生蒲黃

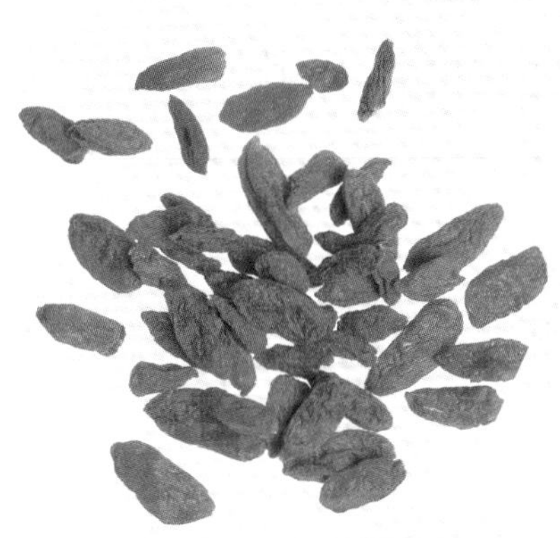

疏肝理氣篇

240 柴胡
242 薄荷
244 佛手
246 香附
248 青皮

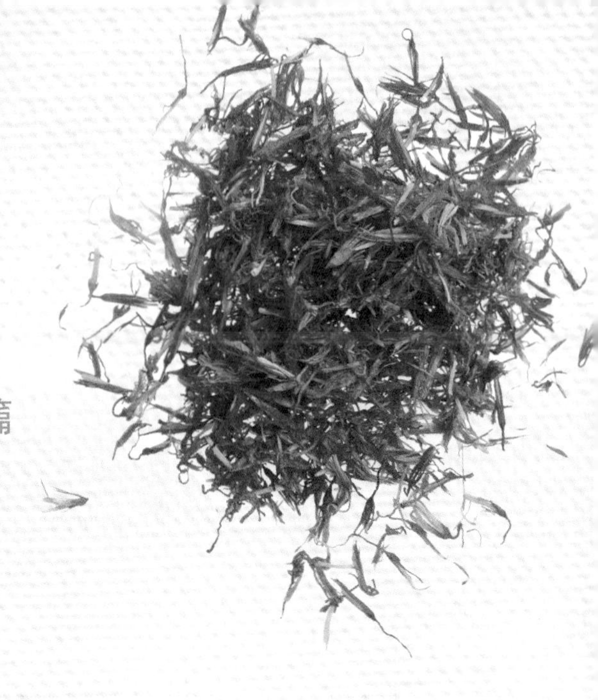

安神補腦篇

250 鬱金
252 柏子仁
254 益智仁
256 石菖蒲
258 白殭蠶
259 冰片

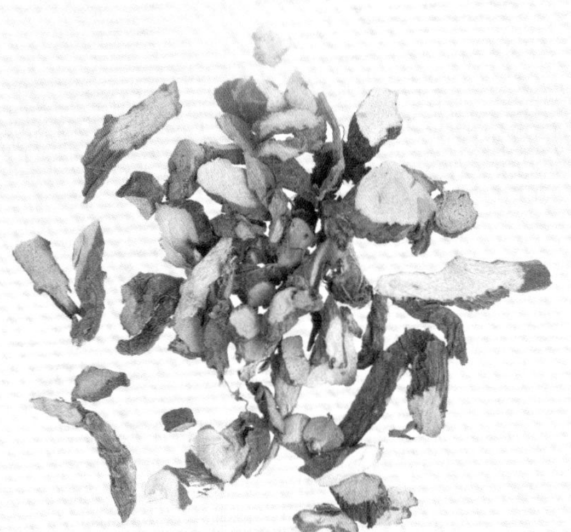

排毒養顏篇

262 蘆薈
263 浮萍
264 茉莉花
265 銀耳
266 桑葚
267 羅漢果
268 荷葉
270 茯苓
272 蓮子
274 薏仁
276 艾葉

附錄

278 老年人用藥宜忌
279 兒童用藥宜忌
280 女性經期用藥宜忌
281 孕產哺乳期用藥宜忌
282 家庭常用補益類中成藥
282 家庭常用治療類中成藥

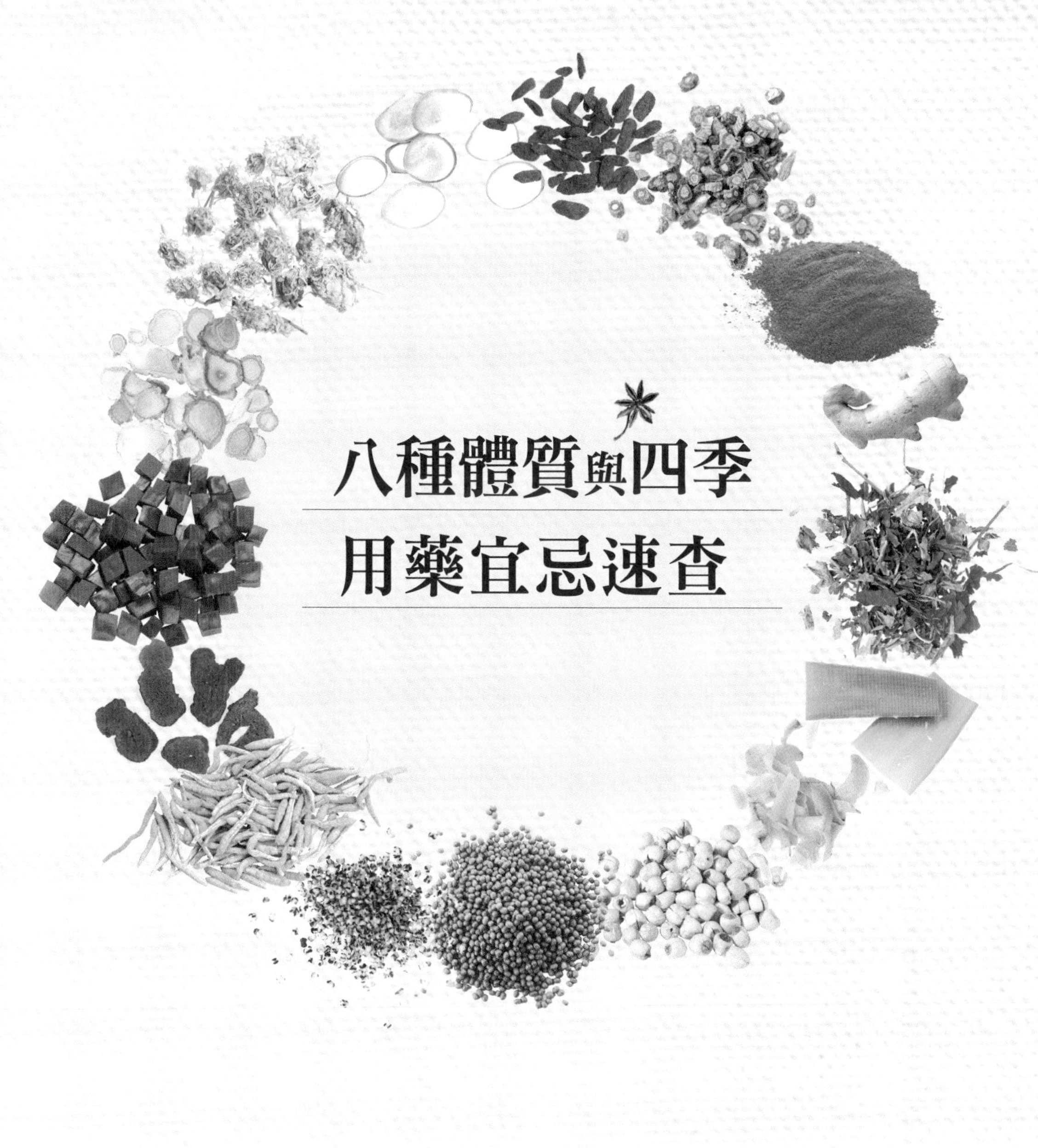

八種體質與四季
用藥宜忌速查

陽虛體質——畏寒怕冷，手腳冰涼

宜

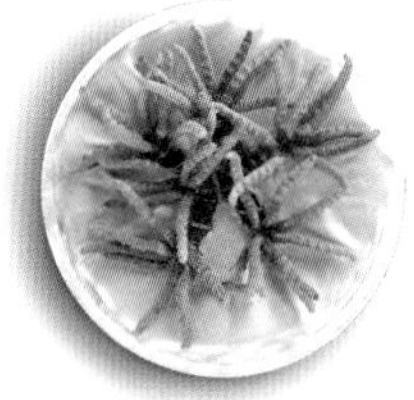

1 陽虛體質者在調養體質時，首選冬蟲夏草。

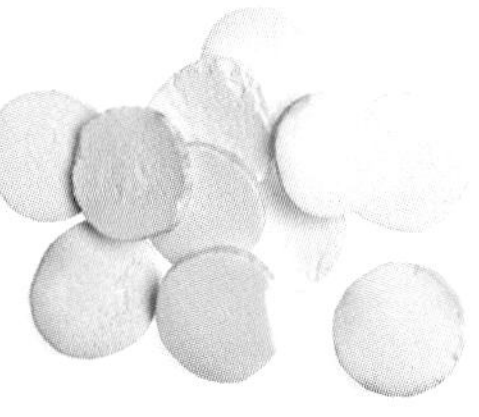

2 山藥煮粥時，補脾腎的效果最好。

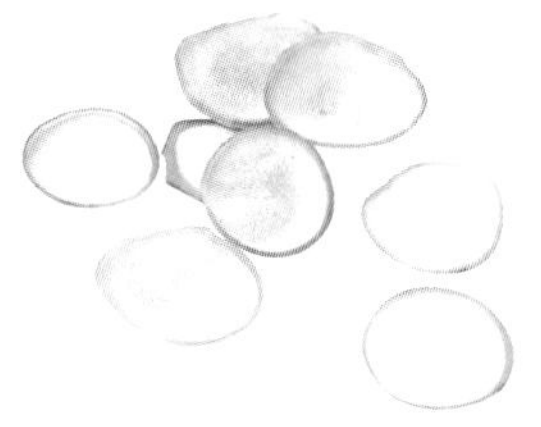

3 鹿茸與人參配伍，補腎助陽的效果倍增。

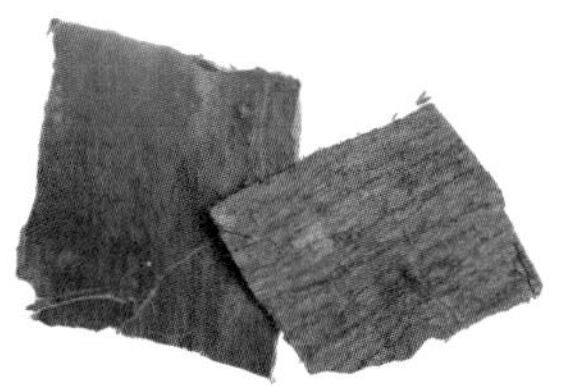

4 小便頻多的陽虛體質者，可長期服用杜仲。

忌

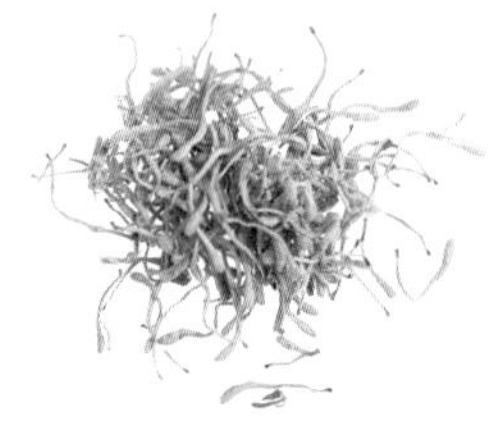

1 金銀花性寒，有損陽氣，陽虛體質者不宜。

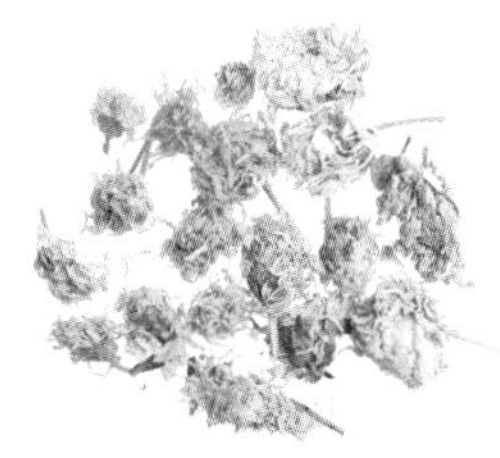

2 菊花性寒，有損陽氣，陽虛體質者不宜。

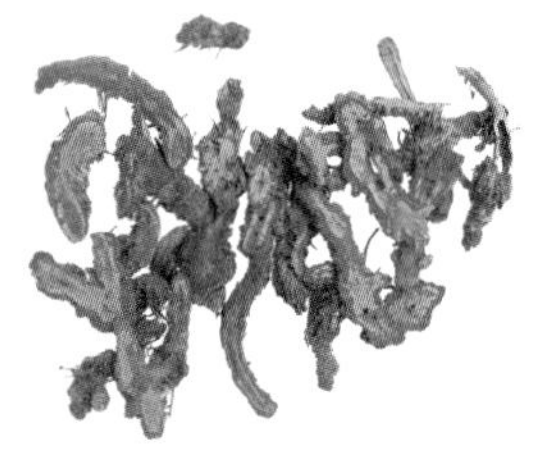

3 患有五更瀉的陽虛體質者，食用黃連，會加重病情。

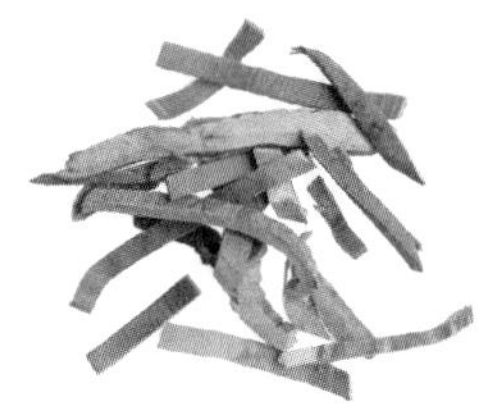

4 黃柏的清瀉功能較強，會損耗身體陽氣。

陰虛體質——身體消瘦，大便乾燥

宜

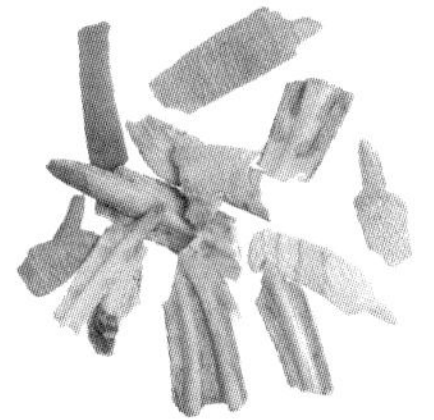

1 陰虛體質者在調養體質時，首選鱉甲。

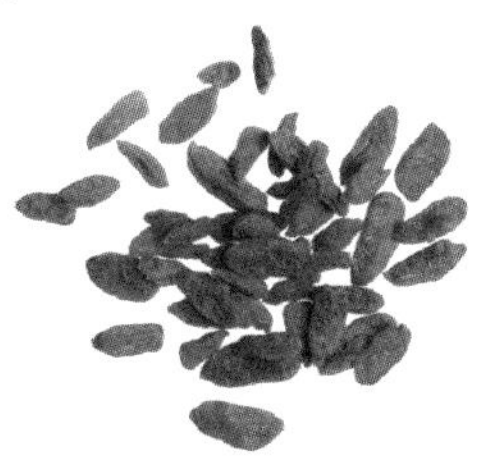

2 枸杞泡茶喝，補肝陰的效果最好。

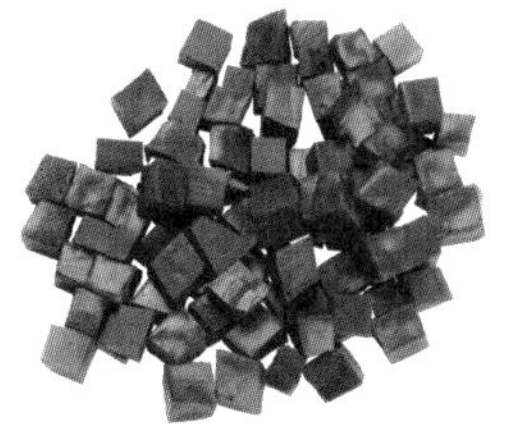

3 西洋參與阿膠（上圖）配伍，滋補肺腎之陰的效果倍增。

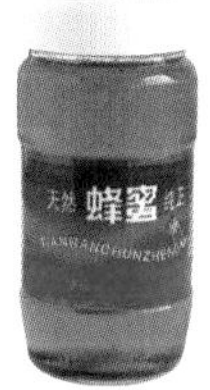

4 手足心潮熱的陰虛體質者，可長期服用蜂蜜。

忌

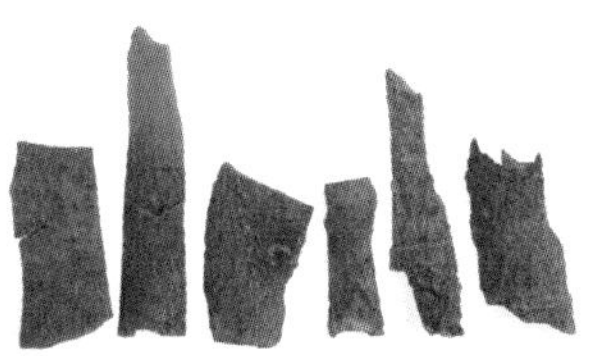

1 肉桂性熱，有損陰氣，陰虛體質者不宜。

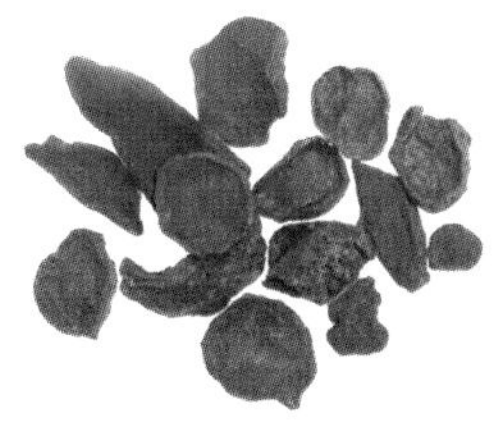

2 附子性熱，有小毒，損傷陰氣，陰虛體質者不宜。

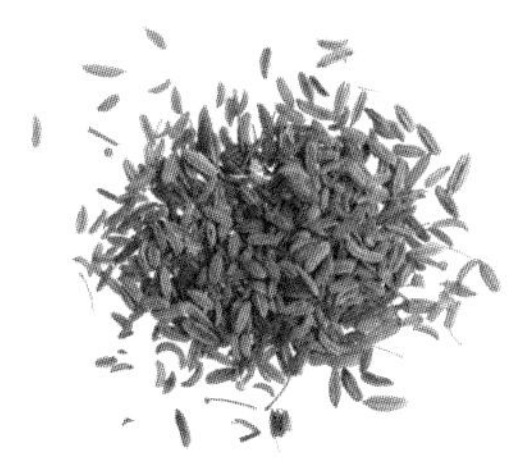

3 口咽乾燥的陰虛體質者，食用小茴香，會加重病情。

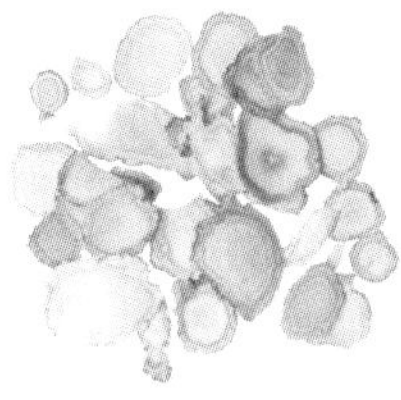

4 人參溫補陽氣的功能較強，會損耗身體陰氣。

氣虛體質──面色蒼白，常出虛汗

宜

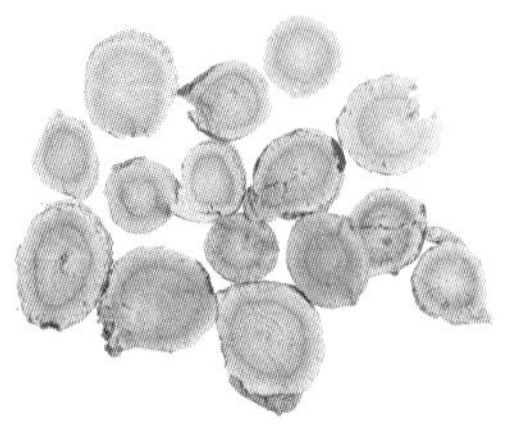

1 氣虛體質者在調養體質時，首選黃耆。

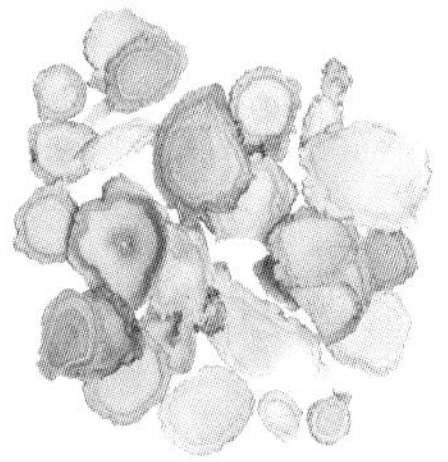

2 喝人參燉雞湯的大補元氣效果最好。

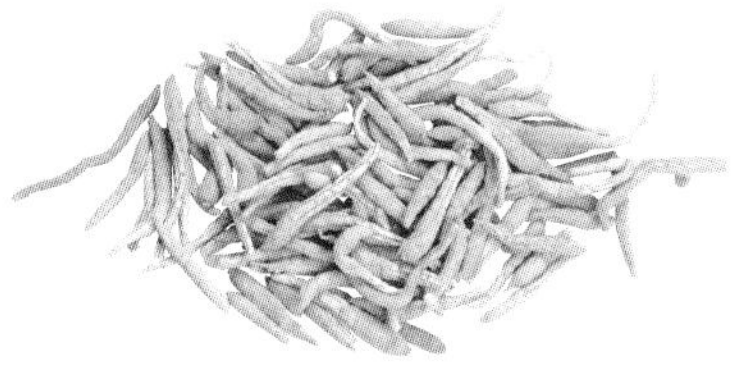

3 太子參與山藥配伍，補肺脾腎之氣的效果倍增。

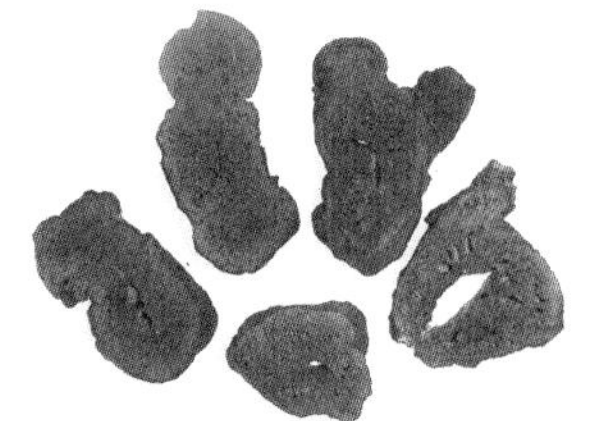

4 大便溏泄的氣虛體質者，可常服白朮。

忌

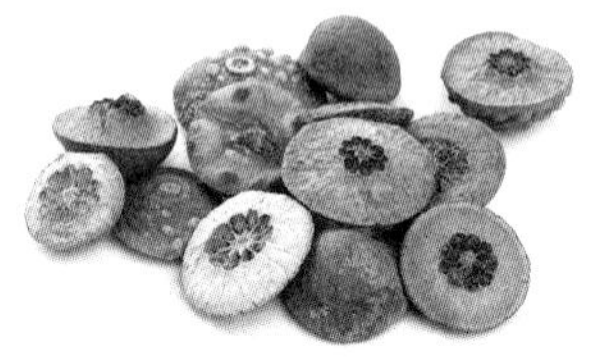

1 枳實性溫味辛，易耗氣，氣虛體質者不宜。

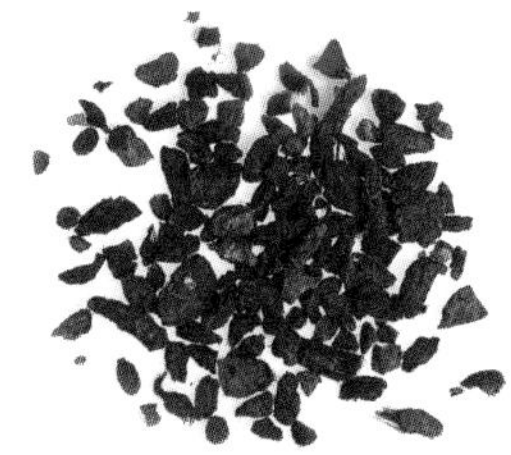

2 香附能行氣動氣，氣虛體質者不宜。

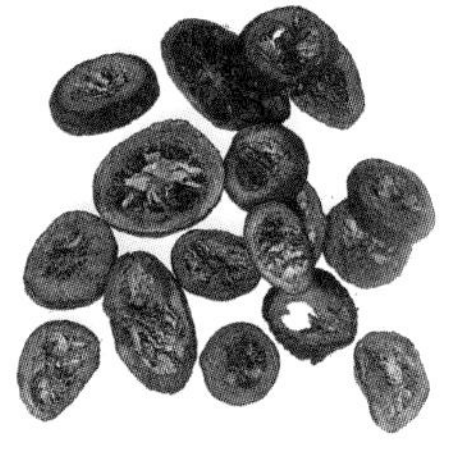

3 屬氣虛體質、有滑精早洩的男性，食用青皮，會加重病情。

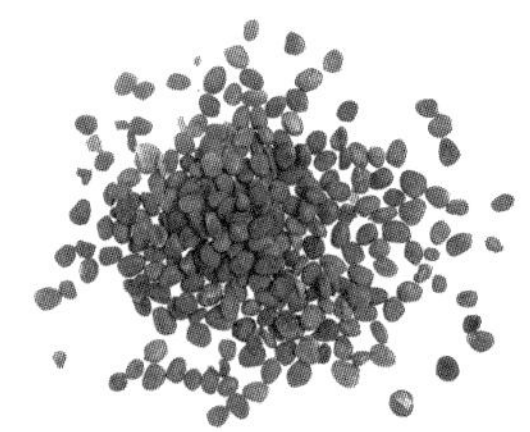

4 萊菔子辛散耗氣，氣虛體質者不宜用。

痰濕體質——形體肥胖，多汗且黏

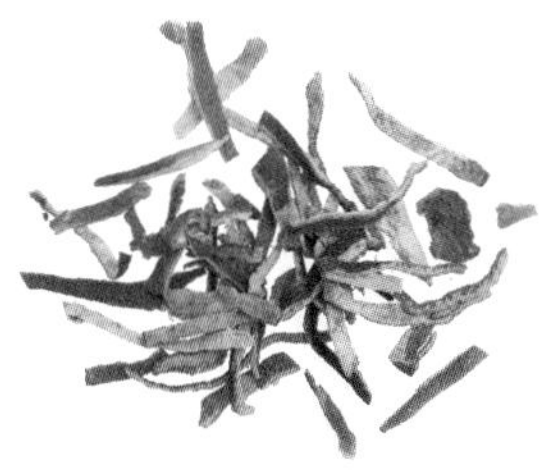

1 痰濕體質者在調養體質時，首選陳皮。

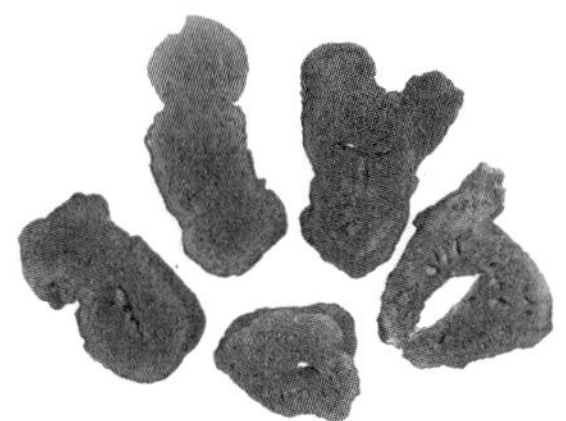

2 白朮煮粥時，補脾胃氣的效果最好。

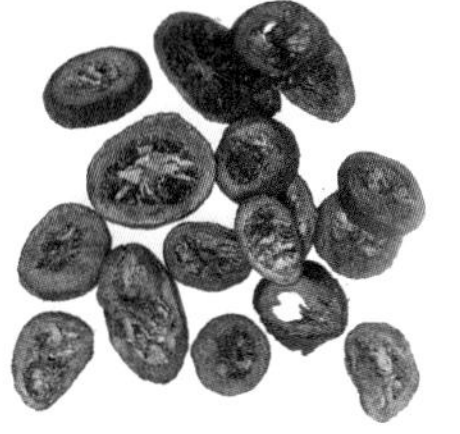

3 青皮（上圖）與陳皮配伍，行氣燥濕化痰的效果倍增。

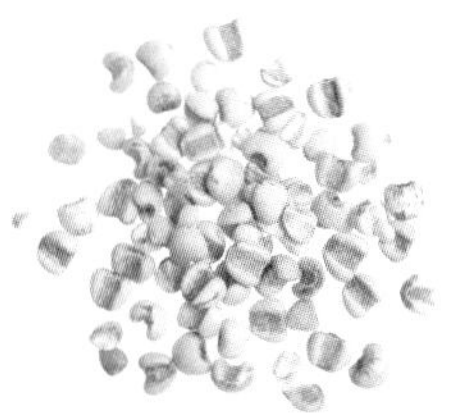

4 四肢浮腫的痰濕體質者，可長期服用薏仁。

忌

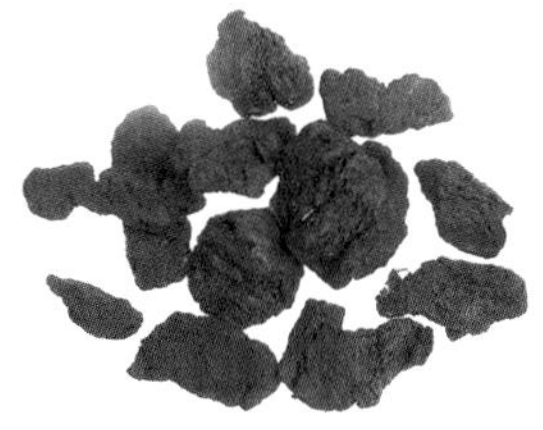

1 熟地黃性滋膩，有助濕氣，痰濕體質者不宜。

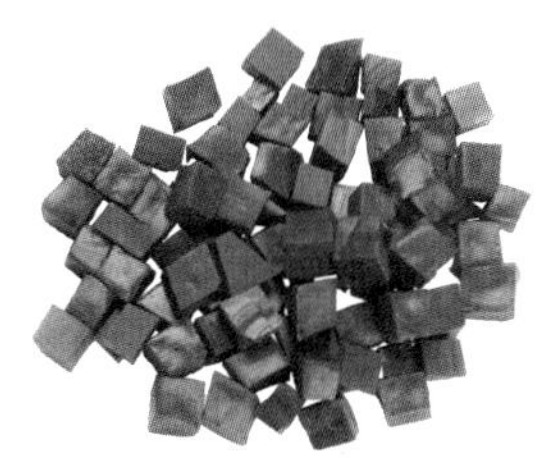

2 阿膠滋膩，有礙消化，痰濕體質者不宜。

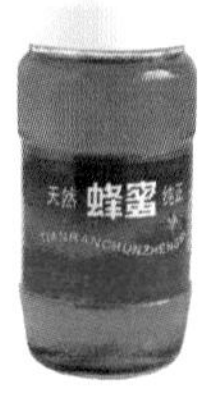

3 咳嗽多痰的痰濕體質者，食用蜂蜜，會加重病情。

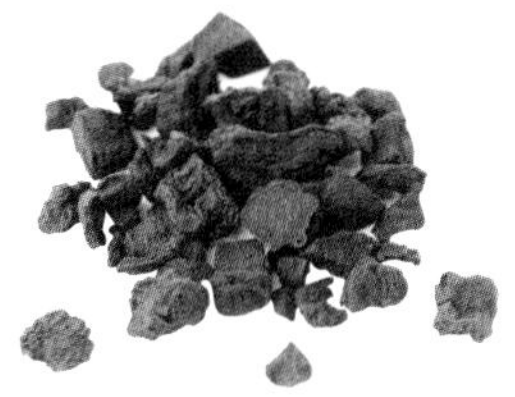

4 何首烏經炮製後收斂作用較強，會留濕助痰。

濕熱體質——面垢油光，性情急躁

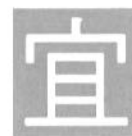

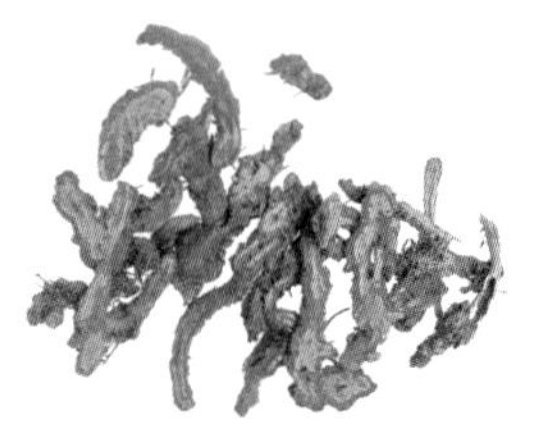

1 濕熱體質者在調養體質時，首選黃連。

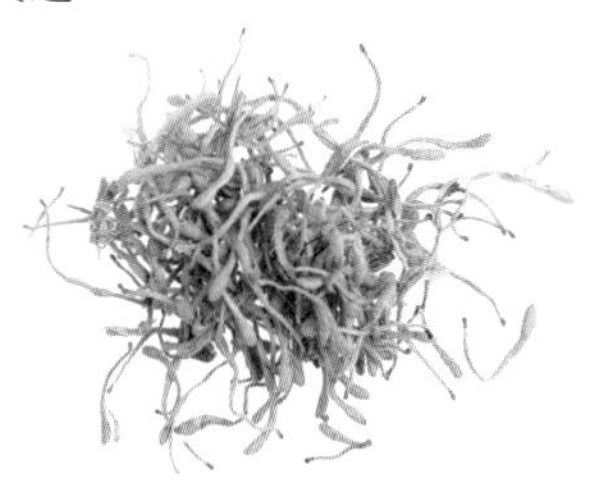

2 金銀花泡茶喝，清熱利濕的效果最好。

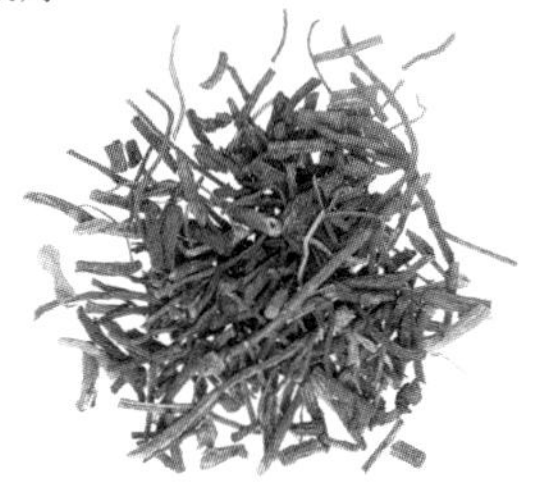

3 龍膽草（上圖）與山梔配伍，清熱祛濕的效果倍增。

4 小便短赤的濕熱體質者，可長期服用茯苓。

忌

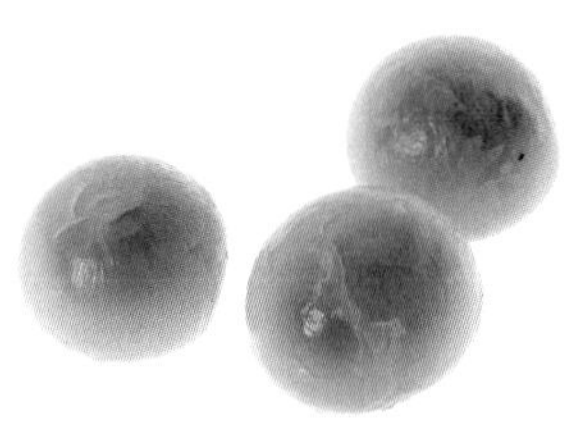

1 桂圓滋膩助熱，濕熱體質者不宜。

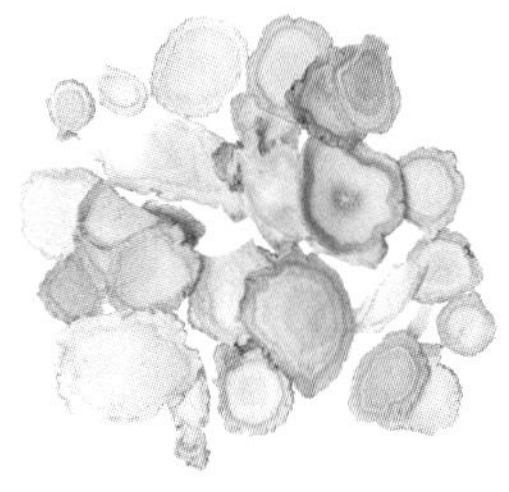

2 人參甘溫助火，濕熱體質者不宜。

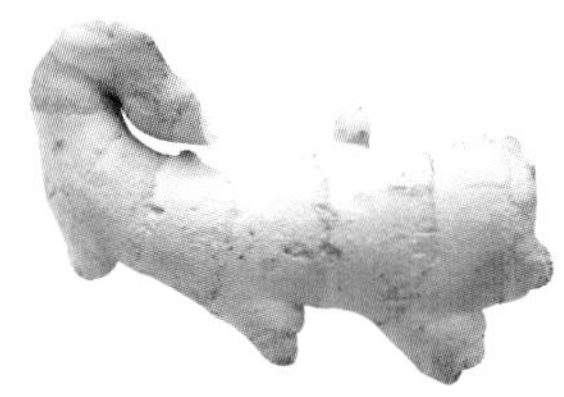

3 有痤瘡粉刺的濕熱體質者，食用生薑，會加重病情。

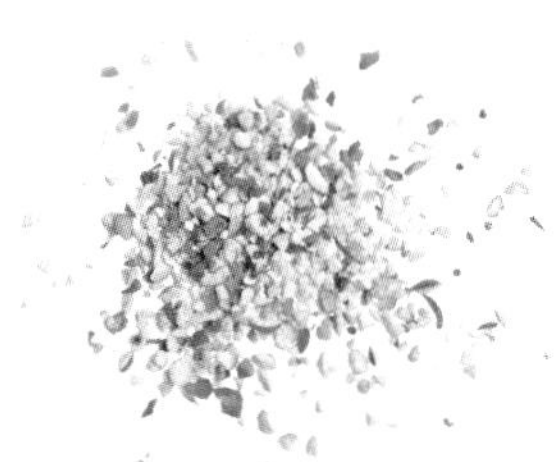

4 芡實的收斂作用較強，不利濕熱之邪的排洩。

血瘀體質——嘴唇色紫，皮膚灰暗

宜

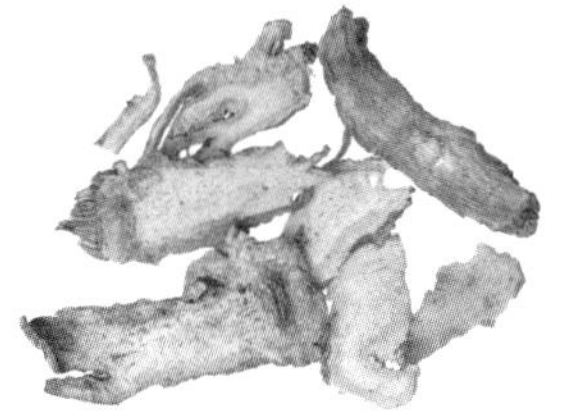

1 血瘀體質者在調養體質時，首選當歸。

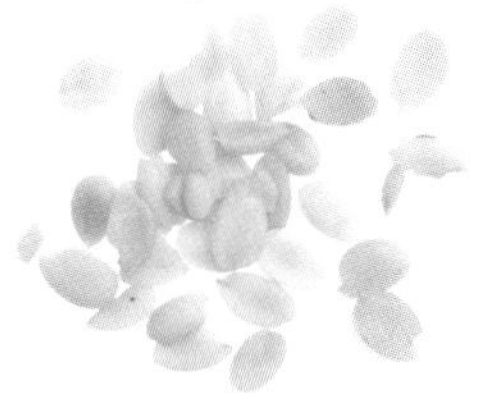

2 桃仁煮粥吃，活血化瘀的功效最好。

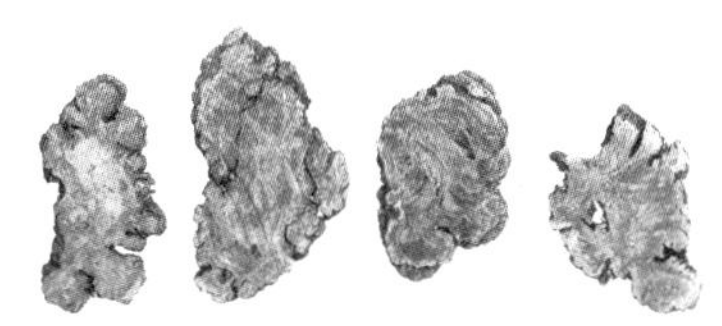

3 川芎與紅花配伍，活血化瘀的效果倍增。

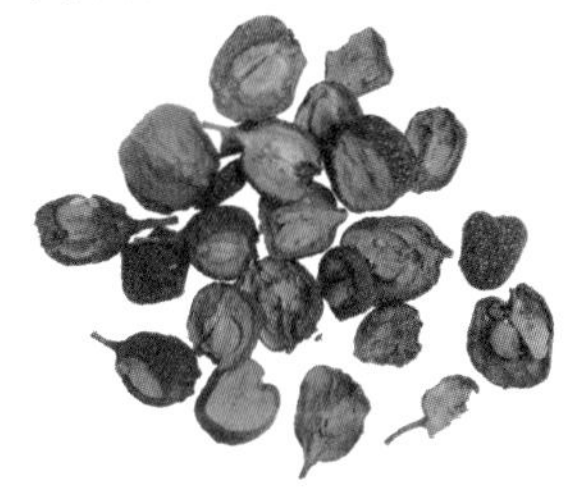

4 眼眶暗黑的血瘀體質者，可長期服用山楂。

忌

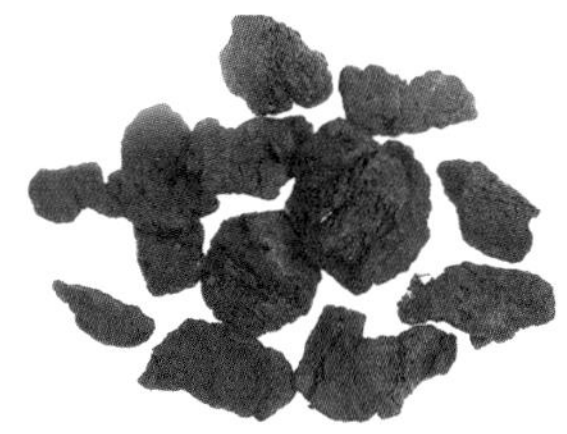

1 熟地黃滋膩，雖能滋陰血，但易致血瘀，不宜單用於血瘀體質者。

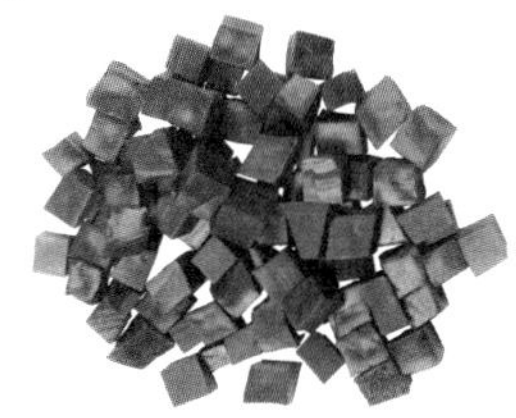

2 阿膠和熟地黃一樣，不宜單用於血瘀體質者。

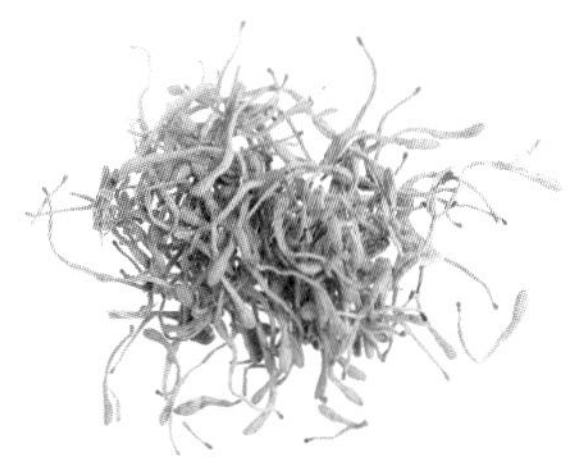

3 患有痛經的女性屬血瘀體質者，服用金銀花，會加重病情。

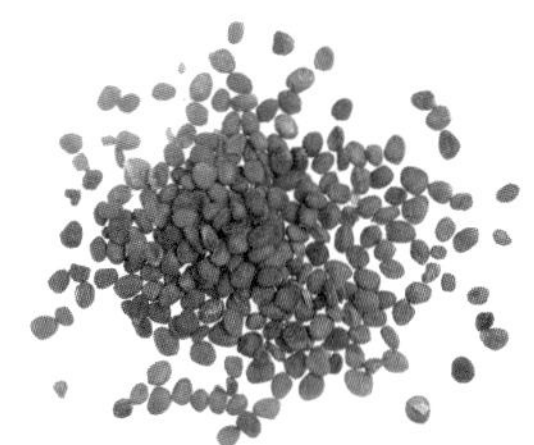

4 萊菔子耗氣，氣不足則不能行血，服之易致血瘀加重。

氣鬱體質——頭痛目眩，胸脅脹痛

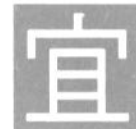

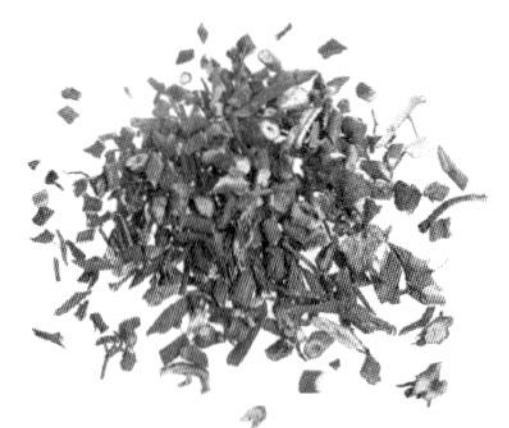

1 氣鬱體質者在調養體質時，首選柴胡。

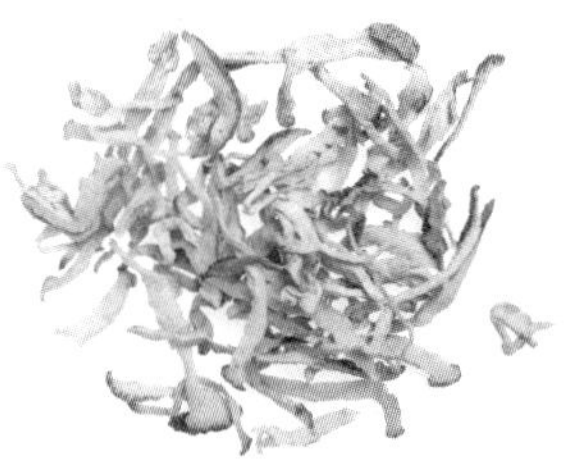

2 佛手有疏肝理氣解鬱的功效，適宜氣鬱體質者。

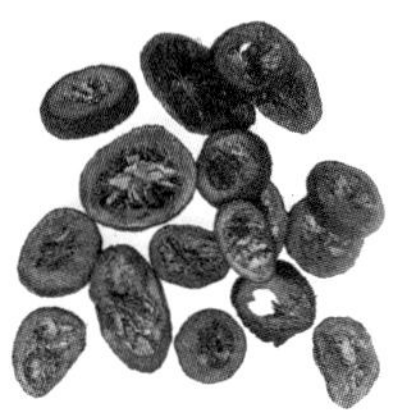

3 青皮（上圖）與柴胡配伍，理氣解鬱的效果倍增。

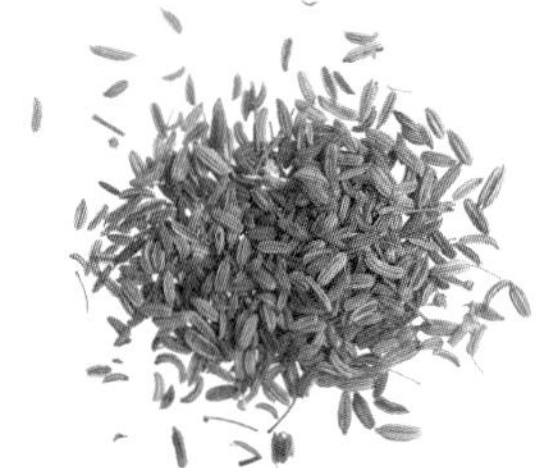

4 青皮（上圖）與柴胡配伍，理氣解鬱的效果倍增。

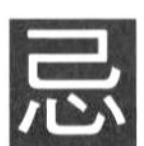

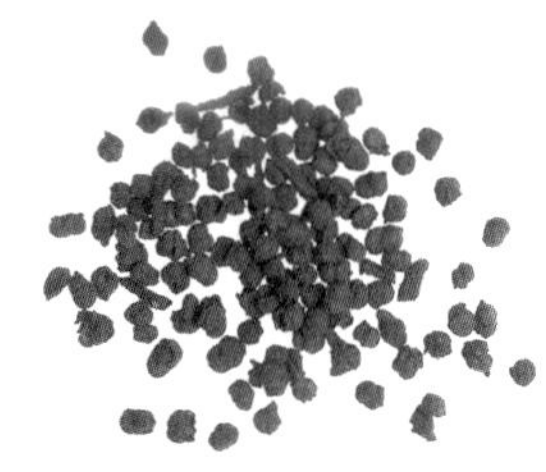

1 五味子收斂固澀，不利氣行，氣鬱體質者不宜。

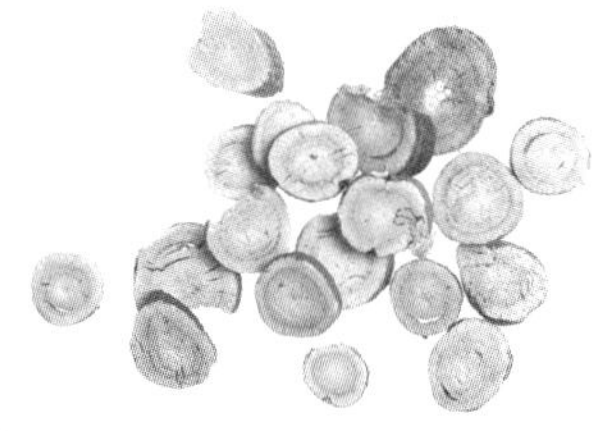

2 甘草滿中，易致氣滯，不宜單用於氣鬱體質者。

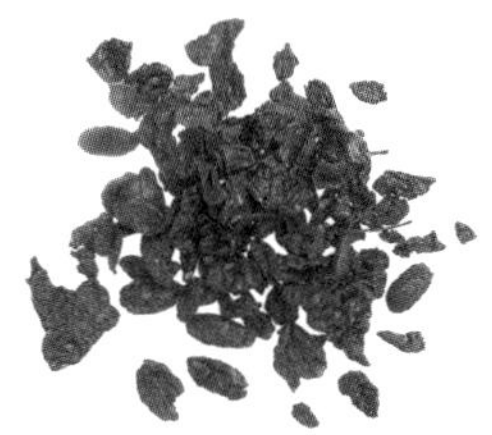

3 患有胃脘脹痛的氣鬱體質者，食用山萸肉，會加重病情。

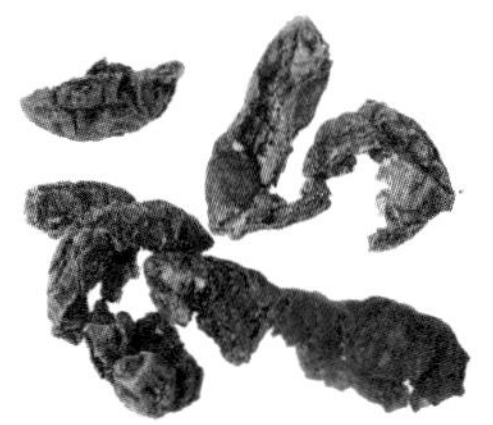

4 訶子的收斂功能較強，易致氣行不暢。

特稟體質——易打噴嚏，易得風疹

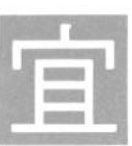

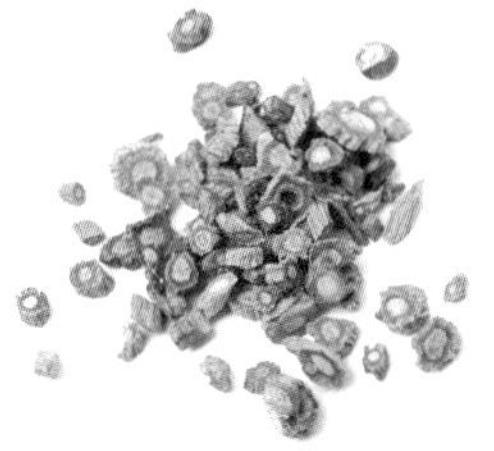

1 特稟體質者在調養體質時，首選防風。

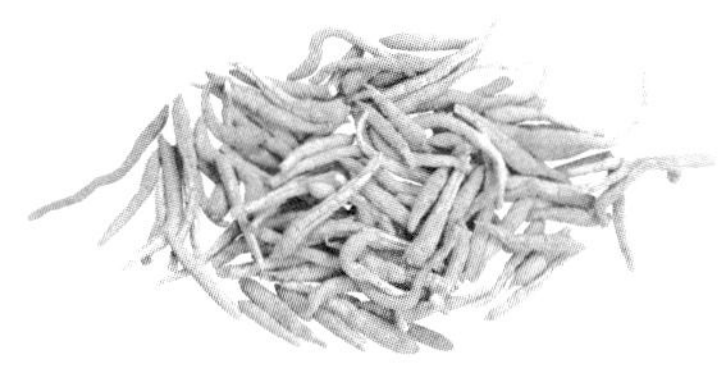

2 太子參煮粥吃，補衛表之氣的效果最好。

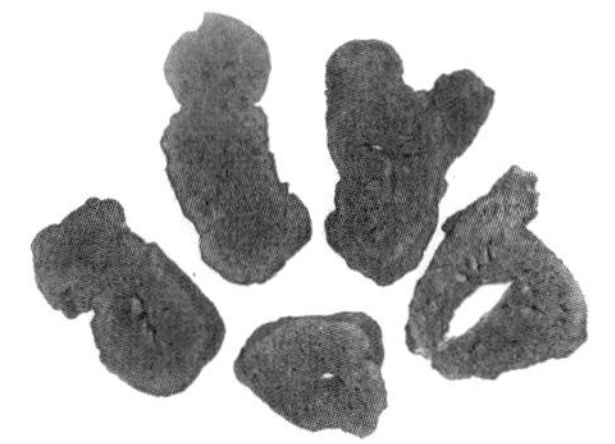

3 白朮（上圖）與黃耆配伍，補氣固表的效果倍增。

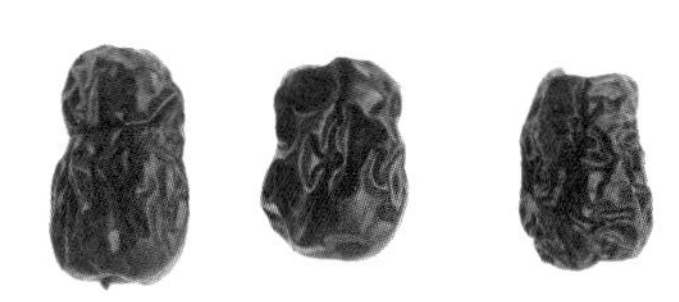

4 易過敏的特稟體質者，可長期服用紅棗。

忌

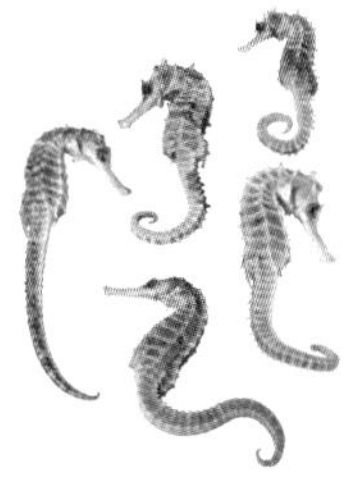

1 海馬（上圖）有大分子蛋白，特稟體質者不宜。

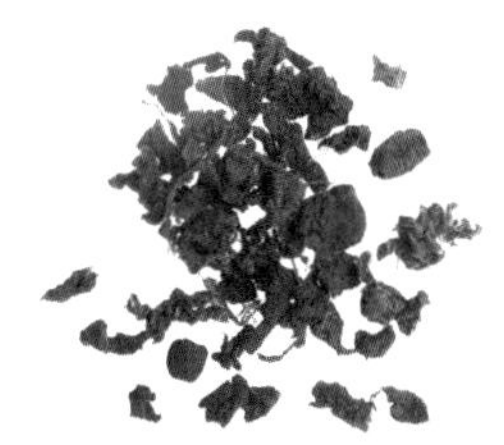

2 水蛭有小毒，主要成分是蛋白質，特稟體質者不宜。

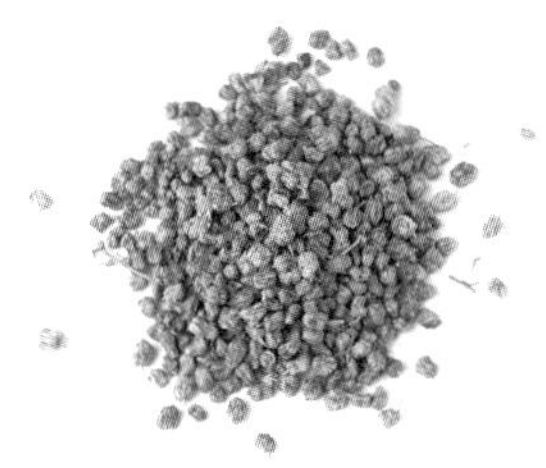

3 對花粉過敏的特稟體質者，服用野菊花會加重病情。

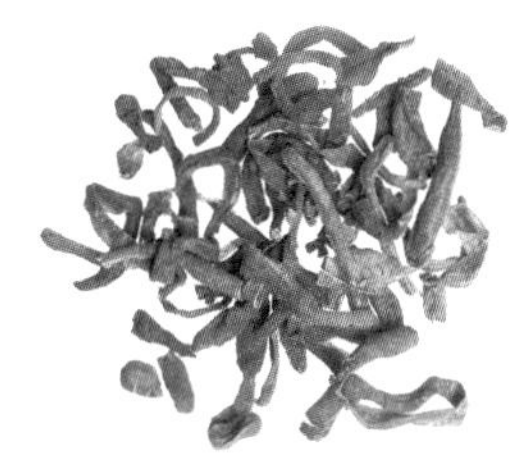

4 地龍乾含有較多的大分子蛋白，易誘發過敏。

春季用藥宜忌

到了春天，人體氣血從內臟向四肢調動，而肝是調動氣血的重要臟器。所以，春氣和肝氣相通。這時候，肝氣旺盛而生發，但是如果肝氣生發太過或是肝氣鬱結，都容易損傷肝臟，因此春季用藥首先要考慮養肝，如果用藥不當傷了肝氣，就會降低適應夏天的能力。但如果用藥得當，也能起到事半功倍的養肝效果。可見，春季用藥宜忌，就是以養護肝臟為重點。

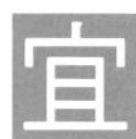

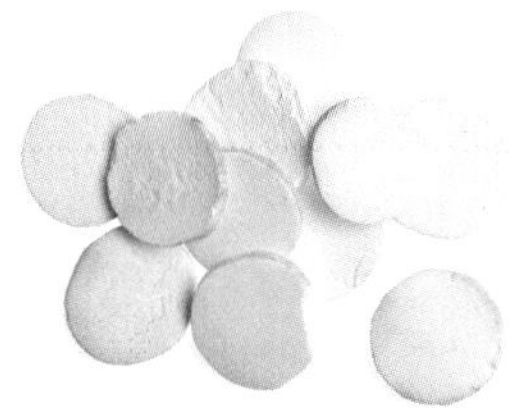

1 **山藥、紅棗：**春季肝火旺，易致脾虛，山藥、紅棗能補脾胃，脾胃好則肝亦有所養。

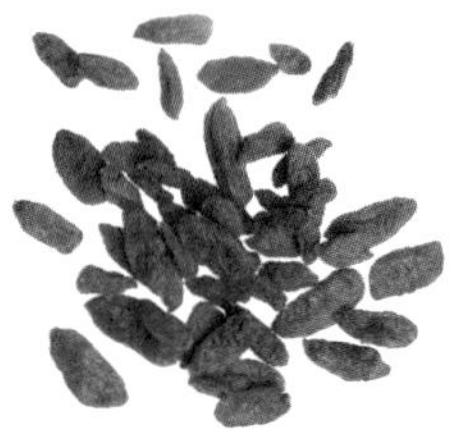

2 **枸杞：**枸杞有滋肝陰、平肝氣的作用，是養肝要藥。

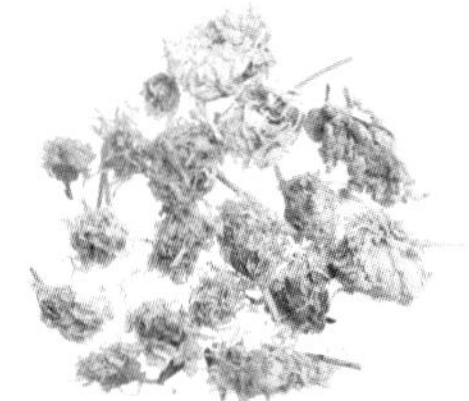

3 **菊花：**菊花有一定的清肝作用，春天肝氣旺盛，菊花可抑過旺之肝氣。

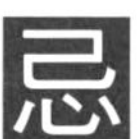

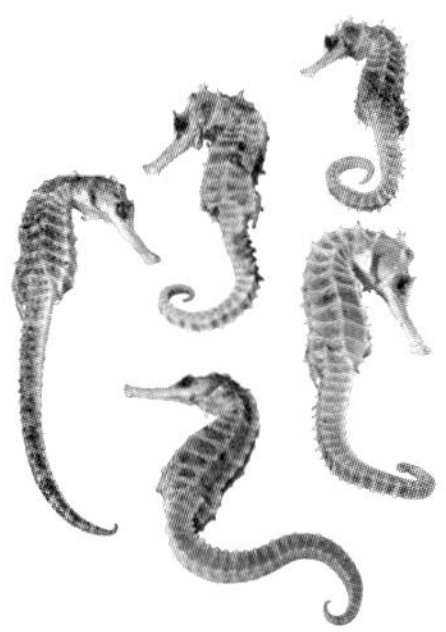

1 **海馬、海龍、鹿茸：**此三藥都是補腎壯陽之品，春天陽氣升發、肝氣旺盛，不宜服補腎壯陽之品，有動火之弊。

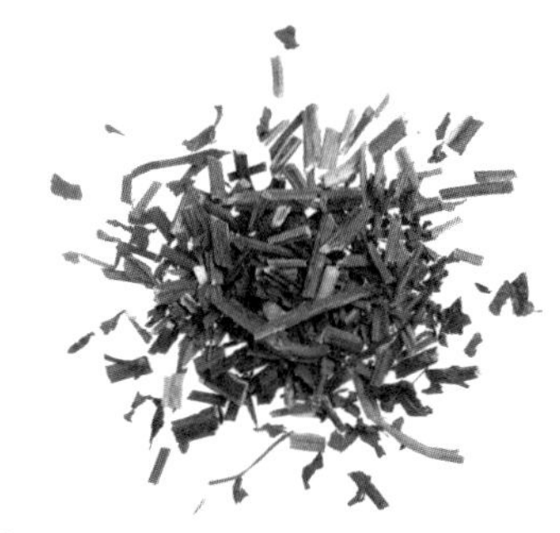

2 **薄荷：**主要成分為胡薄荷酮，可迅速耗竭肝臟的還原型穀胱甘肽。薄荷呋喃是胡薄荷酮的代謝產物，也有肝細胞毒性。所以，春季不宜服用較多薄荷。

夏季用藥宜忌

夏天萬物繁茂，也是人體新陳代謝最旺盛的時期。夏天心氣旺，人體通過調動心的氣血運行來加強生長功能。所以，夏天是養心的最佳時期，此時調養心、治療心病就比其他時候的效果要好得多。然而，夏季心神最易受擾，出現心煩、失眠、汗多、煩躁等症狀，因此，夏天最需要注意養心安神。否則，傷了心，秋天就會患呼吸系統方面的疾病，從而降低適應秋天的能力。所以，夏季用藥，就是要以養護心為重點。

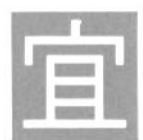

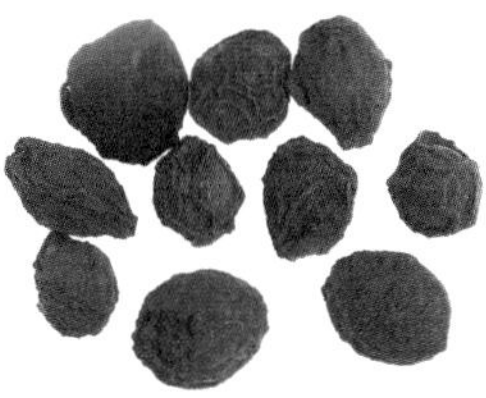

1 **烏梅：**夏季天氣炎熱，人容易出汗過多而傷陰，烏梅酸甘化陰，且有收斂作用。

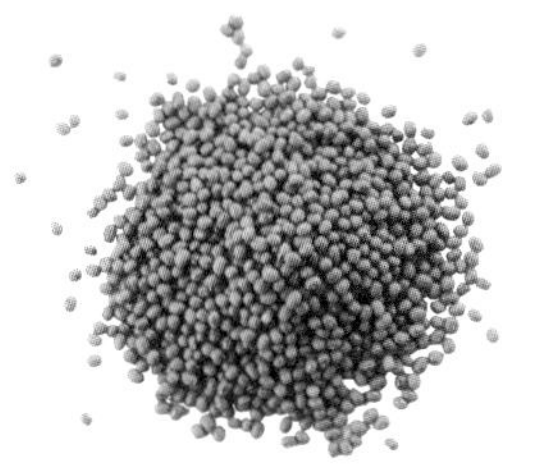

2 **綠豆：**綠豆性味甘、寒，具有清熱解毒、消暑利尿的功效。

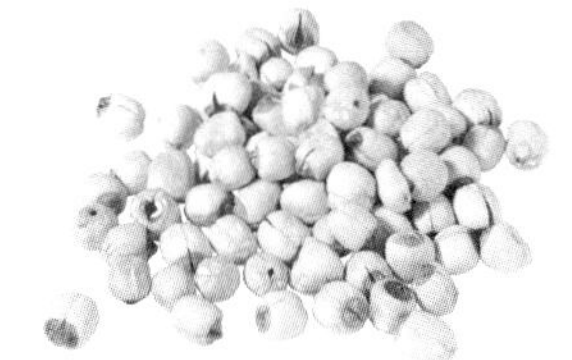

3 **蓮子：**蓮子性味甘、澀、平，具有健脾固腸，治心悸、虛煩、失眠的功效，還能養心。

忌

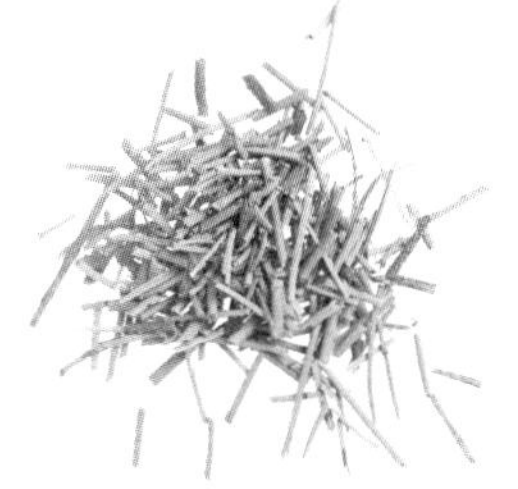

1 **麻黃：**麻黃解表作用較強，夏季用之易傷津耗心氣。

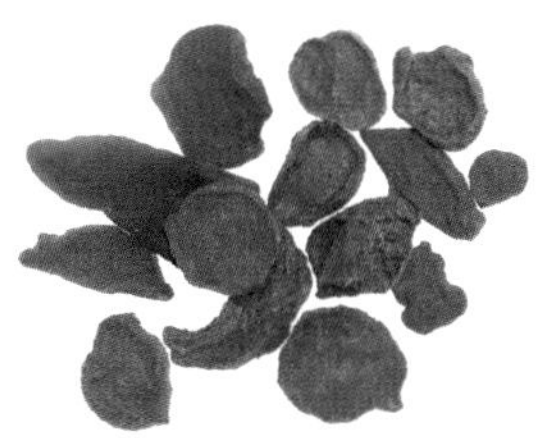

2 **附子：**附子是溫熱藥物，夏季慎用，易出現發熱、出血等病變。

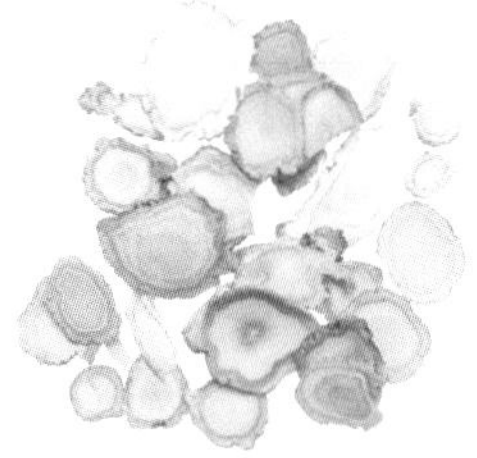

3 **人參：**夏季不宜過分滋補，易礙胃動血。

秋季用藥宜忌

中醫認為，肺屬金，與秋季相應，秋天肺當旺，所以應利用「肺當旺」的趨勢養肺、調肺、治肺病。秋季，人們常感到口乾舌燥，容易「上火」，這些燥象最先影響的就是肺，而肺又是一個很嬌氣的臟器，它最怕燥，一旦被燥邪所傷就易出現氣逆、喘咳、口乾鼻乾、咳痰黏稠等病症。所以，秋天的用藥原則是養肺生津，順之則宜，逆之則忌。

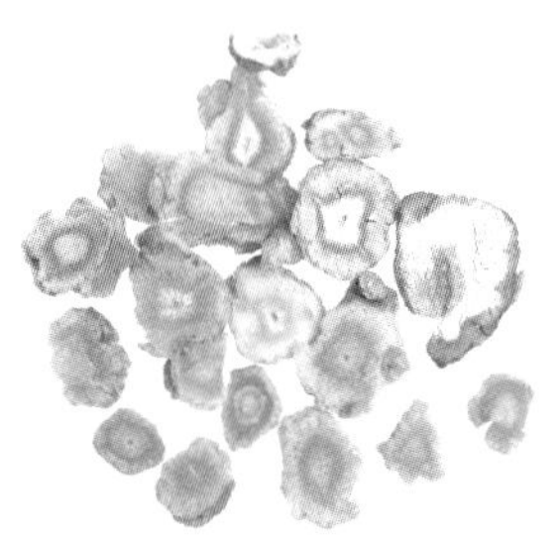

1 沙參：性味甘寒，能潤肺生津、止咳。

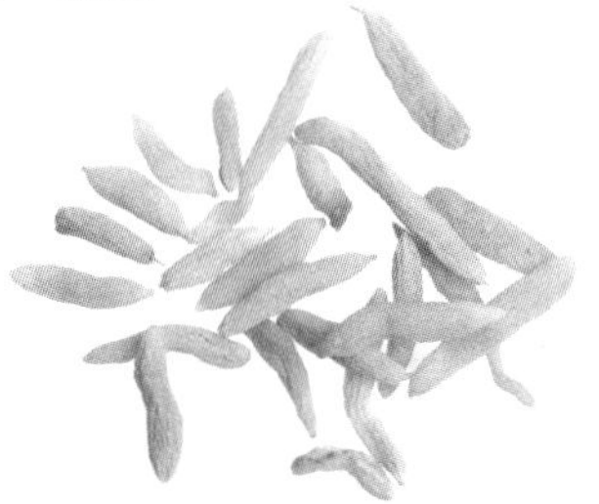

2 麥門冬：有養陰清熱、潤肺止咳之功效。

3 百合：性味甘寒，能清心安神、潤肺止咳。

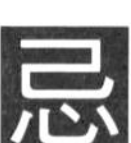

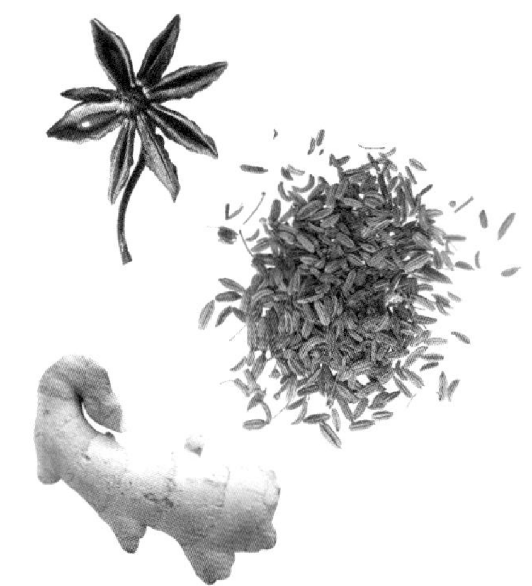

1 八角、小茴香、生薑：此三藥屬辛辣之品，易助燥傷陰，加重內熱。

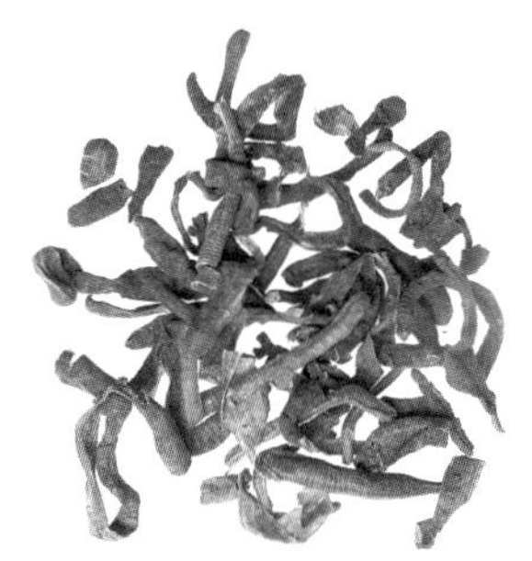

2 地龍乾：秋季是哮喘高發季節，地龍乾含有大分子蛋白質，易導致過敏，忌用。

冬季用藥宜忌

冬天，草木凋零，百蟲蟄伏，是萬物閉藏的季節，人的氣血也都深藏於裡。人體各臟器經過一年的辛苦後，逐漸進入休整狀態，也就是相對的「冬眠」狀態。中醫認為，冬季與腎氣相通，養生應以養腎為主。冬季用藥必須考慮養腎防寒助「火力」。人體能量和熱量的總來源在於腎，就是人們常說的「火力」。「火力」旺，反映腎臟功能強，生命力也強；反之則生命力弱。所以，冬天的用藥宜忌，主要就是強腎為宜，傷腎為忌。

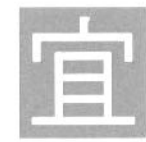

忌

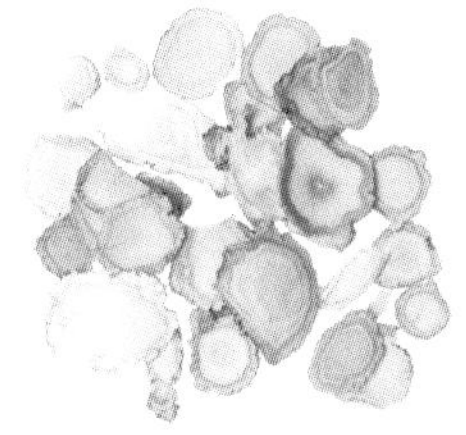

1 **人參：**性溫，大補元氣，冬季宜用。

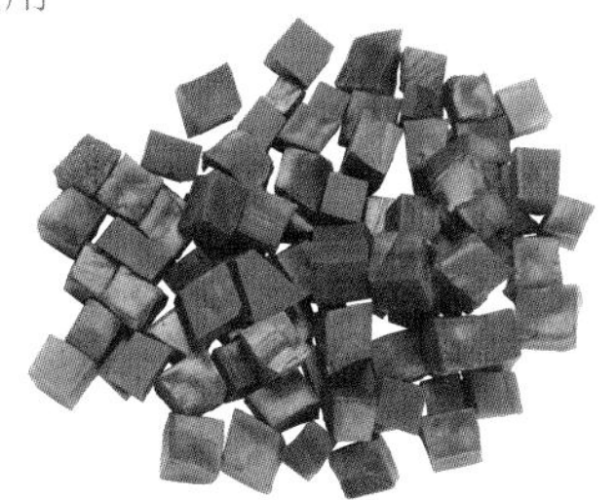

2 **阿膠：**性溫，補血要藥，冬主收藏，正是補血生血的季節。

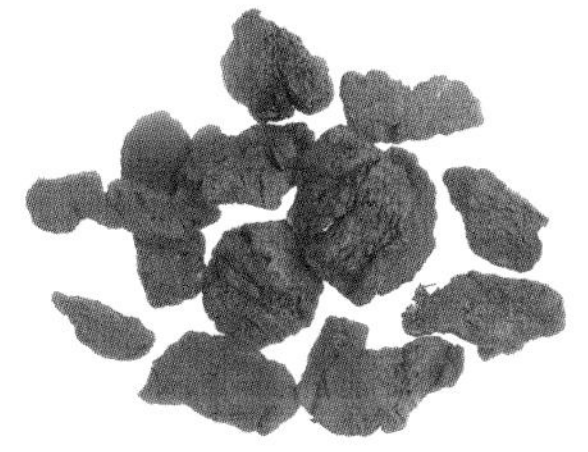

3 **熟地黃：**性味甘，微溫。能滋陰補血，益精填髓，冬季宜用。

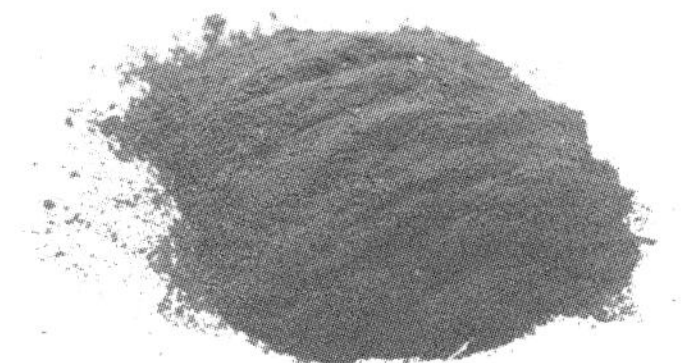

1 **硃砂：**不宜過量、久服，肝腎病患者慎用。

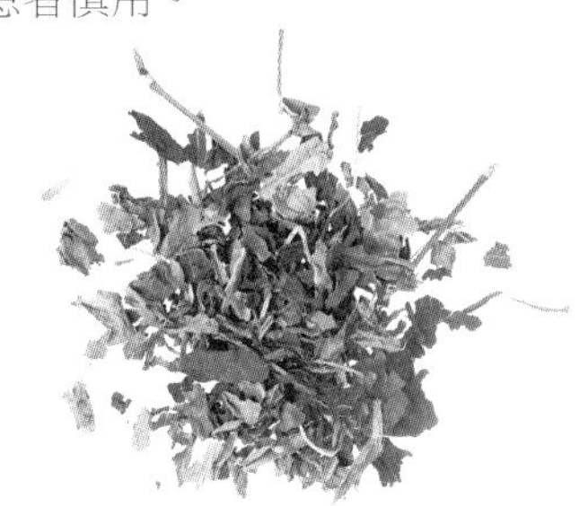

2 **大青葉：**大寒，冬季用易損傷陽氣。

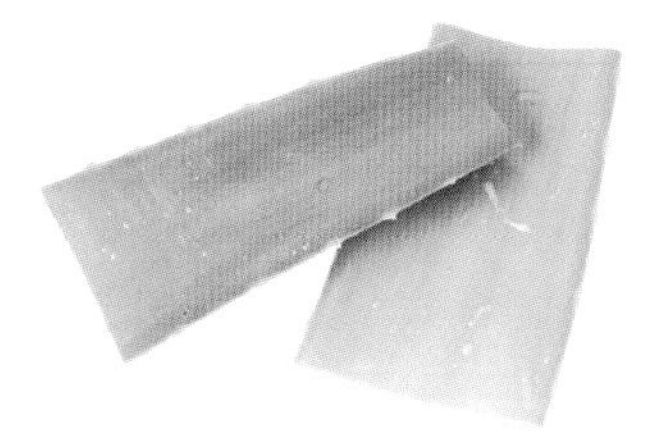

3 **蘆薈：**蘆薈味苦性寒，可能損傷腎功能。

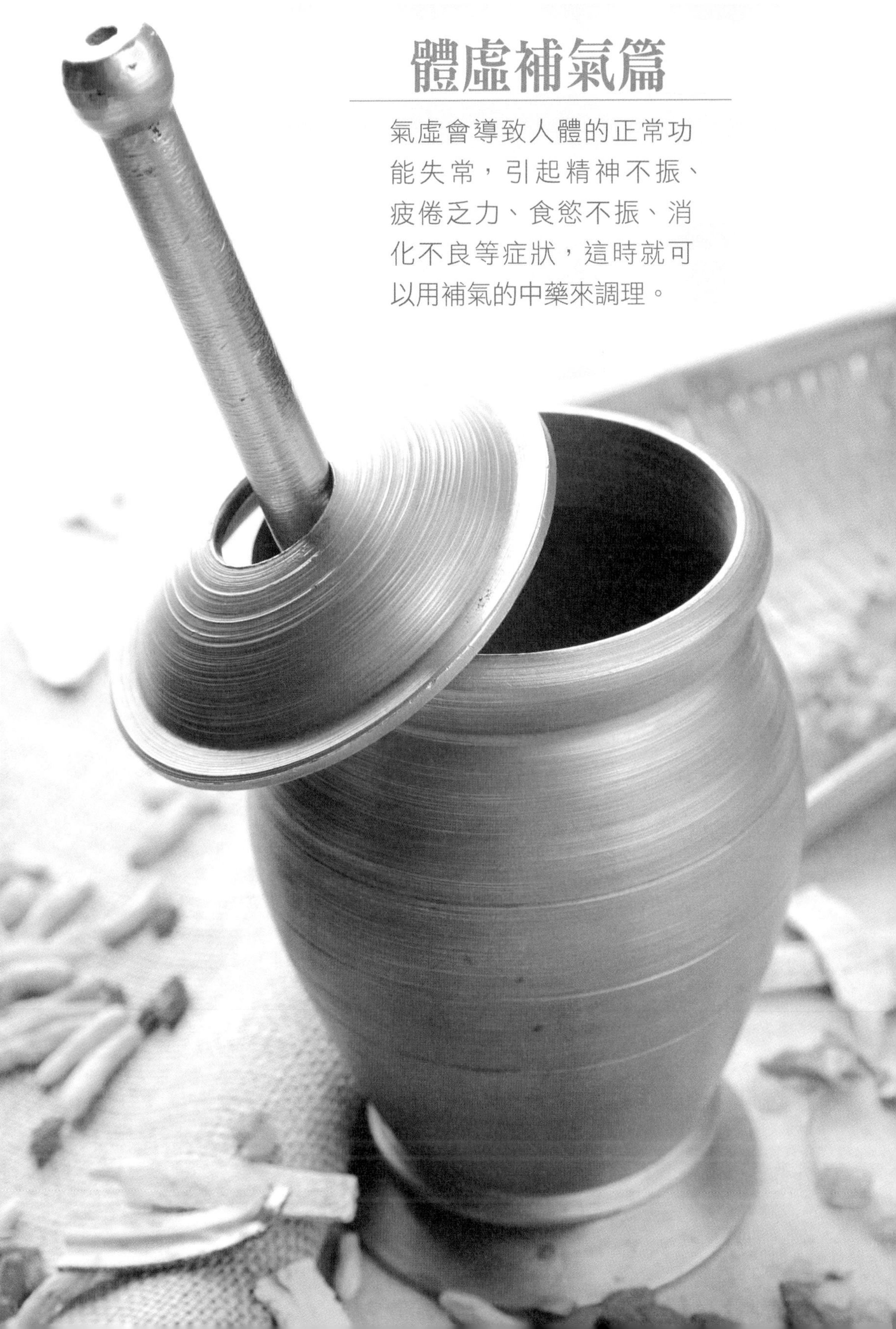

體虛補氣篇

氣虛會導致人體的正常功能失常，引起精神不振、疲倦乏力、食慾不振、消化不良等症狀，這時就可以用補氣的中藥來調理。

性味歸經

性微溫，味甘、微苦，入脾、肺兩經。

用法用量

一般用量 3 ～ 10 克，另煎兑入湯劑，或切片、研粉服用。

適宜範圍

① 元氣虛脱導致的四肢逆冷、大汗淋漓、脈微欲絕；② 脾胃氣虛所致的食少、腹脹、大便溏洩、少氣懶言、神疲體倦等；③ 氣血不足引起的心悸、失眠、健忘等。

現代藥理

人參含有人參皂苷，對中樞神經、血糖、血壓及血管的收縮和擴張都有調節作用，並可改善記憶力，消除疲勞，提高心肌收縮能力，增強免疫力。

鑑別保存

以身長、支粗大、漿足、紋細、蘆頭（人參的根莖）長，有圓蘆（根莖較光滑無莖痕）及珍珠點（鬚根上偶爾有不明顯的細小疣狀突起）者為佳。

禁　　忌

急性病或發熱時不可服用。過敏者不可服用。高血壓患者要慎用人參，因為會使血壓升高。忌與蘿蔔、濃茶同服，蘿蔔的下氣功效會降低人參的補氣作用，而茶葉與人參同用，很容易導致失眠。

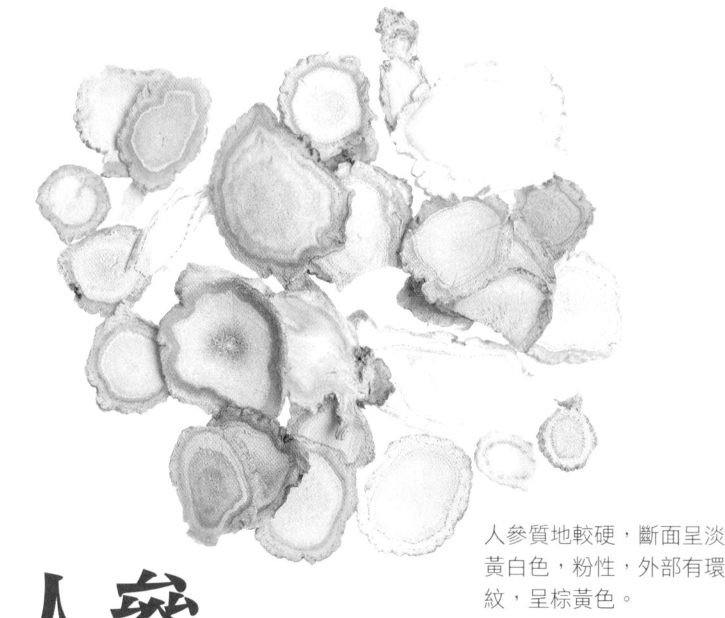

人參質地較硬，斷面呈淡黃白色，粉性，外部有環紋，呈棕黃色。

人參

人參被列為「東北三寶」之首，是馳名中外的名貴藥材。據長年在長白山一帶採集中藥材的老藥工講，過去採挖人參有許多規矩。一旦發現人參，首先要用紅繩將其紮緊，採挖之前，要先行敬謝山神禮，隨後在人參的四周慢慢挖掘，避免損傷人參的鬚根，待將全部人參請出之後，再行敬謝之禮，才可將人參帶走。中醫常用的植物藥材有數百種之多，只有人參的採集享受如此隆重的儀式。

[治病配方]

1 糖尿病（氣陰兩虛型）：人參、甘草各 1.5 克，天門冬、麥門冬各 6 克，花粉、黃芩、知母、荷葉各 3 克。水煎服，每日 1 劑。

2 冠心病（氣虛血瘀型）：人參 10 克，丹參、山楂各 30 克，白酒 750 毫升。將人參、丹參和山楂洗淨切片，放入白酒中，密封浸泡 30 天即成。每日早晚各服 15 毫升。

3 咳嗽（風寒型）：人參 25 克，陳皮（去白）、甘草各 12 克，炒杏仁（去皮尖）25 克，木香 6 克。用水濃煎至湯稠，飯後服用，每次服 15 克。

[家用滋補]

1 滋補 生吃

人參切片，每日 3 克，含於口中至淡而無味時嚼食之。適合現代人的亞健康狀態或工作所致疲勞。

2 滋補 燉煮

人參 1 支，紅棗 2 顆，蒜 3 瓣，生薑 1 小塊及糯米、芝麻各 15 克洗淨裝入 1 隻幼雞的肚內，裝滿，用繩捆紮。幼雞放鍋內，倒水至浸沒全部材料。大火煮沸，撇去浮沫，繼續煮至雞肉和裡面材料軟爛。最後撒鹽、胡椒粉調味即可。

3 滋補 研粉

人參 150 克，醋製元胡、三七各 50 克，共磨為極細粉，早中晚各服用一兩克，用溫開水或溫黃酒沖服。本品具有益氣強心、活血止痛的功效，適用於氣虛血瘀型的冠心病患者。

4 滋補 做湯圓

雞油 30 克入鍋熬熟，濾渣放涼；麵粉 15 克放入鍋中炒黃；黑芝麻 30 克炒香搗碎；玫瑰蜜餞 15 克、櫻桃蜜餞 30 克壓泥；將上述材料加白糖 150 克、人參粉 5 克和勻做餡；糯米粉 500 克加水和勻做成皮，包上餡做成湯圓即可。

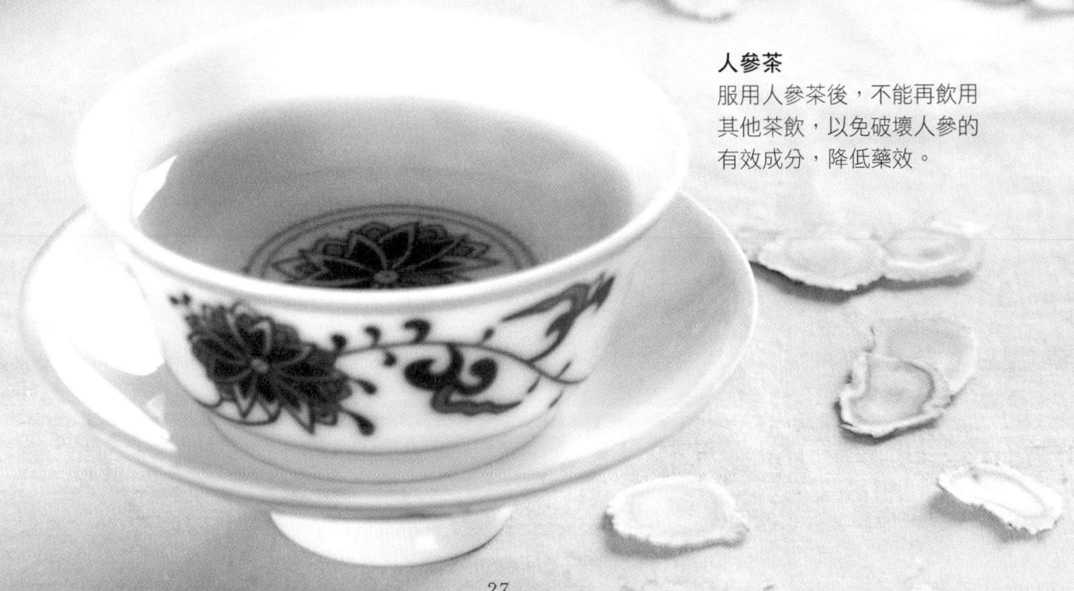

人參茶
服用人參茶後，不能再飲用其他茶飲，以免破壞人參的有效成分，降低藥效。

性味歸經

性寒，味甘、微苦，入肺、脾經。

用法用量

一般用量 3～10 克，另煎兑入湯劑，或切片、研粉服。

適宜範圍

① 熱病或大汗、大失血所致的神疲乏力、氣短息促、自汗、汗熱而黏等；② 肺氣不足所致的短氣喘促、咳嗽痰少無力、痰中帶血或咳聲嘶啞等；③ 熱病氣虛津傷口渴，以及糖尿病多飲、多食、多尿、身體消瘦等。

現代藥理

西洋參含有人參皂苷與精氨酸、麩氨酸、天門冬氨酸等十八種胺基酸。對大腦有鎮靜作用，對中樞神經則有中度的興奮作用。

鑑別保存

以表面淡棕黃色、有密集細橫紋、主根呈圓柱形或長紡錘形者為佳。

禁　　忌

陽氣不足、胃有寒濕者忌服。慢性B型肝炎患者忌服。忌鐵器，忌火炒。不宜與藜蘆同用。服完西洋參忌食蘿蔔，也不宜喝茶、喝咖啡，以免破壞有效成分，減輕療效。

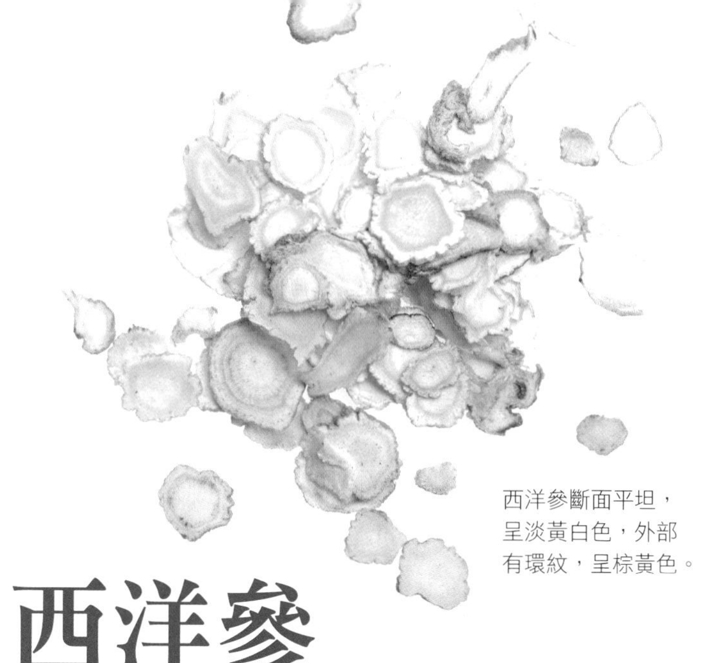

西洋參斷面平坦，呈淡黃白色，外部有環紋，呈棕黃色。

西洋參

西洋參，顧名思義，就是西方的人參。清康熙年間，法國傳教士雅圖斯在中國發現很多人都吃人參，自己試服後感覺也很好。就寫信給他的教會，報告這一發現，並請求在相同氣候條件的地方，幫助尋找這種植物。於是傳教士拉菲圖在魁北克省蒙特利爾地區找到了人參，自此，西洋參正式登上歷史舞台。

[治病配方]

1 糖尿病（陰虛熱盛型）：西洋參、生地黃、葛根各 5 克，枸杞 10 克。用清水浸泡半小時後，煎煮 3 次，合併藥汁後，當茶飲。

2 失眠（陰虛火旺型）：西洋參、合歡皮各 5 克，遠志 3 克，紅棗 10 顆。水煎後早晚服用。

3 胃炎（脾胃陰虛型）：西洋參 6 克，銀耳、冰糖各 15 克。小火濃煎，取汁當茶飲。

4 咳嗽（體虛型）：西洋參 5 克，銀耳 3 克，麥門冬 10 克，紅棗 20 顆。將銀耳用清水泡發後，去雜質，麥門冬洗淨切碎，紅棗洗淨切開，4 味藥放入大碗，加清水適量，放入蒸屜蒸 1 小時以上，加紅糖適量調味，分早中晚 3 次服用。

紅棗

紅糖

麥門冬

桂圓

西洋參

西洋參茶
服用西洋參茶後，不能立即喝濃茶，最好也不要飲用咖啡，以免影響藥效。

[家用滋補]

1 滋補 含服

西洋參蒸過變軟後，切成薄片備用。每次含兩三克，每日兩三次。適用於體虛或易疲勞者。

2 滋補 煮粥

西洋參 10 克，麥門冬 12 克，白米 100 克，加適量水，共煮粥。適用於心悸易驚、心煩失眠、口乾微熱、五心煩熱、盜汗之人，還可用於治療心血管疾病。

3 滋補 泡茶

西洋參 6 克，桂圓肉、麥門冬各 5 克，紅棗 10 顆，紅糖適量。將 4 味中藥水煎兩次，每次 40 分鐘，合併藥汁後加入紅糖，分早晚服用。經常服用本茶，有補氣養血的功效。

4 滋補 燉煮

西洋參 20 克，烏骨雞 1 隻（去毛和內臟），香菇 6 朵，陳皮 5 克，蜜棗 3 顆。洗淨後共同煲湯，1 ～ 1.5 小時後加入適量鹽調味即可，喝湯吃肉。經常服用本方，對改善睡眠很有好處。

5 滋補 做羹

西洋參 5 克，銀耳 3 克，麥門冬 10 克，紅棗 20 顆。將銀耳用清水泡發後，去掉雜質，麥門冬洗淨切碎，紅棗洗淨切開，4 味藥放入大碗，加清水適量，放入蒸屜蒸 1 小時以上，加紅糖適量調味，分早中晚 3 次服用，並將西洋參、銀耳、紅棗吃掉。經常服用此湯有潤肺止咳功效。

性味歸經

性平，味甘，入脾、肺經。

用法用量

一般用量10～30克，煎服、泡茶均可。

適宜範圍

① 氣血兩虛所致的面色萎黃、短氣懶言、頭昏等；② 肺脾氣虛引起的倦怠乏力、食少、大便溏稀、久瀉脫肛、語聲低微等。

現代藥理

黨參含有固醇、皂苷等成分，可增強記憶、安眠，提高身體耐受力和免疫力，改善心功能，抗潰瘍和促進身體造血功能等。

鑑別保存

黨參以根條肥大粗壯、有獅子盤頭及橫環紋、肉質柔潤、香氣濃、甜味重、嚼之無渣者為佳。本品含大量糖質，貯藏過程中要密封、防潮和保持乾燥。

禁　　忌

服用黨參時忌吃蘿蔔，忌飲茶。不宜與藜蘆同用。實證（指病邪過盛所產生的證候）、熱證（身體陽氣偏盛或感受熱邪所致的證候）禁服；正虛邪實證（正虛，指正氣虛弱；邪實，指邪氣結聚或邪氣過盛）不宜單獨應用。

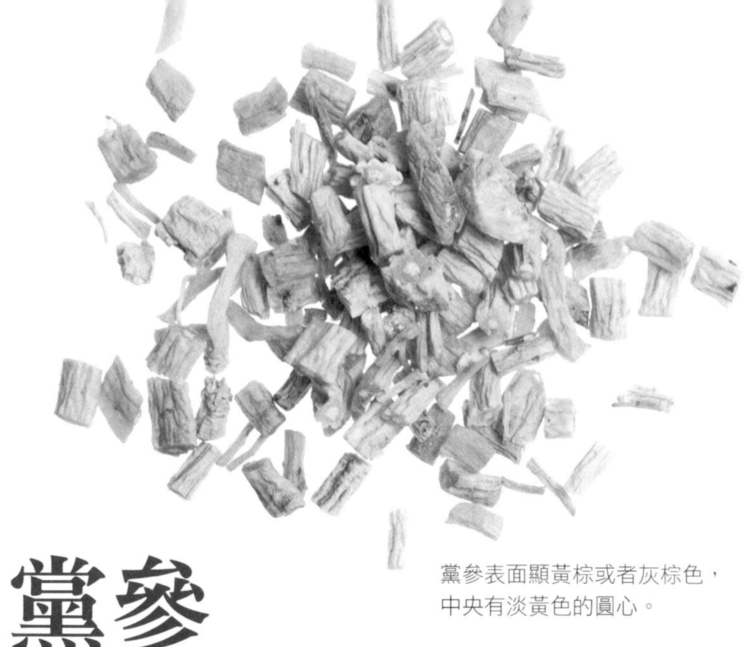

黨參表面顯黃棕或者灰棕色，中央有淡黃色的圓心。

黨參

傳說八仙裡的鐵枴李和呂洞賓打賭看誰跑得快，鐵枴李把一種植物放在嘴中，邊嚼邊和呂洞賓賽腳力。賽了一程，呂洞賓氣喘吁吁，身邊的鐵枴李卻神情如常，緊緊跟隨。他就問鐵枴李嚼的是什麼，鐵枴李就是不說。呂洞賓沒辦法只好去問樵夫，樵夫說：「這是一種神草。可以讓人長神力，因生長在上黨郡，所以叫『黨參』。」

［治病配方］

1 胃下垂：黨參20克，黃耆30克，升麻、柴胡各5克，生薑5片，紅棗10顆。用清水煎煮兩次，每次半小時。將兩次藥汁合併，分為3份，每日早中晚各服1次。

2 貧血：黨參、當歸、白芍各10克，熟地黃15克，黃耆20克，生薑1克，紅棗7顆。用清水煎煮兩次，合併藥汁，分為兩份，早晚服用。

3 厭食症：黨參10克，山藥、薏仁各30克，紅棗10顆，白米100克。煮粥食用。

4 前列腺增生：黨參、黃耆、當歸各10克，山藥15克，老母雞1隻。紗布包裹藥材塞入洗乾淨的母雞肚中，將母雞放入砂鍋，加清水，大火煮開10分鐘，小火慢燉兩小時，起鍋時加鹽調味。

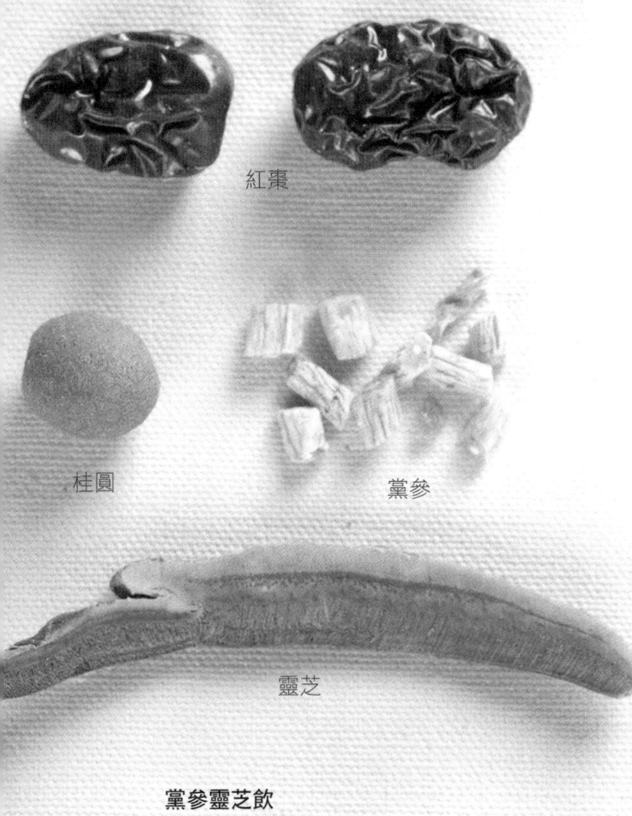

黨參靈芝飲
黨參也可與陳皮、紅棗煎茶飲用，有舒肝理氣、解胸悶的功效。

[家用滋補]

1 滋補 代茶飲

①黨參10克，靈芝、桂圓肉各5克，紅棗10顆。水煎當茶飲，能增強記憶力。②黨參、炙黃耆各10克，白朮5克，紅棗5顆。水煎當茶頻飲，能提高免疫力。

2 滋補 煮粥

黨參10克，山藥、薏仁各30克，紅棗10顆，白米100克。煮粥食用，能健脾益氣。

3 滋補 燉煮

黨參10克，當歸5克，紅棗10顆，童子雞1隻。童子雞去毛、洗淨、切塊，沸水煮3～5分鐘，將雞塊取出，棄水不用。在雞塊中放入黨參、當歸、紅棗，加清水適量，燉煮一兩個小時後，放入適量調料，吃肉喝湯。常服此湯，有益氣養血的功效。

4 滋補 蒸服

鴨半隻，洗淨瀝乾斬件，用鹽、薑片、香油、醬油和澱粉拌勻略醃；黨參10克溫水浸軟撈起，紅棗6顆洗淨去核，紅蘿蔔切片。將所有材料拌勻，下鋪蔥段入鍋蒸約40分鐘至熟即可。適合體虛之人，經常食用能增強體質。

性味歸經

性微溫，味甘，歸脾、肺經。

用法用量

一般用量 5 ～ 15 克，煎湯、含服均可。

適宜範圍

① 脾胃氣虛引起的倦怠無力、食慾不振、大便溏薄，肺虛咳喘、氣短以及反覆感冒；② 氣虛導致的水腫、小便不利等症。

現代藥理

黃耆所含的黃耆多醣與多種黃酮類化合物具有增強身體造血功能、促進蛋白質的合成、增強性腺功能、延緩衰老、雙向調節血壓以及保肝的作用。

鑑別保存

黃耆表面有不整齊的縱皺紋，硬而韌有粉性，皮部黃白較疏鬆；木部菊花紋理狀，氣似豆腥味微甜。儲藏時，必須保持乾燥，嚴防潮濕。

禁　　忌

本品易於助火，又能止汗。凡有感冒發熱、胸腹滿悶等症狀的人，不宜服用；患有肺結核者，有發熱、口乾唇燥、咯血等症狀的人，不宜單獨服用；體質虛弱的人，長時間服用，會動火傷陰，用時宜慎重。

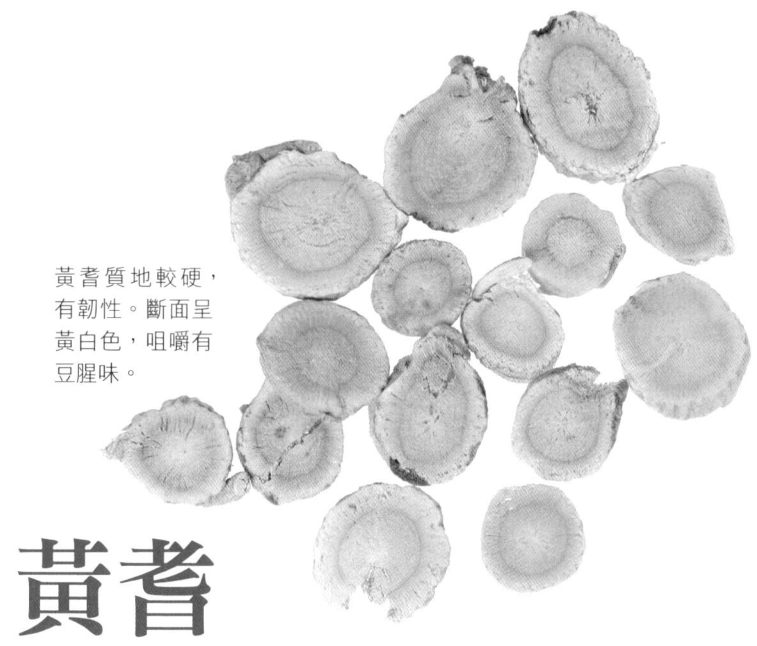

黃耆質地較硬，有韌性。斷面呈黃白色，咀嚼有豆腥味。

黃耆

《新唐書・許胤宗傳》記載，太后中風，口襟不能講話，脈象沉得幾乎都摸不到了。許胤宗精於醫道，認為太后所病為陽氣虛，氣血不能流通，就用黃耆、防風兩味藥煎出熱湯，置於太后床下，用藥的蒸汽蒸口鼻、皮膚。一天之後，太后逐漸甦醒，能夠言語，後來漸漸痊癒。因此，黃耆被醫家稱為「補氣之要藥」。

[治病配方]

1 胃潰瘍：黃耆 50 克，沸水沖泡 30 分鐘當茶飲，每日 1 劑，每次適量，30 日為 1 療程，適用於幽門螺旋桿菌陽性胃潰瘍。

2 慢性萎縮性胃炎：炙黃耆 30 克，茯苓、白朮、白芍各 10 克，桂枝 5 克，甘草 3 克，紅棗 10 顆。煎取藥液，分早中晚服用，每次適量。

3 急性腎小球腎炎：黃耆 30 克，沸水沖泡代茶飲，每日 1 劑，每次適量，20 天為 1 療程。

4 慢性結腸炎：炙黃耆 30 克，黨參、白朮各 10 克，木香 5 克，甘草 3 克。水煎分早中晚服用，每次適量。

5 慢性肝炎：炙黃耆 30 克，茵陳 10 克，柴胡 5 克，紅棗 10 顆。水煎服，每次適量飲用。

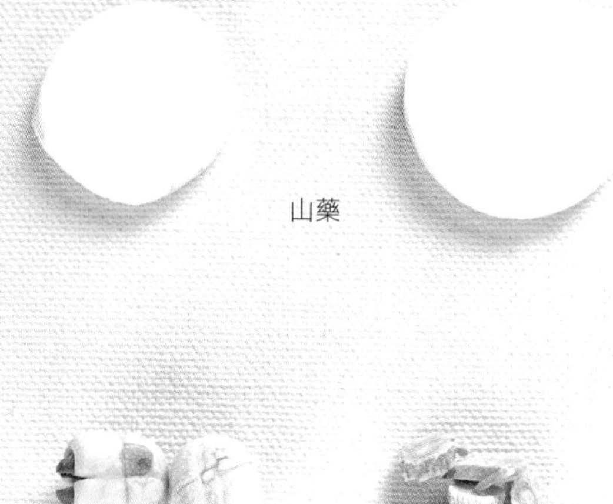
山藥

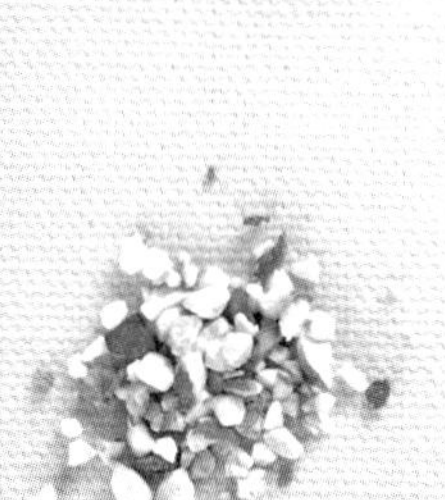
蓮子

黃耆

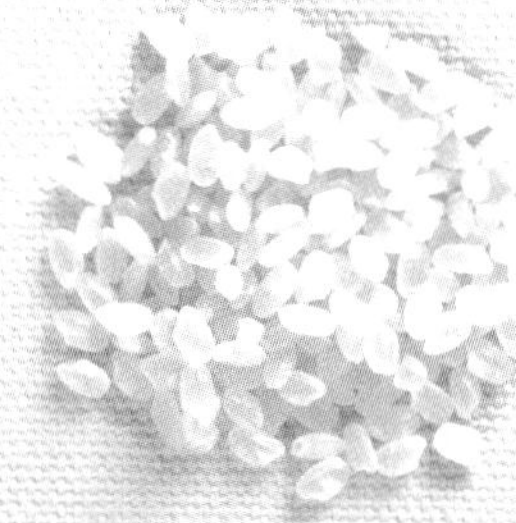
芡實

白米

黃耆芡實蓮子粥
用煎好的黃耆水煮粥，
不要食用黃耆本身。

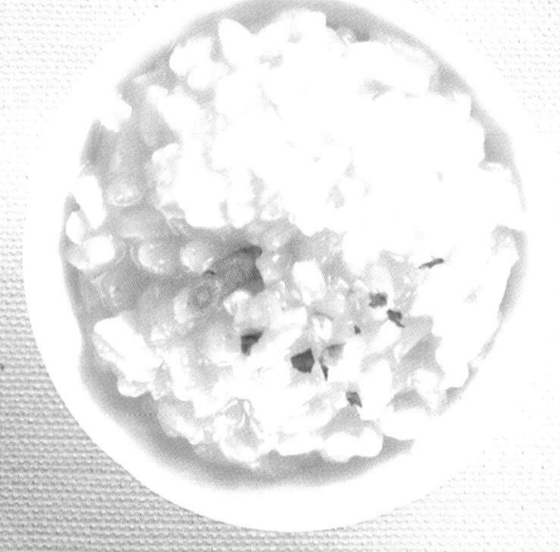

[家用滋補]

1 滋補 生吃

直接取黃耆生嚼，偏於走表，多用於自汗、水腫等症。

2 滋補 燉煮

① 黃耆煨紅棗、黃耆燉母雞、黃耆煮黑豆等方法，適合產婦、老弱者、病後體虛者滋補身體。常服可令人精神煥發，體質增強，延年益壽。② 黃耆 30 克，防風、焦白朮各 15 克，烏骨雞 1 隻，鹽適量。將雞去內臟，洗淨後放入沸水中焯一下。將 3 味中藥用紗布包好，裝入雞肚內，放入鍋中，加清水和鹽，燉至雞爛熟即可。經常食用，能增強免疫力。

3 滋補 煮粥

炙黃耆 30 克，山藥 20 克，蓮子、芡實各 10 克，白米 100 克。將黃耆水煎 40 分鐘後取出，用藥汁煮其餘藥材和白米，煮成粥，分早中晚食用。經常食用，能滋補腸胃。

4 滋補 煮湯

黃耆 30 克，紅棗 5 顆（去核），分別洗淨。生薑洗淨切片，鱔魚 300 克宰殺後去腸雜、洗淨、斬件。起油鍋放入鱔魚塊、生薑、鹽，炒至鱔魚塊半熟。將黃耆、紅棗放入鍋內，加清水適量，大火煮沸後，改小火煲約 1 小時，加適量料酒、醬油調味即可。經常食用本湯，能補氣養血。

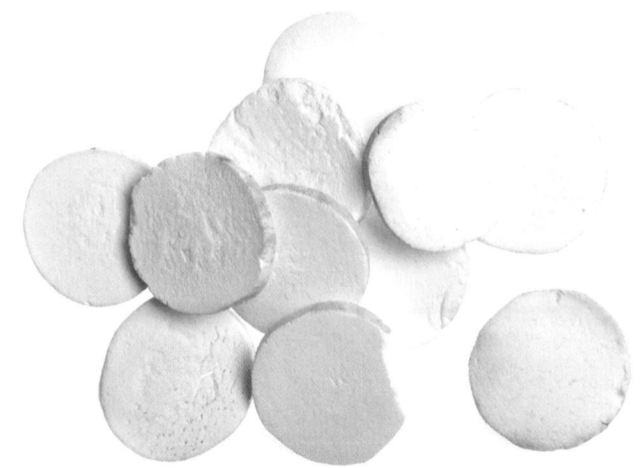

山藥片為雪白或淡黃色，質地堅實，顯粉性。

山藥

山藥，為薯蕷科植物薯蕷的塊根，具有益氣養陰，補益脾、肺、腎等作用，是中醫平補脾肺腎的中藥材。最早記載於《山海經》和《神農本草》，被列為藥之上品。山藥還是歷史悠久的傳統保健食品。據載，慈禧為健脾胃而吃的「八珍糕」中就含有山藥。

性味歸經

性平，味甘，歸脾、肺、腎經。

用法用量

一般用量10～30克，煎服。

適宜範圍

① 脾胃氣陰兩虛導致的消瘦乏力、飲食減少、大便溏稀；② 肺氣陰兩虛引起的全身乏力、聲音低微、動則氣喘、口乾不適等；③ 糖尿病患者口渴、尿多、善飢欲食。

現代藥理

山藥含有黏蛋白、澱粉酶等成分，有健脾益胃助消化、潤肺止咳、降血糖、降血脂、促進肝腎功能、增強免疫力的作用。

鑑別保存

山藥一般要選擇莖幹筆直、粗壯，拿到手中有一定份量的。如果是切好的山藥，則要選擇切開處呈白色的。新鮮的山藥一般表皮比較光滑，顏色呈自然的皮膚顏色。如果需長時間保存，應該把山藥放入木鋸屑中包埋，短時間保存則只需用紙包好放入冷暗處即可。

禁　忌

胃潰瘍患者宜食鮮品山藥。常服山藥忌生葱。山藥為收澀之品，老年人大便乾結者忌用。

[治病配方]

1 高血壓（肝陽上亢型）：新鮮山藥60克切丁，決明子15克，鮮荷葉30克。將荷葉放入紗布袋中，與決明子水煎15分鐘，再放入山藥丁，小火煮10分鐘，取汁，分早晚服用，每次適量。

2 腹瀉（脾胃虛弱型）：乾山藥20克或新鮮山藥50克，蓮子、芡實、薏仁各10克，白米100克。將上述藥材和白米洗淨，加清水適量，煮成粥食用。

3 糖尿病（陰陽兩虛型）：乾山藥、黃耆各30克，生地黃15克，天花粉、葛根各10克，豬胰200克。將上述藥材和豬胰洗淨，加清水適量，燉煮1小時，以鹽調味，吃肉喝湯。

4 前列腺炎：新鮮山藥50克，生地黃20克，南瓜子10克，金櫻子5克，白米100克。山藥洗淨去皮切小塊，南瓜子去皮搗碎，將幾味中藥和白米同煮成粥食用。

[家用滋補]

1 滋補 代茶飲

① 乾山藥50克，紅茶5克。水煎當茶飲，有健脾益胃的作用。② 乾山藥、白朮、桂圓肉各 25 克。將所有材料洗乾淨放入鍋中，以沸水煎煮半小時，當茶頻飲，可以健胃補脾止瀉。③乾山藥、白扁豆各20克。山藥切片，白扁豆炒黃、搗碎，水煎取汁，加白糖，當茶頻飲，有益氣化濕的作用。

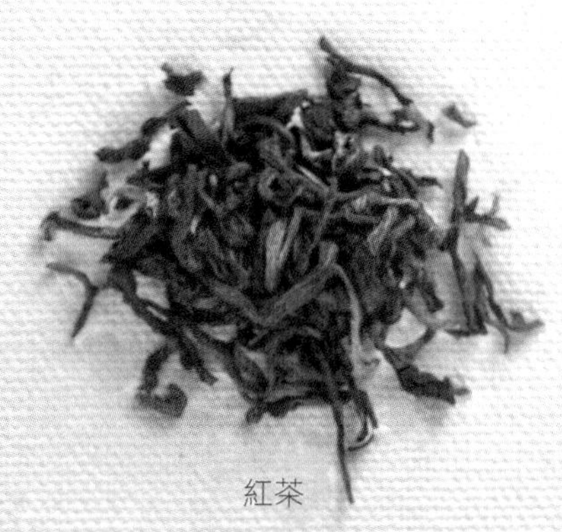

山藥

紅茶

2 滋補 煮湯

新鮮山藥、豬肝各 100 克，當歸 10 克，紅棗 10 顆。將山藥洗淨去皮，切塊，豬肝洗淨切片，加入當歸、紅棗和適量清水，燉煮 1 小時，加調料適量，吃豬肝和山藥，喝湯。常食本湯有益氣養血的作用。

3 滋補 做丸子

新鮮山藥 200 克洗淨去皮，蒸熟搗爛，加入 300 克豬肉泥以及適量的澱粉、鹽、味精拌勻，捏成每個 15 克的丸子，外邊滾層糯米，裝盤蒸熟即可。糯米要先用冷水泡 1 天。經常食用此菜，有補氣養血、健脾固精的作用。

山藥紅茶飲
山藥也可與紅棗煮粥，不僅補脾胃，也可補血養血。

紅棗

紅棗具有補中益氣、養血安神、緩和藥性等功效。古籍《山海經》、《爾雅》及《神農本草經》等對紅棗均有記載，《神農本草經》將其列為上品，稱紅棗有「主心腹邪氣，安中養脾，助十二經。平胃氣，通九竅，補少氣、少津、身中不足，大驚，四肢重，和百藥」等功效。

性味歸經

性溫，味甘，歸脾、胃經。

用法用量

一般用量10～30克，煎服、生吃、泡茶均可。

適宜範圍

① 脾胃虛弱所致的氣短懶言、神疲體倦、飲食減少、脘腹脹滿等；② 心脾氣血不足引起的失眠、健忘、驚悸、怔忡等。

現代藥理

紅棗含有多醣、皂苷類、黃酮類等成分，可抗腫瘤、降血壓、降膽固醇、防治骨質疏鬆和貧血、抗過敏、保肝和提高免疫力等。

鑑別保存

紅棗皮色紫紅，果大而均勻，果形短狀圓整，皺紋少，痕跡淺，皮薄核小，肉質厚而細實。乾棗宜貯藏於陰涼乾燥處。

禁　　忌

紅棗食用過多會助生痰濕，有濕熱痰熱者不宜食用。紅棗糖酸含量高，牙齒不好的人要少吃。紅棗不能與紅蘿蔔或黃瓜一起生吃。不可與鐵離子含量高的豬血、菠菜等同食，也不可與橘子、奇異果等有機酸含量高的水果同食。

挑選紅棗時，要選擇乾燥、沒有腐爛的。

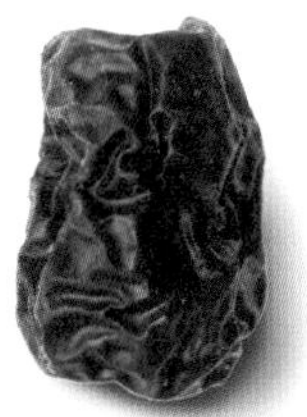

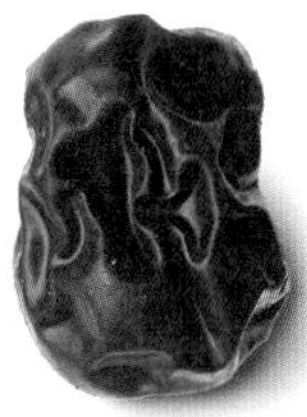

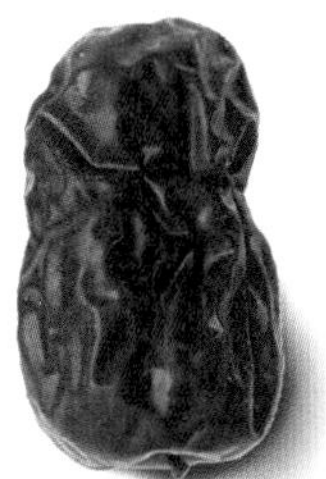

[治病配方]

1 神經衰弱：去核紅棗50克，桑葚30克，白糖適量。紅棗、桑葚加清水小火煮爛，加白糖，當茶飲用，吃棗和桑葚，每次適量。

2 慢性肝炎（肝鬱脾虛型）：紅棗、花生、冰糖各50克。先煮花生，後下紅棗、冰糖，每晚睡前服用，連服30天，每次適量。

3 咳嗽（風寒型）：紅棗、紅糖各30克，生薑15克。用500毫升清水煎煮後當茶飲，每日1次。

4 氣管炎：紅棗7顆，去核，白蘿蔔1個，切成塊或條。加清水煎煮約半小時，當茶飲用。

5 失眠（心脾兩虛型）：紅棗30克，蔥白5根。將紅棗和蔥白洗淨，放入鍋中，加入適量清水，煎煮取汁即可。每日1劑，每晚1次，睡前飲服。

[家用滋補]

1 滋補 泡茶

① 紅棗 25 ～ 30 克，生薑 10 克，紅茶 1 克。將紅棗加清水煮熟晾乾，生薑切片炒乾，加入蜂蜜炒至微黃。再將紅棗、生薑和紅茶用沸水沖泡 5 分鐘即可。每日 1 劑，分 3 次，趁溫熱時飲用，吃棗。常飲有健脾、補血、助消化的功效。② 紅棗 10 顆，白糖 10 克，加清水共同煎煮至紅棗熟。綠茶 5 克，用沸水沖泡 5 分鐘後取汁。將茶葉倒入紅棗湯內煮沸即可。每日 1 劑，多次趁溫飲用，有補精養血的作用。

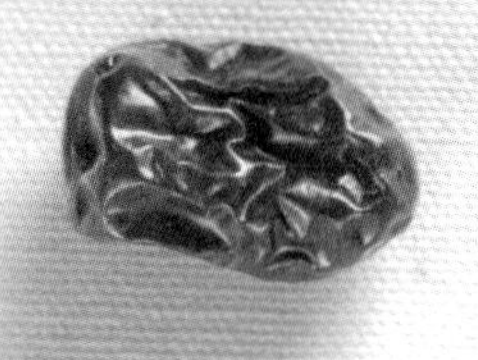
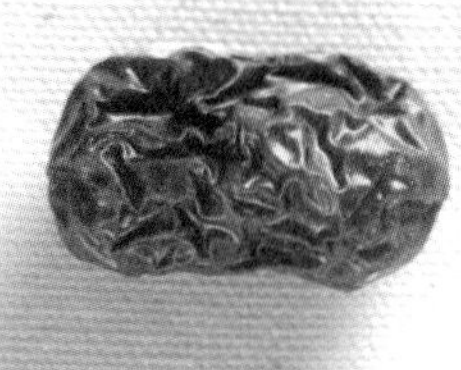

紅棗

生薑

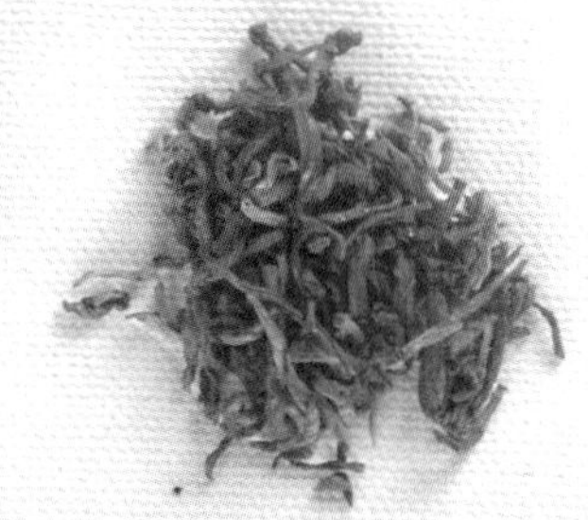

紅茶

2  煮食

紅棗洗淨，加水適量煮熟。每日吃棗 10 ～ 20 顆，喝湯，對虛寒胃痛、食慾不振有較好效果。

3 滋補 碾泥

適量紅棗蒸熟，去皮、去核，搗爛成泥，拌白糖做饅頭餡，也可直接吃。常食本方，有養血、健脾、助消化的作用。

4 滋補 煮粥

紅棗 10 顆，山藥、蓮子各 10 克，白米 100 克。將紅棗、山藥及蓮子洗淨與白米同煮為粥，早晚食用。經常食用此粥，能治療食慾不振。

紅棗薑茶

煮紅棗時，可將紅棗破開去核，有助於成分的析出。

蓮藕

蓮藕，為睡蓮科植物蓮的地下莖。中國很早就開始種植，在南北朝時代相當普遍。蓮藕微甜而脆，可生食也可做菜，而且藥用價值相當高。用蓮藕製成粉，能消食止瀉，開胃清熱，滋補養性，是老人、婦女、兒童、體弱多病者上好的流質食品和滋補佳品。

生藕偏涼，熟藕性溫，食用時要選對。

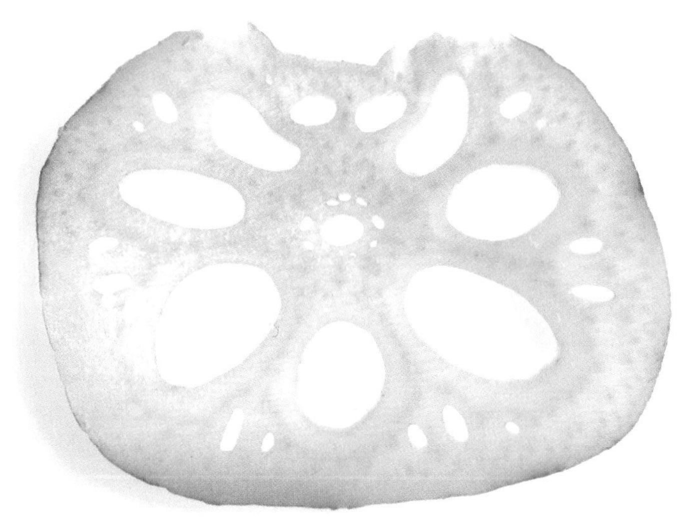

性味歸經

熟藕性微溫，味甘，歸脾、肺經。

用法用量

一般用量 10～15 克，生吃、煎服均可。

適宜範圍

主要用於體內有瘀血時引起的出血症狀，如嘔血、咯血等。

現代藥理

蓮藕含澱粉、蛋白質、天門冬胺酸、維他命 C 等，有收縮血管、止血、解熱鎮靜、利尿的作用。

鑑別保存

根莖肥厚，外皮黃白色佳。氣微，味甘甜。將鮮藕洗淨，根朝下豎直放入水桶內，清水淹沒，五六天換一次水。冬天此法可保存鮮藕 2 個月。

禁　忌

脾胃虛寒者慎服。

[治病配方]

1 急性咽喉炎：生藕洗淨，切片，放入鹽中貯存兩週以上備用。取藕節，以開水洗後含服，每日 2 次，每次一兩片。

2 鼻息肉：生藕 60 克（焙焦），烏梅肉 30 克，白礬 15 克，冰片 3 克，研細末。每次適量，吹入患側鼻孔中。

[家用滋補]

1 滋補 生吃

蓮藕洗淨直接生吃，有清熱生津、涼血散瘀的作用。

2 滋補 煎服

蓮藕 10 ～ 15 克，加水適量，煎成汁飲服。有涼血、止血、清熱、化瘀的作用，適用於火熱血旺引起的咳血、痰中帶血等。

3 滋補 泡茶

乾藕節 125 克（小兒酌減），煎湯代茶飲，能治療鼻出血。

4 滋補 燉煮

藕節 60 克，豬瘦肉 100 克。將藕節洗淨，切碎後用布包。豬肉洗淨後切成片狀，與藕節一同放入鍋中，加水同煮。煮熟後，去除藕節，調入鹽即可。每日 1 劑，連服 5 ～ 7 天。對慢性胃腸道出血的療效較好。

5 滋補 搗汁

① 鮮藕汁頻飲，可涼血、止血，治發熱、煩渴、吐血、血尿、衄血（流鼻血）、便血或紫癜。② 鮮藕汁開水沖服，治急性胃腸炎。③ 鮮藕汁與甘蔗製汁，對慢性尿路感染療效好，如頻尿、尿急、尿痛等。④ 藕薑製汁，可治療夏季時令疾病，如腸炎、嘔吐、腹瀉等。

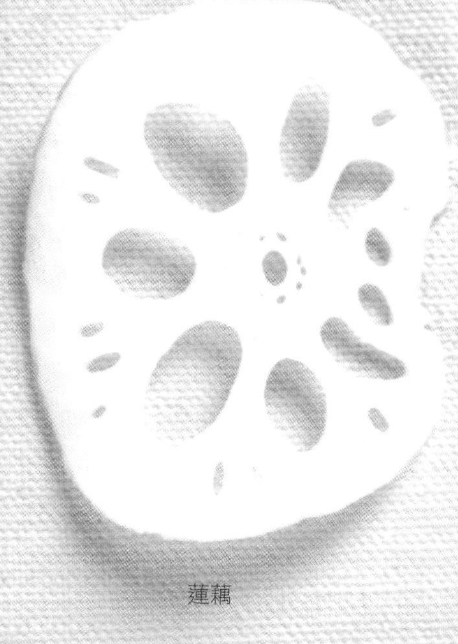

蓮藕

鮮藕汁
鮮藕汁可用於治療產後出血，不過服用時一定要控制好量。

蜂蜜

性味歸經

性平，味甘，歸肺、脾、大腸經。

用法用量

一般用量 10 ～ 30 克，可含服、煎湯、沖服。

適宜範圍

① 脾胃虛弱引起的脘腹疼痛；② 燥邪傷肺引起的乾咳、痰少而黏；③ 腸燥便秘。

現代藥理

蜂蜜含有各種糖類、酶類、有機酸類等成分，有抗菌通腸、增強免疫力、保護肝臟、促進發育的作用。

鑑別保存

優質蜂蜜呈透明的白色、淡黃或深黃色的黏稠液體，底層可有少量結晶。放蜂蜜的容器要用玻璃或陶瓷器皿，因蜂蜜與金屬接觸會起氧化作用。

禁　　忌

體內痰濕、大便溏瀉者不宜服用。對蜂蜜過敏者也不可服用。糖尿病患者服用蜂蜜用量不可過大，以免引起血糖波動。蜂蜜不可與富含蛋白質的豆漿、鯽魚等同食。不可與寒涼滑利的食物，如毛蟹、李子等同食，以免引起腹瀉。

蜂蜜有潤肺止咳、潤燥通便、補中緩急、解毒的功效。在遠古時代，蜂蜜被認為是最有價值的食品，甚至有些地方可以用蜜蜂來繳稅。《神農本草經》記載：「味甘，平。主心腹邪氣，諸驚癇痙，安五臟，諸不足，益氣補中，止痛解毒，除眾病，和百藥，久服，強志、輕身、不飢、不老。」

品質一般的蜂蜜夏季不易結晶，冬季易結晶。

[治病配方]

1 胃潰瘍：每日早午飯前 1 小時，晚飯後 3 小時服用蜂蜜一兩湯匙，溫水沖服，有健脾止痛、促進潰瘍癒合的作用。

2 支氣管炎：蜂蜜 20 克，梨 1 個，貝母 3 克。將梨洗淨去核切塊，和貝母同放入碗中蒸半小時，喝湯吃梨，加蜂蜜調和，可潤肺止咳、滋陰潤燥。

3 慢性咽喉炎：蜂蜜 30 克，白蘿蔔汁 100 毫升。攪拌均勻後慢慢服用。

4 咳嗽（體虛型）：蜂蜜 30 克，銀耳 20 克。將銀耳洗淨，用清水發開，蒸半小時，加入蜂蜜服用。

5 慢性肝炎（肝腎陰虛型）：蜂蜜、去核紅棗各 500 克，枸杞 50 克。將紅棗和枸杞洗淨切碎，加清水適量，煎煮至爛熟，搗爛成糊，加入蜂蜜攪拌，再煮沸 3 ～ 5 分鐘，冷卻後放入瓶中，每日不定時服用。

［家用滋補］

1 滋補 泡茶

① 蜂蜜 25 克，綠茶 2 克。混合後加開水沖泡 5 分鐘即可。每日 1 劑，趁溫飲用，能生津解乏。② 將柚子皮切絲，柚子肉用榨汁機攪碎，加清水、冰糖各適量，小火煮至黏稠，一般兩小時即可。放涼，加入蜂蜜適量，密閉冷藏 3 天後即可，食用時用溫水沖泡。有美容、通便的作用。③ 玫瑰花 15 克，普洱茶 3 克，蜂蜜適量。普洱茶放入杯中，注入開水泡 3 分鐘後再倒掉水，加入玫瑰花，再次注入開水沖泡，待涼些加蜂蜜即可。經常飲用此茶，可以解除煩悶。

2 滋補 單服

蜂蜜 15 ～ 30 克，單獨服用，有潤腸通便的作用。

3 滋補 蒸服

蜂蜜 30 克，雞蛋 1 個，三七粉 3 克。雞蛋打成蛋液，加三七粉拌勻，蒸熟後加蜂蜜調勻服食。對上腹疼痛、嘔吐、噁心、噯氣等有較好療效。

4 滋補 燉服

蜂蜜一兩湯匙，新鮮百合 50 克。拌勻，燉熟，睡前服用。經常服用本方，有改善睡眠的作用。

蜂蜜飲

蜂蜜飲不僅能潤腸通便，也有消除疲勞、解酒的功效。

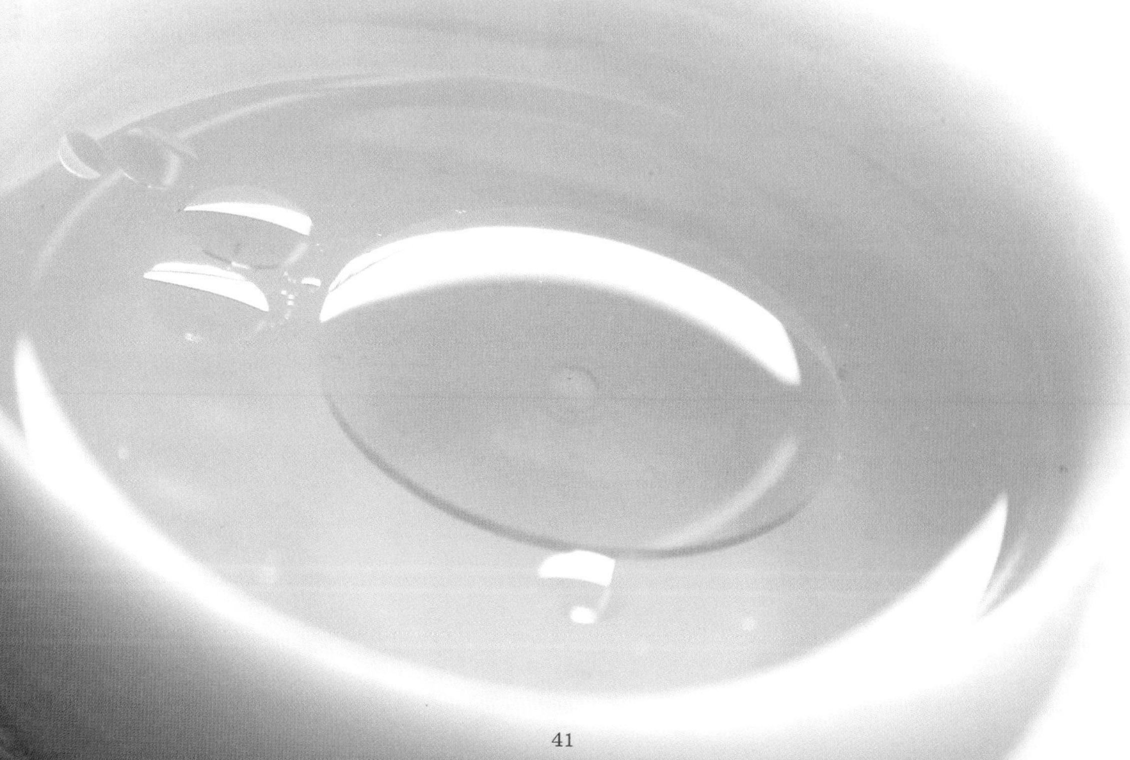

白朮

白朮，別名「雲朮」、「台白朮」，是菊科植物白朮的乾燥根莖。《神仙傳》記載，陳子皇得到服食白朮能長壽的秘方，去霍山修煉。其妻姜氏得病，想起丈夫的秘方，便服白朮，其後病癒，活到 370 歲。

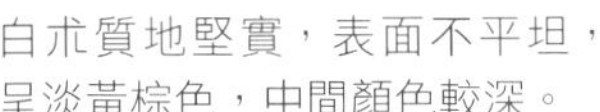
白朮質地堅實，表面不平坦，呈淡黃棕色，中間顏色較深。

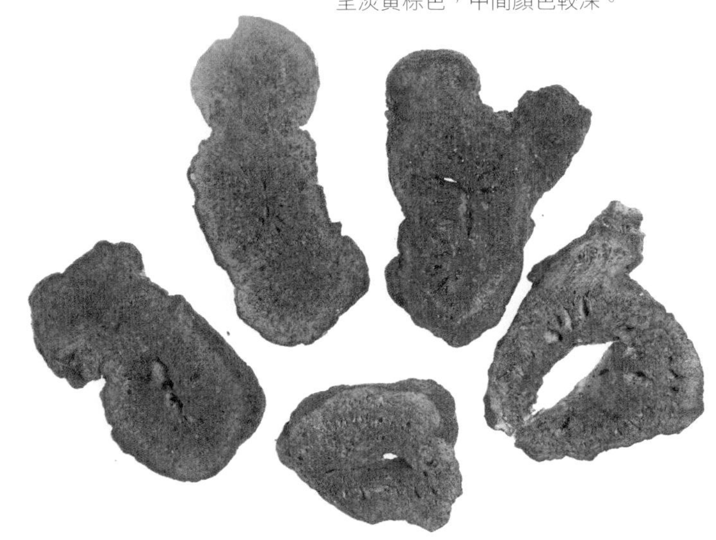

性味歸經

味苦、甘，性溫，歸脾、胃經。

用法用量

一般用量 3 ～ 15 克，通便時可用至 60 克，煎服。

適宜範圍

① 體虛所致的自汗、惡風、易於感冒；② 脾氣虛弱所致的面色少華、體倦乏力、溏洩或洩瀉。

現代藥理

白朮含有黃酮類化合物、白朮內酯等功能性成分，有調整腸胃、抗潰瘍、抗凝血、保肝、降血糖、增強身體免疫力和造血等功能，並有利尿和延緩衰老的功效。

鑑別保存

白朮以個大、肥壯而分支少、質堅實不空泡、斷面黃白色、香氣濃者為佳。因白朮含揮發油，具芳香氣，需防蟲蛀，另外貯存過久也會泛油、變黑，故不宜多年久存，同時必須保持乾燥。

禁　　忌

白朮易傷陰，陰虛內熱或津液不足者不宜用。白朮不得與寒涼性質的白菜、梨等共同食用，性相反，藥效降低。也不可與過於燥熱的食物，如大蒜共同食用。

[治病配方]

1 脂肪肝：炒白朮 30 克，生地黃 30 ～ 40 克，炒枳實 15 克，按原方比例加大劑量，研成粗粉，每次取藥 50 ～ 60 克，用紗布包好，放在保溫瓶中，用沸水適量沖泡，蓋子蓋好悶 15 分鐘即可，當茶飲用。

2 術後便秘：白朮 60 克，生地 30 克，升麻 3 克，每日 1 劑，水煎服。

3 老人自汗、氣短、頭暈：白朮 20 克，參鬚 10 克，浮小麥 15 克。煎水服用，每日 1 劑。

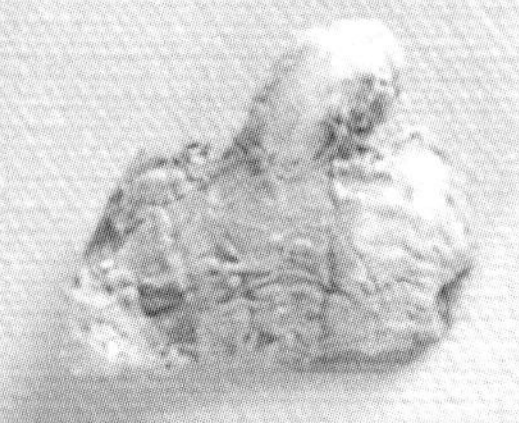
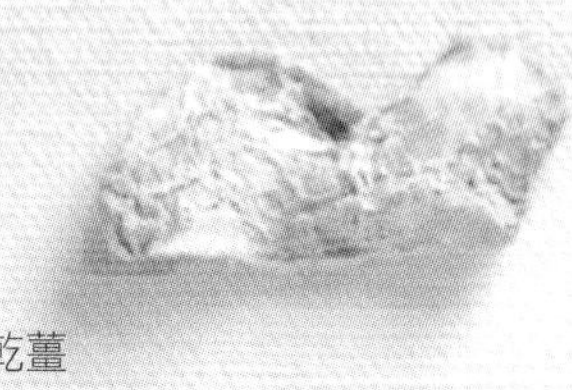
乾薑

[家用滋補]

1 滋補 研末

白朮適量研成細末，每次服用 10 克，每日 3 次，一般用 3 ～ 5 日。適用於腸燥便秘。

2 滋補 煮湯

白朮、黃耆各 15 克，丁香 1 克，豬骨 500 克，米醋半茶匙，調料適量，煲湯食用。此湯適用於腎陽虛衰之骨質疏鬆。

3 滋補 做餅

白朮、益智仁、鮮生薑適量粉碎，加白糖、麵粉適量，做成小餅，常法烙熟，每次 1 塊，每日 2 次，連用 7 ～ 10 日。此餅適用於小兒脾虛口角流涎。

4 滋補 煮粥

如果拉肚子很嚴重，肚子比較疼，就把白朮 15 克，乾薑 6 克，八角 2 粒，花椒 1 小勺裝在紗布包裡，與白米 60 克一起煮粥，可祛寒除濕，還不會傷胃。

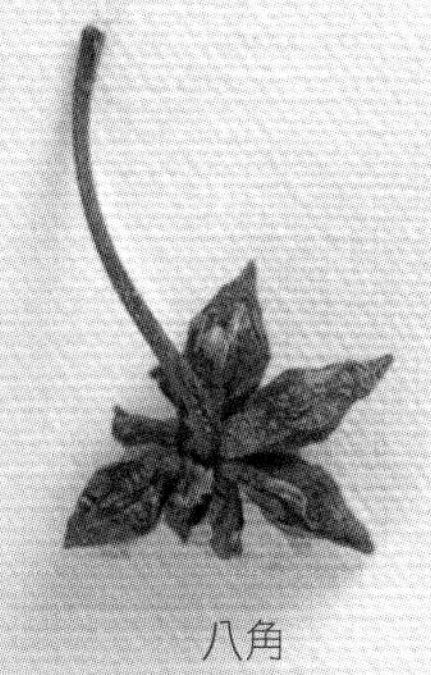
八角

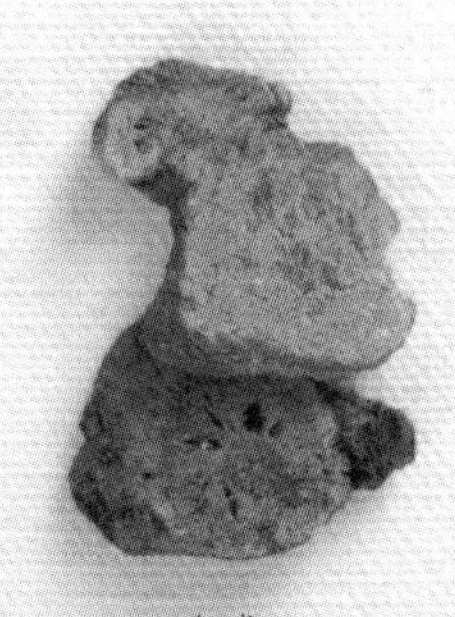
白朮

白朮乾薑粥
乾薑溫中散寒，與燥濕利水的白朮同服，可去除體內濕寒，止洩瀉。

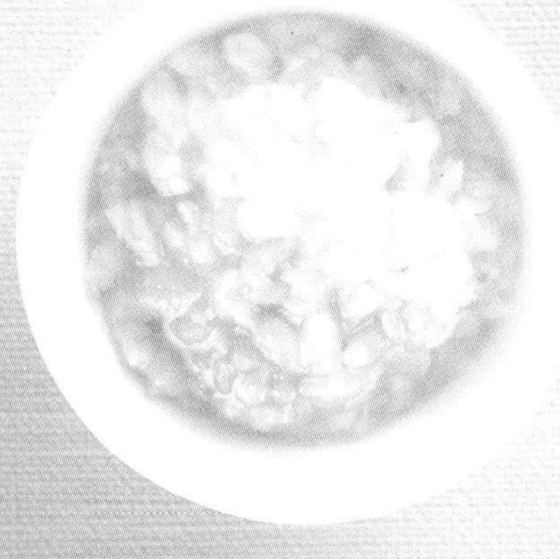

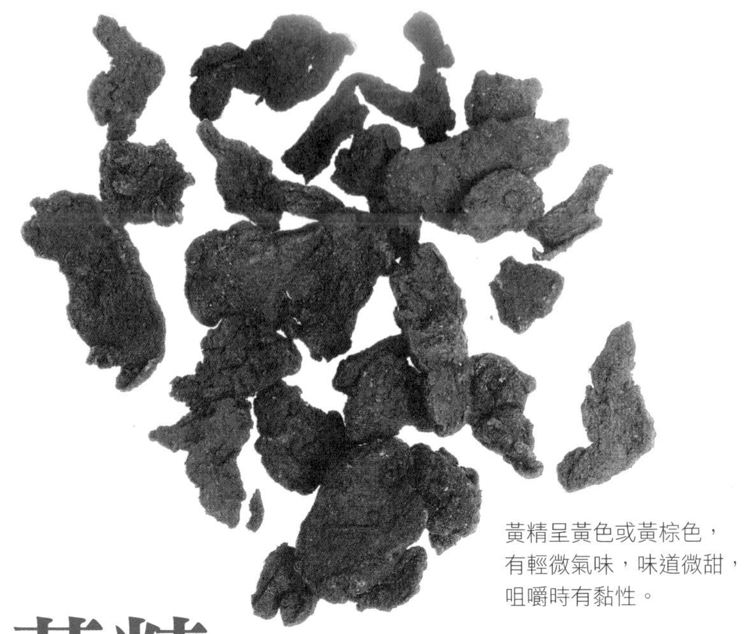

黃精呈黃色或黃棕色，有輕微氣味，味道微甜，咀嚼時有黏性。

黃精

黃精，又名雞頭黃精、白及黃精、黃雞菜、毛管菜、雞毛參，別名老虎薑，又稱「仙人餘糧」。長食無害，可以救荒辟谷，故《別錄》稱「救窮草」。具有補氣、養陰、健脾、潤肺、益腎的功效。《日華本草》曰：「蒸曝久服，能補中益氣、除風濕、安臟腑、補勞傷、助筋骨、益脾胃、潤心肺。」

[治病配方]

1 貧血：黃精、黨參各 30 克，炙甘草 10 克，水煎燉服，每日 1 劑，每次適量。

2 冠心病心絞痛：黃精、昆布、柏子仁各 25 克，菖蒲、鬱金各 15 克，延胡索 10 克，山楂 40 克。水煎服，每次適量。

3 糖尿病：黃精 200 克，熟地黃 30 克，綠豆 60 克，豬肋條肉 300 克，共燉熟，加鹽調味，食肉喝湯，每日 2 次，服量酌定。

性味歸經

性平，味甘，歸脾、肺、腎經。

用法用量

一般用量 5 ～ 20 克，煎服。

適宜範圍

① 肺氣陰兩虛所致乾咳少痰或久咳乏力；② 脾氣陰兩虛所致面色萎黃、睏倦乏力、口乾、大便乾燥；③ 糖尿病氣陰兩傷引起的口渴、多飲、善飢欲食、全身乏力等。

現代藥理

黃精又稱「仙人餘糧」，長期食用對人體無害，其含有黏液質、多種胺基酸等成分，有抗疲勞、抗病毒、延緩衰老、止血降糖等作用。

鑑別保存

黃精以個頭肥重、體重質堅而柔軟者為佳。貯藏過程中要防潮防黴。

禁　　忌

脾虛有濕，咳嗽痰多，中寒便溏者不宜服。痰濕內盛者不可服用，感冒發熱等急症時暫停服用。

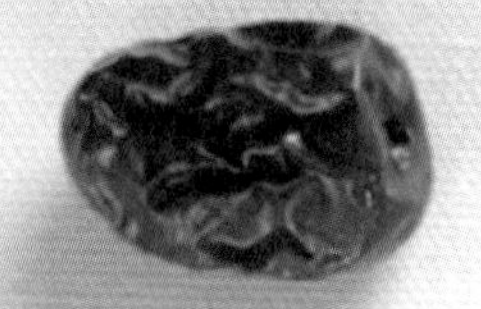

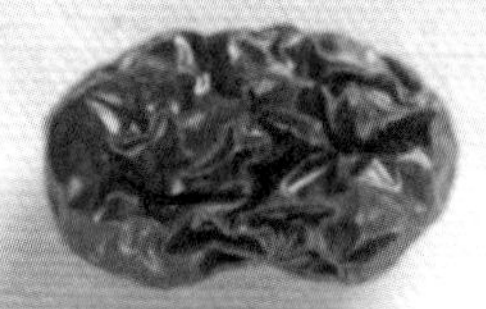

紅棗

[家用滋補]

1 滋補 釀酒

黃精搗爛，煮汁釀酒飲。可用於補益虛羸。

2 滋補 燉煮

① 黃精 30 克，燉豬肉食。用於病後體虛。

② 黃精 20 克，黨參 15 克，紅棗 12 顆，豬肘子 1 個，做成的黃精燉豬肘，有使肌膚更靚麗的功效。

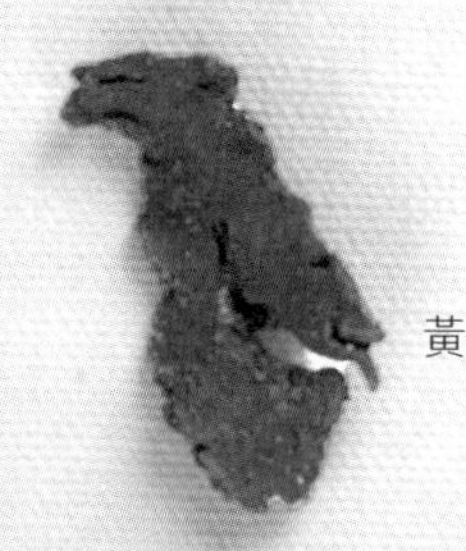

黃精

3 滋補 煮湯

① 黃精、枸杞各等份，煮湯喝。用於補精氣。

② 黃精、冰糖各 20 克，共煎約 1 小時，飲湯食黃精，用於陰虛低熱、乾咳、咳血、婦女白帶增多。

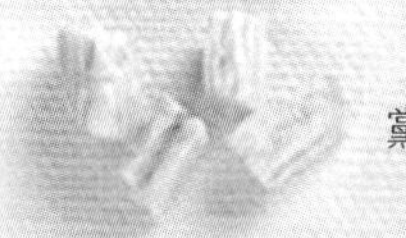

黨參

4 滋補 煮粥

黃精可作久服滋補之品，老年人服用黃精大有益處。對於脾虛乏力、食慾減退、肺燥乾咳、腎虛腰膝酸軟及頭暈患者，可用黃精 30 克，白米 100 克，煮成黃精粥食用。

5 滋補 泡酒

黃精、天門冬各 20 克，枸杞、蒼朮各 30 克，松葉 40 克，共搗碎，用紗布包好，置白酒（1,500 毫升）中浸泡，每日攪拌幾次，7 日後，取藥酒，空腹溫飲，每次 30 ～ 60 克，每日早晚各服 1 次。長期堅持，有潤養五臟的作用。

黃精豬肘湯
黃精與豬肘可燉煮，
也可煲湯，食之可驅寒。

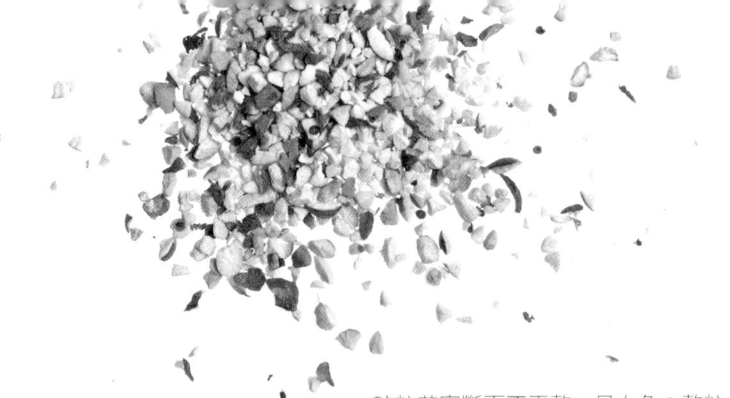

碎粒芡實斷面不平整，呈白色；整粒芡實為球形，表面光滑，有花紋。

芡實

芡實，別名「雞頭米」，為睡蓮科植物芡的乾燥成熟種仁，因植物的花托形似雞頭，故名。民間喜將新鮮芡實和糖桂花一起煮，做成「桂花芡實羹」，清新爽口，為秋令佳品。

[治病配方]

1 遺精、滑精：芡實、枸杞各12克，補骨脂、韭菜子各9克，牡蠣24克，水煎服。每日1劑，每劑藥煎兩次，上午、下午各服1次。

2 白帶增多：芡實15克，菟絲子12克，水煎服。每日1劑，每劑藥煎兩次，上午、下午各服1次，每次適量。

[家用滋補]

1 滋補 煮粥

①芡實50克，白米100克，加水同煮，直至芡實爛熟，加油、鹽調味，宜長期服用，尤其適用於哮喘患者。②芡實30克，蓮子20克，薏仁10克，紅棗10顆，白米100克，將諸藥洗淨與白米同煮成粥，適量食用。長期食用此粥，對中老年脾虛便溏療效較好。

2 滋補 燉湯

將芡實放在鴨腹中，放入砂鍋裡，加清水適量，用小火煮兩小時左右，加鹽調味，特別適合糖尿病患者。

性味歸經

性平，味甘澀，歸脾、腎、心經。

用法用量

一般用量6～12克，煎服。

適宜範圍

①治療腎虛引起的夢遺、遺精、遺尿、頻尿，並伴有腰膝酸軟、耳鳴耳聾、頭暈目眩等症；②治療脾虛引起的食慾不振、面色萎黃。

現代藥理

芡實含有豐富的膳食纖維和多種維他命及微量元素，這些成分有抗衰老、降血糖、抑制胃腸道蠕動、抗痛風的作用。

鑑別保存

以顆粒完整、飽滿均勻、斷面白色、粉性足、無碎末者為佳。貯藏過程中易被蟲蛀，因此要經常檢查翻曬、密閉保存。

禁　　忌

芡實有較強的收澀作用，便秘、尿赤者不宜食用。

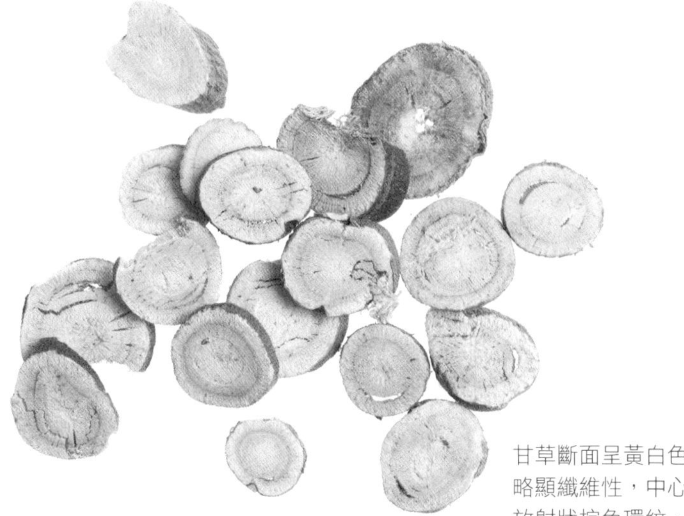

甘草斷面呈黃白色，略顯纖維性，中心有放射狀棕色環紋。

甘草

南朝藥學家陶弘景將甘草尊為「國老」。李時珍在《本草綱目》中所釋：「諸藥中甘草為君，治七十二種乳石毒，解一千二百草木毒，調和眾藥有功，故有『國老』之號。」

[治病配方]

1 慢性咽炎：甘草 10 克，開水泡代茶飲。

2 手足皸裂：生甘草 30 克，放入 100 毫升、75% 濃度的酒精內，24 小時後濾出浸液，加入等量甘油和水，混合後取適量塗患處。

[家用滋補]

1 滋補 外用

將甘草和蜂蜜煎煮後塗抹於燙傷部位，可以減輕疼痛。

2 滋補 煮粥

將甘草、紅花、玫瑰花、金銀花加水適量，水煎取汁，與白米一起煮粥，能消食化痰、清心明目。

性味歸經

性平，味甘、微苦，歸心、肺、脾、胃經。

用法用量

一般用量 1.5 ～ 9 克，煎服。

適宜範圍

① 用於治療心氣虛引起的心胸隱痛、面色淡白、胸悶氣短等症；② 輔助治療脾胃虛弱引起的腹脹、便溏，伴有氣短、少氣懶言、疲倦等症。

現代藥理

甘草所含的甘草甜素、甘草酸、甘草素等成分，有保肝、降血脂、抗炎、抗病毒、抗腫瘤的作用。

鑑別保存

以皮細緊、色紅棕、質堅實、斷面色黃白、粉性足、味甜者為佳。裝入密閉容器內儲藏，時間不宜太久，以防變質。

禁　忌

不宜與京大戟、芫花、甘遂同用。甘草雖好，但不宜長期大量服用，否則會引起水腫、血壓升高、血鉀降低、脘腹脹滿等。

性味歸經

性微溫，味甘，歸脾、胃經。

用法用量

一般用量20～60克，煎服。

適宜範圍

① 脾虛所致少氣懶言、疲乏、四肢無力、白帶過多等；② 暑濕證或暑熱夾濕證，表現為發熱、汗出熱不解、流濁涕、小便不暢等。

現代藥理

含有脂肪油、蛋白質、菸酸、維他命A、維他命B群、維他命C、生物鹼及糖類。具有抗血栓、增強免疫功能的作用，還有抗菌、解毒之效。

鑑別保存

粒大、飽滿、色白而有光澤者為佳。每千克白扁豆加入10瓣大蒜，密閉同貯，有較好的防蟲作用。

禁　　忌

白扁豆內含毒性蛋白，不宜生食。

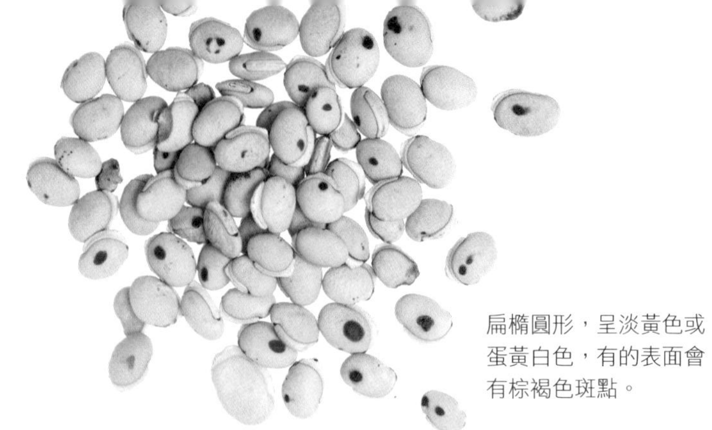

扁橢圓形，呈淡黃色或蛋黃白色，有的表面會有棕褐色斑點。

白扁豆

白扁豆是豆科植物扁豆的成熟種子，藥食兩用的佳品，古時白扁豆還是解毒的良藥。《本草經圖注》記載：「兼殺酒毒，亦解河豚毒。」本品煮食時應充分加熱，否則會出現中毒症狀。

[治病配方]

1 急性胃腸炎：表現為上吐下瀉。白扁豆研粉，用溫水送服，每次服用12克，每日三四次。

2 風濕性關節炎：表現為麻木不仁。扁豆根30克，水煎服。

3 老人脾虛洩瀉：白扁豆30克，生曬參、石榴皮各10克，水煎服。每日1劑，每劑藥煎兩次，上午、下午各服1次。

[家用滋補]

1 滋補 研末

白扁豆適量，炒黃研末，每日3次，每次30克，用濃米湯調服。

2 滋補 代茶飲

白扁豆炒黃搗碎，香薷、厚朴剪碎，放入杯中，沸水沖泡，蓋緊杯蓋後泡1小時，代茶頻飲。

3 滋補 煮湯

白扁豆20克，韭菜、山楂各30克，紅糖40克。前3味水煮，紅糖調味服食。

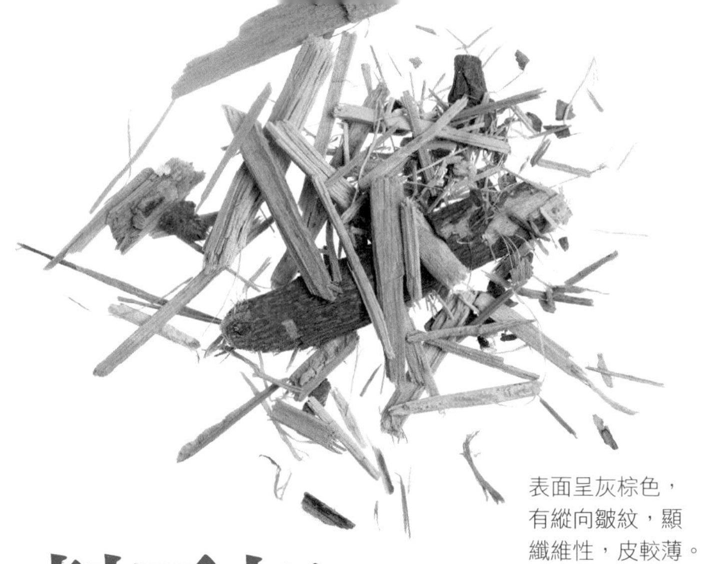
表面呈灰棕色，有縱向皺紋，顯纖維性，皮較薄。

刺五加

刺五加又名刺拐棒，為五加科植物刺五加的根和根莖，五加皮為五加的根皮。載於《神農本草經》。歷代本草均有記載，具有祛風濕、補肝腎、強筋骨、活血脈等功效。

[治病配方]

1 類風濕性關節炎：五加皮、甘草各 10 克，白芍 30 克。水煎當茶飲，有祛風除濕、養血止痛的功效。

2 失眠（陰虛火旺型）：五加皮 15 克，五味子 6 克。將五加皮、五味子同放茶杯內，沖入沸水，加蓋悶 15 分鐘即可。當茶飲用，隨沖隨飲，隨時添加開水，每日 1 劑，可加糖調味。

[家用滋補]

1 滋補 煎服

刺五加、香薷各 10 ～ 15 克，煎服，每日 2 次，每次適量，連用 10 天，能降血脂。

2 滋補 研粉

刺五加打成粉，每次服 3 克，連用 10 日，有較好的補腎壯腰作用。

性味歸經

性溫，味辛、苦、微甘，入肝、腎經。

用法用量

一般用量 3 ～ 10 克，煎服。

適宜範圍

① 脾虛引起的倦怠乏力、少氣懶言、大便溏稀；② 腎虛引起的腰痛、陽痿、失眠多夢等。

現代藥理

刺五加中主要含有刺五加苷、棕櫚酸、亞麻酸、鞣質等功能性成分，具有抗疲勞、耐缺氧、增強身體抗病能力等作用。

鑑別保存

刺五加以條粗、質硬、斷面黃白色、氣清香者為佳。貯存於涼爽乾燥處，避免重壓。

禁　忌

五加皮性溫，又善利水，陰虛火旺者忌用。

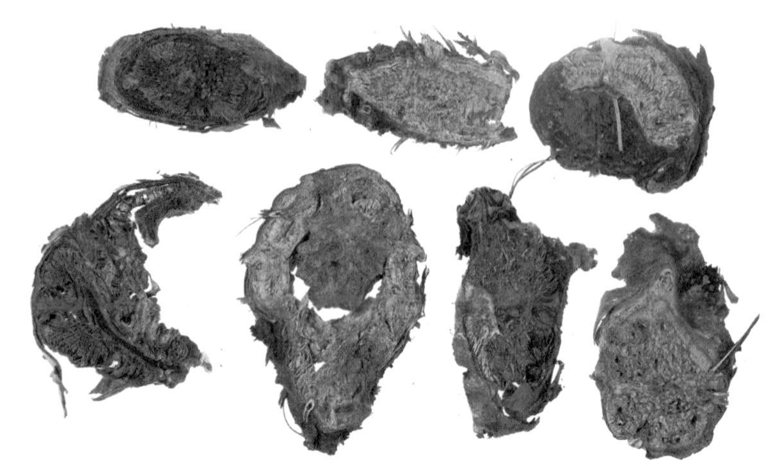

斷面呈橙紅色或紫紅色，以有香氣者為佳。

紅景天

紅景天，別名「還魂草」，是景天科植物紅景天或大花紅景天的根及根莖。傳說，明熹宗年間，忠臣楊漣因遭奸臣陷害，全家被抄斬。楊漣之子楊冉被官兵追殺，跌落崖下，昏死過去。一位隱匿深山的道長路過，將其救走，並用草藥救治。數日後，楊冉傷勢痊癒。道長手持一株草藥對楊冉說：「就是這藥，還了你的魂，救了你的命。」楊冉嘆曰：「真乃還魂草也。」

[治病配方]

1 肺結核：取乾燥根莖，碾細，分次內服，每次 1 ～ 3 克。

2 低血壓：本品單味 3 克，水煎，分次服。

[家用滋補]

1 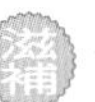 泡茶

一茶匙乾燥的紅景天，用一杯開水沖泡，悶約 10 分鐘，可酌加紅糖或蜂蜜，能健脾益氣。

2  煎服

紅景天適量，加水煎服，能增強身體對外界的適應能力。

性味歸經

生品味甘，性寒，歸脾、肺經。

用法用量

一般用量 1 ～ 3 克，煎服或泡茶。

適宜範圍

① 脾氣虛引起的倦怠乏力、氣短懶言、神疲體倦等；② 血虛所致的面色蒼白或萎黃、頭暈眼花、婦女經少色淡等；③ 肺熱咳嗽，伴痰稠色黃、氣喘息粗、煩躁不安等。

現代藥理

紅景天含有苷類、黃酮、香豆素、胺基酸類、鞣質、揮發油等，能抗疲勞、抗脂質過氧化、提高體力和腦力工作效率、增強身體對外界環境的適應性。

鑑別保存

紅景天根莖呈圓柱形，粗短，略彎曲，以斷面色橙紅、氣香者為佳。貯存於陰涼乾燥處。

禁　　忌

有精神疾病者和孕婦禁服。

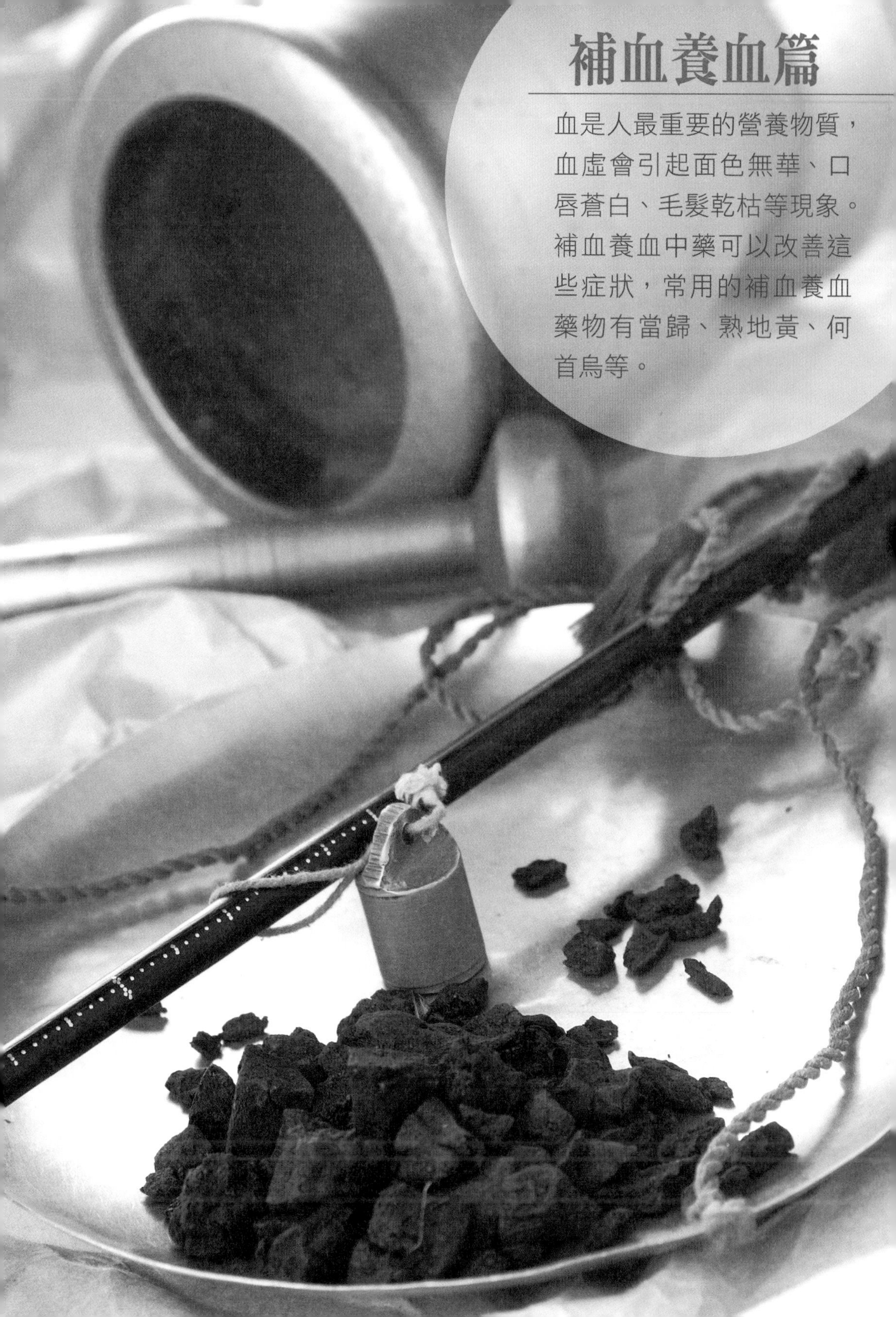

補血養血篇

血是人最重要的營養物質，血虛會引起面色無華、口唇蒼白、毛髮乾枯等現象。補血養血中藥可以改善這些症狀，常用的補血養血藥物有當歸、熟地黃、何首烏等。

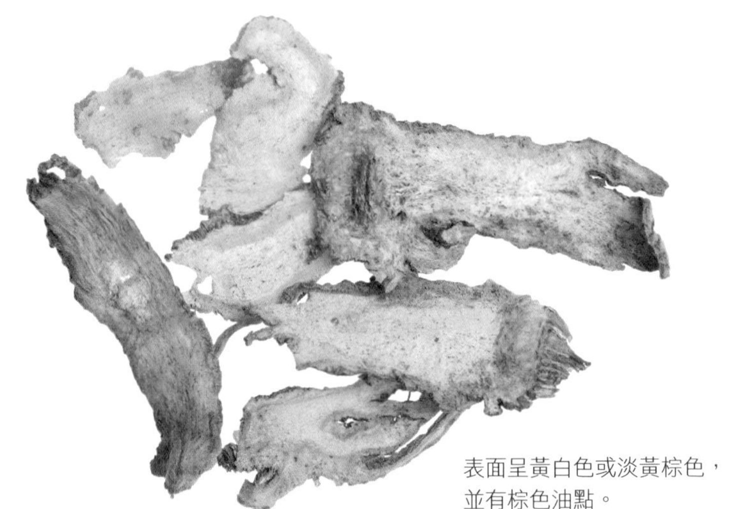
表面呈黃白色或淡黃棕色，並有棕色油點。

當歸

當歸入藥的歷史悠久，《神農本草經》將其列入草部上品。許多傳統的中藥方劑都離不開當歸，有「十方九歸」之說。被尊為「藥王」、「血中聖藥」。可養血、暖宮、治腹痛、豐胸、去斑。《本草備要》說它「血虛能補，血枯能潤。」

［治病配方］

1 貧血：當歸 15 克，阿膠 3 克，紅棗 10 顆，紅糖適量。將當歸、紅棗水煎兩次，合併藥汁，阿膠打碎，與紅糖放入碗中，用熱藥汁將阿膠、紅糖溶化，分早中晚，飯前半小時服用。

2 支氣管炎：當歸 20 克，白芍 12 克，炙麻黃、乾薑各 6 克，五味子 10 克，甘草 5 克。水煎當茶飲，每次適量，有溫肺散寒、化痰止咳的功效。

3 便秘（血虛型）：當歸、生首烏、肉蓯蓉各 10 克，生地黃 15 克，蜂蜜適量。將上述藥煎煮兩次，每次半小時，當茶飲，有滋陰養血、潤腸通便的功效。

4 冠心病（氣虛血瘀型）：當歸 10 克，川芎、丹參各 5 克。加清水適量，煎煮兩次，每次半小時，加糖適量，當茶飲。

性味歸經

性溫，味甘、辛，歸心、肝、脾經。

用法用量

一般用量 3 ～ 15 克，煎服。

適宜範圍

① 血虛或氣血虧虛引起的面色萎黃、頭昏頭暈、目眩、失眠等；② 血虛或血瘀導致的月經不調、痛經、閉經、產後腹痛或崩漏下血；③ 血虛腸燥便秘。

現代藥理

當歸含有內酯類、有機酸等成分，有促進造血、增強心臟功能、調節血脂、增強免疫力、保護肝臟和抗輻射的作用。

鑑別保存

當歸以主根粗長、油潤、外皮顏色黃棕、斷面顏色黃白、氣味濃郁者為佳。貯存時必須保持乾燥、涼爽，一般不宜貯存過久。

禁　忌

腹脹、腹瀉者忌用當歸，當歸的潤腸通便作用會加重腹脹、腹痛的症狀。體內火熱所致出血者忌用當歸，當歸的活血作用會加重出血症狀。

[家用滋補]

1 滋補 煮粥

① 當歸6克，水煎汁去渣。白米50克，紅棗5顆，加當歸藥汁及適量水煮至米爛粥稠。每日早晚空腹溫熱食，10天1療程，能活血調經。② 當歸10克，桂圓肉20克，紅棗10顆，白米100克，紅糖適量。共煮成粥，早晚食用。經常食用此粥，能養血安神。

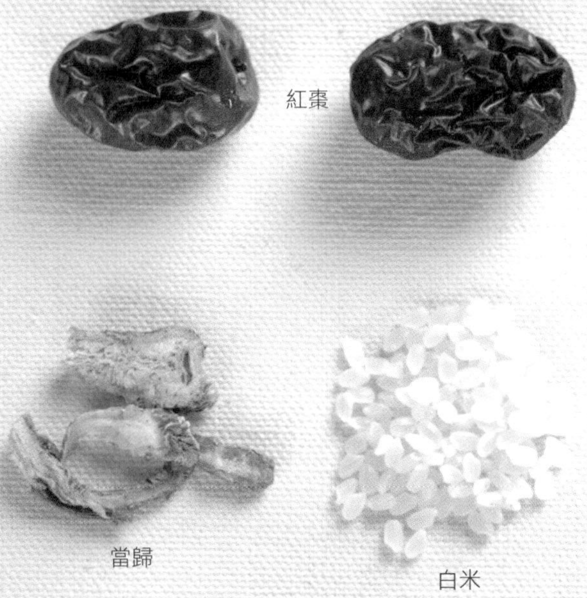

2 滋補 燉煮

① 當歸6克，黃耆20克，豬肝200克。將豬肝洗淨切片，放入當歸、黃耆加水適量，燉煮約1小時至熟，加鹽、料酒各少許調味，食肝喝湯。有益氣補血的功效。

② 當歸10克，黃耆20克，紅棗10顆，老母雞1隻。將雞洗淨、切小塊，放入當歸、黃耆和紅棗，加清水適量，燉煮1小時，加調料適量，吃肉喝湯。經常食用此湯，有益氣養血的功效。

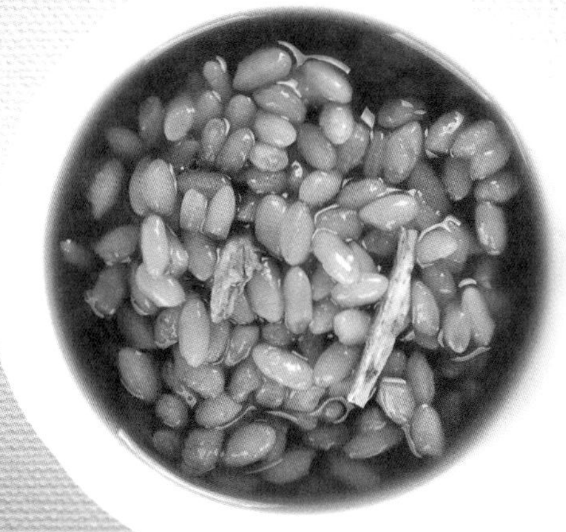

當歸紅棗粥
除煮粥外，也可將當歸、紅棗水煎代茶飲，有調理氣血的功效。

3 滋補 做羹

當歸、黃耆、黨參各25克，用紗布包好，放鍋內。另取羊肉500克洗淨，放鍋中（勿用鐵鍋）。加清水、蔥段、生薑各適量，小火煮至熟爛，加鹽調味即可。經常食用此羹，有溫中補血的作用。

性味歸經

味甘、性溫，歸肝、腎經。

用法用量

一般用量 5 ～ 30 克，煎服。

適宜範圍

① 血虛所致面色萎黃、頭昏眩暈、心慌、月經不調、崩漏等；② 肝腎陰虛所致的眩暈、耳鳴，糖尿病口渴、尿多、善飢欲食，腰膝酸軟，鬚髮早白。

現代藥理

熟地黃含谷固醇、甘露醇等成分，可促進造血、降血壓、調節血脂、抗腫瘤。

鑑別保存

熟地黃以塊根肥大、色黑如漆、質柔軟、味甜、無黴蛀者為佳。熟地黃含水量較高，可貯存在缸中、壇中，蓋嚴既能防失水乾燥，又能防濕氣侵入。

禁　　忌

氣滯多痰、腹部脹痛、食慾不佳、大便溏瀉的人不宜服用。如服用熟地黃出現消化系統症狀者，可加用陳皮、砂仁等理氣中藥，以健脾行氣。長期大量服用熟地黃易引起水腫，應及時調整用量，遵從中醫師的囑咐。

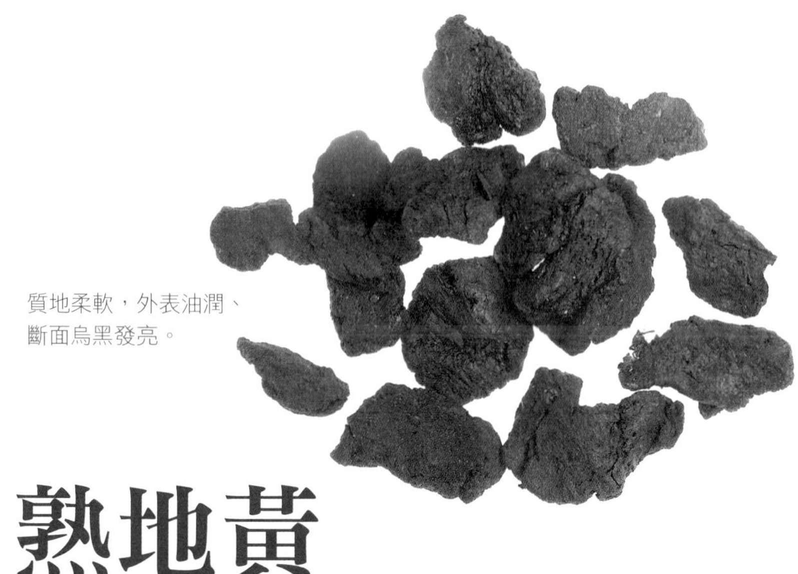

質地柔軟，外表油潤、斷面烏黑發亮。

熟地黃

熟地黃，別名熟地。為玄參科植物地黃經蒸熟曬乾的塊根。有養血滋陰、補精益髓的功效。生地黃是直接曬乾的塊根，有清熱涼血、養陰生津的功效，常用於溫熱病，如營血證及熱病傷陰、消渴證、腸燥便秘等。

[治病配方]

1 頭暈：熟地黃 20 克，山萸肉 10 克，紅糖適量。將熟地黃和山萸肉水煎 1 小時，加紅糖調味，當茶飲，有滋補肝腎、養陰補血的功效。

2 糖尿病（氣陰兩虛型）：生地黃、熟地黃各 15 克，五味子 5 克，西洋參 10 克。用清水煎煮，當茶飲，有滋陰補腎、生津止渴的功效。

3 糖尿病（併發腎病）：生地黃、熟地黃各 10 克，生黃耆 30 克。用清水煎煮，當茶飲，有益氣滋陰的功效。

4 月經不調：熟地黃 20 克，當歸、白芍各 10 克，川芎 5 克。水煎當茶飲。

5 咳嗽（體虛型）：熟地黃、生地黃、當歸、麥門冬各 9 克，百合 12 克，白芍、桔梗、貝母各 6 克，玄參、甘草各 3 克。水煎當茶飲，適用於肺腎陰虛引起的咳嗽氣喘、痰中帶血、咽喉燥痛、頭暈目眩等。

[家用滋補]

1 滋補 煮粥

①熟地黃、何首烏各適量，放入砂鍋加適量水煎取濃汁。取汁放入適量白米、冰糖，加適量水，同煮為粥。早晚餐服用，適用於肝腎不足、陰血虧損所致的頭暈目鳴、頭髮早白、貧血等症。②黑米 100 克煮粥。另取砂鍋，用熟地黃煎後取汁，等黑米粥煮成時，加入地黃汁和生薑 2 片，粥沸即可食用。長期食用此粥，能補血益氣。

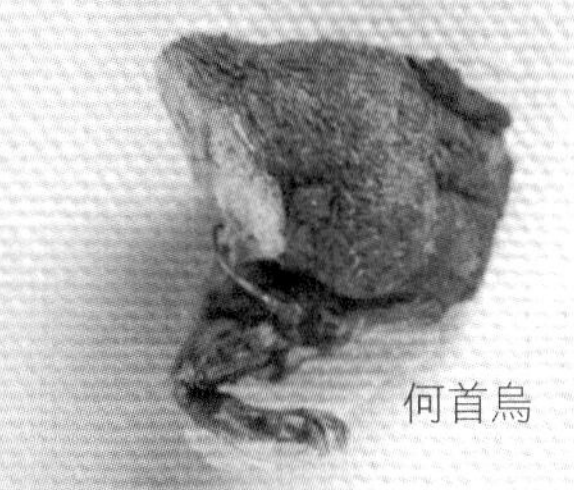
何首烏

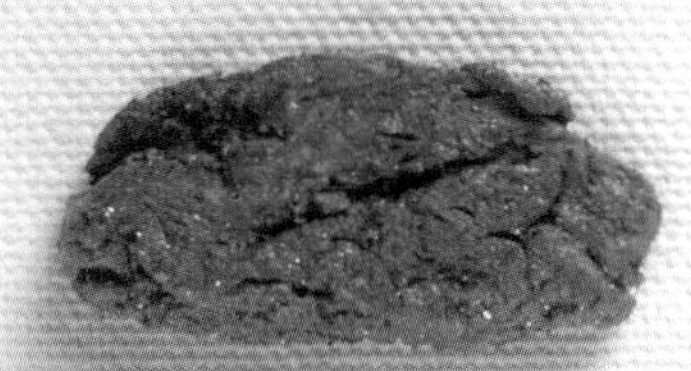
熟地黃

2 滋補 泡酒

①熟地黃 100 克，人參 20 克，枸杞 350 克，白酒 2,000 毫升。浸 7 天後飲用，適用於病後體虛、貧血、營養不良、神經衰弱。②將熟地黃 60 克洗淨，泡入 500 毫升白酒罐內，用不透氣的塑料皮封嚴口，浸泡 7 天後飲用。經常飲用此酒，能養血滋陰。

3 滋補 煮湯

熟地黃 15 克，枸杞 30 克，北黃耆 10 克，扎入布包。甲魚宰殺後去甲殼、頭、爪，洗淨切塊，放砂鍋內，加清水和藥包，大火煮沸，小火煮至甲魚熟透，去藥包，加鹽調味即可。長期食用此湯，有益氣養陰的作用。

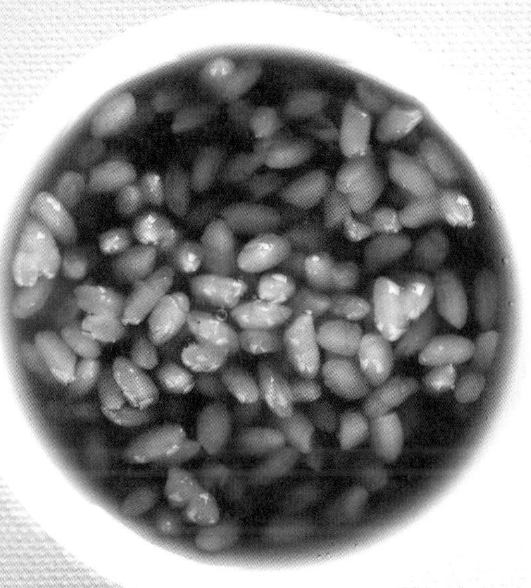

地黃首烏粥

服用地黃首烏粥時，不要吃蔥、蒜、蘿蔔以及豬羊肉等食品。

性味歸經

性溫，味苦、甘、澀，歸肝、腎經。

用法用量

一般用量 5～30 克，煎服。

適宜範圍

① 肝腎精虧所致的眩暈耳鳴、腰膝酸軟、遺精、鬚髮早白；② 久病、年老體弱者之血虛腸燥便秘；③ 血燥生風所致的皮膚搔癢。

現代藥理

何首烏含有蒽醌類化合物、卵磷脂等功能性成分，有保肝、延緩衰老、調節血脂，提高免疫力的作用。

鑑別保存

何首烏以質堅體重、粉性足者為佳。何首烏充分乾燥後貯存於陰涼、通風處，較易保管。

禁　　忌

何首烏忌與蘿蔔、豬肉、豬血、羊血、無鱗魚同食。何首烏中含有鞣質類物質，遇鐵易產生變化，煎藥忌用鐵器。近年來還有服用何首烏出現過敏反應、上消化道出血、肝臟損傷等報導，服用時應提高警惕，如有上述情況發生應及時停服，並請醫生進行診斷和治療。

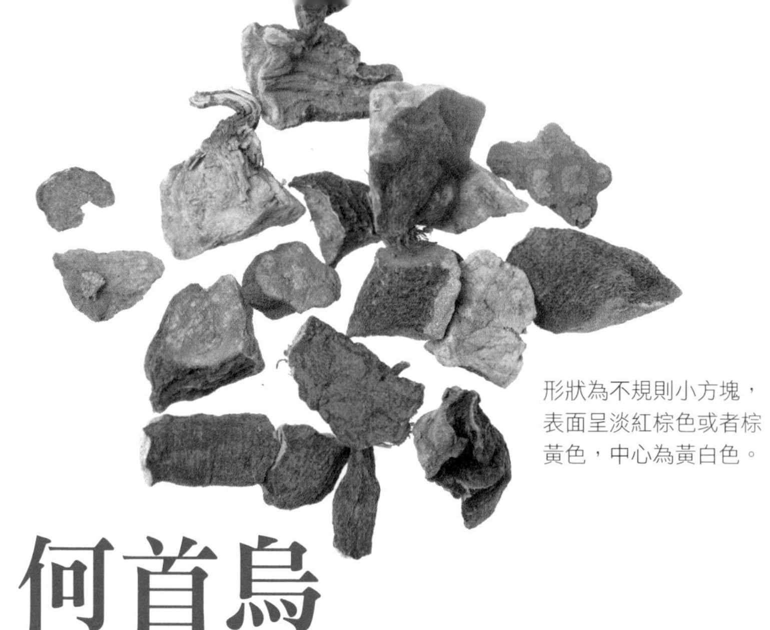

形狀為不規則小方塊，表面呈淡紅棕色或者棕黃色，中心為黃白色。

何首烏

何首烏，又名首烏、山首烏、赤首烏。傳說昔日何氏曾服用此草藥後白髮變黑，故稱何首烏。有養血、益肝、補腎、治血虛發白之功效。李時珍在《本草綱目》中說它：「養血益肝，固精益腎，健筋骨，烏髮，為滋補良藥。不寒不燥，功在地黃、麥門冬諸藥之上。」原藥材經不同炮製方法，可製成生首烏和製首烏。

［治病配方］

1 高脂血症（腎虛濕盛型）：生首烏、決明子各 10 克，山楂 5 克。用清水煎煮兩次，將藥汁合併後，當茶飲用，有補腎清肝、消食降脂的功效。

2 高血壓（肝腎陰虛型）：生首烏 20 克，芹菜 50 克，瘦肉 30 克，白米 100 克。將生首烏煎煮取藥汁，芹菜、瘦肉洗淨切碎，與白米共同放入藥汁，同煮成粥，加調料適量，每晚食用。

3 氣管炎：生首烏 15 克，靈芝、黨參各 10 克，紅棗 7 顆。用清水煎煮兩次，分早晚服用，有益氣固本、補腎止咳的功效。

4 肥胖（腎陰虛型）：生首烏、決明子各 10 克，澤瀉 5 克。水煎當茶飲，有降脂減肥的功效。

5 神經衰弱：製首烏 15 克，夜交藤、酸棗仁各 10 克，紅棗 10 顆。用清水煎煮後，分早晚服用，有補腎安神的功效。

[家用滋補]

1 滋補 蒸服

何首烏每日 15 克，隔水蒸熟，每日分 2 次服，能治療高血壓、血管硬化。

2 滋補 泡茶

何首烏適量研粗末，沸水沖泡代茶飲。常服有烏髮作用。

3 滋補 煮粥

① 何首烏 30 ～ 60 克，白米 100 克，紅棗 3 ～ 5 顆，紅糖適量。何首烏煎取濃汁，去渣後與白米、紅棗加水共煮成粥，加紅糖調味。早晚溫熱後分服，可治療心腎陰虛。② 何首烏 10 克，紅棗 30 顆，羊脛骨的骨髓 10 克，白米 100 克。將何首烏煎煮約 40 分鐘，於藥液中放入洗淨的紅棗、骨髓及白米，同煮成粥，早晚食用。長期食用此粥，能滋補脾腎。

4 滋補 代茶飲

① 製首烏、桑葚各 20 克，女貞子 10 克。水煎當茶飲，有益精血、烏鬚髮的功效。② 生首烏 20 克，桂圓肉 15 克，紅棗 10 顆，紅糖適量。將生首烏、桂圓肉和紅棗煎煮兩次，每次 40 分鐘，合併藥汁後加紅糖適量，分早中晚服用，能補血養顏。

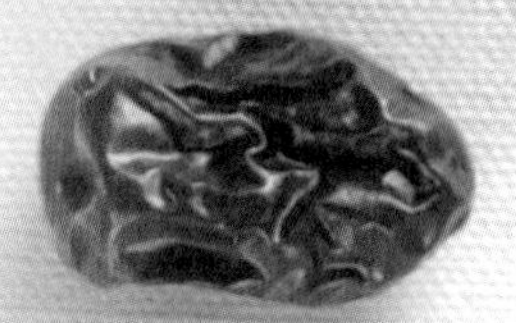
紅棗
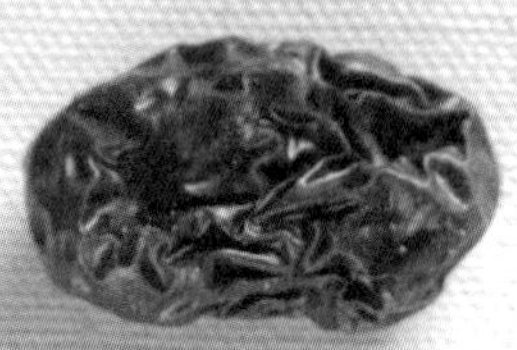

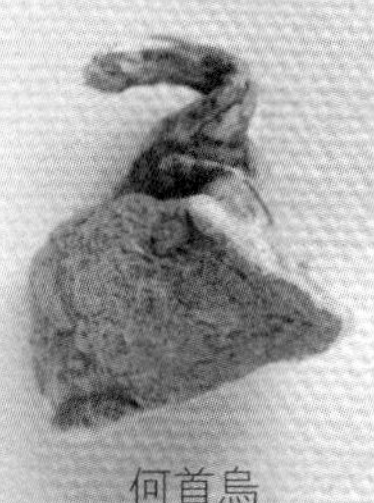
何首烏

白米

何首烏粥
何首烏粥可用砂鍋煮食，適合高脂血症和產後婦女食用。

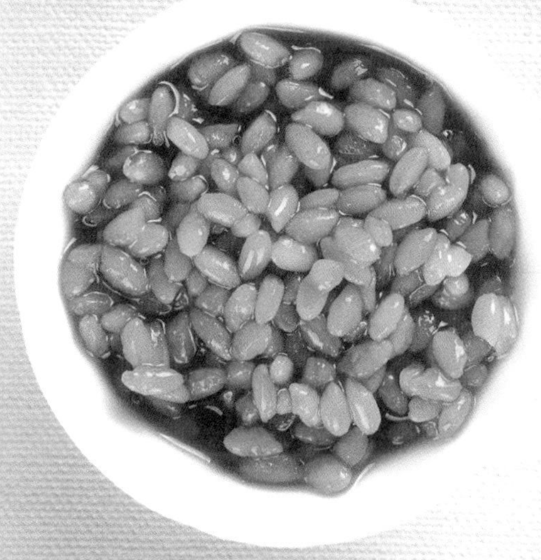

紅藤

古人傳說「紅藤」紅色鮮豔，心是五花心，能採五方天之靈氣，古人稱它為藤中之王，是吉祥上品。

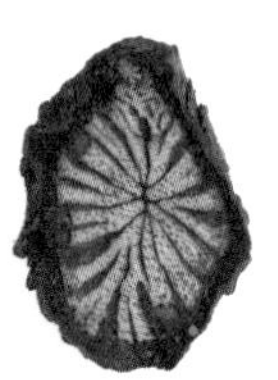
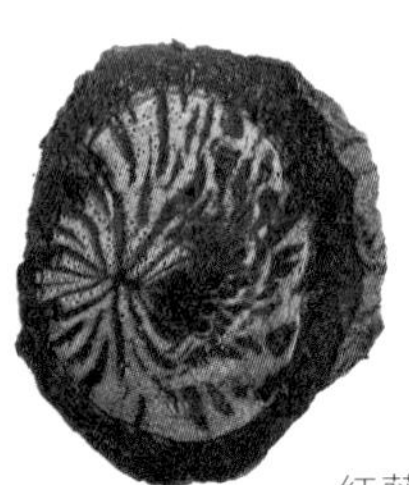
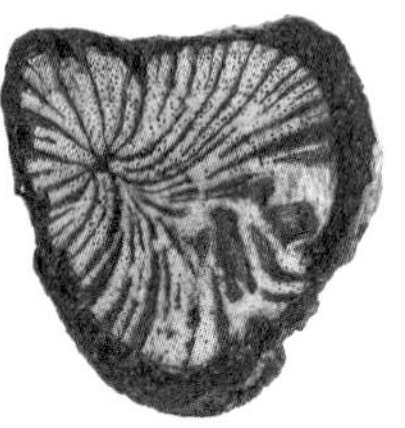

紅藤斷面有射線狀花紋，呈棕紅色。

性味歸經

性平，味苦，歸胃、大腸經。

用法用量

一般用量 9～15 克，煎服。

適宜範圍

① 治急、慢性闌尾炎；② 治關節疼痛、風濕性關節炎、跌打損傷等；③ 治血淋、月經不調。

現代藥理

紅藤水溶性提取物能改善心肌乳酸代謝的紊亂，並縮小心肌梗塞範圍。

鑑別保存

平整的橫切面，本質部黃白色，導管呈細孔狀，髓射線棕紅色，放射狀排列。氣異香，味淡微澀。以條勻、徑粗者佳。本品應放箱內或其他容器內，置通風乾燥處，防黴、防蛀、防灰塵。

禁　　忌

孕婦不宜多服。

[治病配方]

1 脂漏性脫髮：紅藤 60 克，當歸、黑芝麻各 30 克，熟地黃、側柏葉各 25 克，旱蓮、生地黃各 20 克，水煎，每次適量服用。服上藥 30 劑，可調補肝痛、活血通氣。

2 痛風：紅藤 70 克，海桐皮、尋骨風各 30 克，黑骨藤 20 克，美門陽雀 25 克，水煎，日服 3 次，每次適量，可緩解踝關節與手指關節痛風變形、紅腫，肢節屈伸不到。

[家用滋補]

1  煮粥

取紅藤 30 克，生山楂 20 克，薏仁 100 克，三七粉 3 克。將紅藤、生山楂放到砂鍋裡水煎、去渣取汁，再加入薏仁煮成粥。食用時，沖服三七粉 1.5 克，早晚 2 次，能散瘀止血、消腫止痛。

2  煮湯

紅藤 100 克，黃耆 50 克，紅棗 10 顆，豬瘦肉適量。將黃耆與紅藤加入 1,000 毫升的清水中，大火煮沸，小火煎 30 分鐘，取汁與紅棗、豬瘦肉同燉至爛，食肉喝湯，能清熱解毒、和胃健脾。

血餘炭

血餘炭，又稱亂髮炭、人髮炭，為常用中藥，最早載於《名醫別錄》。《本草綱目》中提到其名字的來源：「髮乃血餘，故方家呼髮為血餘。」

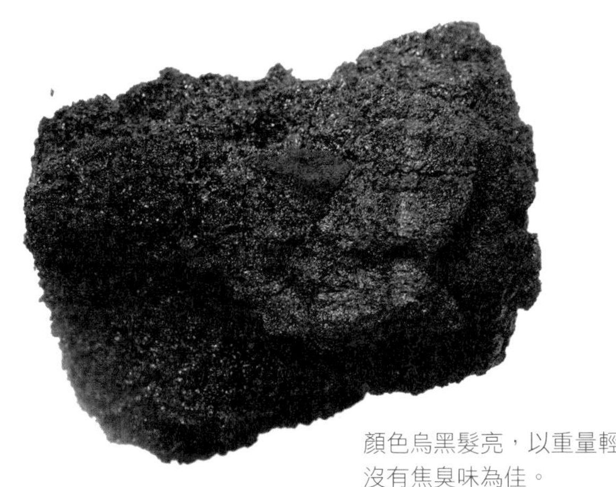

顏色烏黑髮亮，以重量輕、沒有焦臭味為佳。

[治病配方]

1 聲帶下黏膜出血：血餘炭15克，煎服或研末服，每次1.5克，分早中晚3次服用。

2 月經過多：血餘炭、當歸炭、首烏各9克，益母草15克，生地黃18克，紅棗5顆。水煎服。

[家用滋補]

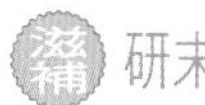

研末

血餘炭研末，用麻油調成糊狀，外塗於患處，每日1次，可治療帶狀皰疹，兩三次即可治癒。

性味歸經

性微溫，味苦，歸胃、大腸經。

用法用量

一般用量9～15克，煎服。

適宜範圍

① 治吐血、鼻出血、齒齦出血；② 治血淋、崩漏。

現代藥理

水溶性提取物能改善心肌乳酸代謝的紊亂，並縮小心肌梗塞範圍。

鑑別保存

本品為大小不規則的塊狀物。顏色烏黑、光亮，表面有很多小孔，似海綿。以身輕、有光澤、不焦枯、無焦臭味者為佳。

禁　忌

內有瘀熱者不宜食用。

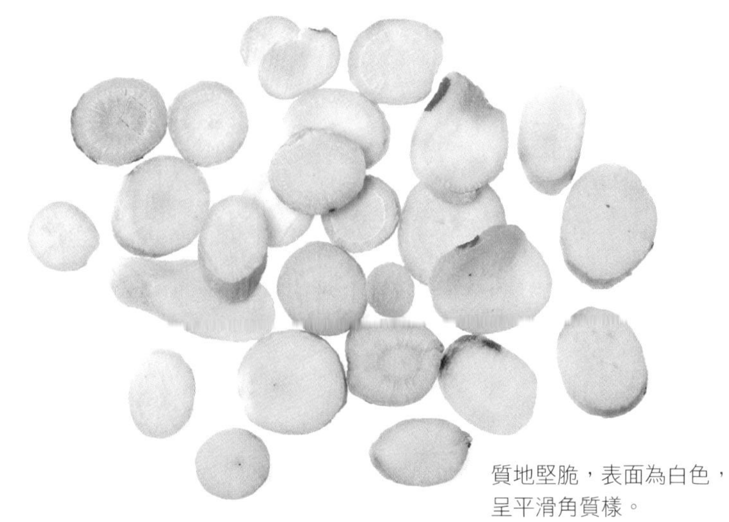
質地堅脆，表面為白色，呈平滑角質樣。

白芍

古代男女交往，以芍藥相贈，表達結情之約或惜別之情，故又稱「將離草」。根可入藥，有赤芍和白芍之分。白芍又稱白藥，具有養血斂陰、平抑肝陽、柔肝止痛之功效。《藥品化義》稱：「白芍藥能補複能瀉，專行血海，女人調經胎產，男子一切肝病，悉宜用之調和血氣。」

性味歸經

性微寒，味苦、酸，歸肝、心、腎經。

用法用量

一般用量 5 ～ 30 克，煎服。

適宜範圍

① 血虛所致面色蒼白或萎黃，口唇、指甲淡白等；② 肝陰不足引起的脅肋隱隱作痛，以及筋脈失養導致的手足攣急作痛；③ 肝陽上亢導致的頭痛頭脹、眩暈耳鳴、情緒急躁。

現代藥理

白芍含有白芍苷、牡丹酚、黃酮類化合物等成分，有抗腫瘤、抗病毒、抗疲勞、抗潰瘍、保肝消炎、改善記憶等作用。

鑑別保存

白芍以根粗長勻直、皮色光潔、質堅實、斷面粉白色、粉性大、無白心或裂隙者為佳。貯存時要防止受潮和蟲蛀。

禁　　忌

白芍性寒，抑制陽氣，陽衰虛寒的人不可單獨服用。白芍與藜蘆藥性相反，不可搭配應用。

[治病配方]

1 胃潰瘍：白芍 20 克，白朮、甘草各 10 克，紅棗 5 顆。水煎兩次，合併藥汁，分早中晚，飯前半小時服用，有健脾養血、緩急止痛的功效。

2 慢性肝炎（肝腎陰虛型）：白芍、金銀花各 10 克，柴胡、甘草各 5 克。水煎煮後飲用，有養血保肝的功效。

3 便秘（血虛型）：白芍 20 ～ 50 克，甘草 10 克。水煎當茶飲。

4 類風濕性關節炎：白芍 30 克，五加皮、甘草各 10 克。水煎當茶飲，有祛風除濕、養血止痛的功效。

5 哮喘：白芍 20 克，甘草 10 克，麻黃 5 克，水煎，當茶飲。

[家用滋補]

1 滋補 生吃

白芍洗淨可生吃，有養陰、斂汗的作用。

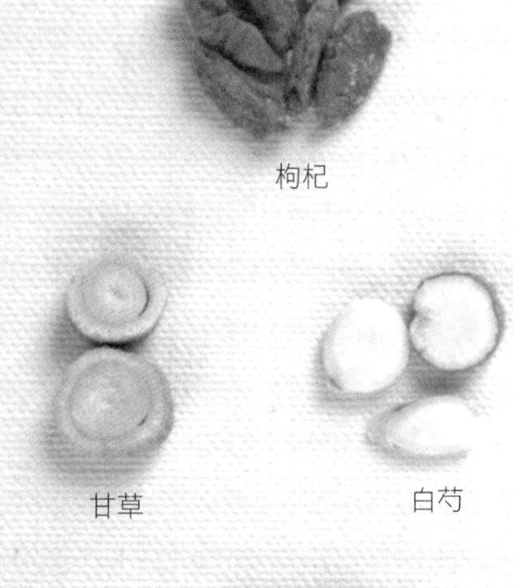
枸杞

2 滋補 研末

① 白芍、炙甘草、炙枳實、柴胡各 3 克，粉碎為末，白開水調服。每日 1 劑，分 3 次服用。能治療失眠、抑鬱。② 白芍 30 克，水牛角末 7 克，共研細末。每次用水沖服一茶匙，對鼻出血、咯血有一定的治療效果。

甘草　白芍

熟地黃

3 滋補 代茶飲

① 白芍、枸杞各 10 克，熟地黃 20 克，甘草 6 克。水煎當茶飲，有補益肝腎、養血滋陰的作用。此茶適用於肝腎陰血不足所致的體弱無力、面色無華、兩目乾澀、目暗不明等。② 白芍、茯苓各 10 克，靈芝 6 克，酸棗仁 15 克，遠志 9 克。加清水煎煮之後取汁，加入適量蜂蜜拌勻之後飲用。每日 1 劑，可連服 7 天，有補心血、安心神的功效。

白芍地黃枸杞飲
白芍和甘草一起服用，也可緩解胸腹部和四肢疼痛。

4 滋補 煮湯

白芍 10 克，加清水煎汁至 100 毫升，加入已溶解的阿膠 30 毫升，鮮雞蛋 2 顆，去蛋清取蛋黃，加入藥汁中，煮沸喝湯。長期食用此湯，能養陰瀉火。

阿膠

性味歸經

性平，味甘，歸肺、肝、腎經。

用法用量

一般劑量 3 ～ 10 克，烊化（注①）服。

適宜範圍

① 血虛所致面色蒼白或萎黃、頭暈眼花、心悸、失眠；② 止血，特別是出血兼午後低熱、咽乾口燥或面色蒼白；③ 肺燥陰虛所致咽乾、咳嗽痰少或痰中帶血絲。

現代藥理

阿膠含有胺基多醣等成分，有促進造血，止血活血、提高免疫力、防治骨質疏鬆的作用。

鑑別保存

阿膠平整光滑、表面閃光、透如琥珀，硬脆、不軟化，微甜、無異味臭氣，大小厚薄均勻，溶於水中，不產生顯著混濁者為佳。

禁　　忌

脾胃虛弱者慎用阿膠。感冒、咳嗽、腹瀉及經期忌服。忌與蘿蔔、濃茶同服。阿膠必須用藥液、開水或黃酒溶化後服用，不能與其他中藥入湯劑煎。

阿膠，為驢皮熬成的膠塊。因出自東阿，故名阿膠。為補血佳品，有補血、活血、補虛、治咳嗽之功效。《本草綱目》中稱其為「聖藥」。與人參、鹿茸並稱「中藥三寶」。阿膠含有多種蛋白質、胺基酸、鈣等，可改善血鈣平衡，促進紅血球生成。阿膠還能升高血壓，防止失血性休克。

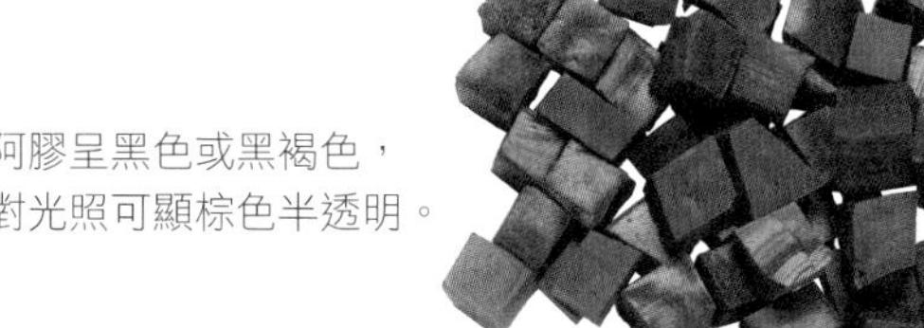

阿膠呈黑色或黑褐色，對光照可顯棕色半透明。

[治病配方]

1 咳嗽（體虛型）：阿膠、貝母、杏仁各 10 克，百部、生曬參、五味子、炙甘草各 5 克。除阿膠外，其餘藥用清水煎兩次，合併藥汁，阿膠打碎，分為 2 份，用熱藥汁溶化，早晚服用。

2 咳嗽（燥火型）：阿膠、桑葉、麥門冬、杏仁各 10 克。除阿膠外，其餘藥用清水煎兩次，合併藥汁，阿膠打碎，分為 2 份，用熱藥汁溶化，早晚服用。

3 便秘（血虛型）：阿膠 10 克，打碎，放入碗中，用開水溶化，加入蜂蜜 20 克，當茶飲，有滋陰養血、潤燥通便的功效。

4 慢性崩漏：阿膠、鹿角膠各 5 克，紅棗 10 顆，紅糖適量。將阿膠和鹿角膠打碎，放入碗中，加紅糖、紅棗，隔水蒸，每日早晚服用，有補肝腎、益精血、止血的功效。

注①：烊化是將阿膠、龜板膠等膠類藥物放入水中或者已經煎好時藥液中溶化。

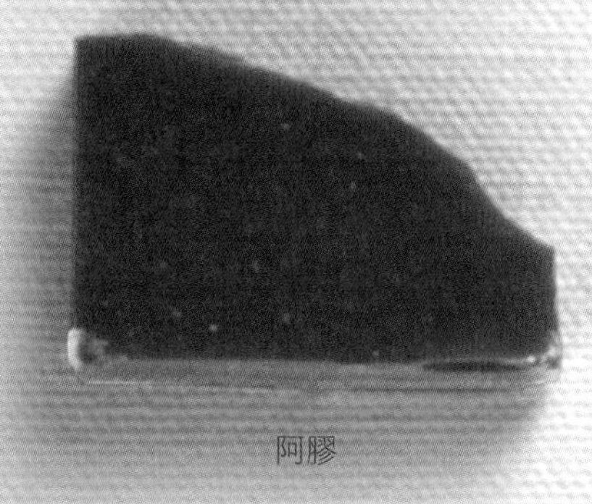

阿膠

阿膠茶

用於日常補血補氣，可服用驢膠補血沖劑，但孕婦和糖尿病患者服用前應先諮詢醫生。

[家用滋補]

1 滋補 煮粥

阿膠、凌霄花各10克，將阿膠打碎，凌霄花煎汁，去渣取汁，加糯米適量煮粥，將阿膠放入碗中。每日食用此粥，能活血養顏。

2 滋補 蒸服

① 阿膠15克，紅參10克，紅棗10顆。阿膠、紅參、紅棗同放大瓷碗中，注入300毫升清水，蓋好蓋，隔水蒸約1小時即可，分2次，吃參喝湯。長期飲用，能益氣養血。

② 阿膠、銀耳各5克，將銀耳水發洗淨後與打碎的阿膠同放碗中，隔水蒸約3小時，可加冰糖少許調味。經常飲用本方，能潤肺止咳。

3 滋補 單服

將阿膠砸成小塊，放入茶杯中，加適量冰糖調味，沖水喝。經常服用此茶，能補血補虛。

性味歸經

性溫，味甘，歸心、脾經。

用法用量

一般用量 5 ～ 30 克，煎服、生用均可。

適宜範圍

① 心脾兩虛所致面色萎黃、頭暈目眩、氣短乏力等；② 勞傷心脾導致的心悸、失眠、健忘等。

現代藥理

桂圓含有多種糖類、膽鹼等成分，有抗衰老、降血脂、增強免疫力的作用。

鑑別保存

以肉厚、質細軟、個大、色黃、半透明、味濃甜者為佳。

禁　　忌

桂圓肉甘溫，吃多了會上火，體內有火、氣滯有痰者忌用，風寒感冒、風熱感冒或發燒等急症不可食用。孕婦不可食用，食用桂圓肉會增加內熱，易發生胎動不安、小腹墜脹，甚至大傷胎氣，導致流產。

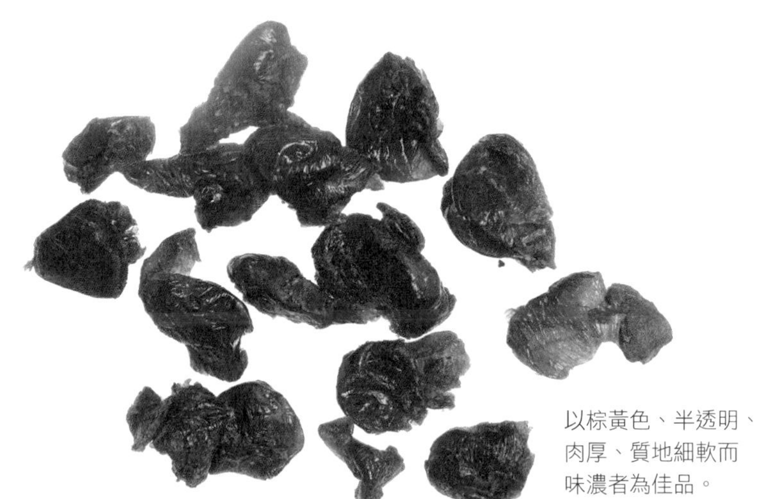

以棕黃色、半透明、肉厚、質地細軟而味濃者為佳品。

桂圓肉

桂圓肉，又名龍眼肉、龍眼，它是中醫傳統補藥，桂圓干有「南國人參」之稱，可治貧血、腸胃病、失眠，益智。

[治病配方]

1 貧血：桂圓肉 20 克，紅棗 10 顆，紅糖適量。加清水適量，隔水燉服。

2 神經衰弱：桂圓肉、酸棗仁各 10 克，五味子 5 克，紅棗 10 顆，水煎當茶飲。

3 失眠（心膽氣虛型）：桂圓肉、炒酸棗仁各 10 克，芡實 12 克。用清水煎煮，睡前飲用。

[家用滋補]

1 滋補 蒸服

鮮桂圓去殼去核，放碗中，加白糖適量，上鍋，蒸 3 次後桂圓變黑，拌少許白糖裝瓶隨食，能安神鎮靜。

2 滋補 煮湯

桂圓肉 15 克，蓮子、芡實各 20 克，同煮湯食用。每日一兩次，可以補血安神。

3 滋補 泡酒

桂圓肉、當歸各適量，用 40° 米酒浸泡半月後，每日少量飲之，可養血益顏。

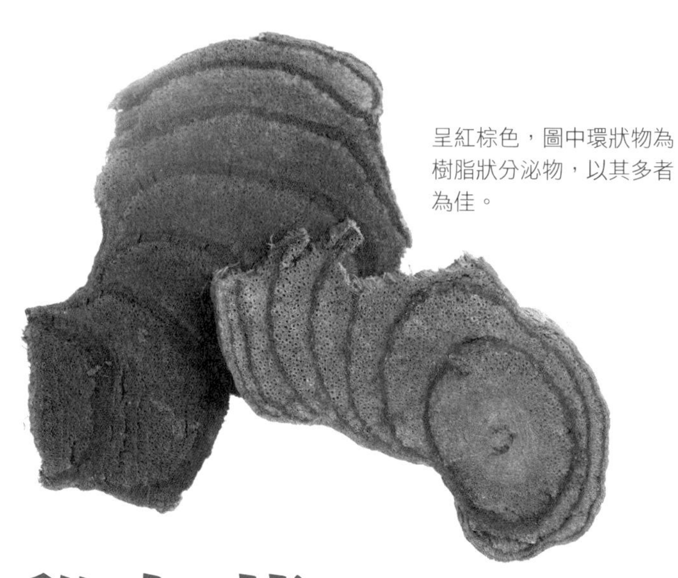

呈紅棕色，圖中環狀物為樹脂狀分泌物，以其多者為佳。

雞血藤

雞血藤，別名血風藤、馬鹿藤、紫梗藤。《現代實用中藥》認為：「雞血藤為強壯性之補血藥，適用於貧血性之神經麻痺症，如肢體及腰膝酸痛，麻木不仁等。又用於婦女月經不調，月經閉止等，有活血鎮痛之效。」

[治病配方]

全身性紅斑狼瘡：雞血藤、秦艽、黃耆、丹參、女貞子、熟地黃各30克，黃精、白芍、當歸各15克，蓮子心12克，玉竹9克，烏梢蛇、白人參、川連各6克，水煎服，每日1劑，日服3次。

[家用滋補]

1 滋補 煮湯

雞血藤20克，木瓜10克，黃豆芽250克，豬油、鹽少許。雞血藤、木瓜煎水去渣，放入黃豆芽、豬油同煮湯，熟後再加鹽，可治濕熱痺阻、關節紅腫、灼痛、麻木等症。

2 滋補 泡酒

雞血藤適量泡酒，7日後飲用，每日飲1小杯，連飲1個月，對風濕、類風濕病有顯著療效。

性味歸經

性溫，味苦、甘，歸肝、腎經。

用法用量

一般用量10～30克，煎服、泡酒均可。

適宜範圍

① 血不養筋所致的筋骨疼痛、手足麻木等；② 婦女月經量少、閉經等。

現代藥理

雞血藤主要含黃酮類、酚類、三萜等類化合物，有補血活血、通經活絡的功效。

鑑別保存

廣西、雲南產雞血藤為上品，以條勻、樹脂狀分泌物多者為佳。貯存時注意陰涼乾燥、避光、避高溫。

禁　　忌

濕熱證及無瘀滯者忌用。

性味歸經

性溫，味甘、鹹，歸肺、肝、腎經。

用法用量

一般用量 5 ～ 10 克，單服或研粉。

適宜範圍

① 腎陽虛衰導致的腰膝冷痛、畏寒肢冷、遺精、遺尿等；② 精血不足所致的虛損乏力、盜汗、頭暈目眩等；③ 肺腎氣虛所致的咳嗽無力、虛勞喘咳。

現代藥理

本品成分複雜，含有多種蛋白質、酶類、激素、磷脂等，能增強身體免疫力，具有抗凝、抗菌、抗病毒、鎮痛及激素樣作用。

鑑別保存

本品以完整、色黃、血管內無殘血者為佳。紫河車如不乾燥，容易返潮、蟲蛀、黴變，烘乾後放入密閉容器內，撒上花椒或大蒜，置乾燥處保存。

禁　忌

少數人服用後會出現噁心、嘔吐、頭痛、眩暈、腹瀉、胃口差。陰虛火旺者不宜食用。

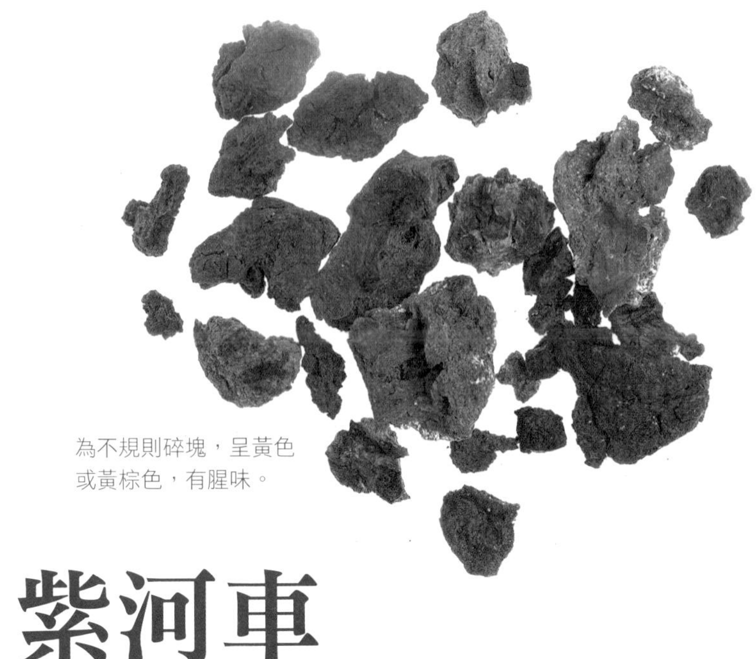

為不規則碎塊，呈黃色或黃棕色，有腥味。

紫河車

紫河車，別名「人胞」，為健康產婦的胎盤經加工乾燥而成。車，為載物工具，行於陸上。胎盤營運胎兒，浮於羊水中，如水中行載之車，故曰河車。因其色紫，故名紫河車。

[治病配方]

1 婦女不能生育或乳少：將胎盤洗淨，煮爛，食用。

2 小兒嚴重營養不良：新鮮胎盤切碎煮熟，摻入膳食中，餵養患兒，可以增進食慾、改善精神狀態。

3 母乳缺乏症：胎盤粉每次服用 0.5 ～ 1.0 克，每日 3 次。一般從產後第 3 日開始服。

[家用滋補]

1 滋補 蒸食

取適量紫河車洗淨，隔水蒸熟，每次 3 ～ 5 克，每日 3 次。適用於肺結核、盜汗、陽痿、遺精、支氣管哮喘、病後體虛。

2 滋補 研末

紫河車洗淨，焙乾研細粉。每次服 5 克，每日 3 次，黃酒送下。適用於肺結核、產婦乳少。

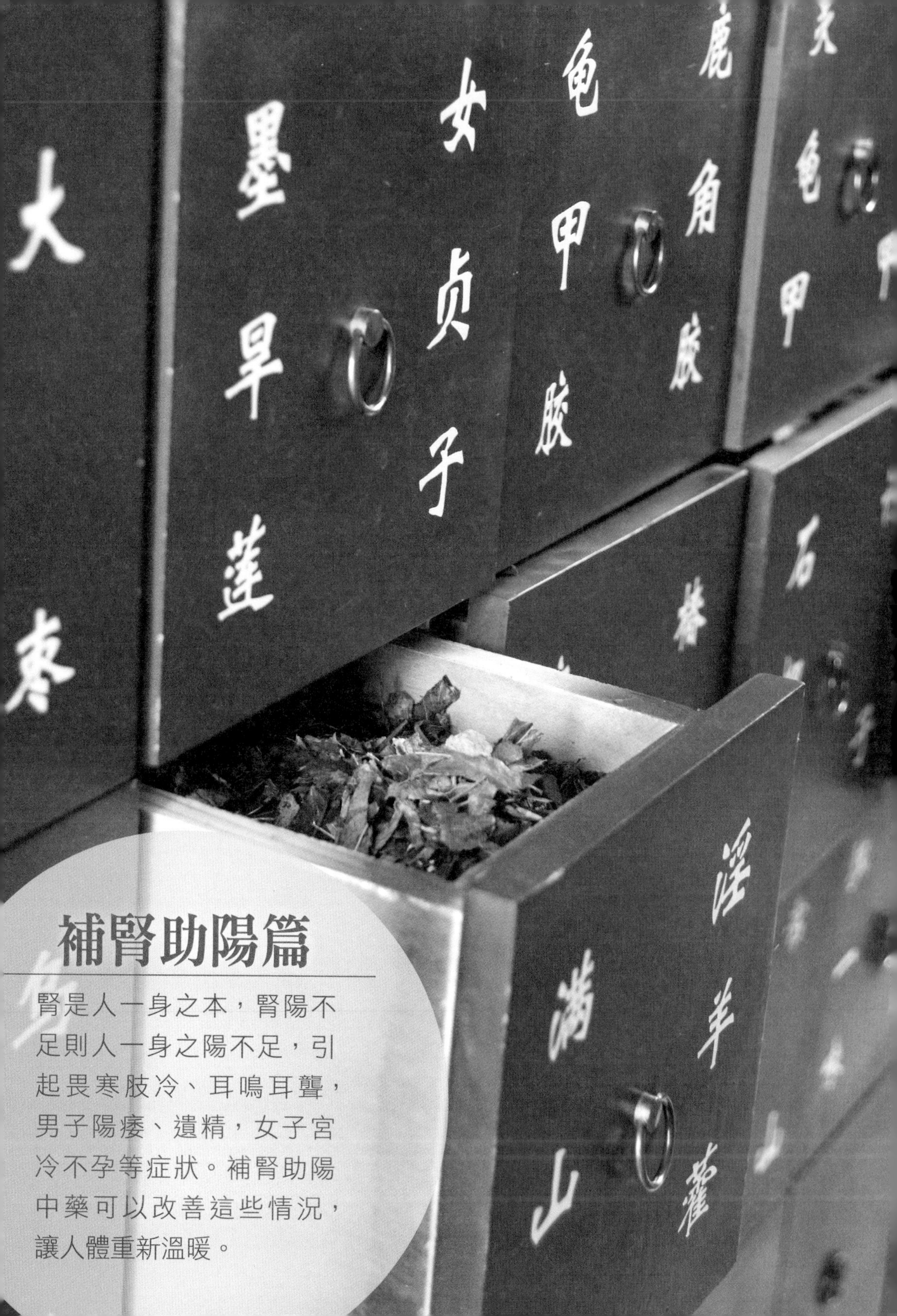

補腎助陽篇

腎是人一身之本，腎陽不足則人一身之陽不足，引起畏寒肢冷、耳鳴耳聾，男子陽痿、遺精，女子宮冷不孕等症狀。補腎助陽中藥可以改善這些情況，讓人體重新溫暖。

性味歸經

性溫，味甘，歸肺、腎經。

用法用量

一般用量 1 ～ 10 克，煎服、泡水、研末或燉煮均可。

適宜範圍

① 腎陽不足所致的腰膝酸痛、畏寒肢冷、陽痿、遺精滑精等；② 止血化痰，治療肺結核咯血

現代藥理

冬蟲夏草含有機酸、蛋白質、游離胺基酸及豐富的微量元素，有增強身體免疫力、抗壓、抗衰老的作用，還能鎮咳去痰平喘、抗腫瘤、減少血管阻力。

鑑別保存

菌座與蟲體連接完整，菌座短，斷面為纖維狀，黃白色；口感味淡微酸，聞微有腥香者為佳。貯存時可利用石灰、氯化鈣、硅膠等吸濕劑吸潮，能防止藥材發霉或被蟲蛀。與花椒同放也能防蛀。

禁　　忌

如患有前列腺炎或一般感冒時，最好停止食用冬蟲夏草。

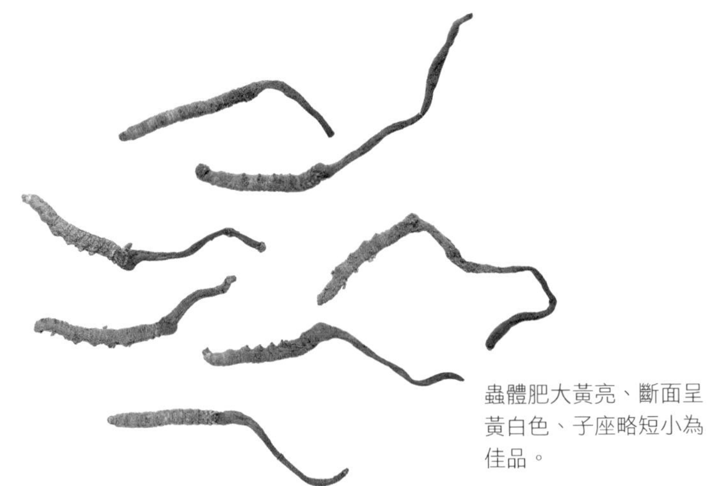

蟲體肥大黃亮、斷面呈黃白色、子座略短小為佳品。

冬蟲夏草

冬蟲夏草是一種名貴中藥材。它的生長十分奇特：蟲草真菌感染蝙蝠蛾幼蟲，使其得病、僵化、死亡，於次年春夏自幼蟲頭部生出草莖，是蟲菌複合體。古代醫家說：「蟲草補三焦。」人的心肺為上焦，脾胃肝膽為中焦，腎生殖系統為下焦。具補虛，益腎，治乏力、虛弱、陽痿等多種功效。

[治病配方]

1 筋骨疼痛：冬蟲夏草 1 克，杜仲 12 克，五加皮 10 克，雞血藤 9 克。水煎當茶飲，每日 1 劑，10 天為 1 療程。

2 風濕性骨病：冬蟲夏草 1 克，五加皮 50 克。用清水煎煮，取汁，再加入糯米適量，同煮成糯米乾飯，放涼後加酒麴適量，發酵釀酒，每日適量佐餐食用，適用於產後因外感寒邪導致的身體疼痛。

3 類風濕性關節炎：冬蟲夏草 1 克，白芍 30 克，五加皮、甘草各 10 克，水煎當茶飲，有祛風除濕、養血止痛的功效。

4 失眠（陰虛火旺型）：冬蟲夏草 1 克，五加皮 15 克，五味子 6 克。將以上 3 味同放茶杯內，衝入沸水，加蓋悶 15 分鐘即可。當茶飲用，隨沖隨飲，隨時添加開水，每日 1 劑，可加糖調味。

[家用滋補]

1 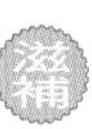

燉煮

① 冬蟲夏草 2 克，烏骨雞 1 隻，桂圓肉 15 克，紅棗 6 顆（去核）。煲約 3 小時至熟，加鹽調味，飲湯食肉。能補血滋陰。② 取冬蟲夏草 2 克，老公鴨 1 隻，去除肚雜，加少許黃酒，煮爛食用，可增強體質。

2 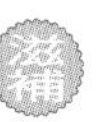

泡酒

① 冬蟲夏草 25 克，浸入白酒 500 毫升中。每日 3 次，空腹飲，每次 10 ～ 20 毫升。適用於腎陽不足陽痿、遺精。② 取冬蟲夏草、人參各等量。以酒浸泡。每次飲 1 小杯。蟲草能補腎壯陽，人參能補元氣壯腎陽。此方適用於元氣不足、腎虛陽痿的患者。

3 

泡茶

冬蟲夏草 1 克，用開水泡，代茶飲。適用於習慣性感冒、平素體虛。

4 滋補 研末

單用冬蟲夏草每次一兩克，研末，空腹送服，每日早晚各 1 次，能夠輔助治療腰痛虛弱、夢遺滑精、陽痿早洩、耳鳴健忘及神思恍惚等症。

5 滋補 水煎

每日取冬蟲夏草 1 枚，煎湯後空腹服用。適合病後體虛，或平素體虛容易感冒、畏寒自汗的患者。

冬蟲夏草茶
冬蟲夏草以水煎服用最佳，煮過的冬蟲夏草也可嚼食，以免浪費。

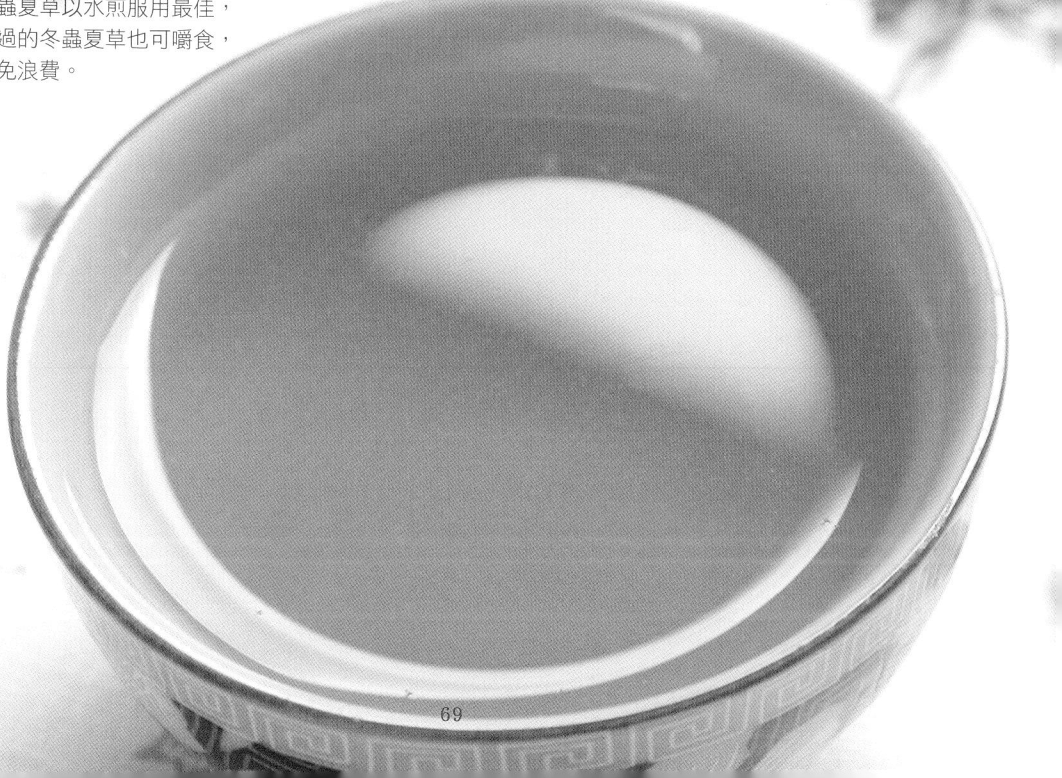

性味歸經

性溫，味甘、鹹，入肝、腎經。

用法用量

一般用量 0.3 ～ 2 克，煎服或研粉。

適宜範圍

① 腎陽虛衰和精血不足導致的陽痿、遺精滑泄，以及女子宮冷不孕等；② 沖任不固、沖任虛寒導致的崩漏、血色淡紅或帶下過多；③ 瘡瘍久潰不斂，陰疽瘡腫內陷不起等。

現代藥理

鹿茸含有多胺、核酸等成分，能增強記憶、增強心臟功能、增強性功能。

鑑別保存

梅花鹿茸以粗大、挺圓、頂端豐滿、質嫩、毛細、皮紅棕色、油潤者為佳；馬鹿茸以茸體飽滿、體輕、下部不起筋、斷面蜂窩緻密、少骨質者為佳。

禁　忌

高血壓及肝腎虧損者忌用。腦血管硬化者忌用。熱性體質的男性忌用。有感冒、頭暈、咳嗽者忌用。服用鹿茸時宜從小劑量開始，從 0.3 ～ 0.5 克逐漸增加，不能驟然加量使用，以免出現不適應症。

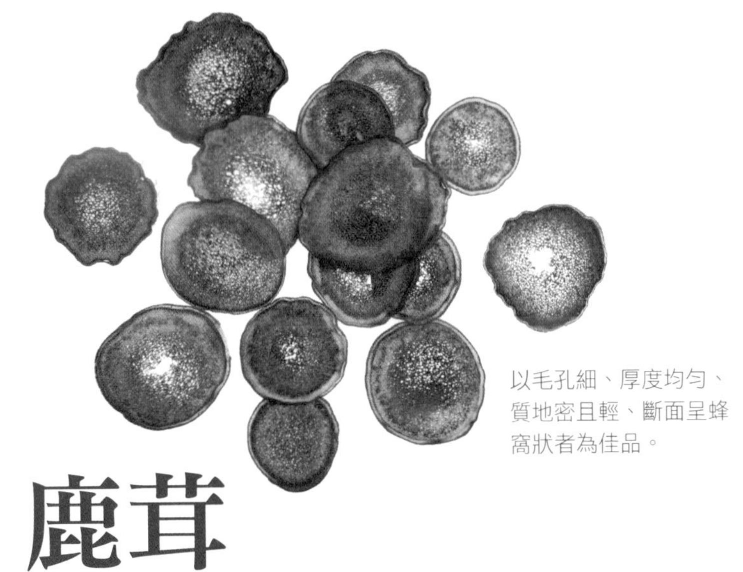

以毛孔細、厚度均勻、質地密且輕、斷面呈蜂窩狀者為佳品。

鹿茸

鹿，形態美麗，性情溫順，自古以來都被視為瑞祥之物。鹿產品中最著名的是鹿茸，有「補陽第一藥」之稱。鹿茸，又名斑龍珠，為鹿科動物梅花鹿或牡鹿尚未骨化的幼角，是東北三寶之一，有補腎，壯陽，治陽痿、慢性中耳炎等功效。

[治病配方]

1 貧血：鹿茸 1 克，當歸 5 克，紅棗 10 顆。加清水適量煎煮，另加紅糖適量調味，當茶飲。

2 陽痿早洩：鹿茸片 20 克，冬蟲夏草、山藥各 30 克，白酒 1,500 毫升。將藥浸於酒中，密封浸泡 10 天，取上清酒液飲用。每日 2 次，早晚各服 10 ～ 15 毫升。本酒對中老年人肺腎兩虛，動則氣喘、怕冷、腰膝無力者有較好療效。

3 冠心病（陽虛型）：鹿茸粉 0.5 ～ 1 克。開水沖服，30 天為 1 療程，可改善胸悶、心悸、心律不齊等症，並能改善睡眠。

4 失眠（心膽氣虛型）：鹿茸粉 0.5 克，靈芝 10 克。將靈芝煎煮兩次，每次半小時，鹿茸粉分為 3 份，早中晚用靈芝藥汁沖服鹿茸粉。

5 低血壓：鹿茸粉 0.6 克，枳殼 10 克。枳殼用清水煎 1 小時，取藥汁，分早中晚沖服鹿茸粉 0.2 克。

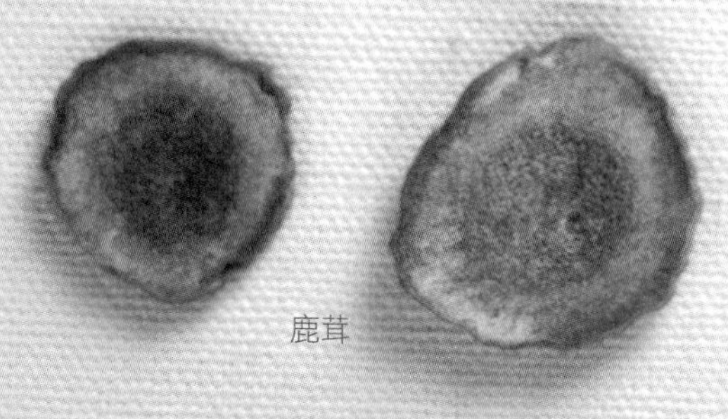
鹿茸

鹿茸粥
此粥適宜冬季服用，但陰虛火旺、感冒發熱等患者不宜食用。

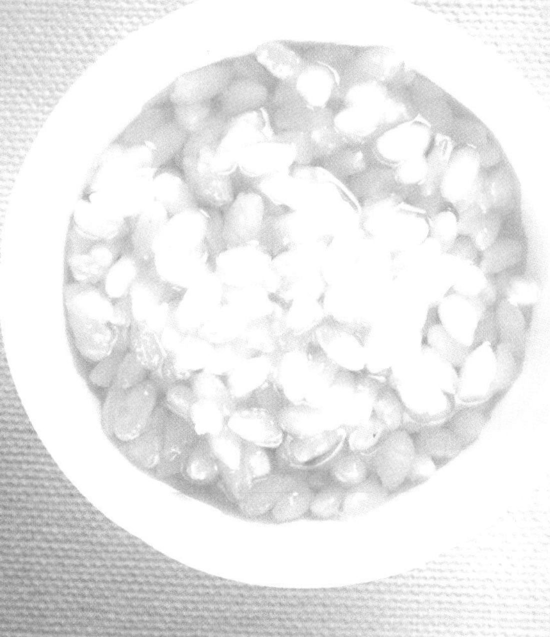

[家用滋補]

1 滋補 燉煮

鹿茸 1 小片，魚肚 15 克，料酒、紅糖各適量。小火燉稠，喝湯吃魚肚，鹿茸片可再燉一次後嚼食，適用於腎陽虛衰引起的腰膝酸軟、夜尿頻多。

2 滋補 泡酒

① 鹿茸片 40 克，泡入白酒 1,000 毫升中，兩週後飲用。每日飲用 25 ～ 50 毫升，有溫腎壯陽的作用。② 取鹿茸 50 克，枸杞 100 克，白酒 1,000 毫升。將鹿茸、枸杞放入白酒中浸泡 15 天後飲用，每次 20 ～ 30 克，每日一兩次。能夠強筋健骨。

3 滋補 研末

鹿茸片研末沖服，每次一兩克，每日 1 次。本品適用於畏寒怕冷、手足不溫。

4 滋補 煮粥

① 鹿茸片或粉與小米或白米熬粥食用，每次加鹿茸 0.5 克。對小兒發育遲緩有幫助。② 取鹿茸 3 克，研末。將 100 克白米洗淨，加水，大火煮沸後，加鹿茸末和 3 片生薑，再小火煎熬 20 ～ 30 分鐘至熟。冬季作為早晚餐食用。連服 3 ～ 5 天為 1 療程，能夠溫腎助陽。

性味歸經

味甘、性溫，歸肝、腎經。

用法用量

一般用量 1～10 克，煎服。

適宜範圍

① 肝腎不足引起的腰酸腰痛、喜揉喜按、腿膝無力等；② 肝腎不足、沖任不固引起的胎動不安，伴腰膝酸軟、耳聾耳鳴、頭暈目眩。

現代藥理

杜仲含有黃酮類、多醣等功能性成分，可促進皮膚、骨骼和肌肉中蛋白質膠原的合成和分解，增強免疫功能，有良好的降血壓、降血糖、降血脂、抗炎、利尿等作用。

鑑別保存

杜仲以皮厚而大、粗皮刮淨、內表面色暗紫、斷面銀白色橡膠絲多者為佳。貯存時避免受潮，多貯於乾燥陰涼處。

禁　　忌

杜仲屬溫補藥材，陰虛火旺者忌用。杜仲有使大腦皮層興奮和升高血壓的作用，高血壓患者忌用。對杜仲過敏者忌用。

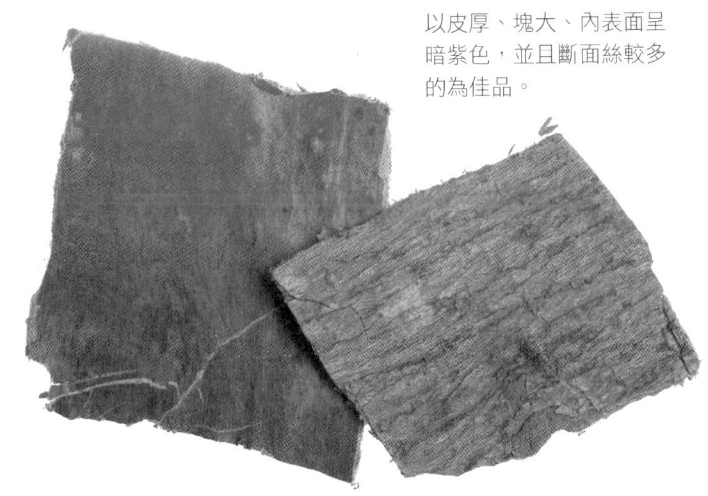

以皮厚、塊大、內表面呈暗紫色，並且斷面絲較多的為佳品。

杜仲

杜仲為杜仲科落葉喬木，杜仲的乾燥樹皮，可補肝腎，強筋骨，安胎。我國最早的中藥學典籍《神農本草經》中就記載杜仲有「主腰脊痛，補中益精氣，堅筋骨，強志」之功效。

[治病配方]

1 高血壓（肝陽上亢型）：杜仲葉 15 克，白菊花 10 克。用開水浸泡，取適量當茶飲。

2 高血壓（腎陽虛衰型）：杜仲 15 克，夏枯草 10 克。用清水煎煮 1 小時，取適量藥汁當茶飲，有較好的降血壓作用。

3 高脂血症（脾腎陽虛型）：杜仲葉 15 克，決明子、何首烏各 10 克。水煎取適量當茶飲。

4 原發性坐骨神經痛：杜仲 20 克，雞血藤 30 克，豬腎 1 隻，鹽等調料適量。將杜仲、雞血藤加清水煎煮約 1 小時，濾取藥汁。將豬腎從中間切開，去白筋切薄片，放入藥汁中煮 10 分鐘左右，等豬腎熟後加調料調味，吃肉喝湯。

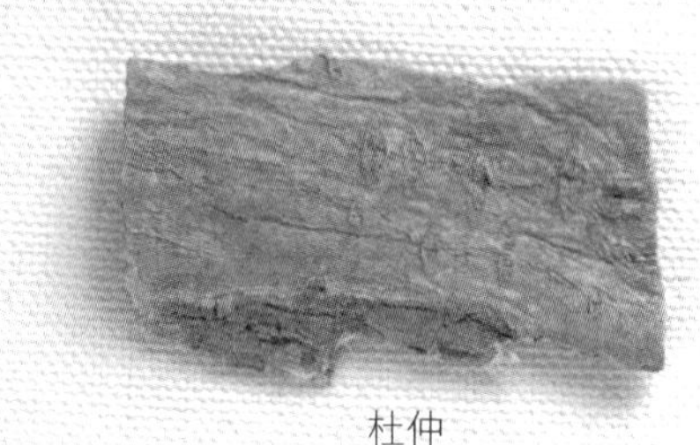
杜仲

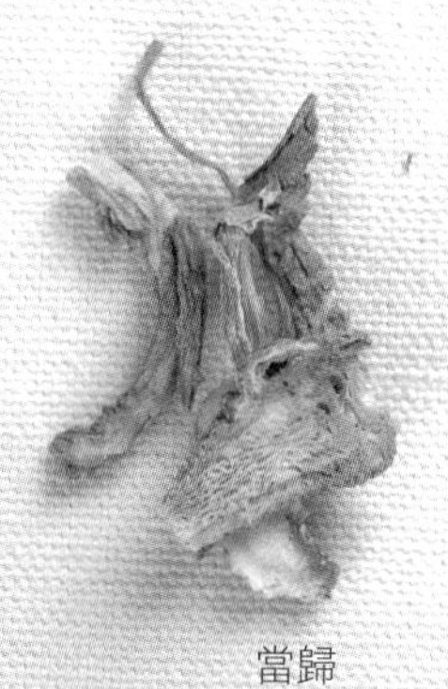
當歸

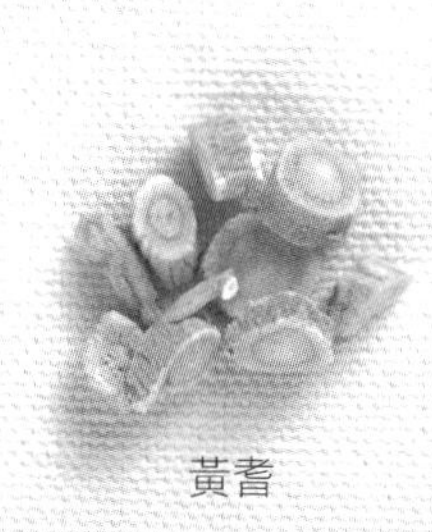
黃耆

雞蛋
每天吃 1 顆，長期食用可緩解腎虛引起的腰痛。

[家用滋補]

1 滋補 煮湯

杜仲、黃耆各 10 克，當歸 5 克，雞蛋 1 個。將 3 味中藥煎煮 40 ～ 50 分鐘後，放入雞蛋同煮至熟，吃蛋喝湯。本方能益氣養血。

2 滋補 沖服

炒杜仲、炒補骨脂各 30 克，核桃仁 100 克。將上述藥研成細末，每日早中晚各沖服 10 克。本方能補腎烏髮。

海參

海參，是腔腸動物門刺參科動物刺參的全體。古人認為，海參性溫補，功似人參，故名海參。海參有很強的再生能力，受到敵害追逐時，會將內臟拋出以迷惑對方，自己再乘機逃跑，不久之後，內臟又可再生。

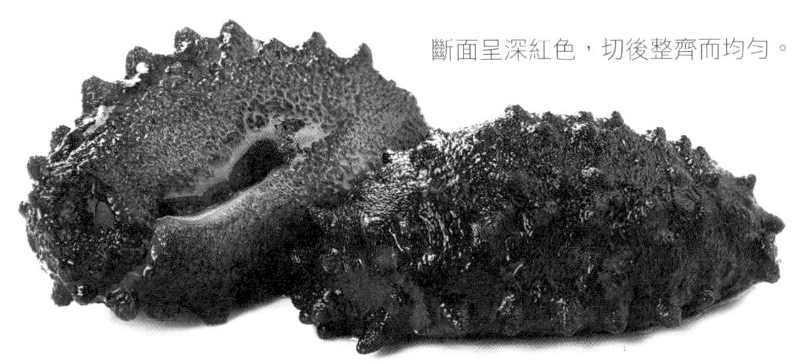

斷面呈深紅色，切後整齊而均勻。

性味歸經

味甘、鹹，性溫，歸心、腎、脾、肺經。

用法用量

一般用量20～50克，煎服。

適宜範圍

① 體虛引起的疲乏無力、頭暈等；② 糖尿病水腫。

現代藥理

海參含有海參素、海參皂苷、海膽紫酮、牛磺酸等成分，有促進人體生長發育，提高記憶力，延緩性腺衰老，防止動脈硬化，預防和治療肝臟疾病、糖尿病以及癌症等作用。

鑑別保存

海參以體肥實滿、個大體重、刺挺拔不缺、刀口向外翻為好。如海參未剖肚，則以肚子裡沙子少、外表完整為好。海參易吸潮變軟且蟲蛀，貯存時可在容器裡加少量包裹好的生石灰等乾燥劑，密閉保存。

禁　　忌

凡脾虛便溏、體內有濕者不宜多食。急性腸炎腹瀉、痛風患者忌食。海參富含蛋白質，不可與醋、五倍子、石榴皮同食，蛋白質會出現凝集、緊縮，不利於消化吸收。

[治病配方]

1 糖尿病（併發高血壓）：海參 50 克，香菇、藕粉各 30 克，香油、鹽、生薑、胡椒粉、葱各適量。海參浸泡發軟，切成丁。香菇洗淨後切碎，藕粉用清水調汁。油燒至五成熱，放入生薑、葱，爆香後加清水，再加入海參、香菇、鹽煮沸，用藕粉勾芡成羹，撒上胡椒粉即可。此方能滋陰壯陽、通腸潤燥。

2 冠心病（氣陰兩虛型）：泡發海參 50 克，紅棗 5 顆，冰糖適量。海參燉爛後，加入紅棗和冰糖，再燉 20 分鐘即可。

3 冠心病（氣陰兩虛型）：海參 30 克，桂圓肉 20 克，紅棗 6 顆。同燉食，具有補腎益精、養陰駐顏的功效。

4 圓形禿：海參 30 克，桑葚、枸杞各 20 克。同燴食，能補益精血、烏髮生髮。

海參白米粥
除補腎益精外，此粥也適合老年人以及記憶力減退者食用。

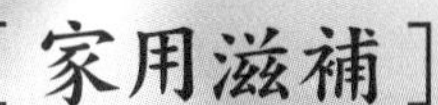

[家用滋補]

1 滋補 煮粥

① 海參 50 克，白米 100 克，料酒、蔥、生薑、鹽、香油各適量。先將海參用溫水泡發，洗淨切段。再將白米淘洗乾淨，放入砂鍋，加清水適量，大火煮沸，加入海參段，加料酒，改用小火煨煮至黏稠。待海參熟爛，放入蔥、生薑、鹽，再煮至沸，淋入香油即可。能補腎益精。

② 取海參 50 克，白米 100 克，紅棗 6 顆，淡菜 50 克。將紅棗洗淨，去核並切成片；海參用清水洗淨，切成顆粒；淡菜洗淨切成小塊；白米淘洗乾淨。將白米置於鍋中，加入紅棗、海參、淡菜及清水。將鍋置大火上燒沸，再改用小火煮 45 分鐘即成。

2 滋補 煮湯

取海參 1 只，桂圓肉 20 克，瘦肉 250 克，何首烏 50 克，紅棗 5 顆，鹽適量。桂圓肉用水浸洗，海參用水浸軟，用牙刷刷去海參表面上的黏液。將海參切片，紅棗去核，所有材料清理乾淨後一併放入鍋內煮沸，再改用小火煮兩小時，加鹽調味即可。本湯能補腎養血。

性味歸經

性溫，味辛、微苦，歸肺、膀胱經。

用法用量

一般用量 2～9 克，煎服或如丸、散。

適宜範圍

① 外感風寒引起的發熱、頭痛、無汗；② 胸悶氣喘、水腫。

現代藥理

含多種有機胺類生物鹼，其中麻黃鹼有平喘作用，偽麻黃鹼具消炎作用。

鑑別保存

麻黃切段，放在通風、陰涼的乾燥處，防黴防潮防蟲蛀。

禁　　忌

肺虛引起的氣喘，以及外感風熱者忌服。

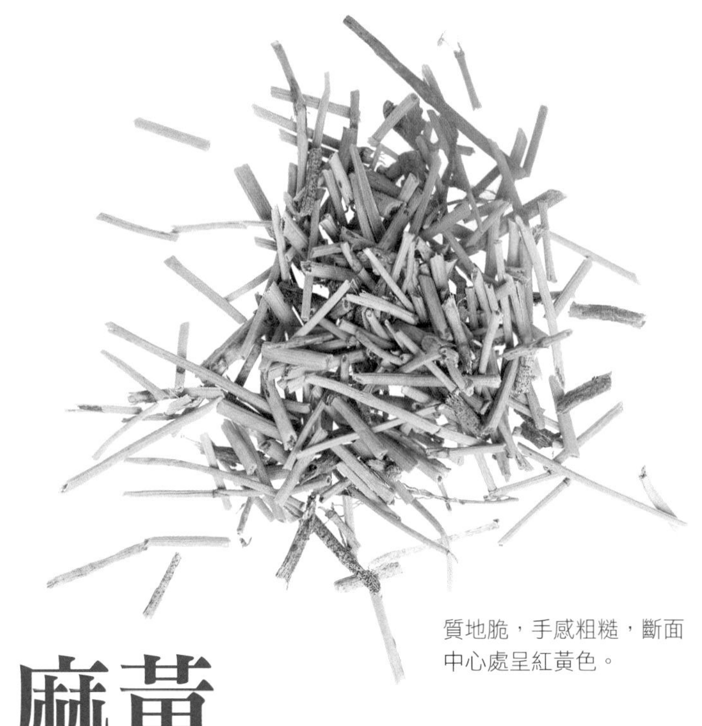

質地脆，手感粗糙，斷面中心處呈紅黃色。

麻黃

麻黃，又叫龍沙、狗骨、卑相、卑鹽，麻黃科植物，出自《神農本草經》。有發汗解表、利水消腫、散寒、平喘功效。《本草綱目》記載麻黃科「散赤口腫痛，水腫，風腫，產後血滯」。

[治病配方]

1 老年皮膚搔癢：麻黃 6 克，杏仁 10 克，桂枝 12 克，甘草 3 克。水煎服。

2 凍瘡：麻黃、附子、細辛各 25 克，大黃、生薑各 15 克，桂枝 10 克，將以上中藥製成酊劑，取適量塗抹於患處。

3 睡眠呼吸中止症候群：用麻黃、桔梗、益母草與生甘草的提取濃縮液，製成口服溶液，對治療這種疾病有作用。

4 咳嗽胸悶（外感風寒）：甘草、麻黃、杏仁各 30 克，研為精末，每次取 15 克，入生薑 5 片，去滓，水煎服。蓋被，以微出汗為佳。

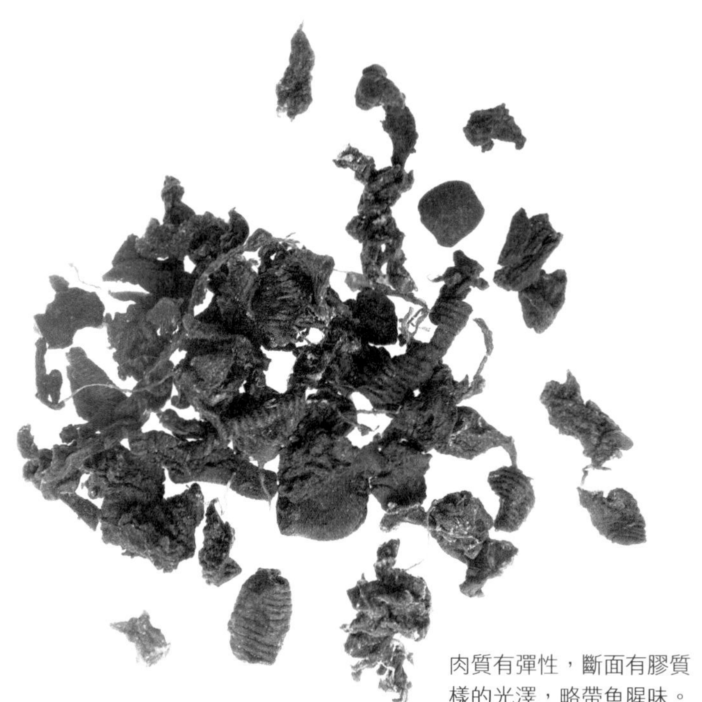

肉質有彈性，斷面有膠質樣的光澤，略帶魚腥味。

水蛭

水蛭，又名螞蝗，為我國傳統的藥用水生動物，有治療閉經、損傷瘀血、高血壓、中風等功效。目前已經可以人工繁殖，可分為寬水蛭、長條水蛭和水蛭三種。

[治病配方]

1 女性閉經：水蛭 30 個（熬），虻蟲 30 個（去翅、足，熬），桃仁 20 個（去皮、尖），大黃 150 克（酒浸）。以上 4 味藥研末，用水煎煮，去渣取汁，適量溫服。

2 漏下去血不止：將水蛭焙乾、碾細，每次用酒服 5 克，每日 2 次。

3 月經不調、產後惡露：熟地黃 200 克，虻蟲（去頭、翅，炒）、水蛭（與糯米炒至黃，去糯米）、桃仁（去皮、尖）各 50 顆，研末，製成銅子大的蜜丸，空腹，用溫酒服下。

性味歸經

性平，味苦、鹹，有小毒。歸肝經。

用法用量

一般用量 2.5 ～ 5 克，煎服。

適宜範圍

① 損傷導致的瘀血；② 女性閉經。

現代藥理

水蛭中的水蛭素有阻凝血液凝固作用，也可抑制心肌缺血；水蛭對高脂血症以及腫瘤細胞也有抑制作用。

鑑別保存

儲存在密閉乾燥容器內，置於通風乾燥處，防蟲蛀。

禁　忌

體弱血虛者、有出血傾向者、女性經期，以及孕婦忌服。

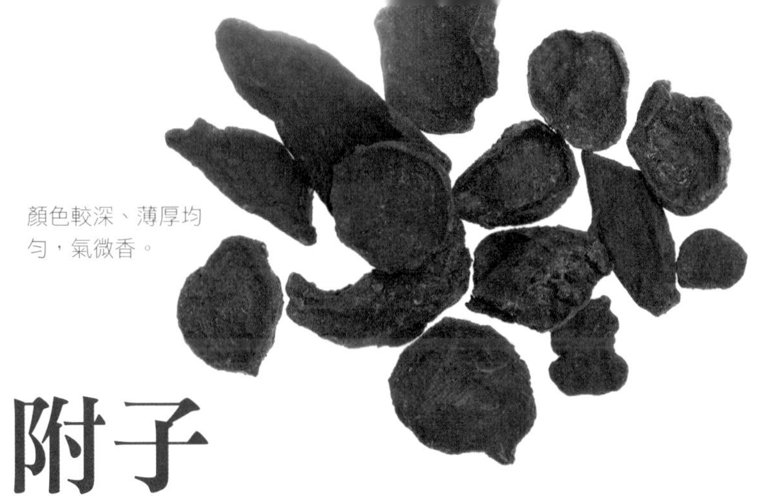
顏色較深、薄厚均勻，氣微香。

附子

附子為毛茛科植物，母根叫烏頭，為鎮痙劑，治風痺，風濕神經痛。附子始載於《神農本草經》，列為下品，有毒，但也有回陽、逐冷、祛風濕的作用，可治四肢厥逆、霍亂轉筋、腎陽衰弱的腰膝冷痛、精神不振以及腳氣等症。

性味歸經

性大熱，味辛、甘，歸心、腎、脾經。

用法用量

一般用量3～10克，陽氣極度衰竭可用至18～30克。

適宜範圍

①風寒濕痺、周身骨節疼痛等症；②人體陽氣不足，如腎陽不足引起的畏寒肢冷、陽痿，脾陽不足引起的腹痛、溏洩。

現代藥理

附子含有烏頭鹼、中烏頭鹼，有強心、改善血液循環、防止休克、抗心律失常、保護心肌、提高抗寒能力、消炎、鎮痛、鎮靜、抑制胃潰瘍形成等作用。

鑑別保存

因附子有毒，現在藥店賣的都是經過炮製的成品。以呈類圓形或橢圓形厚片、周邊淡棕色、切面黃色、角質、味淡微有麻舌感者為佳。

禁　　忌

附子性大熱，口乾舌燥、舌體發紅等體內有熱者忌用。

[治病配方]

1 腹瀉（寒濕型）：製附子9克，乾薑6克，蔥白4根，加適量清水煎煮，煎煮到藥液濃縮至加水量的1／3時熄火，趁溫飲用。

2 頭痛（厥陰寒痛型）：補骨脂10克，肉桂、製附子、甘草各5克。水煎當茶飲。

[家用滋補]

1 滋補 煮粥

製附子3～5克，乾薑1～3克，白米50克，蔥白2根，紅糖適量。將製附子、乾薑研為極細粉末，白米淘洗乾淨，蔥白洗淨切段。白米放入鍋中熬粥，待粥沸後，加入藥末、蔥白段、紅糖同煮為稀粥即可。此粥能溫中散寒。

2 滋補 煮湯

製附子10克，肉桂5克，雞蛋1個。將肉桂、製附子用清水煎煮，取汁，打入雞蛋，煮熟即可。能溫中補腎。

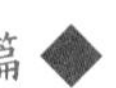

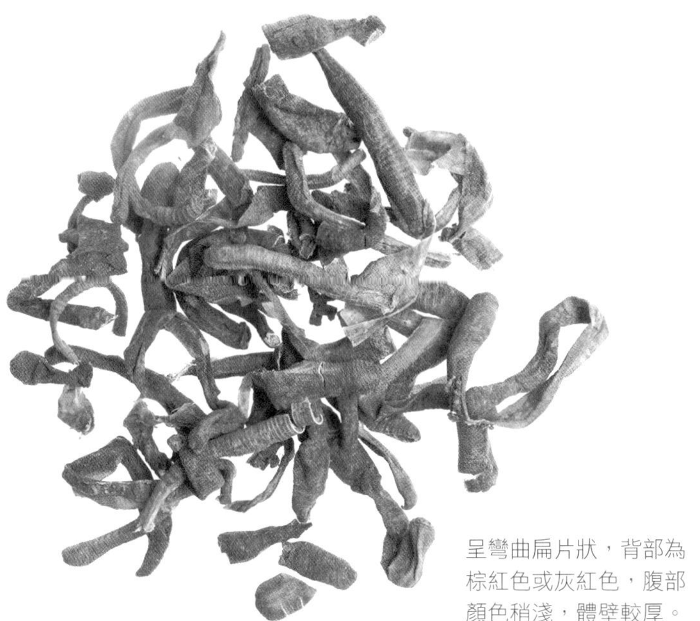
呈彎曲扁片狀，背部為棕紅色或灰紅色，腹部顏色稍淺，體壁較厚。

地龍

地龍，即蚯蚓，屬次常用中藥，始見於《圖經本草》，分廣地龍和土地龍兩種。《神農本草經》中收集了67種動物藥，其中就有地龍，而《本草綱目》中用地龍入藥的處方也有不少。

[治病配方]

抽筋：地龍1條，胡黃連5克。水煎服，日服3次。

[家用滋補]

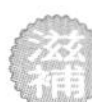 炒菜

活地龍10克，雞蛋2顆。將活地龍剖開，洗淨切碎；雞蛋打散與地龍加鹽攪勻；在炒勺裡加適量油，七成熱後倒入翻炒至熟即可。

性味歸經

性寒，味鹹，歸肝、脾、膀胱經。

用法用量

一般用量5～10克，煎服；或研末，1～2克。

適宜範圍

① 高熱神昏，驚癇抽搐；② 關節疼痛，肢體麻木；③ 肺熱喘咳。

現代藥理

現代研究表明，地龍製劑有溶栓和抗凝結、抗癌，及抗心律失常作用，除此之外也可用於平喘。

鑑別保存

廣地龍呈扁片狀，土地龍呈圓柱狀，二者都以身體乾燥、條大完整、不易碎為佳。儲存時可置於通風乾燥處，防黴防蟲蛀。

禁　忌

孕婦忌服，脾胃虛寒者不宜服用。用量不可過大，部分人可能有過敏反應。

性味歸經

味辛、甘，性大熱，歸脾、腎、心、肝經。

用法用量

一般用量 2 ～ 10 克，煎服。

適宜範圍

① 腎虛所致腰膝酸軟、遺尿、小便頻數等；② 腎陽虛型不孕症。

現代藥理

肉桂含有桂皮醛、乙酸桂皮酯、乙酸苯丙酯、鞣質、黏液質等成分，有鎮靜、降溫、降壓、健胃、通經、殺菌、去痰、鎮咳、利尿、抗輻射、控制血糖平衡的作用。

鑑別保存

肉桂以外表面細緻、皮厚體重、不破碎、油性大、香氣濃、甜味濃而微辛，嚼之渣少者為佳。

禁　　忌

肉桂性大熱，陰虛火旺、有出血症狀者忌用，孕婦忌用。肉桂不宜與赤石脂同用，兩者藥性相畏。

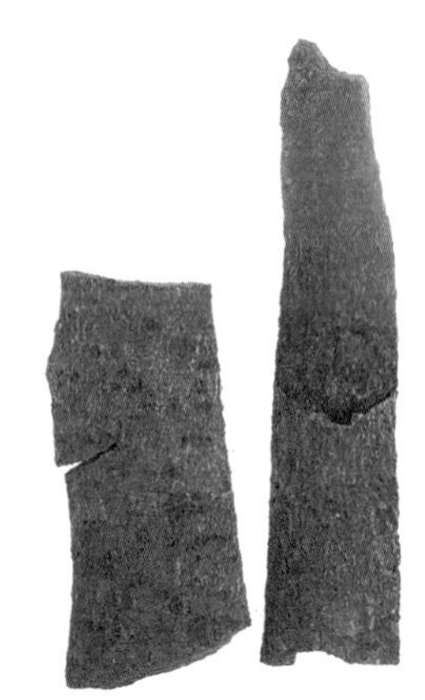
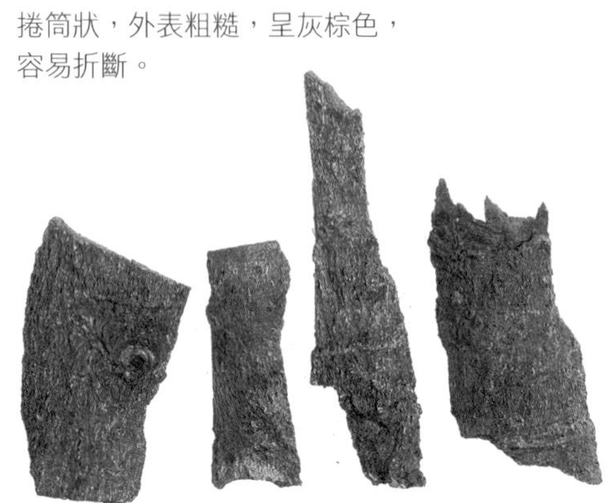
捲筒狀，外表粗糙，呈灰棕色，容易折斷。

肉桂

肉桂為樟科植物肉桂和大葉清化桂的幹皮和枝皮。古代中醫大家朱震亨說：「桂心入二三分於補陰藥中，則能行血藥凝滯而補腎，由味辛屬肺而能生水行血，外腎偏腫痛者亦驗。」

[治病配方]

1 低血壓：肉桂 10 克，黨參 15 克，黃精 12 克，紅棗 10 顆，甘草 6 克。水煎當茶飲，每日 1 劑，連續服 15 日見效。

2 遺尿：肉桂 9 克，淫羊藿、益智仁各 15 克。用清水煎煮，分為兩次服用，每日 2 次。

3 胃痛：肉桂 20 克，丁香 10 克。研為細末，密閉貯存，於飯前用溫開水送服 3 ～ 5 克。

4 腹瀉（腎虛型）：肉桂、五味子、吳茱萸各 5 克，補骨脂、肉荳蔻各 10 克。水煎當茶飲。

5 便秘（氣虛型）：肉桂 5 克，當歸、牛膝、肉蓯蓉各 10 克。水煎當茶飲。

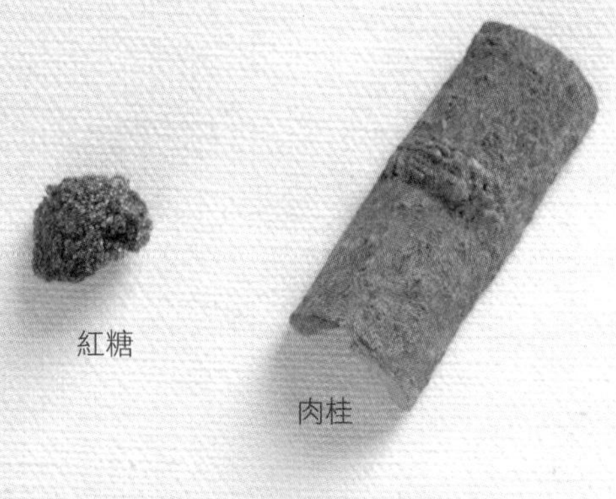
紅糖
肉桂

[家用滋補]

1  煮湯

①甲魚1只，肉桂5克，鹽適量。甲魚去殼，洗淨、切塊。切好的甲魚與肉桂一起放入大碗中，隔水蒸熟，加鹽調味即可。有陰陽雙補的作用。②取肉桂300克、薑片5片，加適量的清水，用砂鍋煮開。加入適量黃砂糖，煮3分鐘，關火。過濾出湯汁，放入冰箱中冷藏。日服2次，能夠輔助治療風寒感冒。

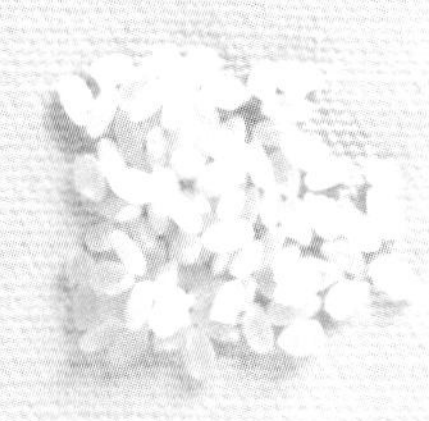
白米

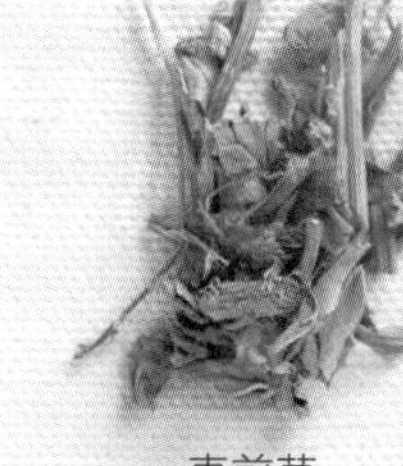
車前草

2 滋補 煮粥

肉桂5克，車前草30克，白米50克，紅糖適量。先將肉桂和車前草用水煮半小時，撈去藥渣，把白米放入藥汁，大火煮沸，再用小火將粥煮爛，加紅糖即可。此粥能溫中散寒。

3 滋補 泡茶

取適量的肉桂、生薑，少許紅糖。將所有的材料放入保溫杯中，用開水沖泡，並悶10～20分鐘。冬天的時候，經常喝這款茶，能夠改善手足冰冷的現象。

4 滋補 研末

將肉桂研末，製成肉桂粉。在製作麵包、蛋糕及其他烘焙食物時，加入肉桂粉，具有散寒止痛、活血通經的功效。

肉桂車前草粥
此粥雖能散寒，但不適宜腎虛寒者食用。

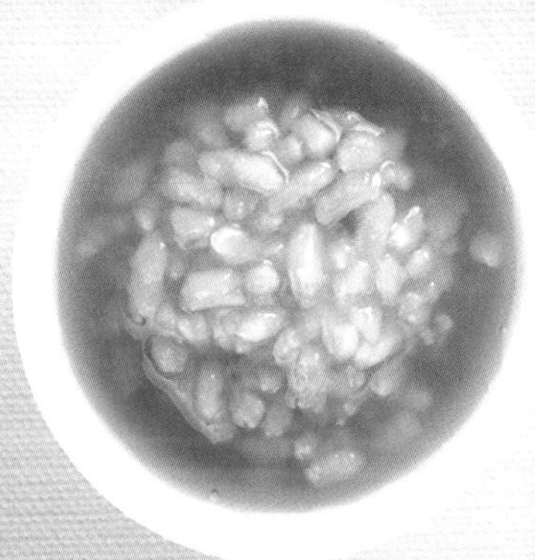

性味歸經

性溫，味辛、甘，歸心、肺、膀胱經。

用法用量

桂枝用量一般 3 ～ 10 克，大劑量可用到 15 ～ 30 克。煎服。

適宜範圍

① 感受風寒引起的感冒，伴有腰酸背痛等；② 寒濕痺痛；③ 陽氣不足引起的胸痛、心悸等，以及女子經閉痛經。

現代藥理

桂枝含有桂皮醛、苯甲酸苄酯、乙酸肉桂酯、β-蓽澄茄烯、菖蒲烯、香豆精等成分，有擴張血管、促進發汗、解熱、鎮痛、鎮靜、抗驚厥、抗炎、抗過敏、抗菌、抗病毒的作用。

鑑別保存

桂枝以枝條嫩細均勻、色紅棕、香氣濃者為佳。

禁　　忌

桂枝性溫，有發汗作用，熱病高熱、陰虛火旺、血熱妄行者忌用桂枝。

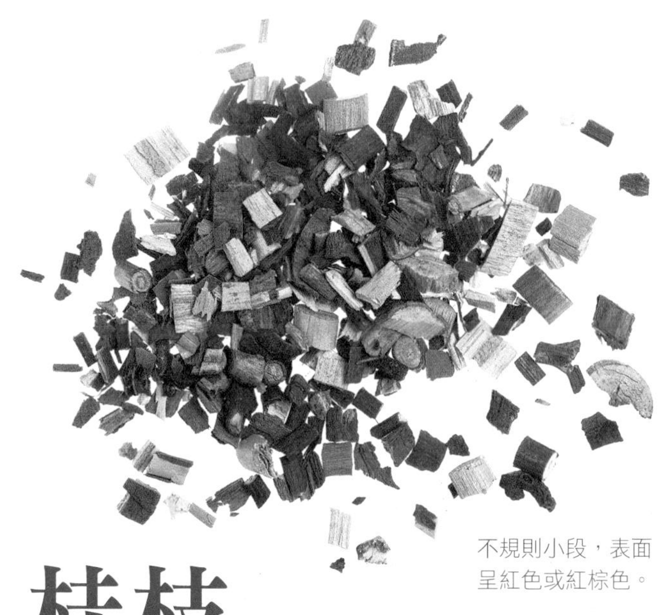

不規則小段，表面呈紅色或紅棕色。

桂枝

桂枝，為樟科常綠喬木植物肉桂的乾燥嫩枝。《本草再新》:「桂枝治手足發冷作麻、筋抽疼痛，外感寒涼等症。」

[治病配方]

1 便秘（氣滯型）: 桂枝 15 克，桃仁 70 克，大黃 30 克，清水 2,000 毫升。將桃仁搗碎，放到紗布袋中加清水，煮 10 分鐘左右。將紗布袋撈出，在水中再加入大黃和桂枝，繼續煮 5 ～ 7 分鐘，最後將藥渣濾除即可。

2 糖尿病（併發冠心病）: 桂枝 9 克，薤白 15 克，三七粉 3 克，沙參 30 克，黃酒適量。前 4 味水煎去渣，用黃酒沖服。每日 2 次，連服數日。此酒有通陽益陰、宣痺散寒之功效。

3 糖尿病（併發腦血栓）: 桂枝、炒白芍各 10 克，黃耆、生薑各 15 克，白米 60 克，紅棗 4 顆。將黃耆、白芍、桂枝、生薑煎濃汁去渣，白米、紅棗煮粥，粥成時加藥汁拌勻。此粥有調和營衛、養血通絡之功效。

4 腸炎：桂枝、川芎、人參、白茯苓、當歸、白朮、白芍各 6 克，小米 60 克。水煎當茶飲。

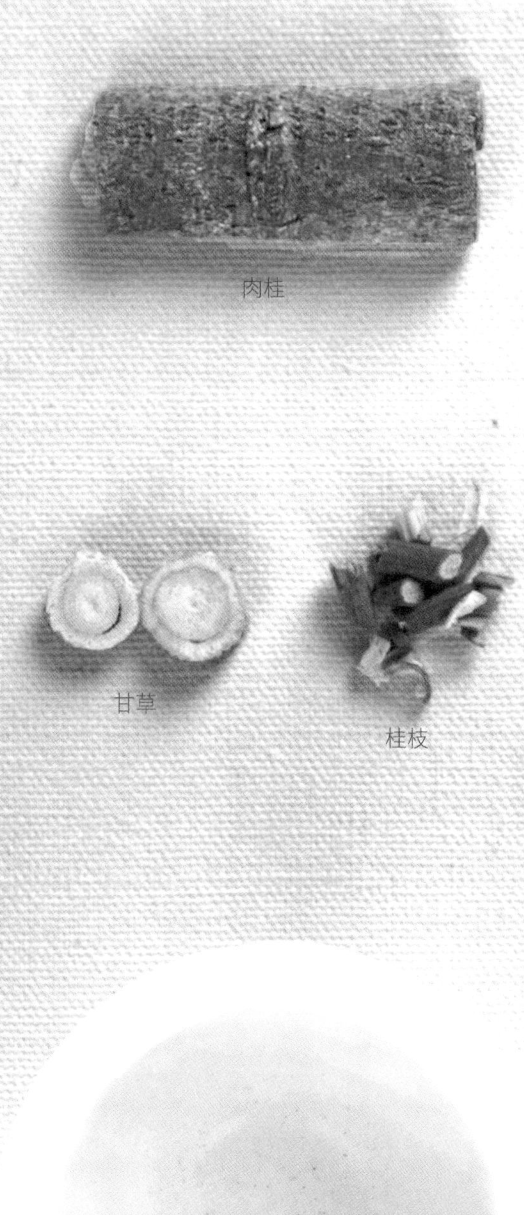

[家用滋補]

1 滋補 煮粥

桂枝、紅參各6克，當歸、甘草各3克，紅棗6顆，白米100克，紅糖20克。把桂枝、當歸、甘草放入燉杯內，加清水100毫升，用中火煎煮20分鐘，除去殘渣，留汁待用。紅參切片，紅棗去核，白米淘淨，與藥汁一同放入砂鍋內，再加清水1,200毫升，把粥煮熟，加入紅糖，拌勻即可。此湯能祛寒補血。

2 滋補 泡茶

桂枝、甘草、肉桂各15克，用沸水浸泡，代茶飲。每日1劑，對治療原發性低血壓有幫助。

3 滋補 煮湯

① 桂枝5克，山楂肉15克，紅糖30～50克。山楂肉、桂枝放入砂鍋內，加水適量，用小火煎剩1碗時，加入紅糖，調勻，煮沸即可。此湯適用於婦女寒性痛經症及面色無華者。② 取去皮的桂枝、芍藥、生薑各9克，切碎的紅棗3顆，甘草6克，水煎取汁服，可以治療外感風寒、發熱頭痛等症。

桂枝甘草肉桂茶
孕婦以及月經過多者不能飲用此茶。

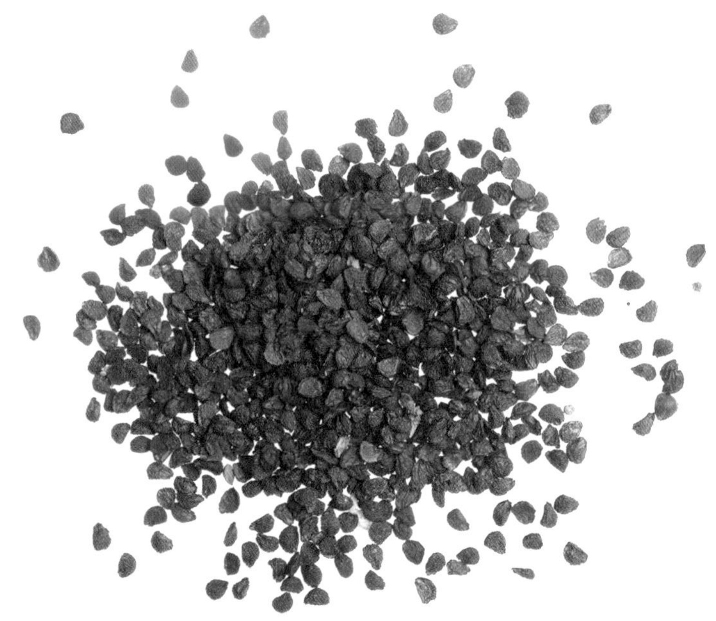

以顏色黑、顆粒飽滿無乾癟、無雜質者為佳。

韭菜子

韭菜子，為百合科植物韭菜的乾燥成熟種子。韭，為多年生草本，下種一次即可久生，因以名韭，種子入藥，故稱韭子。《說文解字》記載：「韭，菜名，一種而久者，故謂之韭。象形，在一之上，一，地也。」

［治病配方］

1 呃逆（打嗝）：韭菜子 100 克炒熟，研成細末，每日 3 克，每日分 3 次服用。

2 腎虧夢遺、滑精、腰酸、小便頻數：韭菜子炒熟，與桑螵蛸、龍骨等份，研末，製成丸。飯後服，每次服用 3 ～ 6 克，每日 2 次。

性味歸經

性溫，味辛、甘，歸腎、肝經。

用法用量

一般用量 3 ～ 10 克，煎服。

適宜範圍

① 腎陽不足引起的男子陽痿、遺精，女子帶下過多等；② 肝腎虧虛所致的腰膝痿軟、四肢無力等。

現代藥理

韭菜子含有揮發油、胺基酸、鐵、錳、鋅等，有增強性功能、抗菌殺蟲、去痰之效。

鑑別保存

種子扁卵形，一面微凹，另一面隆起，頂端鈍，基部稍尖。以顆粒飽滿、色黑、無雜質者為佳。置乾燥陰涼處保存。

禁　　忌

陰虛火旺者忌服。

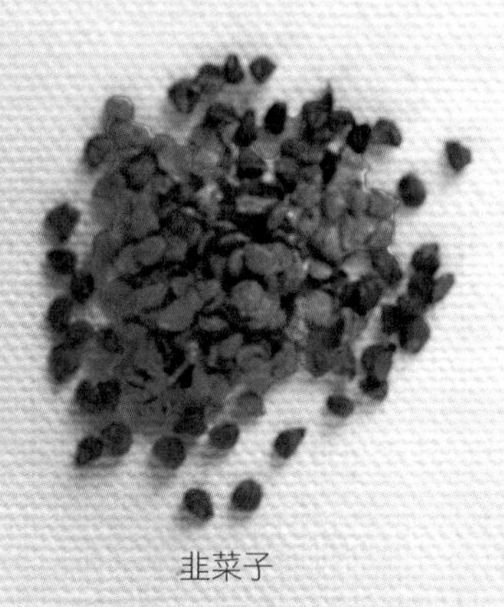
韭菜子

[家用滋補]

1 滋補 研末

韭菜子 100 克，白酒 75 毫升。韭菜子焙乾研末，白酒沖服，每次適量。適用於腎虛不固的遺精。

2 滋補 煮粥

韭菜子研末後，與白米同入鍋，加適量清水，共煮成粥。對乳腺癌的治療很有好處。

3 滋補 水煎

取韭菜子 60 克，水煎服，每日 1 劑，每次適量，能治療陽痿。

4 滋補 生吃

每日生吞 10 ～ 20 粒，淡鹽湯送下，可以治療夢遺、尿白。

韭菜子粥
此粥也適合腎虛引起的腰肌勞損患者食用。

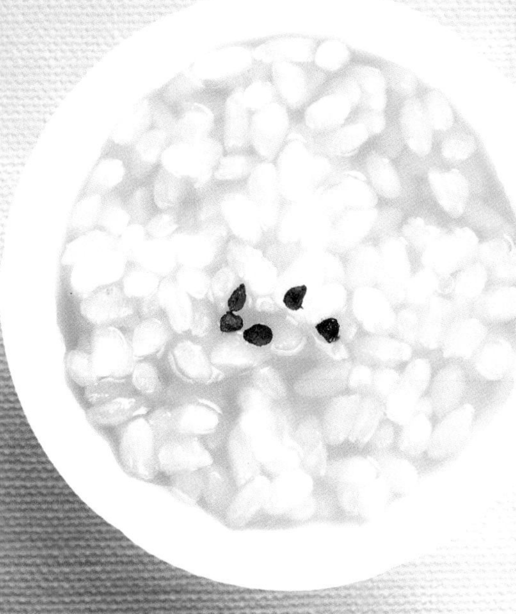

5 滋補 泡酒

取新韭菜子 500 克，好酒浸一夜，搗細，每天清晨及傍晚用溫酒沖服 1.5 克，以治虛勞溺精。

6 滋補 製餅

將韭菜子研末，和適量的麵粉，做成麵餅，蒸熟，日服 2 次，能夠治療小兒遺尿。

7 滋補 蒸服

取韭菜子 12 克，用紗布袋裝好，放入豬肚內，隔水蒸至爛熟，取出紗布袋，取食豬肚，能夠治療慢性胃炎及消化性潰瘍。

核桃肉

性味歸經

性溫，味甘，歸腎、肺、大腸經。

用法用量

一般用量 10～30克，煎服、生吃均可。

適宜範圍

① 肺腎兩虛所致的咳喘，或腎陽不足引起的腰膝酸軟、遺精遺尿等；② 津虧腸燥導致的虛秘，表現為有便後疲乏，大便並不乾燥。

現代藥理

核桃肉含有蛋白質、脂肪酸、有機酸、鈣、磷、鐵、胡蘿蔔素、核黃素等，可影響身體膽固醇的代謝。

鑑別保存

本品以個大、飽滿、斷面色白、富油性者為佳。核桃肉易黴變和蟲蛀，貯存時注意不要重壓。夏季應冷藏保管，防止受潮。

禁　　忌

大便溏洩者忌服。不能與野雞肉或酒同食。

核桃肉是胡桃科植物胡桃的果肉。傳說唐朝貞觀年間，有一大臣請藥王孫思邈診病。訴其身虛羸弱，動則氣喘，且大便乾結，終日苦不堪言。藥王察色按脈，知其房勞過度，耗傷腎陽，囑其禁房事，並以橘餅配核桃肉每餐食之。大臣不解，藥王說：「核桃肉雖補但有膩胃生痰之弊，橘餅寬中下氣、化痰，可除核桃肉之弊」。大臣遵囑而食，月餘後果然自覺身體輕健，百恙皆除，再過半年，滿頭白髮竟然變黑了。

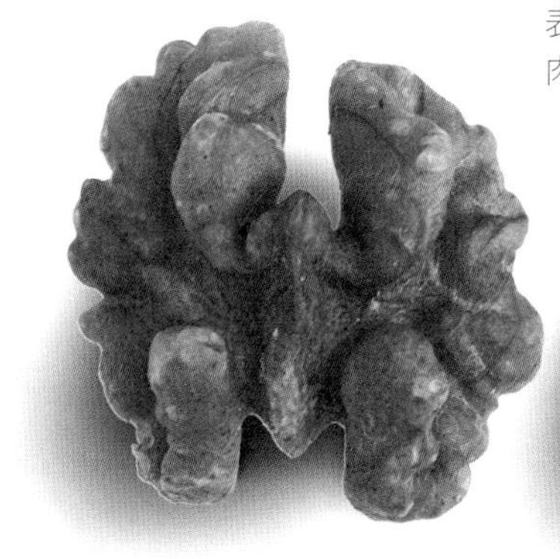

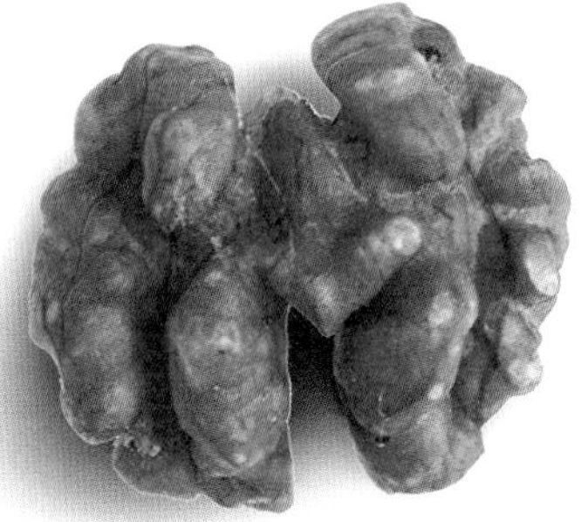

表面多溝壑，以個頭大、肉質飽滿者為佳。

[治病配方]

1 老年慢性支氣管炎：核桃肉 10 克，生薑 1 片，一起放口中嚼食，每日早晚各 1 次。

2 失眠、多夢、食少：核桃肉、黑芝麻、桑葉各 30 克，搗成泥。每日服用 9 克，每日 2 次。

3 產後氣虛作喘：核桃肉、人參等份切細，加水煎，小口頻飲。

[家用滋補]

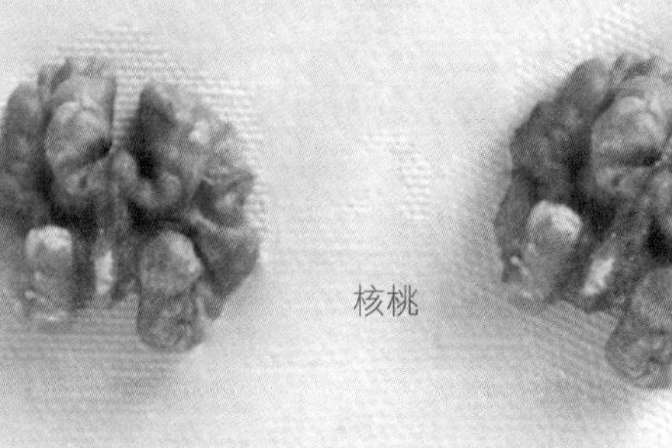
核桃

1 滋補 生吃

核桃肉10克，每晚睡前吃，連服一兩週，對小兒便秘療效很好。

2 滋補 煮粥

核桃肉20克，白米100克。核桃肉搗爛，與白米加適量水，同煮成粥。每日早晚服用，能治療體虛腸燥便秘。

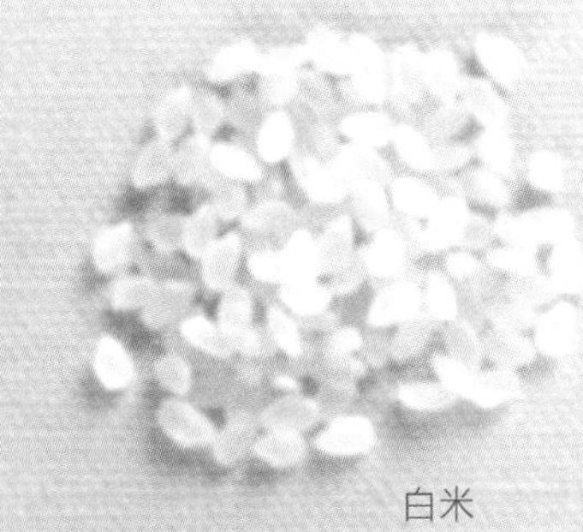
白米

3 滋補 蒸服

核桃肉10克，加黃酒50毫升，蒸熟後服用，連服5天。可治療腰痛。

4 滋補 做點心

取核桃仁250克，將其放在適量沸水中浸泡10分鐘，用牙籤剔去皮膜。在小鍋中加入白糖和清水半杯，放入核桃仁，用小火煮至水分將收乾、糖汁包在核桃仁上即可。燒熱香油，油熱後倒入裹有糖汁的核桃仁，用小火炒至金黃色，濾去油，盛入盤中，撒上鹽拌勻，放涼即可食用。疲勞的時候，嚼一嚼，能夠緩解疲勞。

核桃粥
常作早餐服用，有健腦益智功效。

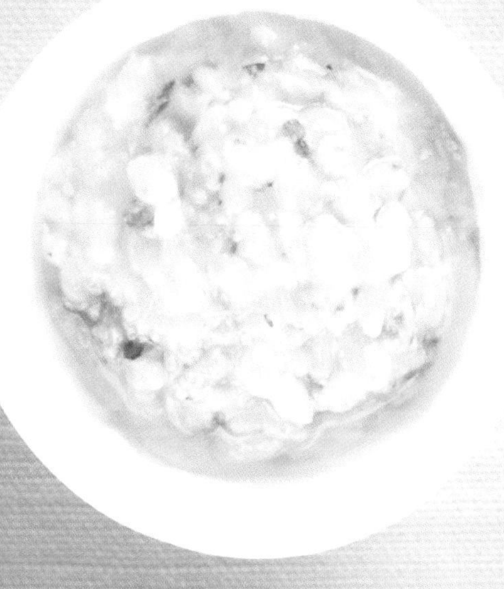

5 滋補 涼拌

將核桃仁放在50℃左右的水中浸泡兩個小時左右，再取250克香椿苗，浸泡一會兒，撈出將根部清洗乾淨，與核桃仁拌勻，撒上調料即可。此道菜能延緩衰老。

性味歸經

性微溫，味甘酸，歸肝、腎經。

用法用量

一般用量 5 ～ 12 克，煎服或浸酒。

適宜範圍

適用於肝腎不足引起的陽痿、遺精、不孕不育、小便頻繁、視物不清等。

現代藥理

覆盆子含有機酸、糖類、逆沒食子酸、β-谷固醇等成分，有抑菌和類似雌激素的作用。

鑑別保存

覆盆子以果大、飽滿、完整、色黃綠、潔淨、無梗葉等雜質者為佳。

禁　忌

腎虛火旺、小便短赤者慎服。陽強患者忌用。腎熱陰虛患者忌用。

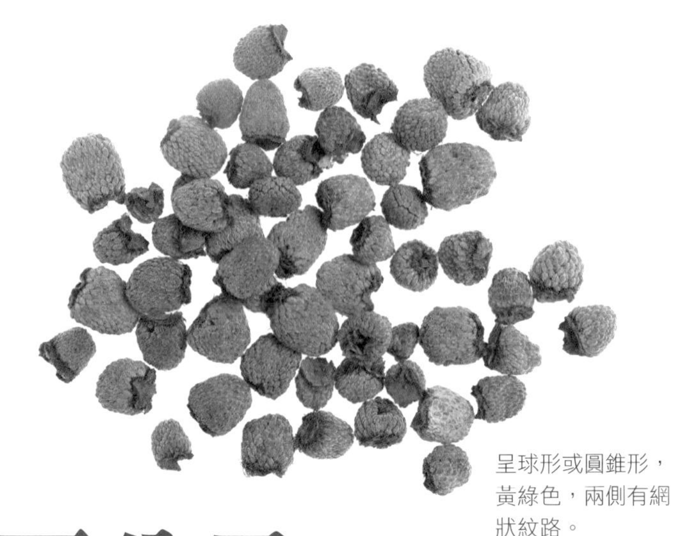

呈球形或圓錐形，黃綠色，兩側有網狀紋路。

覆盆子

覆盆子，為薔薇科植物華東覆盆子的乾燥果實，古稱覆盆子為「金玉之品」，能治陽痿、遺精，提升免疫力，回乳。覆盆子還能強化血管，預防心血管疾病和癌症，被譽為「癌症殺手」。

[治病配方]

1 遺精：覆盆子、熟地黃、芡實、仙茅、菟絲子各 15 克，山茱萸、生龍骨、生牡蠣、鎖陽各 30 克，水煎服，每日 1 劑。

2 目暗不明：覆盆子、熟地黃、枸杞、女貞子各 10 克，共研為末，加煉蜜和丸，如梧桐子大，每次服 3 ～ 10 克。

[家用滋補]

1 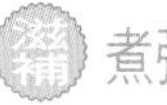 煮粥

白米 100 克，黨參、覆盆子各 10 克，紅棗 20 顆，白糖適量共煮粥食。有回乳作用。

2 滋補 煮湯

覆盆子 30 克，加水 500 毫升（約 2 碗），小火煎至 250 毫升（約 1 碗），去渣取湯；再用藥液煮豬瘦肉片 100 克，不加調料，小火煮熟，肉和湯同時吃下。

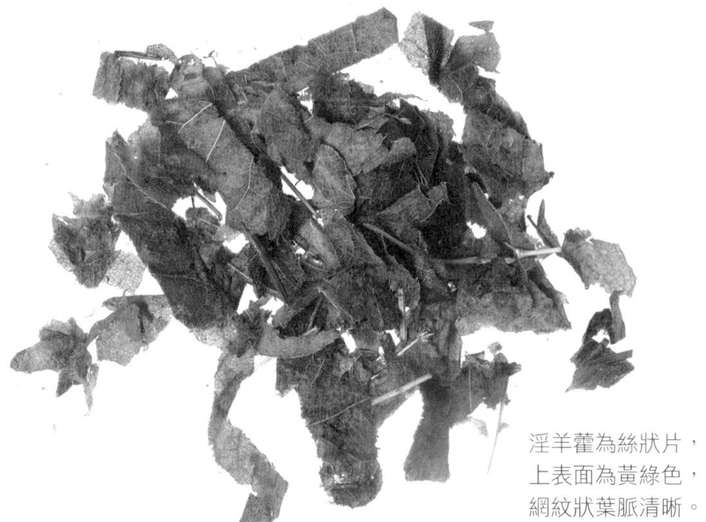
淫羊藿為絲狀片，上表面為黃綠色，網紋狀葉脈清晰。

淫羊藿

淫羊藿，別名「仙靈脾」。這種植物的葉子邊緣呈鋸齒狀，葉背面長有柔毛，形狀很像豆葉，羊吃了會不斷交配。古代稱豆葉為「藿」，因此人們把這種草命名為「淫羊藿」。

[治病配方]

1 高脂血症（併發冠心病）：淫羊藿、山楂各 10 克，川芎 5 克。水煎服，每日 1 劑。

2 高血壓（腎陽虛衰型）：淫羊藿 10 克，三七 5 克。水煎服，每日 1 劑。

3 高血壓（氣滯血瘀型）：淫羊藿 15 克，夏枯草 10 克，川芎 5 克。水煎服，每日 1 劑。

[家用滋補]

1 滋補 泡茶

淫羊藿 10 克，丹參、生曬參各 5 克。水煎當茶飲。此茶能益氣活血。

2 滋補 泡酒

淫羊藿 250 克，白酒 1,000 毫升。浸 1 週後飲服，量隨人定，對陽痿、腰膝酸軟有好處。

性味歸經

味辛、性溫，歸肝、腎經。

用法用量

一般用量 10～15 克，煎服。

適宜範圍

① 腎陽虛衰導致的陽痿、遺精早洩、腰膝痿軟、肢冷畏寒、耳鳴耳聾等；② 風濕痺痛偏於寒濕者，表現為心腹冷痛、四肢拘急等。

現代藥理

淫羊藿含有黃酮類、木質素類等成分，有降血壓、降血糖、降血脂、增強性功能、鎮咳平喘、抗骨質疏鬆、抗炎、改善腎功能等作用。

鑑別保存

淫羊藿質脆易碎，不可重壓，以免破損太多。本品乾燥後不易變質，但受潮易發霉，貯存時宜保持乾燥。

禁　忌

淫羊藿辛溫助火，陰虛火旺者忌用，會加重口鼻咽乾症狀。

性味歸經

性微溫，味甘、平，歸肝、腎經。

用法用量

一般用量 5 ～ 15 克，煎服。

適宜範圍

① 腎虛，男子表現為陽痿不舉、滑精早洩等，女子表現為宮冷不孕、性功能低下；② 風濕腰膝疼痛。

現代藥理

巴戟天含有苷類、單醣、多醣、胺基酸，及大量的鉀、鈣、鎂等元素，有提高免疫力、增強抗壓力能力，並能抗炎、升高白細胞。

鑑別保存

巴戟天以條粗壯、連珠狀、肉厚、色紫、質軟、內心細者為佳。貯藏時要避免受潮發霉，如有發霉，不可用水洗，宜放陽光下曬後，用毛刷刷黴。夏天應經常檢查和翻曬。

禁　　忌

陰虛火旺及有熱者不宜服。

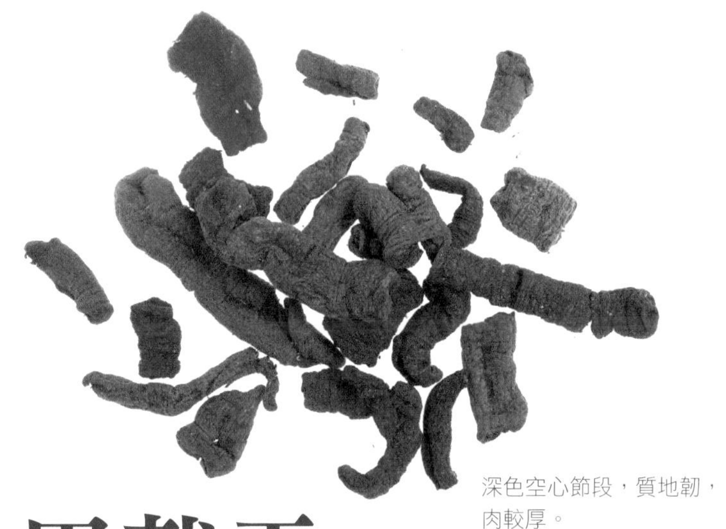

深色空心節段，質地韌，肉較厚。

巴戟天

巴戟天，為茜草科植物馬戟天的根。此物以四川產為佳，且能戟刺天宦陽痿之人，使之陽興有嗣，故名巴戟天。凡草木冬至，莫不隨天地肅殺之氣而凋零，而巴戟天卻與天相戟、臨寒不凋，故又有人稱之為「不凋草」。

[治病配方]

1 老年筋骨疼痛：巴戟天 250 克，杜仲 100 克，當歸 90 克，徐長卿 150 克。上藥按比例配製、焙乾，共研細末。每次 10 克，每日服 2 次。

2 寒濕痺痛：巴戟天 20 克，五加皮、製附子各 9 克，細辛 3 克。製附子先煎 30 分鐘，後加巴戟天、五加皮、細辛，煎服，每日 1 劑，每次適量。

[家用滋補]

1 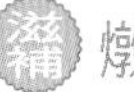 燉煮

巴戟天、淫羊藿各 15 克，鹿鞭 1 對。上藥共煮，至鹿鞭爛熟，切碎。食鹿鞭並飲湯，每日 1 劑，連服數日。本方有補腎氣、健脾胃的作用。

2 滋補 煮湯

巴戟天（鹽水炒製）10 克，杜仲（鹽水炒製）、淮山藥各 15 克，煲湯服食，能補腎陽。

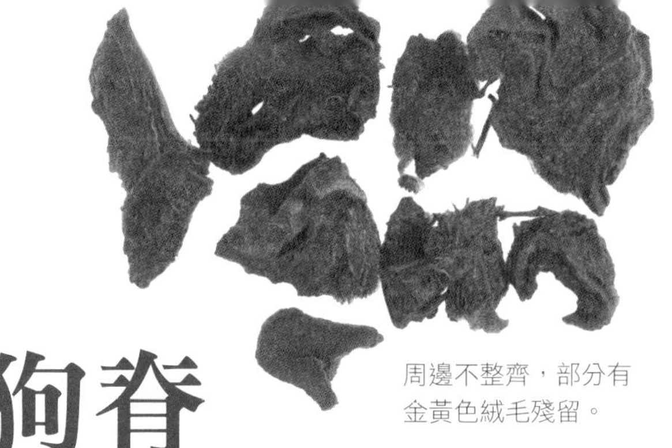

狗脊

周邊不整齊，部分有金黃色絨毛殘留。

狗脊是蚌殼科植物金毛狗的乾燥根莖，生於山腳溝邊及林下陰處酸性土上，主產於福建、四川、雲南、廣西等地。全年均可採收，以在秋季至冬季採收最佳。《神農本草經》稱其「主腰背強，機關緩急，周痺寒濕，膝痛。頗利老人。」

[治病配方]

1 骨質增生：狗脊、丹參、絡石藤各 15 克，羌活 6 克，獨活、當歸各 10 克，血竭 3 克（磨兌），乳香、沒藥各 5 克。水煎服，每日 1 劑。

2 僵直性脊椎炎：狗脊、赤白芍、王不留行各 15 克，生地 30 ～ 60 克，葛根 20 ～ 30 克，雙花、土茯苓各 30 克，蒲公英 20 克，紅花 10 克。中藥水煎分 2 次服，每日 1 劑，連服 6 天，休息 1 天，1 個月為 1 療程。

[家用滋補]

1 滋補 泡酒

狗脊 150 克，黃酒 1,500 毫升。將藥浸於酒中，封固容器，置鍋中，隔水加熱煮 1.5 小時，7 日後即可服用。每次飲 1 小盅，每日 3 次。可以治療關節筋骨疼痛，腰膝無力，活動不便等症。

2 滋補 煮湯

狗脊 40 克，豬瘦肉 250 克，巴戟天、紅棗（乾）20 克。巴戟天、狗脊用水洗淨。豬瘦肉洗淨，切片。紅棗去核。砂鍋中加適量水，大火煲至沸，放入以上材料，用中火煲 3 小時，以鹽調味即可飲用。既強筋骨補腰腎，對於神經衰弱、記憶減退、失眠都有作用。

性味歸經

性溫，味苦、甘，歸肝、腎經。

用法用量

一般用量 6 ～ 12 克，煎服或浸酒。

適宜範圍

腎虛引起的腰痛脊強、足膝軟弱無力、風濕痺痛、遺尿、頻尿、遺精、白帶等。

現代藥理

狗脊含澱粉、鞣質類物質及鎂、鈣、鉀、鋁等微量元素，有祛風濕、補肝腎、強腰膝的作用。

鑑別保存

狗脊以表面深棕色，密被光亮的金黃色茸毛，下部叢生多數棕黑色細根，質堅硬，難折斷，味微澀者為佳。

禁　　忌

腎虛有熱，小便不利或短澀黃赤，口苦舌乾者慎服。

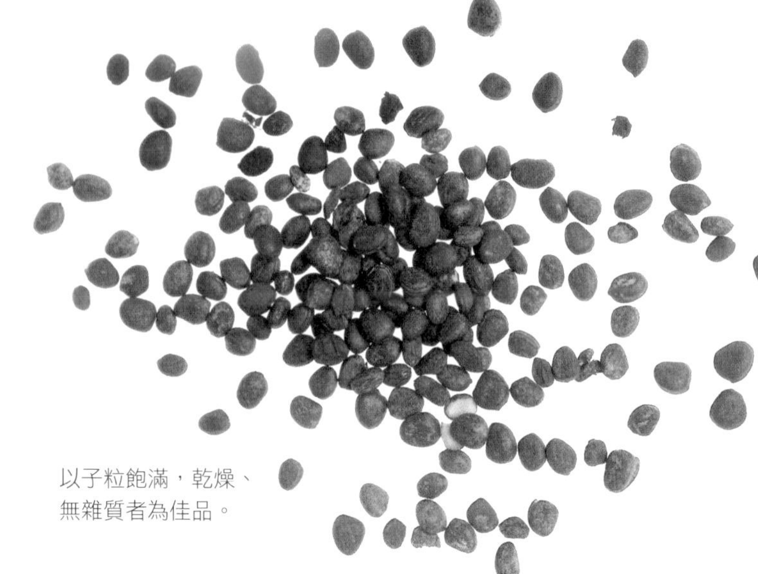
以子粒飽滿，乾燥、無雜質者為佳品。

補骨脂

補骨脂，為豆科植物補骨脂的成熟果實。秋季果實成熟時採收，然後曬乾，搓出果實，除去雜質，稱為「補骨脂」。《本草圖經》有言，補骨脂，今人多以胡桃合服，有延年益氣、悅心明目、補添筋骨的作用。

[治病配方]

1 白斑症：補骨脂 30 克，搗碎，加 75% 酒精 100 毫升，浸泡 5 ～ 7 日備用。用時取藥液塗患部。

2 老人腎虛氣喘：補骨脂 12 克，冬蟲夏草 3 克。水煎服，每日 1 劑。

[家用滋補]

1 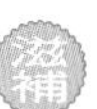 研末

將補骨脂研末炒熟，每晚用溫開水吞服 3 克，可用於治療小兒遺尿。

2 滋補 煮粥

將山藥、補骨脂、吳茱萸一起煮粥，對形寒肢冷、四肢不溫有好處。

性味歸經

性大溫，味苦、辛，歸腎、脾經。

用法用量

一般用量為每日 6 ～ 15 克，煎服。

適宜範圍

① 腎陽不足導致的腰膝冷痛、少腹虛冷、性功能衰退等；② 脾腎虛寒所致的久瀉不止、腸鳴腹痛、腹部冷痛；③ 腎不納氣所致的虛喘證，表現為咳嗽、氣喘等。

現代藥理

補骨脂含有揮發油、黃酮類等成分，可治療放化療引起的白細胞減少，並可收縮子宮及縮短出血時間，治療月經過少，流產出血。

鑑別保存

補骨脂以身乾、顆粒飽滿均勻、色黑褐、純淨無雜質者為佳。貯存宜密閉置乾燥處。

禁　　忌

陰虛火旺引起的眼紅、遺精、血尿、大便乾燥、小便短澀等症者不宜服用。單獨食用補骨脂會刺激胃腸黏膜，引起腹痛、噁心、嘔吐等症狀。不可與寒涼性質的藥材和食物共用。

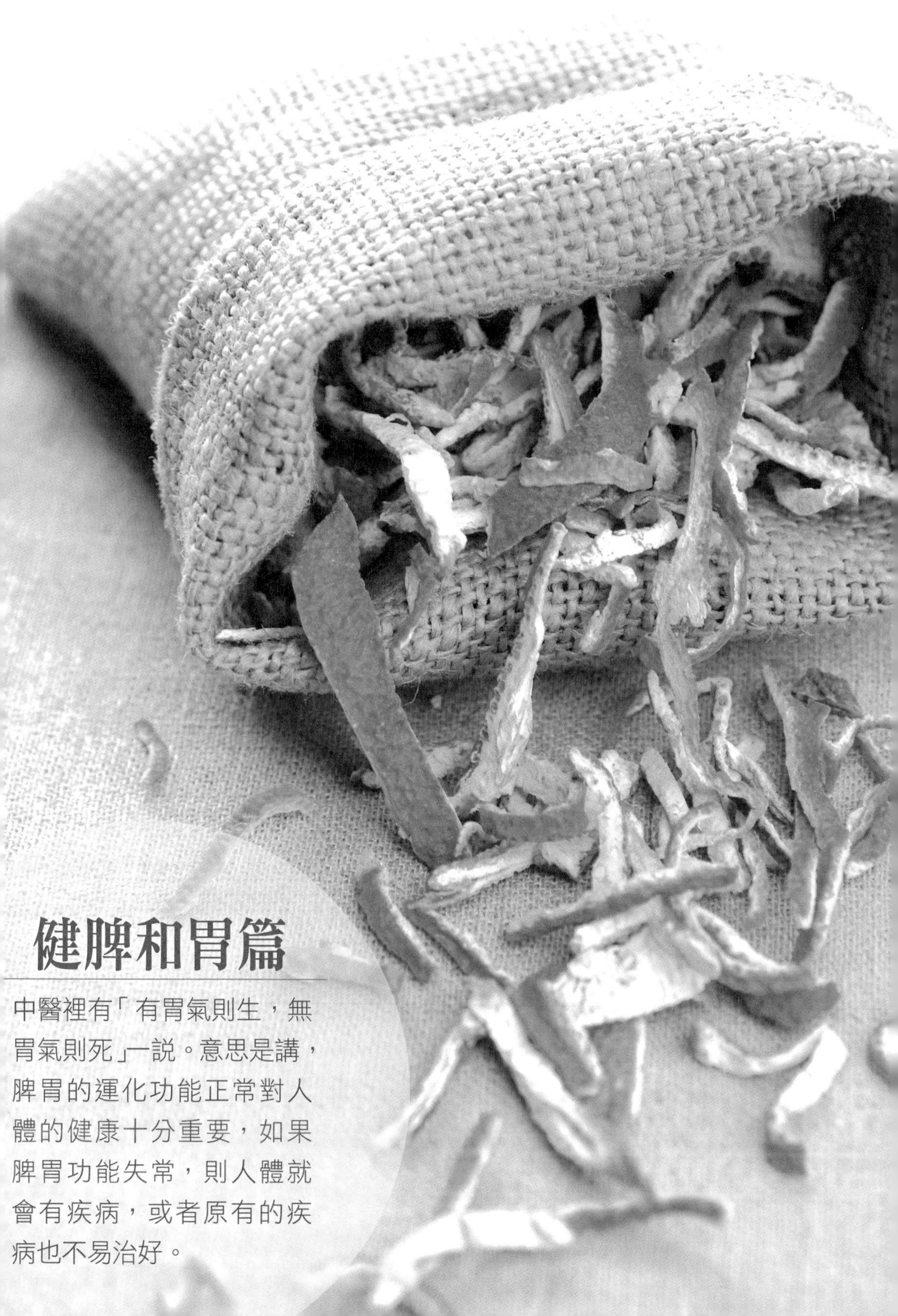

健脾和胃篇

中醫裡有「有胃氣則生，無胃氣則死」一說。意思是講，脾胃的運化功能正常對人體的健康十分重要，如果脾胃功能失常，則人體就會有疾病，或者原有的疾病也不易治好。

性味歸經

味酸、甘，性微溫，歸脾、胃、肝經。

用法用量

一般用量 10～30 克，煎服或生用。

適宜範圍

① 肉食積滯不消化，脘腹脹滿，腹痛便秘等；② 氣滯所致的脘腹脹痛；③ 產後瘀滯疼痛，及瘀血所致的疼痛。

現代藥理

山楂含多種有機酸以及黃酮類、解脂酶等成分，具有提升腸胃消化功能、擴張血管、降血壓、增強心肌、抗心律不齊、調節血脂和膽固醇含量等作用。

鑑別保存

宜置乾燥陰涼處貯存。

禁　　忌

山楂味酸，消化性潰瘍、齲齒、氣虛便溏、脾虛者忌用。孕婦慎用，易導致流產。山楂多食耗氣，體虛者少吃。山楂忌用鐵鍋熬煮，吃後容易中毒。吃人參時不宜吃山楂，山楂破氣，影響人參的補氣藥效。山楂不宜與大蒜同食，會刺激胃腸道，導致腹脹、腹瀉。

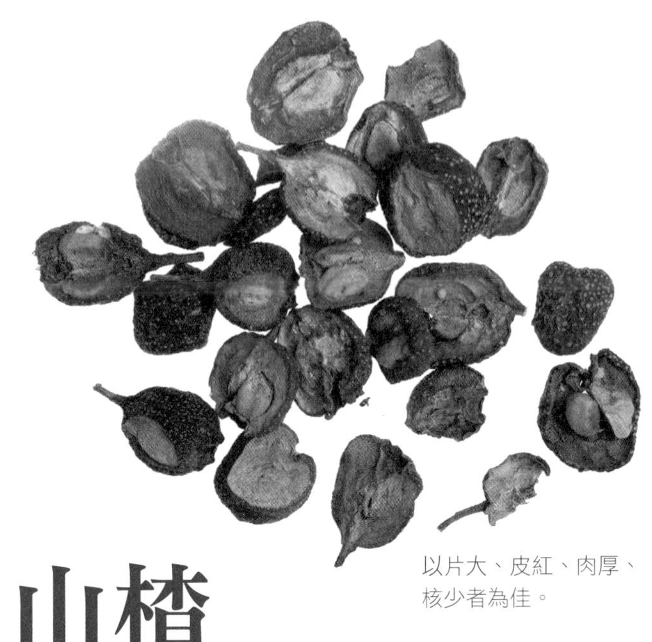

以片大、皮紅、肉厚、核少者為佳。

山楂

山楂又名山裡紅、紅果，古人稱它為「酸楂」，是薔薇科植物山楂的果實，為人們喜食的水果，也是一種常用中藥。具有助消化、降血脂、降血壓、治月經不調、去斑作用。柳宗元詩中就有「傖父饋酸楂」的詩句。《本草綱目》中有將山楂「去皮核，搗和糖、蜜，作為楂糕」的記載。

[治病配方]

1 消化不良：山楂、炒麥芽各 9 克。水煎服，每日 1 劑。

2 高脂血症（氣滯血瘀型）：山楂、決明子各 15 克，荷葉 8 克。洗淨後用小紗布袋包好放到鍋裡，加適量清水，先大火煮開，再改小火繼續熬煮半小時即可。

3 脂肪肝：山楂 100 克，桃仁 10 克，蜂蜜 250 克。將山楂洗淨後用刀拍碎，桃仁洗淨後研細。將山楂、桃仁一同放入鍋中，加入適量清水浸泡半小時，煎取藥汁，再加等量的清水煎取 1 次，兩次藥汁合併後裝入瓶中，兌入蜂蜜拌勻，蓋上蓋子，隔水蒸 1 小時，冷卻即可。

[家用滋補]

1 滋補 煮粥

山楂30克，紅棗10顆，白米適量。將紅棗掰開，與山楂、白米放入鍋中，加適量清水同煮，至米熟即可。能補血養顏。

2 滋補 炒菜

鮮山楂10個，豬後腿肉250克，生薑、醬油、白糖、鹽、料酒、澱粉各適量。豬肉切小丁，用刀背輕拍，拌入料酒、鹽、水澱粉，拍上乾澱粉。油燒熱，將肉丁劃散、盛出。山楂去核，加少許清水煮爛、壓泥。鍋內放油燒熱，生薑爆鍋，倒入山楂泥翻炒，再加醬油、白糖熬稠，倒入肉丁，翻炒均勻即可。此菜能養胃降脂。

3 滋補 代茶飲

鮮山楂、鮮橘皮各15克，鮮白蘿蔔100克。鮮白蘿蔔、鮮山楂、鮮橘皮加清水煎取汁300毫升，當茶飲用。能化痰降濁。

4 滋補 做羹

山楂50克，銀耳20克，西米40克，鹽、白糖各適量。將銀耳水發後撕成小塊，山楂切成小片；西米用水煮至發亮，煮透，過涼水。將所有材料同煮15分鐘，加鹽、白糖調味即可。長期服用此羹，有消食潤肺的作用。

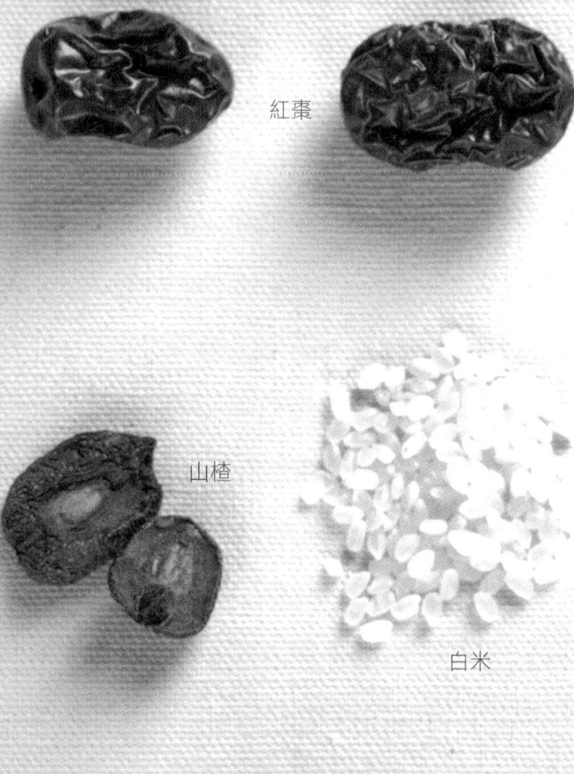

山楂粥
在粥中加入葡萄乾和枸杞，味道更好。

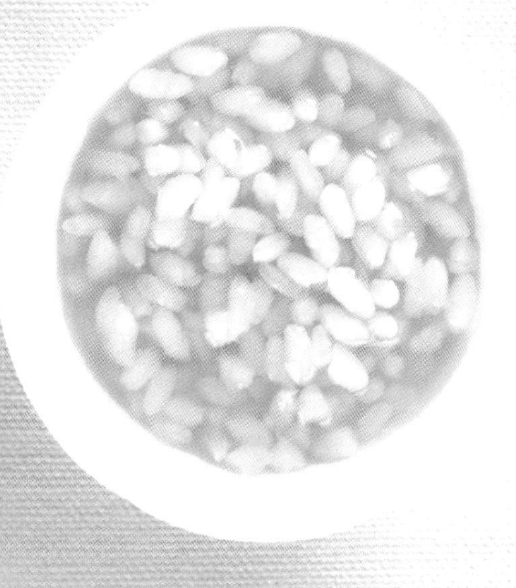

性味歸經

性平，味甘，歸脾、胃經。

用法用量

一般用量 10～15 克，煎服。

適宜範圍

① 消化不良、飲食停滯、胸膈滿脹、噯氣、不思飲食；② 用於婦女斷乳，使其乳汁分泌減少直至停止。

現代藥理

麥芽含多種酶類以及大麥芽鹼等成分，有助於消化、降血糖、抗菌等作用。

鑑別保存

麥芽以色淡黃、有胚芽者為佳。置乾燥陰涼處保存，不宜久貯，其易老化。

禁　　忌

由於麥芽兼有下氣的作用，所以不宜過量服用或長期大劑量服用，否則會導致脾胃虛弱。胃下垂者忌用。麥芽能催生，孕婦勿用。炒麥芽有回乳作用，哺乳期婦女不可使用。焦麥芽藥效較猛，無積滯者、脾胃虛者、痰火哮喘者不可使用焦麥芽。

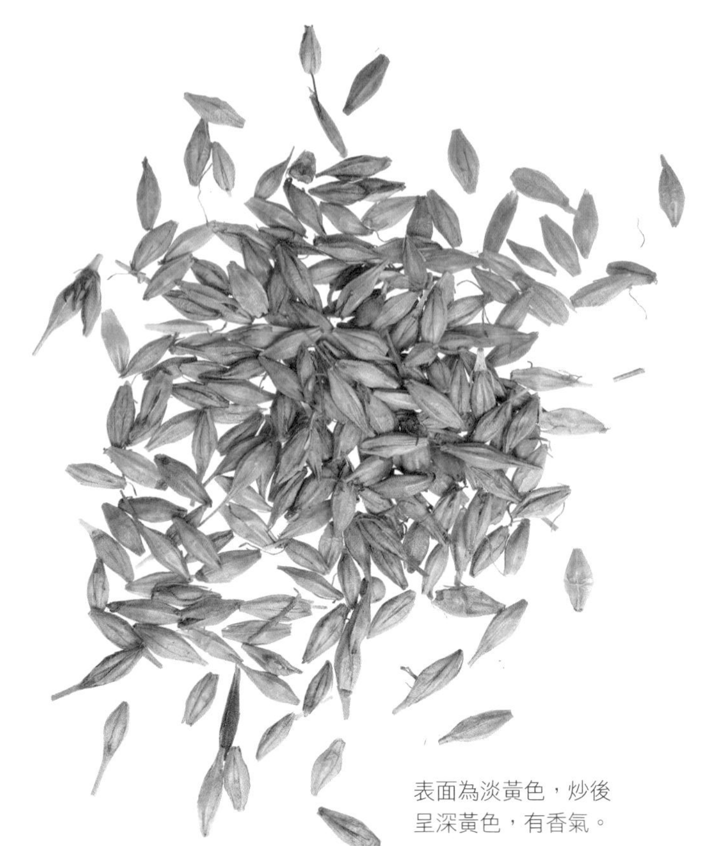

表面為淡黃色，炒後呈深黃色，有香氣。

麥芽

麥芽又名年麥、麥蘖、草大麥，系禾本科一年生大草本植物大麥的成熟果實幹燥而成。含有豐富的維他命、麥芽糖和卵磷脂。可消食、消脹、提神、回乳、壯陽。近代名醫張錫純曾評價說：「麥芽雖為脾胃之藥，同時也可舒肝氣。」

[治病配方]

1 乳腺增生：麥芽 50 克，山楂、五味子各 15 克，水煎服，每次適量。每日 1 劑，10 日為 1 療程。

2 手足癬、股癬：麥芽 40 克，加入 75% 酒精 100 毫升，浸泡 1 週左右。用時外塗患處，每日 2 次，連用 4 週。

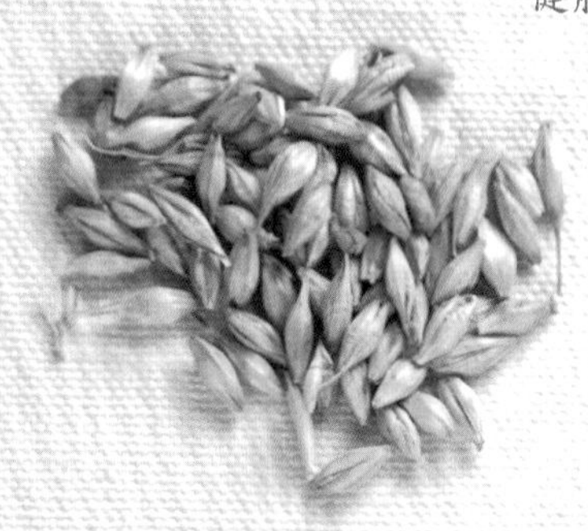
麥芽

[家用滋補]

1 滋補 泡製

炒麥芽 120 克，加水 500 毫升，煎煮數沸。洗雙側乳房 20 分鐘，用木梳由周圍向乳頭輕輕梳理數遍。用於產後缺乳。

2 滋補 泡茶

麥芽 30 克，茶葉 2 克。用小火將麥芽炒過，再炒焦茶葉，用沸水浸泡，悶 10 分鐘。放溫後飲用，每日 1 次，對小兒腹瀉有好處。

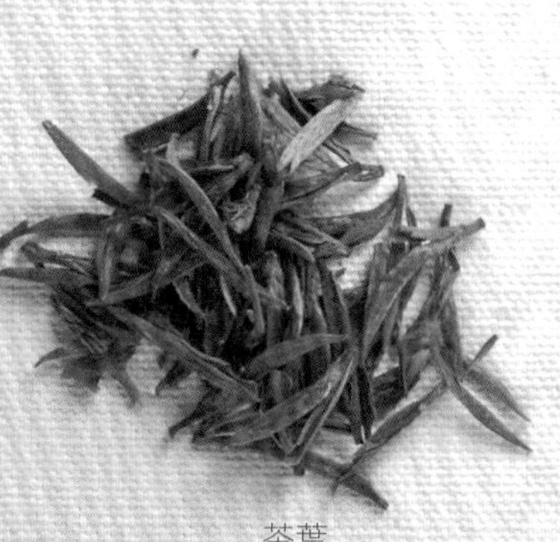
茶葉

3 滋補 做羹

麥芽、山藥各 15 克，雞蛋 2 顆，山楂 20 克，鹽、水澱粉各適量。將麥芽、山楂、山藥均洗淨，放入鍋內，加適量清水，煮 1 小時左右，去藥渣，備用。雞蛋去殼攪拌均勻，將藥汁煮沸，加入蛋液及水澱粉，邊下邊攪拌，加鹽調味即可。長期服用此羹，能健脾開胃。

麥芽茶
每劑可沖泡兩三次。

4 滋補 煮湯

麥芽 200 克，豬瘦肉 300 克，蜜棗 4 顆，料酒、鹽各適量。麥芽炒至微黃，豬瘦肉洗乾淨，切成薄片，加料酒等調料醃製。鍋內加清水，大火煮沸，放入蜜棗、麥芽，煮 45 分鐘，放入豬瘦肉煮至熟透，加鹽調味即可。本湯有消積和胃的作用。

性味歸經

性溫，味辛、苦，歸脾、肺經。

用法用量

一般用量 6 ～ 15 克，最多可用至 30 克。煎服。

適宜範圍

① 脾肺氣滯引起的胸膈痞滿、消化不良、噁心嘔吐、脘腹脹滿等症；② 痰濕壅肺引起的咳嗽、咳痰等。

現代藥理

陳皮含有檸檬苷、苦味素、揮發油、維他命B群等功能性成分，有促進消化、排除腸管內積氣、增加食慾等作用。

鑑別保存

以廣東所產為佳。以皮薄而大、色紅、香氣濃郁者為佳。

禁　　忌

陳皮有去除體內濕氣作用，有陰虛燥咳、吐血及內有實熱者慎服。陳皮忌與生冷食物同食，冷飲、冰淇淋等生冷食物性寒，易生濕氣，與陳皮辛溫之性相反，同時服用影響藥效。

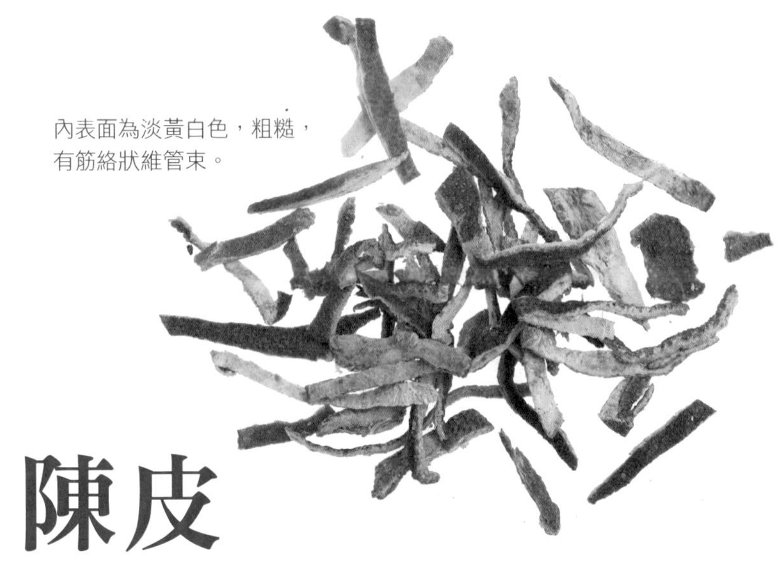

內表面為淡黃白色，粗糙，有筋絡狀維管束。

陳皮

陳皮，別名陳橘皮、陳柑皮、廣皮、新會皮。為芸香科常綠小喬木植物橘及其同屬多種植物的成熟果實之果皮。因以貯藏的時間越久越好，故稱「陳皮」。有順氣、消食、治腸胃不適等功能。

［治病配方］

1 脂肪肝：陳皮、荷葉各 5 克，薏仁 100 克，山楂 10 克。將陳皮、薏仁、山楂一同研為細末，與荷葉泡茶即可。

2 失眠（痰熱內擾型）：陳皮、竹茹各 20 克。水煎當茶飲，每次適量。

3 憂鬱症：陳皮 6 克，佛手 15 克，紅棗 10 顆。用沸水沖泡，當茶飲用。

4 肥胖（脾虛濕阻型）：陳皮 3 克，茯苓 6 克。水煎當茶飲。

5 咳嗽（燥火型）：陳皮 10 克，羅漢果 2 個。將陳皮切絲，羅漢果洗淨、壓碎，用大火煮沸後再煮 10 分鐘，當茶飲用。

6 胃炎（氣滯血瘀型）：陳皮、佛手、香附、蘇梗各 10 克，枳殼 5 克。水煎當茶飲。

7 高脂血症（氣滯血瘀型）：陳皮、苜蓿子、山楂各 10 克，茶葉 1 克，紅糖適量。將各味藥材放入杯中，衝入沸水，加蓋悶 15 分鐘即可。每日 1 劑，當茶飲用，沖淡為止。

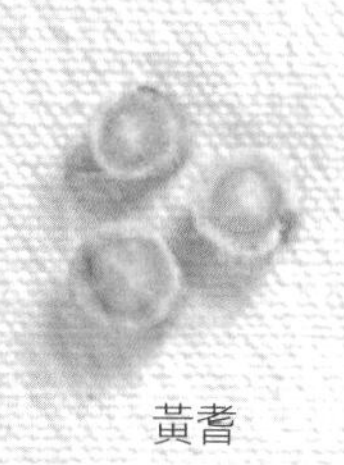
黃耆

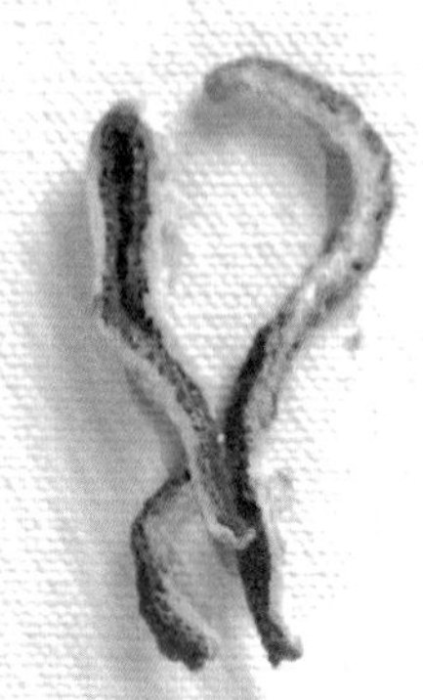
陳皮

[家用滋補]

1 滋補 煮粥

① 陳皮 6 克，生麥芽 30 克，雞內金、檳榔各 10 克。將雞內金、檳榔、陳皮煎煮半小時，去渣，加生麥芽煮成粥，加適量糖或鹽調味即可。能消導積滯。② 陳皮 6 克，黃耆、紅糖各 30 克，白米 100 克。將黃耆洗淨切片，放入鍋中，加清水適量，煎煮取汁。將白米淘洗乾淨，與陳皮、紅糖放入鍋中，再倒入黃耆汁，加清水適量，煮至米爛熟即可。長期食用此粥，能益氣養顏。

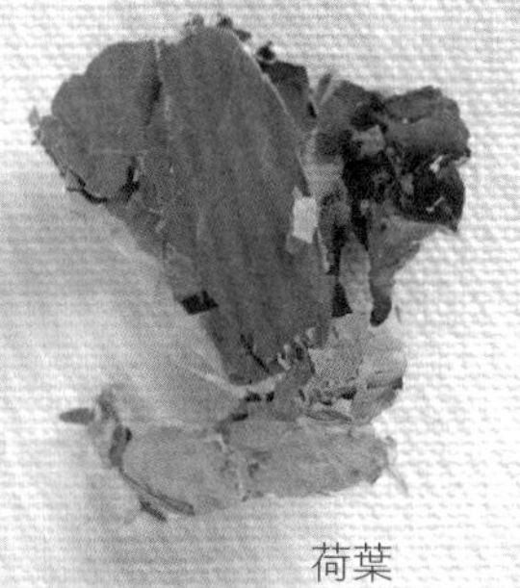
荷葉

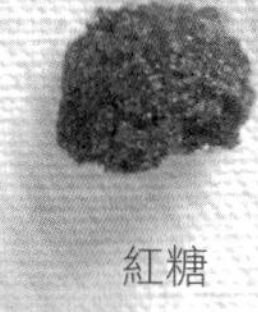
紅糖

2 滋補 煮湯

陳皮、熟杏仁各 10 克，百合 30 克，豬瘦肉 200 克，鹽、醬油、生薑、蔥各適量。將陳皮、百合洗淨，豬瘦肉切絲。將豬肉絲、陳皮、百合與杏仁放入鍋內，加適量清水、生薑、蔥，用小火煮至肉爛，加入鹽、醬油調味即可。此湯能清熱化痰。

3 滋補 代茶飲

陳皮、荷葉各 15 克，新鮮山楂 30 克（乾山楂 15 克），生槐花 5 克。所有材料裝到小紗布袋裡，放入鍋中，加 1,000 毫升清水，先大火煮開，再中火熬煮半小時即可。取汁代茶飲，能消脂化積。

陳皮黃耆粥
此粥有利水消腫、健脾益胃的功效。

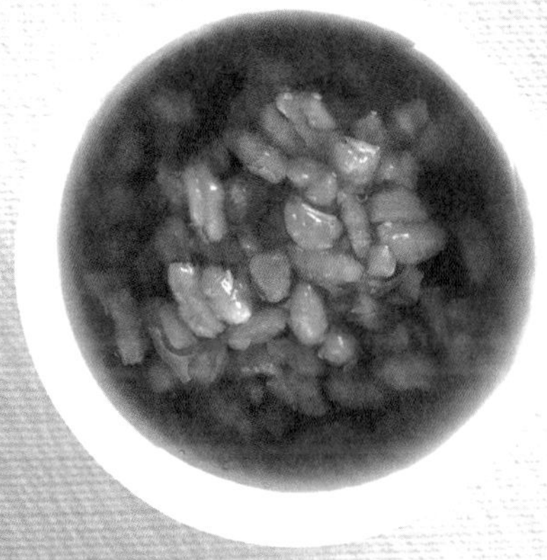

性味歸經

性平，味甘，歸脾胃、小腸、膀胱經。

用法用量

一般用量8～20克，煎服。

適宜範圍

① 飲食積滯、消化不良、噯氣、脘腹脹滿、大便夾雜不消化食物；② 消化系統和泌尿系統結石，如膽結石、腎結石等；③ 腎虛遺精遺尿、白帶色白清稀量多。

現代藥理

雞內金即雞嗉囊，主要含有胃激素、角蛋白、胺基酸等功能性成分，有增加胃液分泌量和提高胃腸消化能力、加快胃的排空速度等作用。

鑑別保存

雞內金以個大、色黃、乾燥、完整無破碎者為佳。本品易生蟲，應充分乾燥後密閉保存。

禁　忌

脾虛無食積者慎用。雞內金以生用為佳。忌空腹狀態下服用。凡大氣下陷或咳嗽吐血等證，忌用雞內金。雞內金消食作用雖好，也不可長期服用。

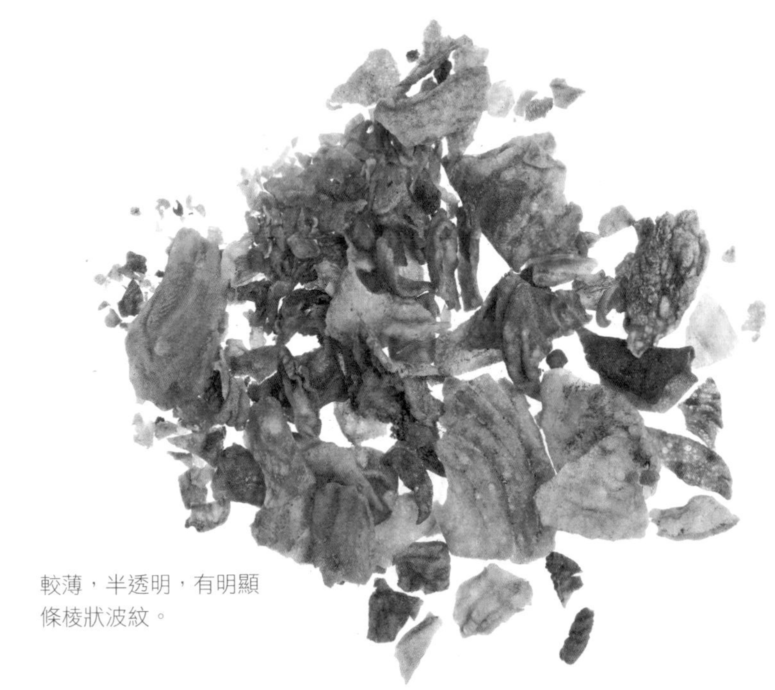

較薄，半透明，有明顯條棱狀波紋。

雞內金

雞內金又名內金、炙內金，俗稱雞肫皮，為雞的胃內膜，始載於《神農本草經》。我們生活中常把它當垃圾扔掉，卻不知它有藥用價值。雞內金含大量蛋白質，不僅能促進胃腺分泌，還能增強胃運動。中醫認為，雞內金有開胃消食，防治尿結石、腎結石、膽結石的功效，還可防止脫髮。

[治病配方]

1 腹瀉（食傷型）：陳皮、雞內金各9克，雞蛋殼30克。放鍋中炒黃後碾成粉末，每次取6克，用溫開水送服，每日3次，連服2日即有效果。

2 腹瀉（濕熱型）：雞內金、山楂、炒麥芽各10克，萊菔子20克，甘草5克。水煎服，每日1劑。

3 腸炎：雞內金10克，紅豆30克。水煎當茶飲，有清熱利濕、消積化瘀的作用。

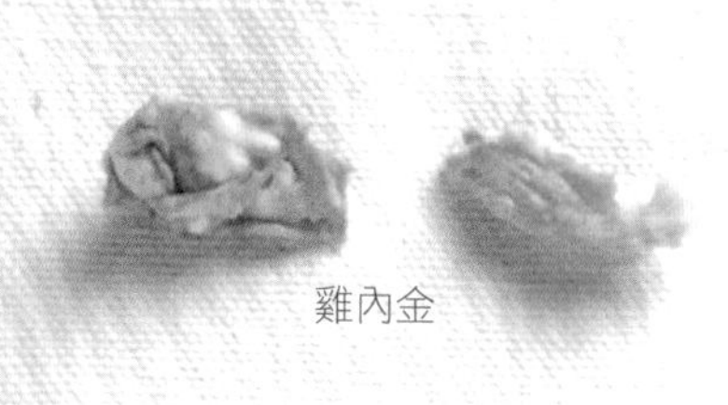
雞內金

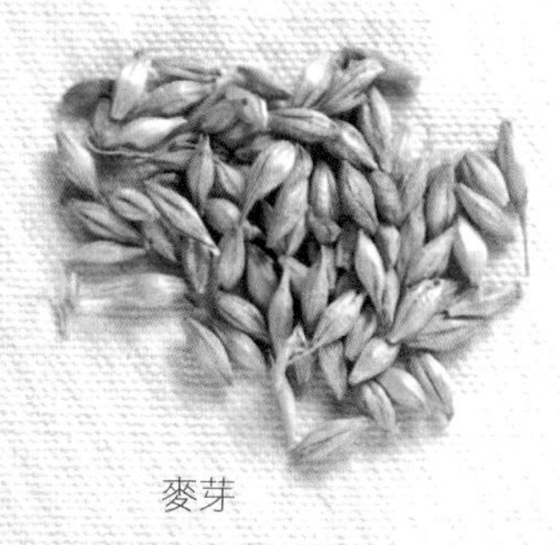
麥芽

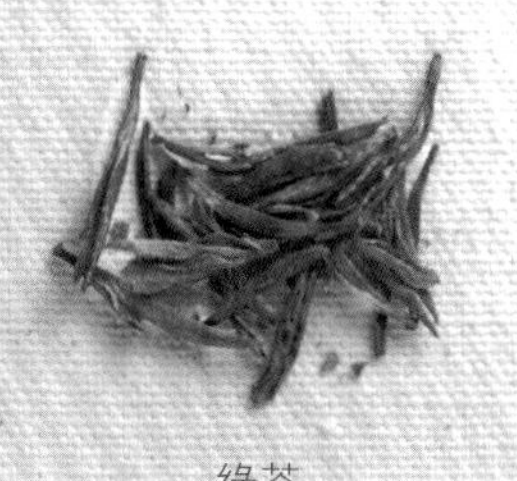
綠茶

[家用滋補]

1  煮粥

①雞內金6個，乾橘皮3克，砂仁2克，白米50克。雞內金、乾橘皮、砂仁研末，白米煮粥，粥成後放入藥末，供早晚餐食用。能消積和胃。
②雞內金15克，先用小火煮約1小時，然後加糯米及山藥，繼續煮約1小時即可。適用於氣滯血瘀所致的閉經，以及食積不化、脘腹脹滿和小兒疳積等症的輔助食療。

2 滋補 蒸煮

雞內金、紅棗、乾薑各15克，羊肉250克，蔥、鹽、料酒各適量。羊肉切塊、炒乾，放入雞內金、紅棗、乾薑、蔥，加入清水、料酒，用中火燉約兩小時，再加入鹽調味。本品適用於脾胃虛寒引起的慢性腸炎、腹中冷痛、腸鳴洩瀉、大便水樣等，但腸胃濕熱洩瀉、外感發熱者不宜用。本品能溫胃散寒。

3 滋補 泡茶

雞內金10克，麥芽30克，綠茶5克。放入鍋內，用小火焙黃，略搗碎後，放保溫杯中，用沸水泡20分鐘即可。此茶能消食導積。

雞內金麥芽茶
適合兒童服用，用量根據年齡酌情增減。

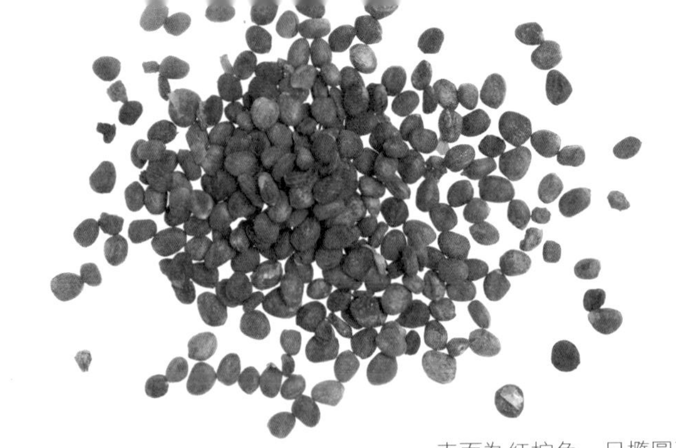

表面為紅棕色，呈橢圓形，稍扁，質地堅硬。

萊菔子

萊菔子又名蘿蔔子、蘿白子、菜頭子等，為十字花科植物蘿蔔的成熟種子，普遍栽培於中國各地。古代著名醫學家朱震亨說：「萊菔子治痰，有推牆倒壁之功。」

性味歸經

性平，味辛、甘，歸肺、脾、胃經。

用法用量

一般用量 6 ～ 10 克，煎服。

適宜範圍

① 可用於食積所致的胃脘脹痛、噯氣吞酸、腹痛等症狀；② 炒用有降氣去痰的作用，適用於久咳痰喘實證。

現代藥理

萊菔子含萊菔素、芥子鹼、脂肪油、β- 谷固醇、糖類及多種胺基酸、維他命等，有促進腸蠕動、抗病毒、降血壓等作用。

鑑別保存

萊菔子以粒大、飽滿、堅實、顏色紅棕、無雜質者為佳。

禁　忌

本品辛散耗氣，故氣虛無食積、痰滯者慎用。不宜與人參同用。

[治病配方]

1 精神分裂症：生萊菔子、生大黃各 30 克，芒硝 24 克（沖服），白芥子 9 克。水煎服，每日 1 劑，每次適量。

2 老年性便秘：萊菔子（小火炒煮）30 ～ 40 克，溫開水送服，每日兩三次，每次適量。

3 腸梗阻：萊菔子 24 ～ 30 克，大黃 10 ～ 15 克，芒硝（後下）10 ～ 15 克，蜂蜜 60 ～ 120 克。先取水 500 毫升煮萊菔子、大黃，煎取 250 毫升。另煮蜂蜜至沸入芒硝，煎煮 20 分鐘，與前藥汁混合，放涼一次頓服。亦可少量多次，頻頻飲服。

[家用滋補]

1  研末

萊菔子 6 克，研末，水調服。本品有消食理氣寬中的功效。

2 滋補 做飲品

萊菔子 20 克，紅蘿蔔適量。先將萊菔子裝入小紗布袋中與切成碎末的紅蘿蔔同煮，待紅蘿蔔熟後，取出萊菔子，連湯食用。每日 1 次，有降眼壓的作用。

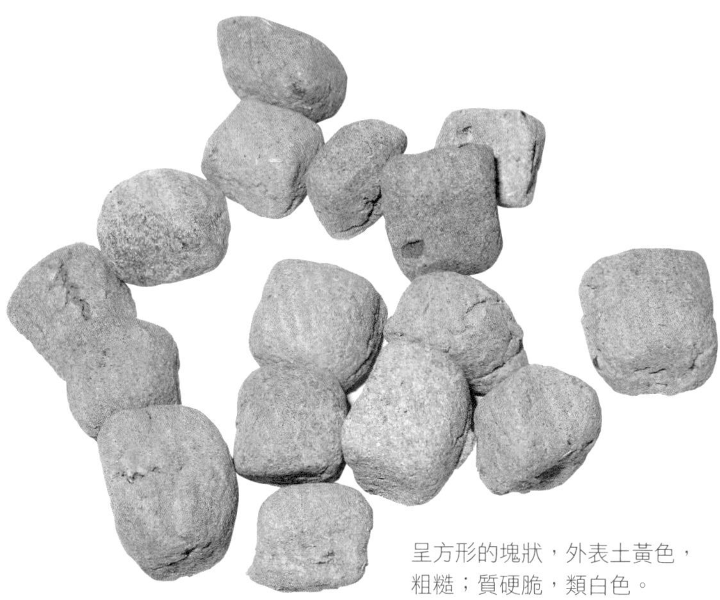

呈方形的塊狀，外表土黃色，粗糙；質硬脆，類白色。

神曲

明代李時珍著《本草綱目・谷四・神曲》:「昔人用曲，多是造酒之曲，後醫乃造神曲，專以供藥，力更勝之，蓋取諸神聚會之日造之，故得神名。」

[治病配方]

1 消化不良：神曲 15 克，水 100 毫升，將神曲放入水中煎煮至藥汁濃稠即可，不拘時口服。

2 小兒腹瀉：用炒神曲 5 克，加溫開水調成糊狀，加適量紅糖，每日 3 次。

3 白內障：用神曲 120 克，磁石 90 克（火鍛醋淬），夜明砂 60 克，不拘時服用。神曲味甘辛溫制磁石成寒之性，使磁石不礙胃氣，有利藥效的發揮。

性味歸經

味甘、辛，性溫，歸脾、胃經。

用法用量

一般用量 6 ～ 15 克，煎服。

適宜範圍

① 主脘腹脹滿，飲食停滯；② 健脾和胃；③ 消食化積。

現代藥理

含多量酵母菌和維他命 B 群，可增進食慾，維持正常消化機能等。

鑑別保存

以身乾、無蟲蛀、久陳、雜質少者為佳品。

禁　　忌

胃火旺，脾陰不足者，以及孕婦慎服。

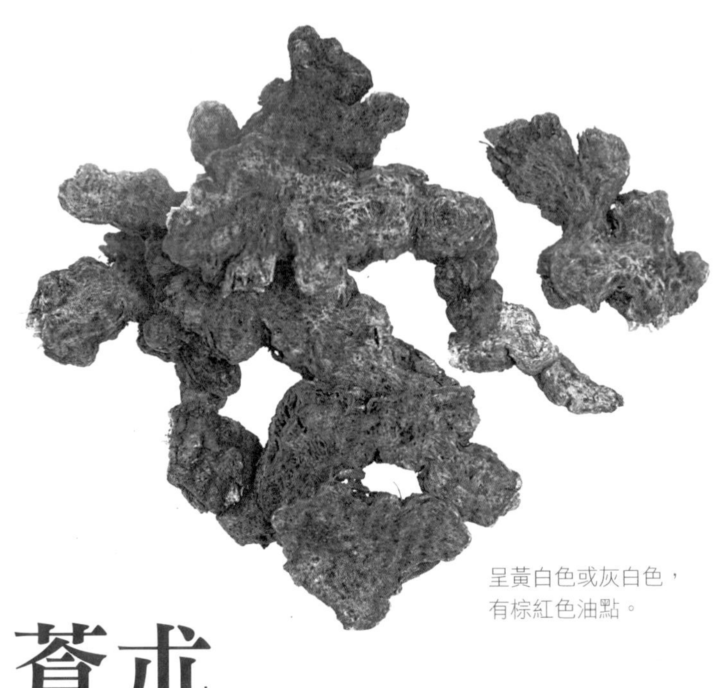

呈黃白色或灰白色，
有棕紅色油點。

蒼朮

蒼朮，菊科蒼朮屬植物，多年生直立草本。《本草綱目》稱其：「治濕痰留飲……及脾濕下流，濁瀝帶下，滑瀉腸風。」《新修本草》稱其能「利小便」。

[治病配方]

1 胃下垂：茅蒼朮 20 克，泡茶飲服，每次適量，對胃下垂有效，且無傷陰之弊。

2 細菌性痢疾：炒蒼朮 90 克，製大黃、炙草烏、炒杏仁、川羌活各 30 克，共研細末，每次 1.5 克，每日 2 次。

3 濕疹：蒼朮、黃芩、黃柏各 15 克，加水 1,500 毫升，煎至 600 ～ 700 毫升，過濾。用藥液洗患處，每日 1 次，重者 2 次，每次 20 分鐘左右。

4 鼻息肉：蒼朮、白芷各 20 克，烏梅、五味子各 15 克，水煎服。用蒸氣吸入，每日一兩次，每劑可熏三四次，連續熏一兩個月。

性味歸經

性溫，味辛、苦，歸脾、胃、肝經。

用法用量

一般用量 3 ～ 9 克，煎服。

適宜範圍

① 濕阻脾胃引起的脘腹脹滿、食慾不振、倦怠乏力、舌苔白膩厚濁等；② 風濕痹痛；③ 風寒表證；④ 夜盲、眼目昏澀。

現代藥理

蒼朮主要含蒼朮素、β-桉油醇、茅術醇、羥基蒼朮酮等成分，有抗缺氧、抗腫瘤、促進骨骼鈣化等作用。

鑑別保存

蒼朮以質地堅實、斷面硃砂點多、香氣濃者為好。

禁　　忌

陰虛內熱、出血者禁服，氣虛多汗者慎服。

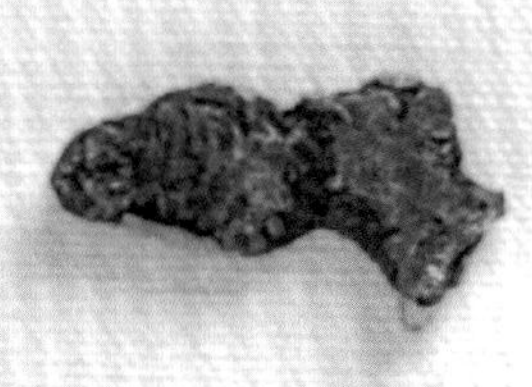
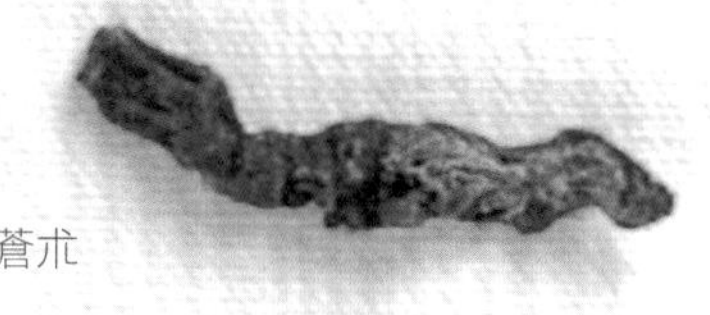
蒼朮

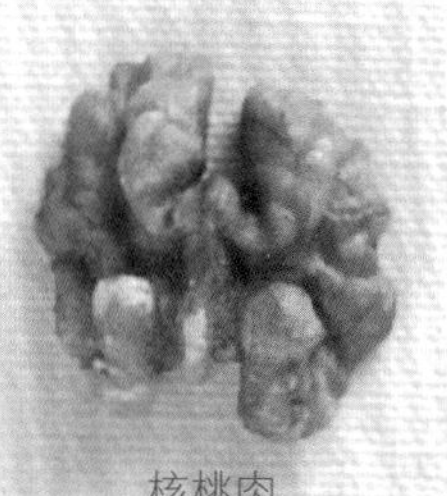
核桃肉

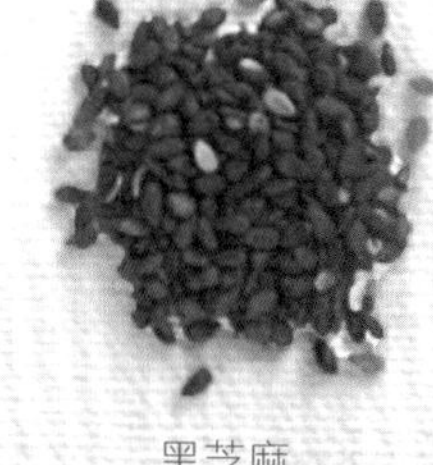
黑芝麻

[家用滋補]

1 滋補 研末

① 蒼朮、炒大麥芽各等份，研細末，每次 3 ～ 10 克，每日 2 次，用白糖開水調服，可以治療小兒疳積、慢性腸胃病、不思飲食、腹脹下痢。② 蒼朮、雞內金、陳皮各等份，研細末，每次服 1 ～ 1.5 克，每日 3 次，加適量白糖調服，對小兒厭食有較好療效。

2 滋補 煮粥

蒼朮 15 克，黑芝麻、核桃仁各 30 克，白米 60 克。用紗布包好蒼朮，黑芝麻、核桃肉搗碎。同放砂鍋內加水適量，小火煮粥，待米爛粥稠，棄去藥包，空腹食粥，每日 1 次。此粥對於夜盲症有獨特療效，對視物昏花、兩目乾澀也有效。

3 滋補 燉煮

蒼朮、陳皮各 30 克，豬肚 1 只。將豬肚裡外洗淨，用紗布包好蒼朮、陳皮，放入豬肚中，細線紮緊，加適量水後小火燉煮，熟後棄去藥包，趁熱食肚飲湯，分兩日食完。經常食用，可以健脾和胃，消食化滯。對胃及十二脂腸潰瘍病、慢性胃炎、胃下垂伴脘腹脹痛、噯氣、噁心嘔吐、食慾不振等症有較好效果。

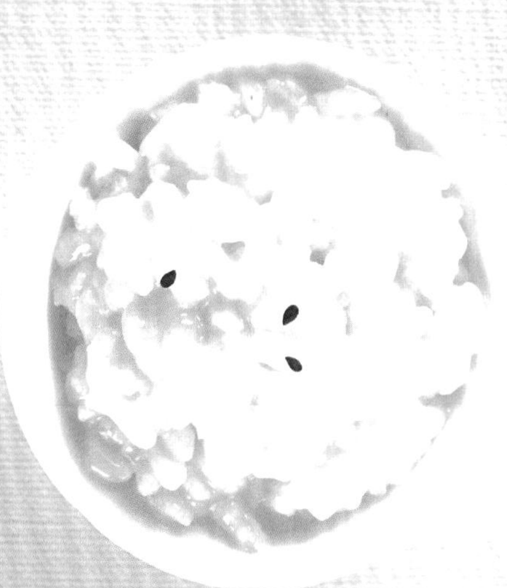

蒼朮芝麻核桃粥
蒼朮不能與大蒜同食，因此服用此粥時不能吃大蒜。

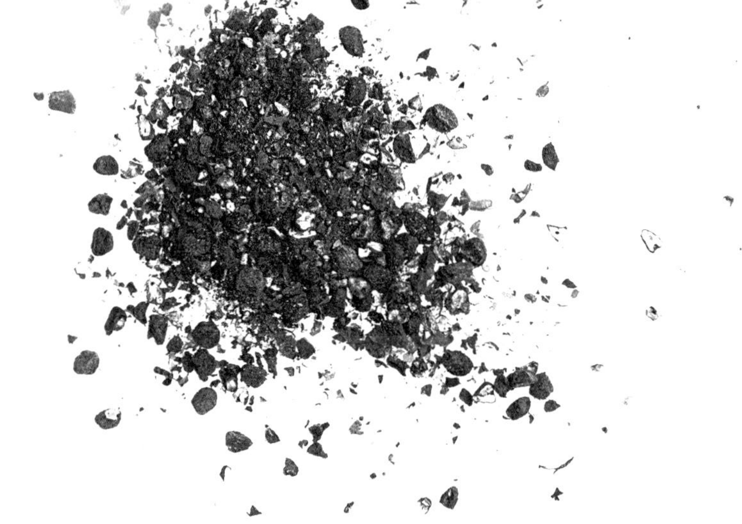

砂仁

砂仁質地堅硬，呈棕紅色或暗褐色，氣味芳香濃烈。

性味歸經

性溫，味辛，歸脾、胃、腎經。

用法用量

一般用量 3 ～ 6 克，煎服（後下）。

適宜範圍

① 濕阻或氣滯所致之脘腹脹痛，尤其是寒濕氣滯最為適宜；② 脾胃虛寒導致的吐瀉；③ 妊娠惡阻及胎動不安。

現代藥理

砂仁含有乙酸龍腦酯、樟腦、檸檬烯、樟烯、α- 蒎烯、β- 蒎烯、龍腦、β- 欖香烯、β- 丁香烯、β- 香柑油烯，及多種微量元素等 30 餘種成分，能增進腸道運動、明顯抑制血小板聚集。

鑑別保存

砂仁以個大、堅實、仁飽滿、氣香濃者為佳。貯存宜置陰涼乾燥處，忌日曬，防止散粒、走失香氣及走油。炮製品貯於密閉容器內。

禁　　忌

陰虛血燥，火熱內熾者要慎服。

砂仁，是熱帶和亞熱帶薑科植物的果實或種子。砂仁始載於《藥性論》，名縮砂密。砂仁在中國的應用已經有 1,300 多年的歷史，古代就有很多書籍對砂仁的藥用功效有所記載，如《本草綱目》裡就有著砂仁可以健脾、化滯、消食的記載。

[治病配方]

1 過敏性結腸炎：砂仁 6 ～ 10 克，黨參 15 ～ 20 克，茯苓 10 ～ 15 克，炒白朮 12 ～ 18 克，炒扁豆 20 ～ 30 克，蓮子肉 8 ～ 10 克，炒山藥、薏仁各 15 ～ 30 克，桔梗 10 ～ 12 克，炙甘草 3 ～ 6 克，紅棗 3 ～ 5 顆。每劑藥用水 500 毫升，浸 30 分鐘，大火煎開，小火煎煮 30 分鐘，兩煎藥液混勻，早晚分服，每日 1 劑。

2 慢性膽囊炎：砂仁、黃連、木香各 6 克，柴胡、枳實、白芥子、大黃各 10 克，虎杖 12 克，銀花、白芍各 15 克，吳萸、甘遂、大戟各 3 克。水煎服，每日 1 劑。

3 胃下垂：砂仁、白朮各 10 克，黃耆、太子參各 10 ～ 30 克，陳皮 10 ～ 15 克，升麻 9 ～ 12 克，枳殼 10 ～ 18 克，大黃（後下）3 ～ 12 克，製馬錢子 2 ～ 4 克，甘草 3 ～ 6 克。水煎服，每日 1 劑。

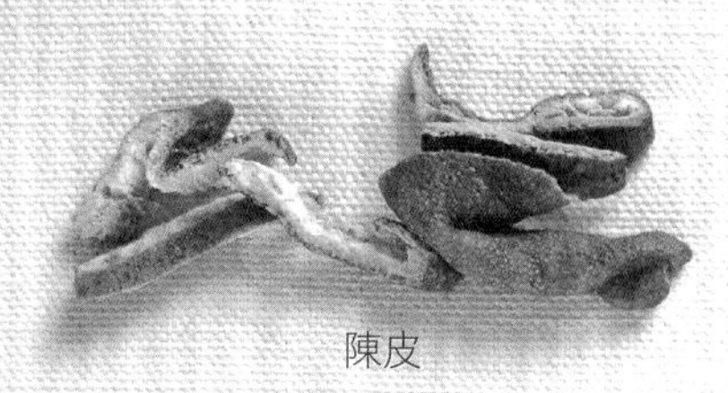
陳皮

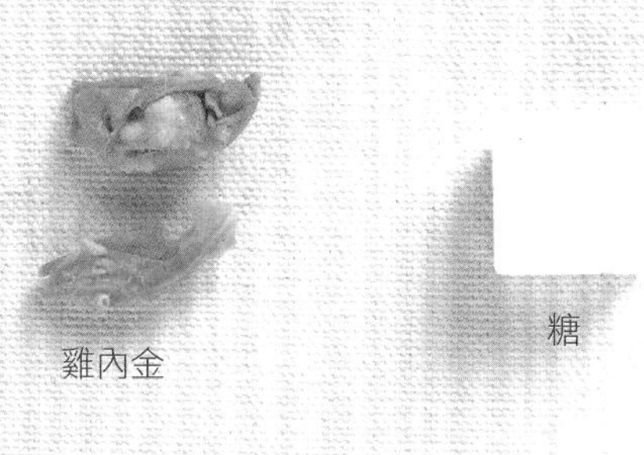
雞內金　糖

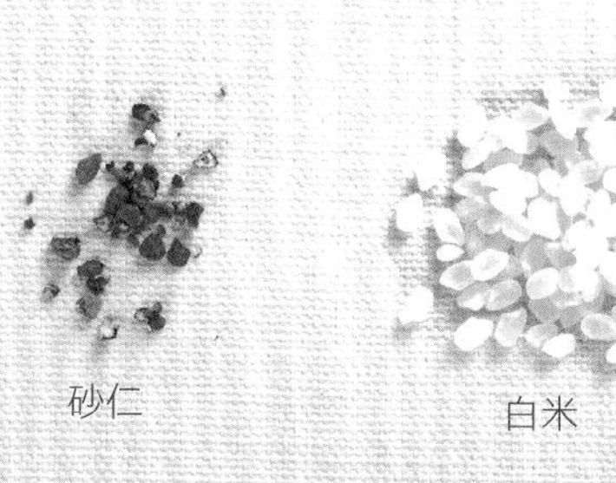
砂仁　白米

砂仁陳皮粥
可將砂仁研末，直接與白米熬粥，也有健胃消食的作用。

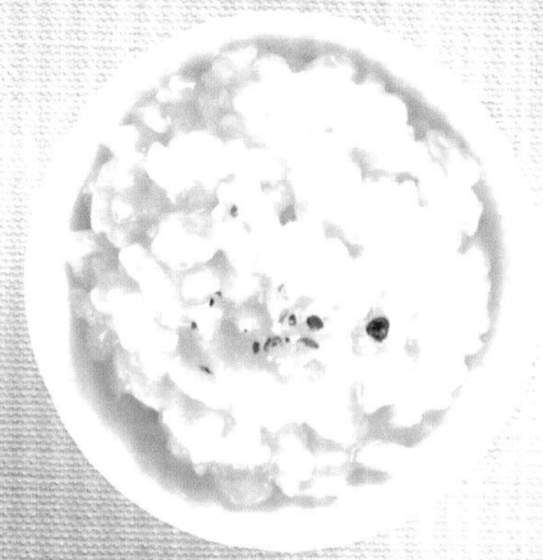

[家用滋補]

1 滋補 熬粥

砂仁3克，雞內金、陳皮各5克，白米60克，白糖適量。三藥共研成細末，待粥熬至將熟時下入，至粥熟爛，加入白糖調味。每日1劑，連用7～10日。適用於小兒疳積、胃納減少、噁心嘔吐、消化不良等。

2 滋補 煮湯

砂仁、蓽茇、陳皮各10克，鯽魚1000克，大蒜2顆，胡椒10克，辣椒、蔥、鹽、醬油各適量。將鯽魚去鱗、鰓和內臟，洗淨；鯽魚腹內裝入陳皮、砂仁、蓽茇、大蒜、胡椒、辣椒、蔥、鹽，用線縫合魚腹；油鍋燒熱，將鯽魚入油中煎3分鐘，加入醬油和水適量，燉熟即成。棄藥，吃肉喝湯。適用於寒性腹痛和虛性腹痛。

3 滋補 泡酒

砂仁、佛手、山楂各30克，米酒500毫升。砂仁、佛手、山楂共浸入米酒中，7日後可飲用。每日早晚各1次，每次15～30毫升。適用於氣鬱月經後期，伴經期延後、量少色暗有塊、小腹及胸脅、乳房脹悶不舒等。

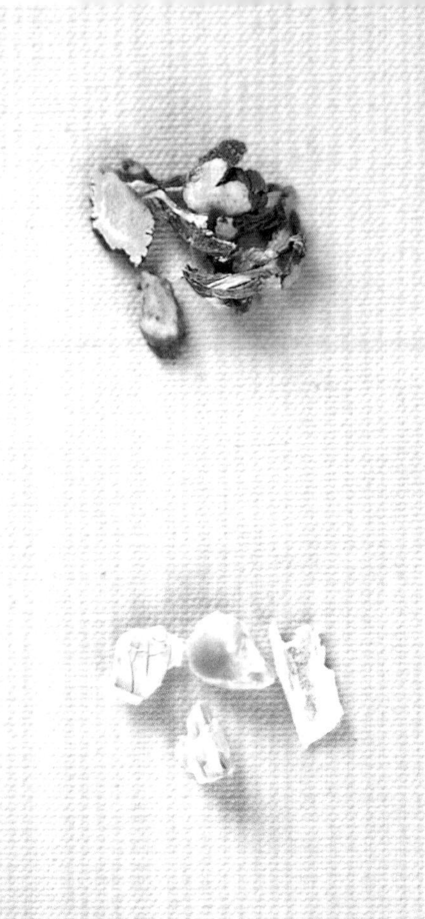

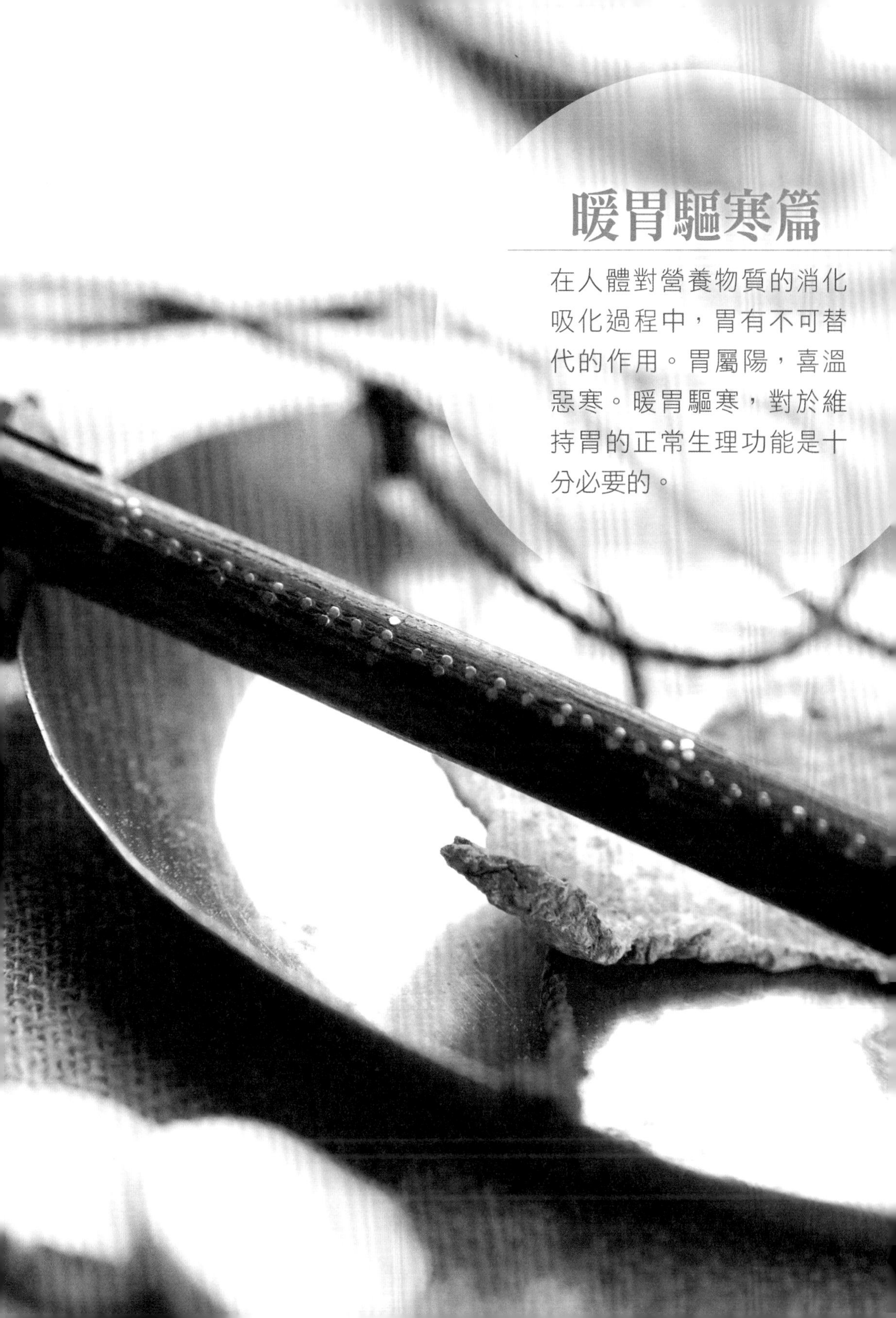

暖胃驅寒篇

在人體對營養物質的消化吸化過程中，胃有不可替代的作用。胃屬陽，喜溫惡寒。暖胃驅寒，對於維持胃的正常生理功能是十分必要的。

乾薑

本品為薑科植物薑的乾燥根莖。我國古代名醫陶弘景說：「凡作乾薑法，水淹三日，去皮置流水中六日，更刮去皮，然後曬乾，置瓮缸中，謂之釀也。」李時珍也稱乾薑「以母薑造之，以白淨結實者為良，凡入藥並宜泡用。」

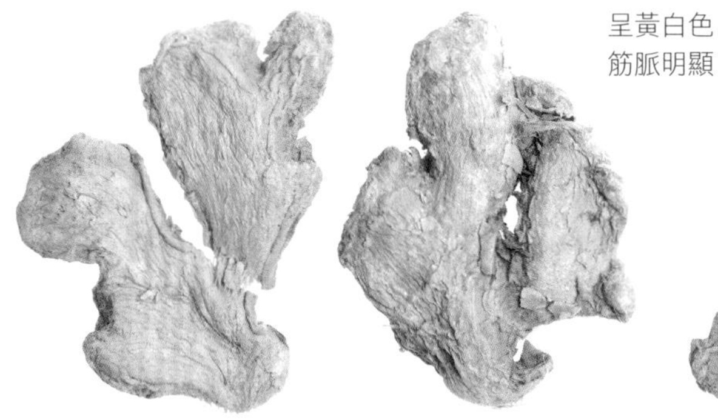

呈黃白色，顯粉性，筋脈明顯。

性味歸經

性熱，味辛，歸胃、心、肺經。

用法用量

一般用量為3～9克，煎服。

適宜範圍

① 脾陽虛所致的腹痛腹瀉；② 四肢厥逆，脈微欲絕的亡陽證；③ 形寒背冷，痰多清稀的寒飲咳喘。

現代藥理

乾薑含有薑辣素等成分，可刺激消化道，增進食慾，振奮中樞神經，促進血液循環，增強心臟活力。

鑑別保存

乾薑以質堅實、斷面色黃白、粉性足、氣味濃者為佳。宜置陰涼乾燥處，防蛀。

禁　忌

乾薑藥性大熱，陰虛內熱者忌服，肝炎患者忌食，多汗者忌食，糖尿病人及乾燥綜合徵者忌食，患有眼疾、癰瘡和痔瘡者不宜多食，孕婦慎服。

[治病配方]

1 前列腺炎：乾薑、艾葉各10克，薏仁30克。水煎服，每日1劑，每次適量。

2 胃下垂：乾薑5片，花椒3克，紅糖15克，白米100克。花椒、乾薑用紗布袋包裹，與白米一起加清水煮沸，半小時後取出藥袋，再煮成粥，調入紅糖。每日早晚各1次，長期服食可見效，有暖胃散寒、溫中止痛的功效。

3 急性咽喉炎：乾薑2片，小麥100克。加清水煮，取汁頻飲，有止咳除熱的功效。

4 感冒（風寒型）：乾薑、紅茶各3克。乾薑洗淨切碎，與紅茶同煮或沸水沖泡5分鐘即可，當茶飲用，有溫經祛寒、解表止痛的作用，適用於風寒感冒、畏寒發熱、鼻塞流涕等症狀。

[家用滋補]

1 滋補 泡茶

乾薑、綠茶各 6 克。放入杯中，用沸水沖泡，當茶飲用。此茶有清熱解毒、利濕和胃的作用，適用於急性腸胃炎的腹部絞痛。

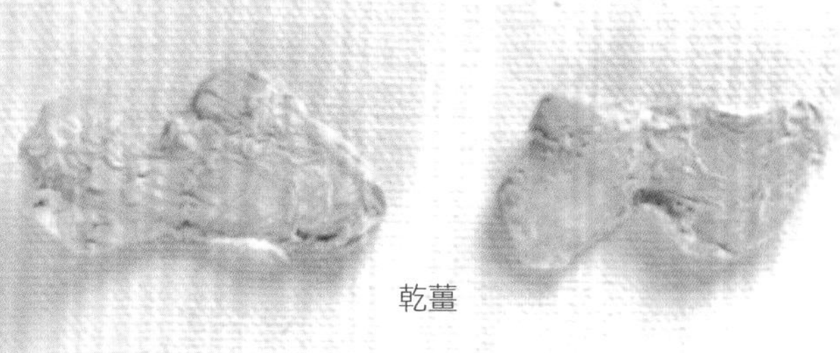
乾薑

2 滋補 炒菜

乾薑 90 克，豬腰 2 個，鹽適量。將豬腰洗淨，去臊筋，切細，與乾薑放入鍋中同炒，待炒至熟，加鹽調味即可。本品有溫肺補腎、止咳平喘的作用。

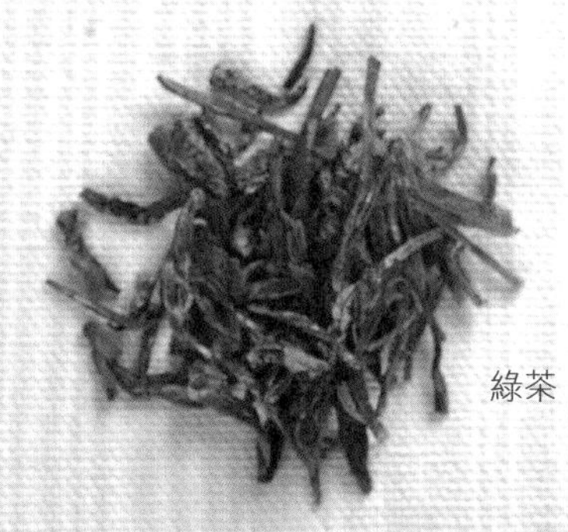
綠茶

3 滋補 煮粥

乾薑 5 克，白米 80 克，白糖適量。將乾薑洗淨，水煎取汁，加白米煮粥，待沸時調入白糖，煮至粥熟即成。每日 1 劑，連食 3 ～ 5 天。適用於脾肺虛寒、心腹冷痛、噁心嘔吐、泛吐清水、四肢不溫、納差乏力等。

乾薑茶
可用乾薑水煎泡紅茶，有溫中散寒的作用。

4 滋補 燉煮

乾薑、蘋果各 6 克，陳皮、胡椒各 3 克，公雞 1 隻，薑片、醬油、料酒、鹽、蔥段、米醋各適量。公雞宰殺、洗淨，斬為大塊，放入砂鍋內，加入上述各料及清水適量，用大火燒沸，撇去浮沫，改用小火燉至爛熟即可。本方散寒行氣止痛，可治療胃痛。

丁香

性味歸經

性溫，味辛，歸脾、胃、肺、腎經。

用法用量

一般用量 2 ～ 6 克，煎服。

適宜範圍

① 脾胃虛寒引起的妊娠嘔吐；② 腎虛引起的陽痿；③ 止呃逆、嘔吐。

現代藥理

丁香含有丁香油酚、山柰酚等成分，有抗菌、驅蟲、健胃、止痛等作用。

鑑別保存

丁香以個大、粗壯、色紅棕、油性足、能沉於水、香氣濃郁、無碎末者為佳。

禁　　忌

丁香性溫，體內有火者忌用。丁香與鬱金藥性相畏，不能同食。

丁香，常綠喬木，高達 10 米。藥材主產於坦桑尼亞、馬來西亞、印度尼西亞等地。我國廣東有少數出產。丁香花多成簇開放，好似結，被稱為「丁香結」，所以我國古代詩人常以丁香為喻寫愁。李商隱的〈代贈〉裡有「芭蕉不展丁香結」。

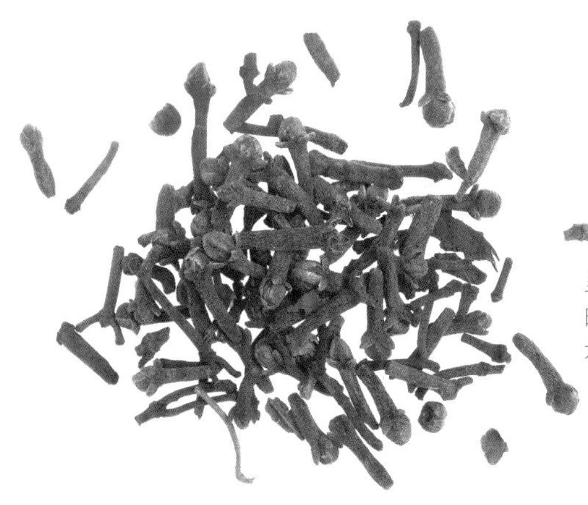

呈短棒狀，顯紅棕色或暗棕色，上部為圓球形花蕾。

[治病配方]

1 咳嗽(風熱型):丁香 6 克，檀香 20 克，石膏、紅花、甘草、北沙參各 10 克，水煎取汁，時時服之。

2 胃痛（脾胃虛寒型）：丁香 40 粒，研末，紅棗 7 顆，去核。分別將丁香末裝入棗內。小火烘焦後研成細末，分成 7 份，每次 1 份，每日 2 次，溫開水沖服，輕則 1 療程，重則 2 個療程見效。

3 胃痛（脾胃虛寒型）：丁香、炙甘草、沉香各 100 克，生薑 5 克，紅茶 8 克，鹽適量。丁香、炙甘草、沉香研磨成粉，分別包裝。生薑洗淨後剁成碎粒，放入茶杯中，再取丁香、炙甘草、沉香各 5 ～ 10 克，與紅茶放入茶杯中，加鹽。沸水沖泡，清晨空腹服用。

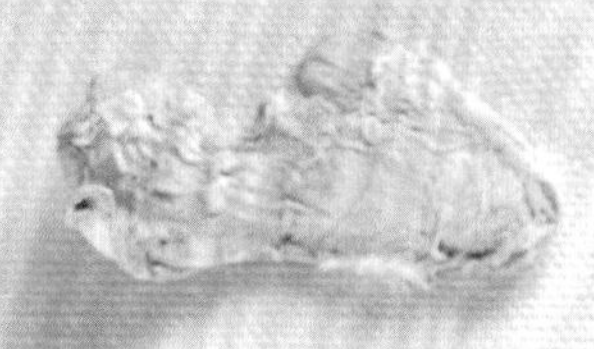

乾薑

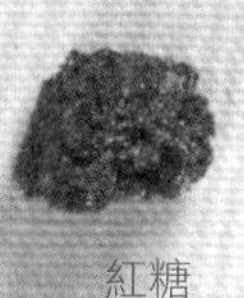

紅糖

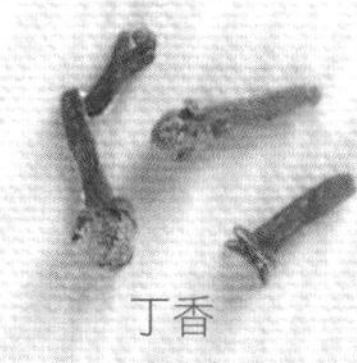

丁香

[家用滋補]

1 滋補 燉煮

丁香、肉桂各10克，母雞1隻，老薑、蔥白、白胡椒、鹽各適量。將母雞、丁香、白胡椒、肉桂、老薑拍破，蔥白切段，共放入鍋中，加清水500毫升，用小火煨煮，煮至雞肉將熟時，加鹽調味即可。本方能補益脾胃。

2 滋補 做薑糖

丁香粉5克，紅糖200克，生薑碎末40克。將紅糖放入鍋中，加清水適量，以小火煎至較稠時，加入生薑及丁香粉拌勻，再繼續煎煮，至挑起成絲狀而不黏手時停火，將紅糖倒在塗過油的大瓷盤中，待稍冷切條塊即可。本方能溫中散寒。

丁香薑糖茶
做成茶飲，嚴冬季節可用來治療凍瘡。

3 滋補 蒸服

丁香6克，鴨子1隻，醬油、料酒、蔥、生薑、香油、鹽、白糖、白胡椒各適量。鴨子洗淨，瀝乾水分。蔥切段，生薑切片。鴨子用料酒、醬油、鹽、白糖、白胡椒、丁香、蔥、生薑拌勻，醃漬約兩小時。把鴨子掛在透風處晾乾（盆內的調料留用），待鴨皮晾乾後，把醃鴨子的調料塞入鴨腹內，用大火隔水蒸爛取出，揀去蔥、生薑、丁香即可。本方能滋腎助陰。

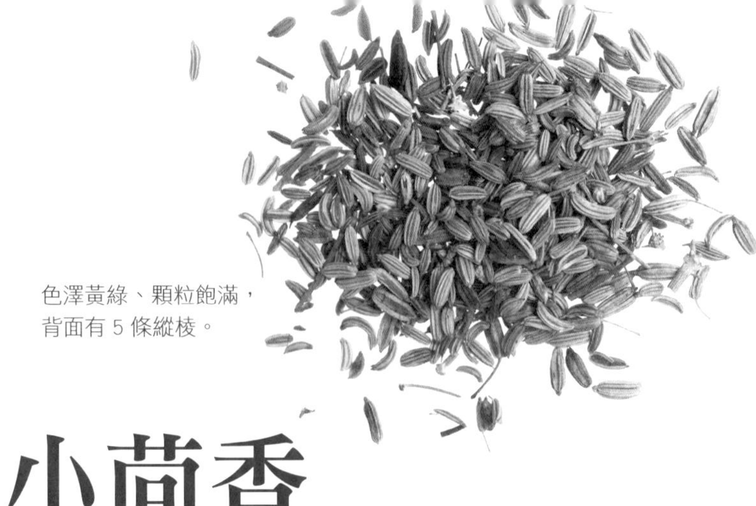

色澤黃綠、顆粒飽滿，背面有 5 條縱棱。

小茴香

性味歸經

性溫，味辛，歸肝、脾、胃、腎經。

用法用量

一般用量 3 ～ 15 克，煎服。

適宜範圍

① 寒傷脾胃引起的胃脘寒痛、得熱則緩、受寒則重；② 腎陽不足引起的遺尿、腰膝酸軟；③ 散寒止痛。

現代藥理

小茴香含有茴香腦、茴香醛、檸檬烯、葑酮、愛草腦、γ- 松油烯、α- 蒎烯、月桂烯等成分，有抑菌、利尿、促進胃腸蠕動、促進膽汁分泌、抗潰瘍等作用。

鑑別保存

小茴香以粒大飽滿、黃綠色、氣味濃者為佳。

禁　忌

小茴香味辛性溫，熱證及陰虛火旺者忌用。

小茴香是傘形科植物茴香的乾燥成熟果實。本品入藥首見於《藥性論》，原名茴香。清朝末年，俄羅斯人米哈伊洛夫遊覽杭州西湖時，突然疝氣發作，疼痛不已。隨行的俄羅斯醫生束手無策，幸好碰見了一位老中醫。老中醫用小茴香一兩，研成粗末，讓米哈伊洛夫用二兩紹興黃酒送服。20 分鐘後，疝痛就奇蹟般地減輕，並很快消失，此事一時被傳為當地佳話。

[治病配方]

1 疝氣腹痛：小茴香 10 ～ 15 克。炒焦，研粉，用開水分 3 次沖服。

2 胃痛（肝胃不和型）：小茴香、枳殼各 12 克，烏藥 10 ～ 12 克，川厚朴 8 ～ 12 克，佛手 8 ～ 10 克，陳皮、甘草各 8 克。加清水煎成 300 毫升，每日分 2 次趁溫服用。

3 睾丸腫痛：小茴香 6 克，海帶 30 克。用清水煎煮，吃海帶，喝湯。

4 疝氣：小茴香、荔枝核、橘核、延胡索各 9 克。所有材料加適量清水煎煮即可。每日飲用，連服數日。

5 尿路結石：小茴香 12 ～ 15 克，烏藥、八月札、虎杖各 15 克，雞內金 12 ～ 18 克，金錢草 20 ～ 30 克，甘草 10 克。材料放入鍋中，加清水煎成 500 毫升，每日分 2 次趁溫服用。

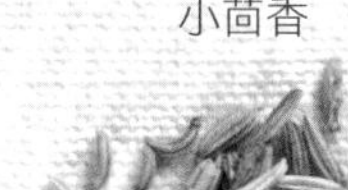

小茴香

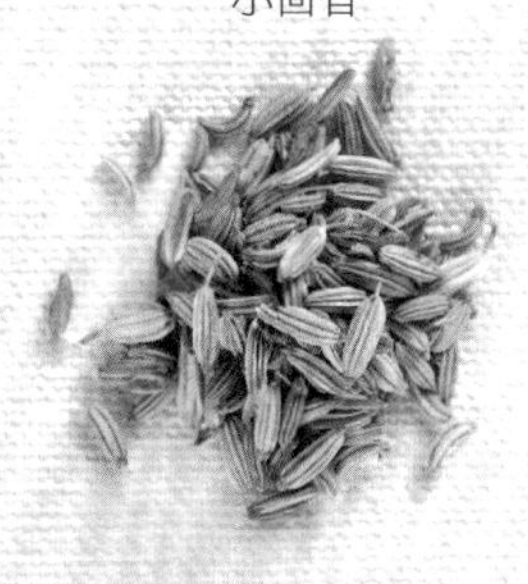

[家用滋補]

1  燉煮

① 小茴香、花椒各適量，羊肉 400 克，大蒜 150 克，黃醬、醬油、鹽各適量。羊肉洗淨，分 4 塊放入沸水中焯透。大蒜剁成蓉，鍋內放適量油，下黃醬翻炒，加醬油、花椒、小茴香、鹽製成醬湯，放入羊肉，小火醬熟，切成片。炒鍋放入油，下蒜蓉炒香，放入羊肉片，加入鹽、清水稍燜即可。能溫中散寒。② 小茴香與鹿茸、菟絲子一同燉羊腎，還可作為糖尿病、腎病的輔助食療，尤其以腰部冷痛明顯者，有補腎強腰膝之功效。

小茴香粥

將小茴香包在紗布袋中再放入砂鍋中煎煮，方便取汁。

2 滋補 煮粥

小茴香、鹽各適量，白米 50 克。將小茴香放入砂鍋內，加適量清水煮，取汁。將白米淘洗乾淨，與小茴香湯汁、鹽一同放入鍋中煮粥，煮至白米熟爛即可。此粥能開胃消食。

3 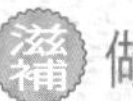 做茴香豆

小茴香、桂皮、鹽各適量，黃豆 500 克。黃豆洗淨，浸泡 8 小時後撈出瀝乾水。將所有調料放入鍋內，加適量清水，放入泡發好的黃豆，用小火慢煮至黃豆熟，待水基本煮乾後，鍋離火，揭蓋冷卻即可。本方能開胃消食。

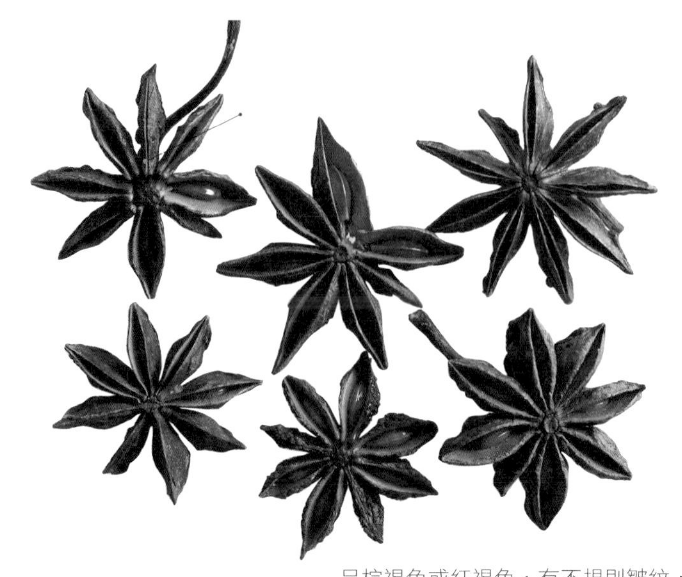

呈棕褐色或紅褐色，有不規則皺紋，果皮上側多開裂成小艇形。

八角

為八角科植物八角茴香的果實。別名舶上茴香、舶茴香、八角珠、八角香、八角大茴、原油茴、八月珠、大料、五香八角。它生於氣候溫暖、潮濕，土壤疏鬆的山地，可人工栽培，栽培品種很多，主要分佈於中國南方地區。果實在秋冬季節採摘，乾燥後呈紅棕色或黃棕色，氣味芳香而甜，全果或磨粉使用。

[治病配方]

1 小腸氣墜：八角、小茴香各 9 克，乳香少許，水煎取汁服，每次適量。

2 疝氣偏墜：八角末、小茴香末各 10 克，豬脬 1 個。同放入砂鍋中，以酒煮爛，連脬製成如梧桐子大小藥丸。每服 50 丸，溫開水送服。

3 腰重刺脹：八角茴香，炒，研末，食前酒服。

4 腰痛如刺：八角茴香（炒研）每服 5 克，食前鹽湯下。另外，以糯米 50 克，炒熱，袋盛，拴於痛處。

性味歸經

味辛、甜，性熱，歸肝、腎、脾、胃經。

用法用量

一般用量 3～6 克，煎湯，或入丸、散，內服；研末調敷可外用。

適宜範圍

① 主治寒疝腹痛；② 胃寒嘔吐；③ 腰膝冷痛；④ 脘腹疼痛。

現代藥理

八角含茴香油、脂肪油以及蛋白質、樹脂等，它能刺激胃腸神經血管，促進消化液分泌，增加胃腸蠕動，有健胃、行氣的功效，有助於緩解痙攣、減輕疼痛。

鑑別保存

以個大、香氣濃，色紅、油性大者為佳。置於通風乾燥處保存。

禁　忌

《會約醫鏡》：「陽旺及得熱則嘔者均戒」；《得配本草》：「多食損目發瘡」；陰虛火旺者慎服。

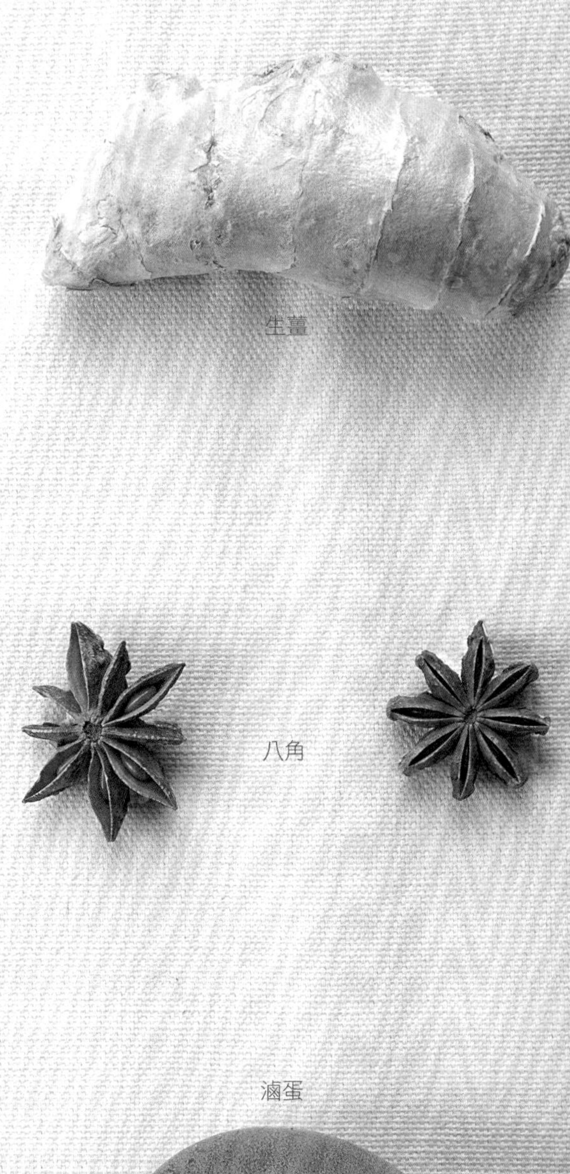

[家用滋補]

1 滋補 炒菜

八角3顆，五花肉500克，桂皮1根，蔥半根，薑6片，冰糖20克，醬油（老抽）、鹽各適量。洗淨的五花肉切成小塊，焯水備用；蔥切段。油鍋燒至七成熟，放入蔥、薑、桂皮和八角炒出香味後，倒入五花肉煸炒至變色，倒入醬油（老抽）和鹽，翻炒至熟即可。此菜可補虛、滋陰、潤燥、滋肝陰、潤肌膚。

2 滋補 煲湯

八角2顆，豬蹄1只，黃豆100克，薑3片，料酒、米醋、鹽各適量。黃豆提前一晚用清水浸泡；豬蹄洗淨，斬件，焯水；把黃豆、豬蹄、八角和薑片放入煲裡，加適量清水，大火煮沸，倒入料酒、米醋，轉中小火煲兩小時，下鹽調味即可食用。此湯可溫中散寒，催乳，延緩皮膚衰老。陰虛火旺者不適宜食用。

3 滋補 滷蛋

八角3顆，雞蛋6個，蔥半根，薑4片，滷肉料，醬油（老抽）、鹽各適量。將以上材料加水一起煮15分鐘，敲碎蛋殼，轉小火繼續煮30分鐘。

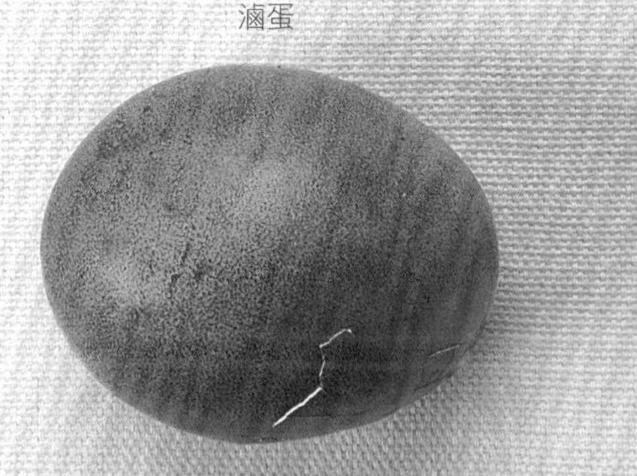

性味歸經

性溫，味辛，歸脾、胃、腎經。

用法用量

煎服，一般用量 3～6 克，大劑量可用到 30 克。

適宜範圍

① 脾胃虛寒引起的食慾減退或脘腹冷痛、嘔吐、腹瀉；② 蛔蟲引起的腹痛。

現代藥理

花椒含有揮發油、川椒素、植物固醇、不飽和有機酸等成分，有抑菌、殺蟲、麻醉、止痛等作用。

鑑別保存

花椒以粒大、色紫紅、香氣濃烈者為佳。因其易揮發，不宜久藏，宜置通風乾燥處。

禁　　忌

花椒味辛性溫，陰虛火旺者忌用，孕婦慎服。花椒不可與防風同食，防風性溫、味辛甘，花椒性溫味辛，兩者同食，可使防風藥性變得燥烈。花椒不可與羊肉等性熱食物同食，若搭配過量食用，容易火氣大，並造成便秘。

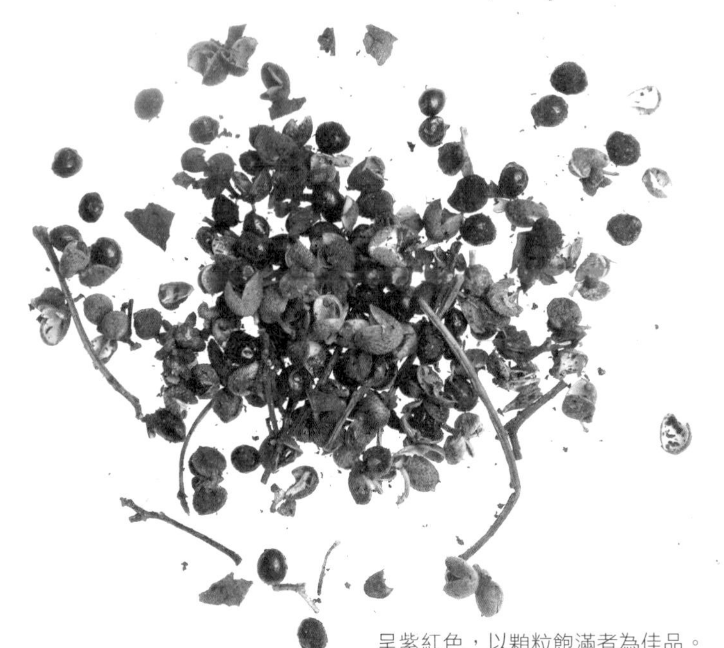

呈紫紅色，以顆粒飽滿者為佳品。

花椒

花椒於中國北部至西南，華北、華中、華南均有分佈。四川漢源的花椒，自唐代元和年間就被列為貢品，古稱「貢椒」，史籍多有記載。李時珍《本草綱目》記載：「花椒堅齒、烏髮、明目，久服，好顏色，耐老、增年、健神。」

[治病配方]

1 咳嗽（風寒型）：花椒 10 粒，梨 1 個，冰糖適量。梨洗淨，靠柄部橫斷切開，挖去中間核後，放花椒、冰糖，把梨上部拼對好，放入碗裡，上鍋蒸半小時左右即可。

2 嘔吐：花椒 6 克，綠豆 50 克。用清水煎煮，取汁，頻飲。

3 胃炎（脾虛濕阻型）：花椒 6 克，烏梅 9 克。用清水煎煮，取汁服用，每日兩三次。

4 胃痛（脾胃虛寒型）：花椒 10 粒，黃豆 50 克。水煎取汁，頻飲。

[家用滋補]

1 滋補 涼拌

花椒7粒，鮮藕250克，醋、鹽、白糖各適量。將藕洗淨，刮去外皮、切片，入沸水鍋中焯透，撈入盤中，加鹽、醋、白糖拌勻。鍋中加油燒熱，下花椒炸至變色時撈出，將炸好的花椒油倒入盤中藕片上，拌勻即可。本品能清熱涼血。

2 滋補 煮粥

① 花椒、蔥、生薑、鹽各適量，白米100克。白米淘洗乾淨，放入鍋中，加清水熬煮成粥。將蔥、生薑、鹽加入粥中，拌勻後稍煮一會兒，趁熱撒入花椒即可。本方能溫中散寒。② 古人還有一個「花椒粥」的經典食療，對老年人脾胃虛弱、脘腹冷痛、腸鳴腹瀉非常有效。用花椒3克，白麵粉100克，生薑3片，一同煮粥，有溫中補虛、暖胃止痛的功效。

3 滋補 做飲品

花椒、紅糖各30克。將花椒先放在清水中泡1小時，花椒水倒入鍋中，用大火煮10分鐘，出鍋時加入紅糖即可。每日飲用1次即可。

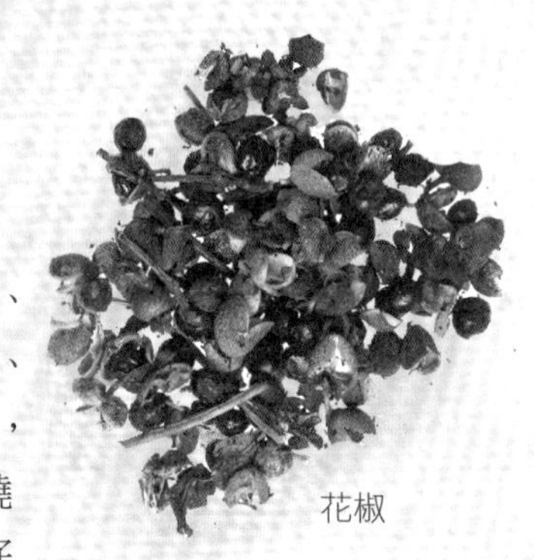

花椒

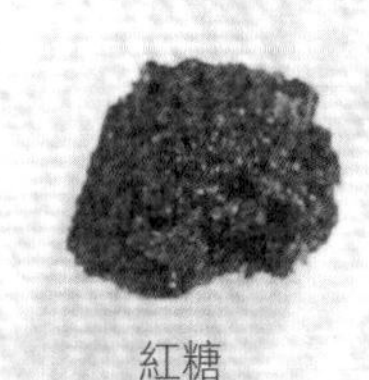

紅糖

花椒紅糖飲

此飲品有散寒下氣的功效，也可用於回乳。

性味歸經

性熱，味辛，歸脾、胃、大腸經。

用法用量

一般用量 1～3 克，煎服。

適宜範圍

① 胃寒、食積所致的胃腹冷痛、腸鳴腹瀉；② 風寒感冒；③ 食慾不振、消化不良。

現代藥理

胡椒含有胡椒鹼、胡椒脂鹼、胡椒新鹼、向日葵素、二氫葛縷醇、氧化石竹烯、隱品酮等成分，有抗驚厥、鎮靜、殺蟲、祛風、健胃等作用。

鑑別保存

胡椒以粒大、飽滿、堅實、氣味強烈者為佳。

禁　忌

胡椒性熱，不可多食。孕婦慎服，風熱感冒、濕熱實火及陰虛有火者忌用。

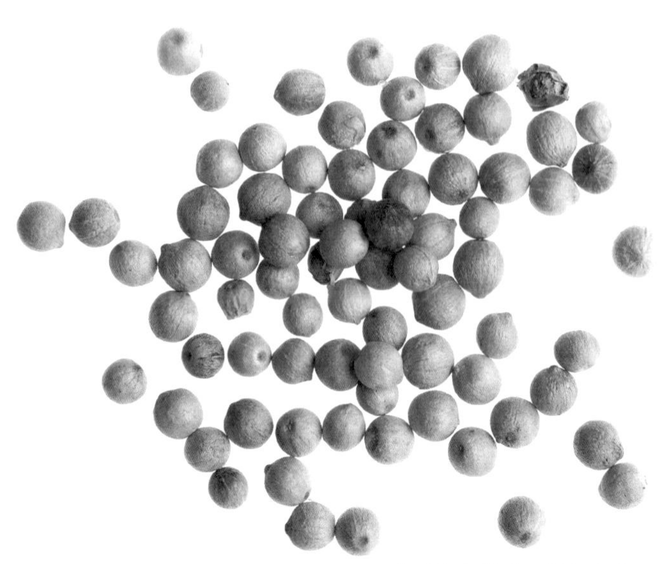

此品為白胡椒，呈灰白色，個圓，堅實飽滿。

胡椒

胡椒，為胡椒科植物胡椒的果實。生長於蔭蔽的樹林中，分佈於熱帶、亞熱帶地區，中國華南及西南地區有引種。古代中醫大家朱震亨認為：「胡椒性燥，食之快膈，喜食者眾，大傷脾胃肺氣，久則氣大傷，凡病氣疾人，益大其禍也。」

[治病配方]

1 胃寒胃痛：取胡椒 10 粒，甜杏仁 5 個，紅棗 3 顆（去核），共研細末，溫開水送服。成人每日 1 次，兒童酌情減量。

2 齲齒牙痛：白胡椒研粉，取少許與少量鹽拌勻，塞入齲齒洞中。

3 小兒腮腺炎：胡椒粉少許，拌以適量麵粉，加清水調成糊狀，每日塗患側幾次，乾後即可再塗。

4 小兒虛寒性腹瀉：取胡椒粉 1 克，撒於白米飯中拌勻，把飯捏成餅狀，貼肚臍；或以胡椒粉 3 克直接敷於臍眼，填滿，用傷濕止痛膏封嚴，每日 1 次，一般 1 ～ 3 次即痊癒。

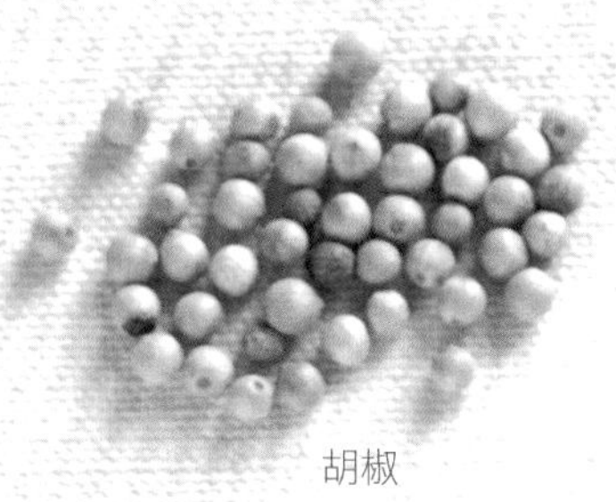
胡椒

[家用滋補]

1 滋補 煮粥

胡椒5克，白米50克，鹽適量。將胡椒洗淨，水煎取汁，加白米煮粥，待熟時調入鹽等，再煮一二沸即成；或將胡椒1克研為細末，直接調入粥中服食，每日1劑，連續3～5天。本方適用於脾胃虛寒所致的脘腹冷痛、食慾不振、納差食少等。

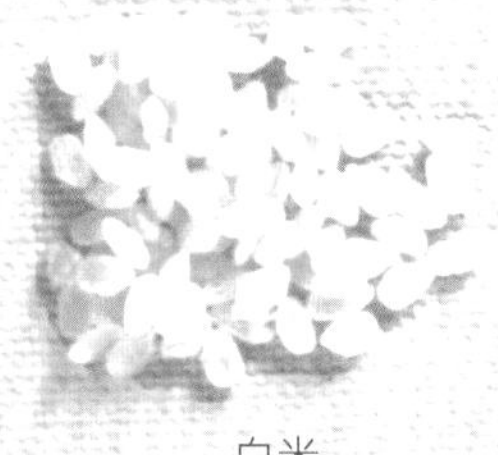
白米

2 滋補 燉煮

① 胡椒、乾薑、砂仁各6克，肉桂、陳皮各3克，豬肚1個，調料適量。豬肚洗淨，諸藥布包，加水同煮至豬肚爛熟後，去渣取汁飲服，豬肚取出切片，調味服食。可健脾益氣，溫中和胃，適用於胃脘隱痛、喜熱飲、納差食少、面色無華等。② 胡椒30克，砂仁10克，生薑15克，紅棗5顆，豬肚1個，鹽適量。豬肚洗淨，紅棗去核，胡椒、砂仁研為細末，生薑洗淨切細，諸藥共納入豬肚中，加水適量，小火燉熟服食。每三日1劑，5劑為1療程，連續兩三個療程。適用於脾胃虛寒所致的胃痛、嘔吐、腹脹、腹洩等。

胡椒粥
胡椒有黑白兩種，煮粥以白胡椒為佳。

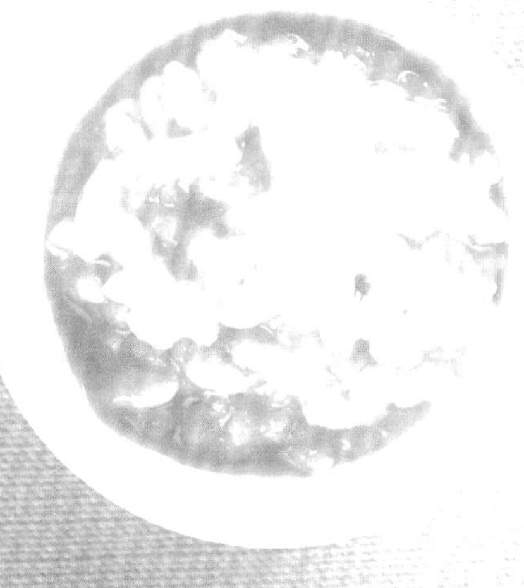

性味歸經

性涼，味酸，歸腎經。

用法用量

一般用量 3 ～ 10 克，代茶飲。

適宜範圍

心血管、動脈硬化、高血壓等病以及骨折、兒童或老年人消化不良等。

現代藥理

洛神花中含有原兒茶酸能促進血癌細胞的滅亡；洛神花的提取物能保護肝功能，還能調節血壓、改善睡眠。

鑑別保存

宜貯存於陰涼乾燥處。

禁　　忌

洛神花中含有機酸，胃酸過多者不宜服用；其有利尿作用，故腎功能不好的人，儘量少量服用。

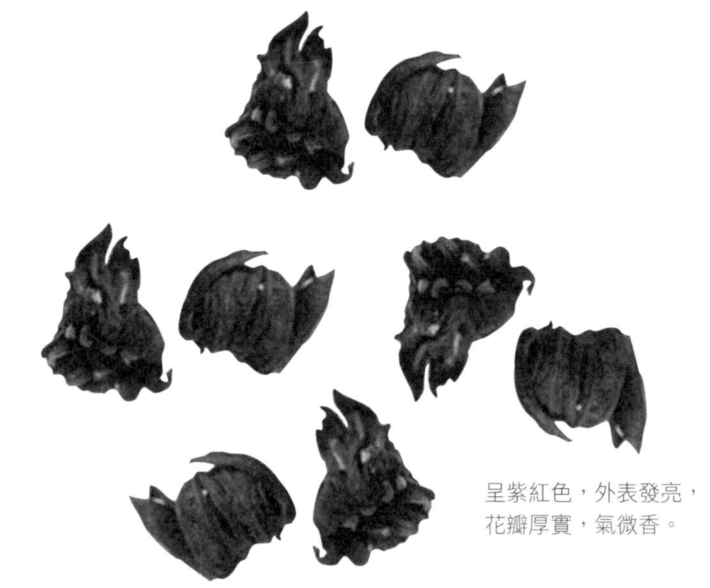

呈紫紅色，外表發亮，花瓣厚實，氣微香。

洛神花

洛神花為錦葵科木槿屬一年生草本植物，又名玫瑰茄、山茄，開花時顏色豐富，十分美麗，故有「植物紅寶石」的美稱。

[治病配方]

咽喉腫痛、扁桃腺炎：洛神花、木蝴蝶、金蓮花各取 1 克，以熱開水沖泡，可加入冰糖調味，洛神花泡開即可。

[家用滋補]

代茶飲

洛神花 5 克，溫開水沖泡，也可加入適量蜂蜜，代茶飲。可防治心血管疾病，也可用來減肥。

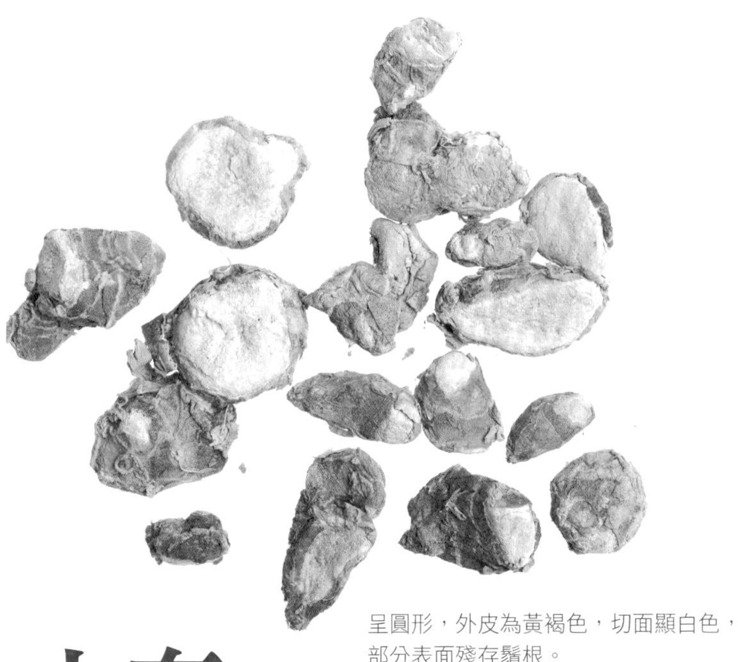

呈圓形，外皮為黃褐色，切面顯白色，部分表面殘存鬚根。

山奈

山奈，又稱沙薑，為一年生草本植物。《本草綱目》稱其：「暖中，辟瘴癘惡氣，治心腹冷痛，寒濕霍亂。」

[治病配方]

1 胸腹冷痛：山奈、當歸各10克，丁香6克，甘草3克。每日1劑，水煎服。

2 牙痛：山奈研成細粉，每取適量，擦牙或漱口，每日3次。

[家用滋補]

滋補 燉煮

① 山奈粉5克，牛肉500克，加調料適量，燉煮熟食之。本方有溫中的作用。② 山奈5克，豬肚1個，加適量調料、輔料燉食。本方有健脾胃的功效。

性味歸經

性溫，味辛，入胃經。

用法用量

一般用量6～10克，煎服。

適宜範圍

① 胃寒導致的心腹冷痛、腸鳴腹瀉者、納穀不香、不思飲食等；② 食積、停食不化。

現代藥理

山奈含山奈酚、山奈素、黃酮類、龍腦、對甲氧基桂皮酸乙酯、桂皮酸乙酯、莰烯等成分，有抑真菌作用。

鑑別保存

山奈以色白、粉性足、飽滿、氣濃厚而辣味強者為佳。本品易黴變，應放入防潮容器內，置乾燥、通風、陰涼處存放。

禁忌

陰虛血虧以及胃有鬱火者禁服。

性味歸經

性溫，味辛，歸脾、胃經。

用法用量

一般用量3～6克，煎服。

適宜範圍

胃寒、食積導致的脘腹冷痛、胃寒嘔吐、噯氣吞酸等等。

現代藥理

高良薑含丁香油酚、蒎烯、畢澄茄烯、山柰素、山奈酚、槲皮素、異鼠李素、高良薑酚等成分，有抗菌、抗血栓、鎮痛等作用。

鑑別保存

高良薑以分枝少、色紅棕、香氣濃、味正者為佳。宜貯存於乾燥容器內，置陰涼乾燥處，防蛀。

禁　　忌

陰虛有熱者禁服。

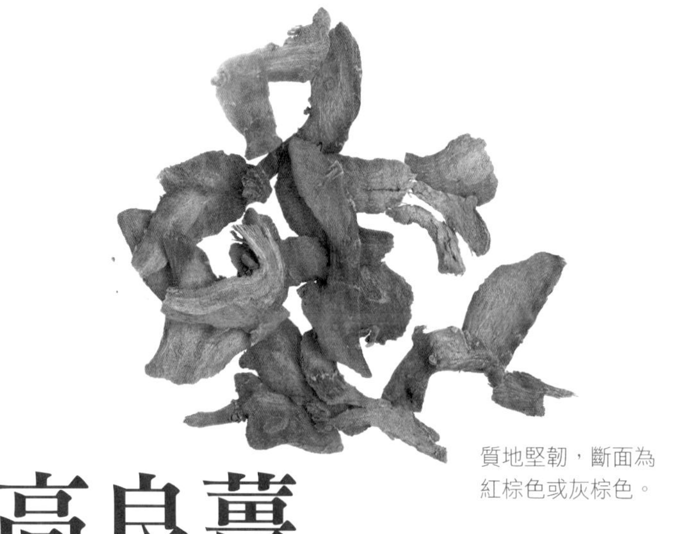

質地堅韌，斷面為紅棕色或灰棕色。

高良薑

高良薑，別名小良薑，為薑科植物高良薑的根莖。高良薑始載於《名醫別錄》。因出於古高涼郡（今廣東省湛江、茂名一帶），原名高涼薑，後因諧音而稱為高良薑。《本草綱目》記載：「其性甘辣、清涼，除煩熱、利津小便，通三焦團壅、塞氣抗寒、散氣之功效，且明目驅瘴。」

[治病配方]

1 止嘔：高良薑5克，乾薑3克。水煎服，每日1劑。

2 疝氣：高良薑、荔枝核各20克，香附子10克。共研細末，每次服10克，每日1次，5天服完。

[家用滋補]

1  燉煮

高良薑、乾薑各30克，牛肉400克。牛肉、高良薑、乾薑均洗淨放入鍋內，加清水適量，大火煮沸後，小火煲兩小時，調味後食用。對胃潰瘍、十二指腸潰瘍有較好療效。

2  煮粥

高良薑15克，白米60克。加適量水先煎高良薑，去渣取汁，後再加適量水下米煮粥。空腹服食，對吐瀉交作、腹中疼痛等有較好療效。

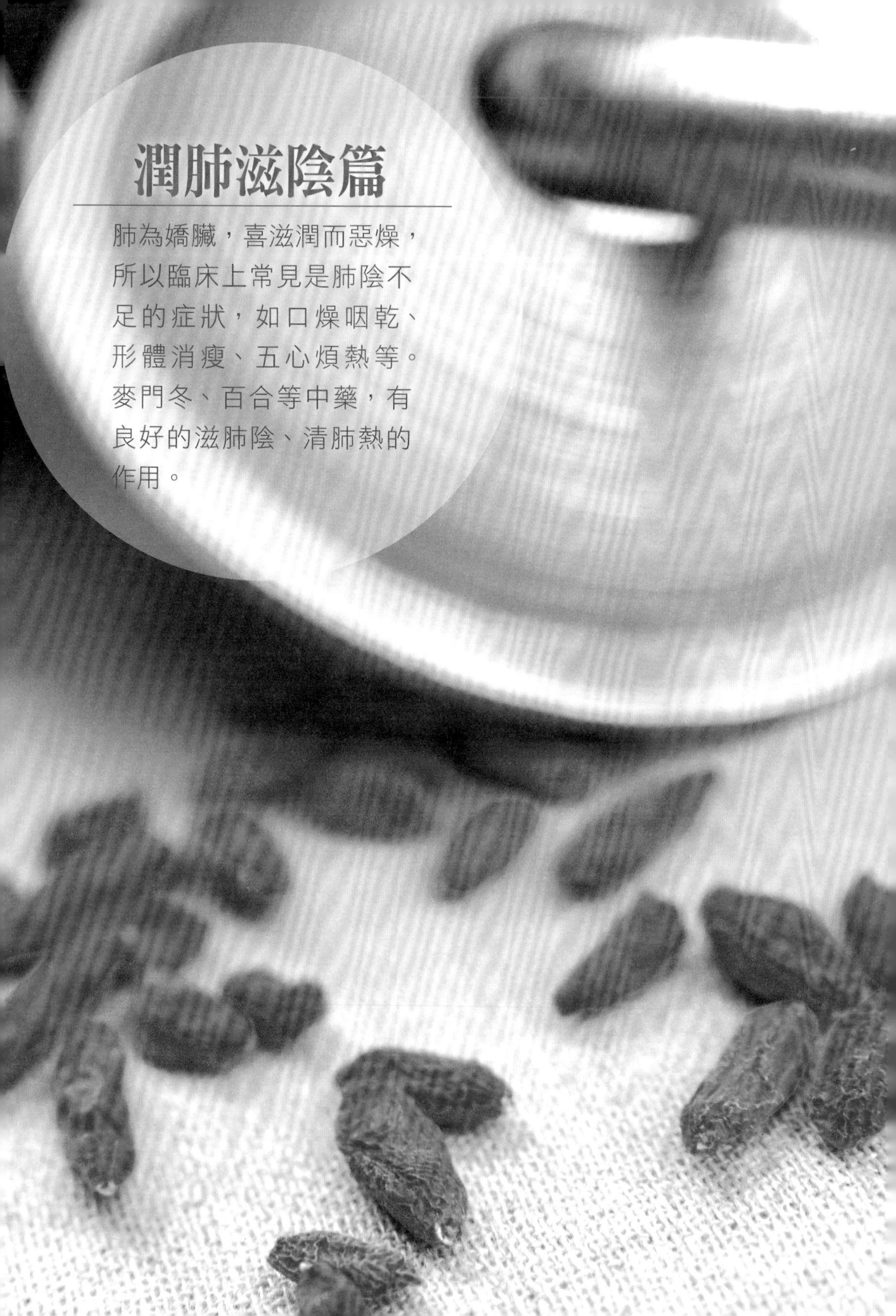

潤肺滋陰篇

肺為嬌臟，喜滋潤而惡燥，所以臨床上常見是肺陰不足的症狀，如口燥咽乾、形體消瘦、五心煩熱等。麥門冬、百合等中藥，有良好的滋肺陰、清肺熱的作用。

性味歸經

性微寒，味甘、微苦，歸脾、胃、心經。

用法用量

一般用量為 9 ～ 15 克，可用到 30 克。

適宜範圍

① 胃陰虛所致的舌乾口渴、胃痛、食慾不振等；② 陰虛肺燥所致的鼻咽乾燥、乾咳痰少；③ 心陰虛所致的心煩、失眠多夢、健忘、心慌等。

現代藥理

麥門冬含有低聚糖類、多種胺基酸等成分，有提高免疫功能，抑菌、降血糖，提高身體適應能力，抗心律失常和擴張外周血管的作用。

鑑別保存

麥門冬以肥大、淡黃白色、半透明、質柔、嚼之有黏性者為好。最好貯存於密閉容器內，並加適量乾燥劑。

禁　忌

對麥門冬過敏者不可食用，過敏表現為噁心、嘔吐、心慌、煩躁、全身紅斑、搔癢。麥門冬性寒，風寒感冒、痰濕咳嗽或脾胃虛寒洩瀉者忌用。

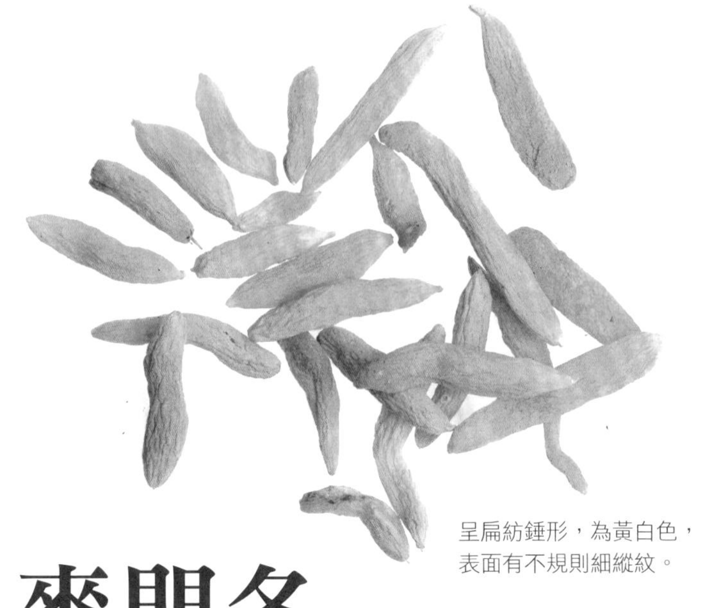

呈扁紡錘形，為黃白色，表面有不規則細縱紋。

麥門冬

麥門冬，為百合科植物麥門冬的乾燥塊根。可清心除煩，治口乾燥渴、咽喉腫痛、冠心病。《名醫別錄》稱其可「療虛勞客熱，口乾燥渴」。現代藥理實驗證明，麥門冬對部分糖尿病患者具有降血糖、提高免疫力的作用，並可促進胰島細胞恢復。

[治病配方]

1 萎縮性鼻炎：麥門冬 12 克，百合 10 克，梨 1 個，胖大海 4 顆。將前 3 味煎水取汁，沖泡胖大海，時時飲服，具有養陰潤燥的功效。

2 閉經（陰虛血燥型）：麥門冬、生地黃、白芍、地骨皮各 10 克。用沸水沖泡，蓋上蓋子悶半小時，喝完以後可以再倒入開水浸泡，每天換一次藥材。

3 糖尿病（陰虛熱盛型）：麥門冬 30 克，鹹橄欖 4 顆，蘆根 20 克。將以上各味藥加清水兩碗半，煎至 1 碗，去渣。每日飲用 2 次，每次適量，有清熱生津、解毒利咽的功效。

4 糖尿病（陰虛熱盛型）：麥門冬、知母、黨參各 10 克，生石膏 30 克（先煎），元參 12 克，生地黃 18 克。水煎當茶飲。

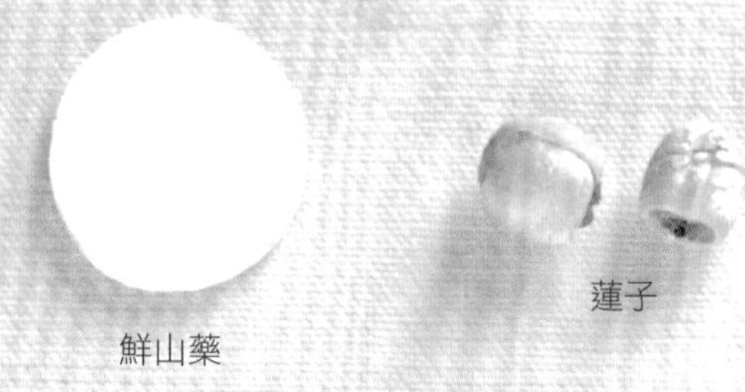

[家用滋補]

1 滋補 煮粥

①麥門冬 15 克，鮮山藥 100 克，薏仁 20 克，白米 50 克，蓮子、冰糖各 10 克。將麥門冬、鮮山藥洗淨，薏仁、白米淘洗乾淨。將所有材料一起放入砂鍋，加清水，先用大火煮開，再改小火煨成粥即可。此粥益氣補脾、潤燥嫩膚。② 麥門冬、黨參、五味子各 10 克，白米 50 克，冰糖適量。將諸藥水煎取汁，與白米加清水適量煮粥，待熟時調入冰糖，再煮沸即可。此粥能補氣養陰。③ 麥門冬 20 克，新鮮百合、白米各 100 克，冰糖適量。將麥門冬洗淨後，放入砂鍋中，加入適量清水，小火煎汁，20 分鐘後棄渣取汁。白米、百合均洗淨後放入砂鍋內，加清水適量，再將麥門冬汁和冰糖同入鍋內，小火煮至米熟即可。本方可補陰安神。

2 滋補 代茶飲

麥門冬、知母各 10 克，熟地黃、生石膏各 20 克，牛膝 30 克。水煎當茶飲，常用於胃熱陰虛證的調理。

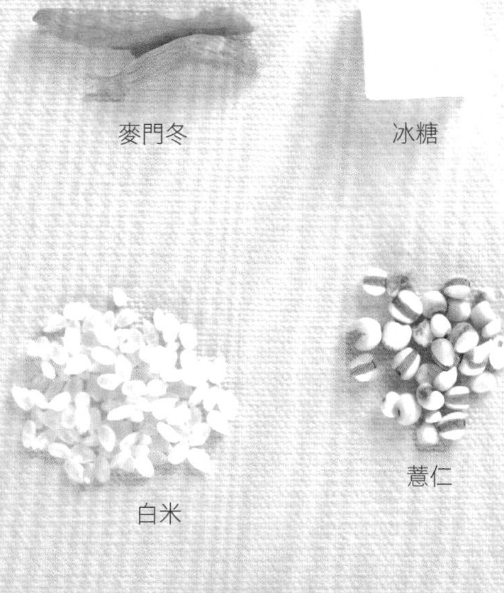

麥門冬山藥蓮子粥

也可用山藥、麥門冬和小米煮粥，適合糖尿病患者服用。

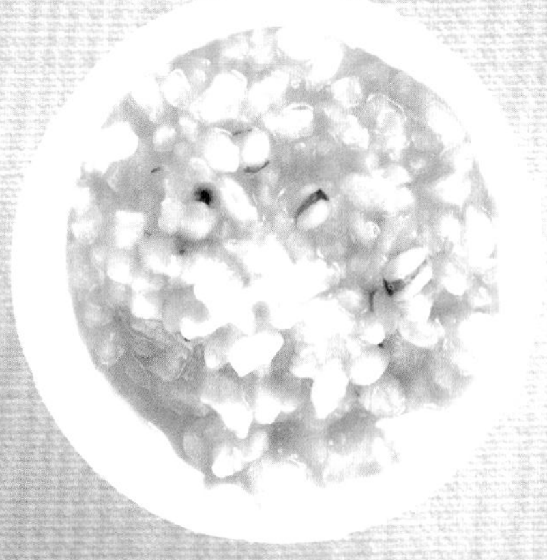

性味歸經

性微寒，味甘，歸心、肺經。

用法用量

一般用量10～30克，煎服。

適宜範圍

① 肺陰虛所致的乾咳、痰少黏白或無痰；② 陰虛有熱之神經衰弱、歇斯底里，及熱病後體虛；③ 胃陰虛有熱所致的胃脘部隱隱作痛、口燥咽乾、大便乾結等。

現代藥理

百合含有多醣類、苷類等成分，有增強免疫力，抗腫瘤，鎮咳去痰，平喘安眠的作用。

鑑別保存

百合以鱗葉均勻、肉厚、質硬、筋少、色白、味微苦者為佳。新鮮百合含水量高，可用細沙貯藏，保鮮又保質。

禁　　忌

百合藥性寒潤，風寒咳嗽和大便溏瀉者不宜服用。

百合為淡棕黃色，邊緣較中間薄，略向內彎曲。

百合

百合，為百合科多年生草本植物卷丹、百合或細葉百合的乾燥肉質鱗葉。味道鮮美，營養豐富，藥用價值很高。百合入藥始載於漢朝《神農本草經》，中醫認為其能養陰清熱，滋補潤肺，治肺結核咯血，安神。《本草綱目》中有百合可潤肺止咳、寧心安神、補中益氣之功效的記載。

[治病配方]

1 支氣管炎：鮮百合10克，甘蔗汁、白蘿蔔汁各50毫升，蜂蜜適量。將百合用清水煎煮，加入兩汁和蜂蜜，分早中晚服用，對久咳不癒、乾咳少痰有療效。

2 更年期症候群：乾百合50克（鮮品加倍），白菊花6克。菊花略洗拍碎，乾百合先泡發，加清水同煮，待乾百合軟爛，可加糖適量服用，有養心安神的作用。

3 便秘（血虛型）：鮮百合、桑葉、桑葚、決明子、天門冬各10克，番瀉葉1克。水煎當茶飲。

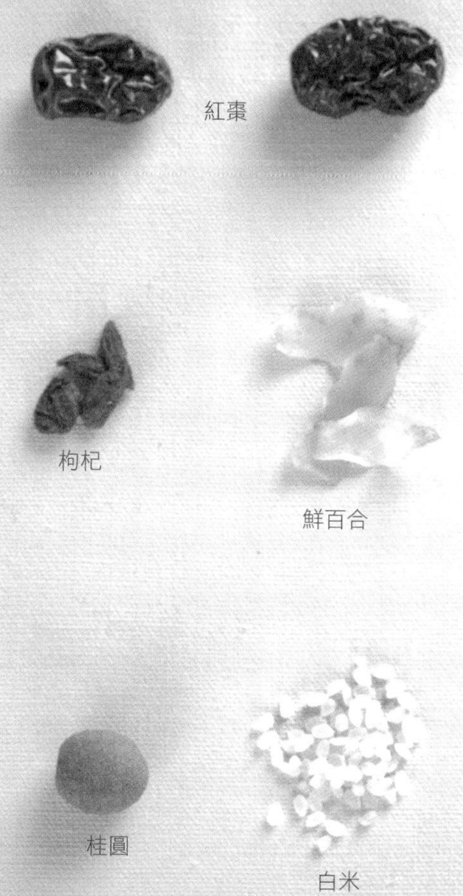

百合枸杞桂圓粥

也可在此粥中加入蓮子同煮，百合和蓮子先用水泡一下，這樣煮成後不會硬。

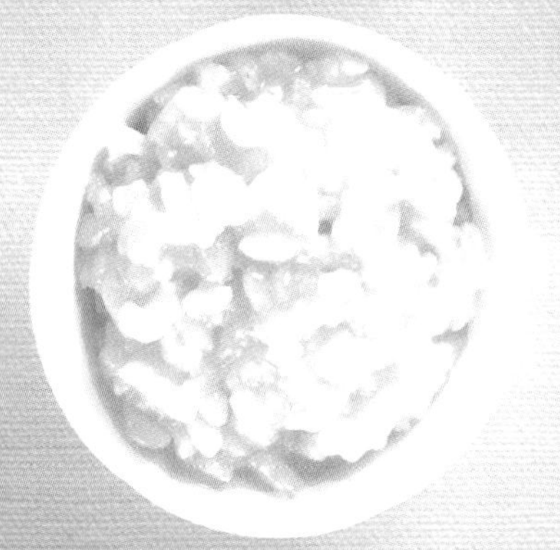

[家用滋補]

1 滋補 代茶飲

①乾百合、菊花各6克，綠茶、薄荷各1克，金銀花5克。所有材料混合後用沸水沖泡5分鐘，當茶飲。本方能清肝明目。

②鮮百合、靈芝各10克，南沙參、北沙參各6克。將靈芝先用溫水浸泡半小時，再加南沙參、北沙參、百合同煎沸，放保溫瓶中，分兩三次趁溫飲用。本方有益肺補虛、去痰止咳的作用，適用於風寒（熱）、痰熱已去，仍咳喘不已，時有咳痰、氣急等症狀。

2 滋補 煮粥

鮮百合、枸杞、桂圓肉各10克，紅棗5顆，白米100克。藥材洗淨後與白米同煮成粥，早晚食用，能滋補肝腎。

3 滋補 燉煮

鮮百合、白果各50克，紅棗10顆，生薑2片，鮮牛肉300克。將牛肉沸水汆後洗淨切片，白果浸泡水中去外膜，紅棗去核，生薑去皮。鍋內加清水，燒開後放百合、紅棗、白果和生薑，中火煮至百合將熟，加牛肉片煲熟，加鹽調味，能補血養顏。

玉竹

玉竹，為百合科植物玉竹的根莖。傳說三國時的樊阿，從小就拜華佗為師。華佗曾傳他一秘方，服之利五臟、去蟲、輕身益氣，能長壽至百餘歲。樊阿一直秘藏不授，人們是在他喝醉後才知道，從此流傳於世，而秘方其實就是玉竹。

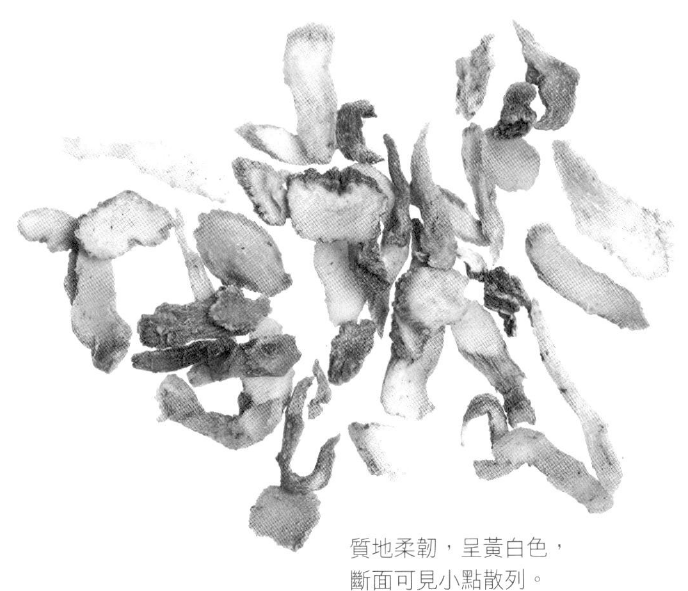

質地柔韌，呈黃白色，
斷面可見小點散列。

性味歸經

性微溫，味甘，歸脾、肺經。

用法用量

一般用量 15～30 克，煎服。

適宜範圍

① 陰虛肺燥有熱所致的乾咳少痰、咯血、聲音嘶啞等；② 胃陰虛有熱之口乾舌燥、消渴、食慾不振；③ 熱傷心陰之煩熱多汗、驚悸等。

現代藥理

玉竹含有黏多醣、皂苷、生物鹼等成分，有強心作用，對腎上腺和糖代謝紊亂引起的高血糖有顯著抑制作用，還有利尿功能。

鑑別保存

玉竹以條粗長、淡黃色、飽滿質結、半透明狀、體重、糖分足者為佳。

禁　　忌

玉竹含有強心苷，正在用強心藥的病人不宜服用玉竹，會使藥效過猛。玉竹性寒，脾胃虛寒洩瀉者忌用。玉竹生津潤燥，體內有痰濕者忌用。

[治病配方]

1 高血壓：玉竹 50 克，水煎服。每日 1 劑，每次適量。

2 萎縮性胃炎：玉竹、丹參各 30 克，山楂、砂仁各 10 克，檀香 5 克。水煎服，早晚分服。

3 冠心病：玉竹 12 克，水煎服，代茶飲，頻頻服用。

4 病後體弱：玉竹、首烏、黃精、桑葚各 10 克，水煎服，每日 1 劑。

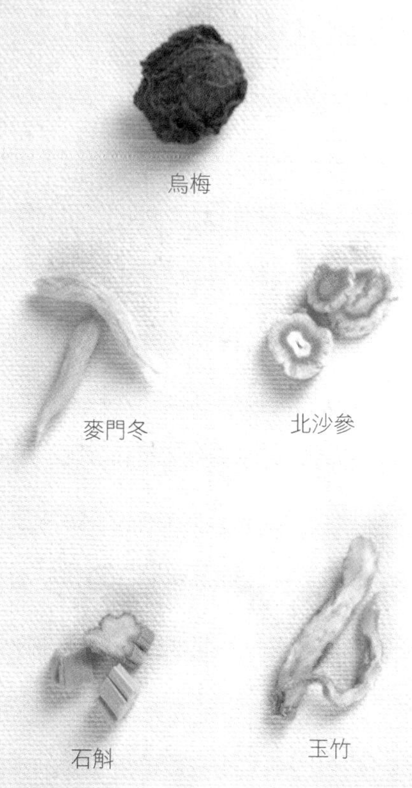

[家用滋補]

1 滋補 煮粥

①鮮玉竹洗淨去根鬚 20 克，切碎，煎取濃汁後去渣。與白米一起加入適量水，共煮為稀粥，可加白糖調味，有養陰潤燥的作用。②玉竹 15 ～ 20 克（鮮者用 30 ～ 60 克），白米 100 克，冰糖少許。如用新鮮玉竹，則先將其洗淨，去掉根鬚，切碎，煎取濃汁後去渣。如用乾玉竹，則煎湯去渣取汁。以汁與白米一起加水適量煮為稀粥，粥成後放入冰糖調味，稍煮一兩沸即可，有滋陰潤肺、生津止渴的作用，尤其對糖尿病的效果較好。

2 滋補 代茶飲

①玉竹製成粗末，沸水沖泡即可。用於肺胃陰虛所致的口渴、口乾。②玉竹、北沙參、石斛、麥門冬各 15 克，烏梅 5 顆，水煎取汁，加冰糖適量調味，代茶頻飲，可治熱病傷陰，或夏天出汗多引起的口乾思飲，大便乾燥。

3 滋補 煮湯

玉竹 20 ～ 50 克，豬瘦肉 250 克。玉竹與豬瘦肉洗淨，共煮湯，喝湯食肉，可治久咳痰少、氣虛乏力等症。

4 滋補 炒菜

①玉竹 30 克，豬心 1 只，料酒適量，鹽 3 克。豬心切片，加調料與玉竹炒熟食用，有滋陰寧心的作用，對痤瘡亦有療效。②玉竹 20 克，苦瓜 300 克，加調料適量炒食，能清火養陰潤燥。

玉竹麥門冬飲
玉竹也可研末，直接用沸水沖泡，對於肺胃陰虧導致的口乾口渴有效。

性味歸經

性平，味甘，歸脾、肺、腎經。

用法用量

一般用量10～30克，煎服。

適宜範圍

① 肺氣陰兩虛所致的乾咳少痰或久咳乏力；② 脾氣陰兩虛導致的面色萎黃、睏倦乏力等；③ 腎虛引起的早衰、頭暈、腰膝酸軟、鬚髮早白；④ 糖尿病氣陰兩傷引起的口渴、多飲、善飢欲食等。

現代藥理

黃精又稱「仙人餘糧」，長期食用對人體無害，其含有黏液質、多種胺基酸等成分，有抗疲勞，抗病毒，延緩衰老，止血降糖等作用。

鑑別保存

黃精以個大肥厚、體重質堅而柔軟者為佳，宜置通風乾燥處，防黴，防蛀。

禁　　忌

黃精為滋膩之品，痰濕內盛者不可服用，感冒發熱等急症時暫停服用。

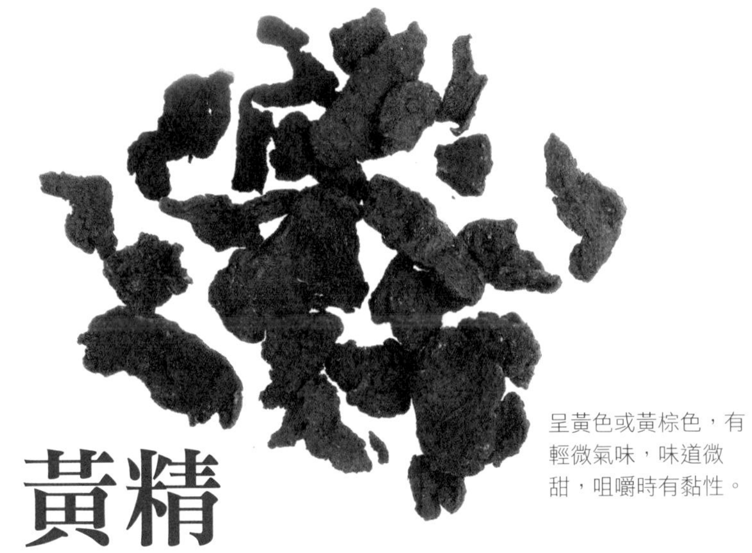

呈黃色或黃棕色，有輕微氣味，味道微甜，咀嚼時有黏性。

黃精

黃精，又名雞頭黃精、白及黃精、黃雞菜、毛管菜、雞毛參，別名老虎薑，又稱「仙人餘糧」。長食無害，可以救荒辟谷，故《別錄》稱「救窮草」。具有補氣、養陰、健脾、潤肺、益腎的功效。《日華本草》曰：「蒸曝久服，能補中益氣、除風濕、安臟腑、補勞傷、助筋骨、益脾胃、潤心肺。」

[治病配方]

1 咳嗽（體虛型）：黃精 30 克，冰糖 50 克。黃精用冷水泡發，加冰糖，用小火煎煮 1 小時即可。吃黃精，喝湯，每日 2 次，有滋陰、潤心肺的作用。

2 貧血：當歸、黃精各 20 克。放入盛有開水的保溫瓶內，浸泡半小時，當茶飲用，每日 1 劑。

3 高血壓（肝陽上亢型）：黃精 10 克，羅布麻葉 5 克。用清水煎煮，取汁，當茶飲用。

4 月經不調（氣血兩虛型）：黃精、黨參各 10 克，紅棗 6 顆，裝紗布袋。鵪鶉蛋 10 顆，煮熟備用。所有材料加適量清水，先大火煮開，再小火煮 20 分鐘，然後把煮好的鵪鶉蛋剝殼投入湯中，再煮半小時，吃蛋喝湯。從上一次月經結束一直到下一次月經開始，每天早晨吃一次，月經恢復正常以後也可經常吃。

[家用滋補]

1 滋補 代茶飲

① 黃精、丹參各10克，綠茶5克。共研成粗末，用沸水沖泡，加蓋悶10分鐘後飲用，能益氣補血。② 黃精、黨參各10克，紅棗6顆。將上述材料用水煎煮，每日當茶飲，適用於氣血兩虛型月經不調者。

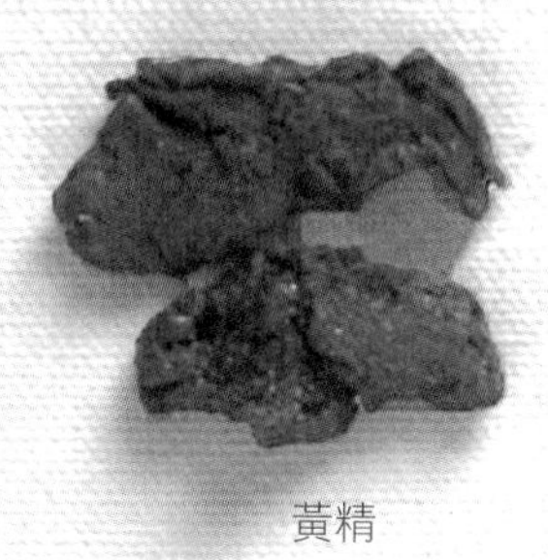

黃精

2 滋補 燉煮

黃精、黨參各15克，黃耆30克，牛肉500克，鹽、蔥、生薑、白糖各適量。將黃耆、黃精、黨參裝袋備用。將牛肉洗淨，放入鍋內汆一下，撈出，沖洗乾淨，和藥袋一同放入鍋中，加清水適量煮沸。小火將牛肉燜熟，撈出藥袋，放鹽、蔥、生薑、白糖調味，能增進食慾。

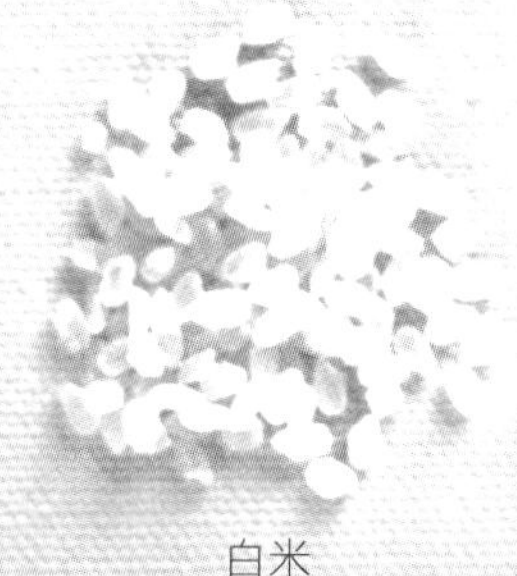

白米

3 滋補 煮湯

黃精35克，豬瘦肉400克，小白菜100克，紅蘿蔔1根，香菇5朵，鹽適量。豬瘦肉洗淨切大塊，放入沸水中汆去血水，撈出備用。小白菜和黃精均洗淨，紅蘿蔔去皮切片，香菇去柄洗淨切瓣。鍋中加清水煮沸，放入豬瘦肉大火煲20分鐘，再放入其他所有材料，小火煲兩小時，加鹽調味即可，能滋陰補脾。

黃精白米粥

黃精與白米同煮，可強健脾胃、滋陰養肺、補中益氣。

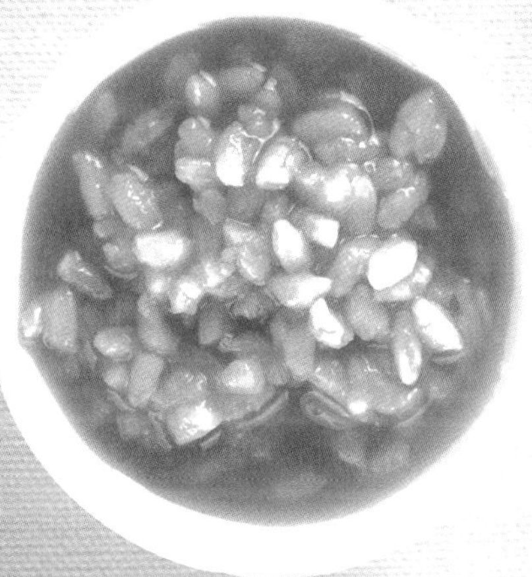

4 滋補 煮粥

黃精25克，白米100克。先將黃精放入砂鍋中，加水煎煮，取汁。將白米洗淨，和煎煮的汁液一同放入砂鍋中，用大火燒開，再用小火煮30分鐘，起鍋加糖，即食。此粥能夠降壓、防止動脈硬化。

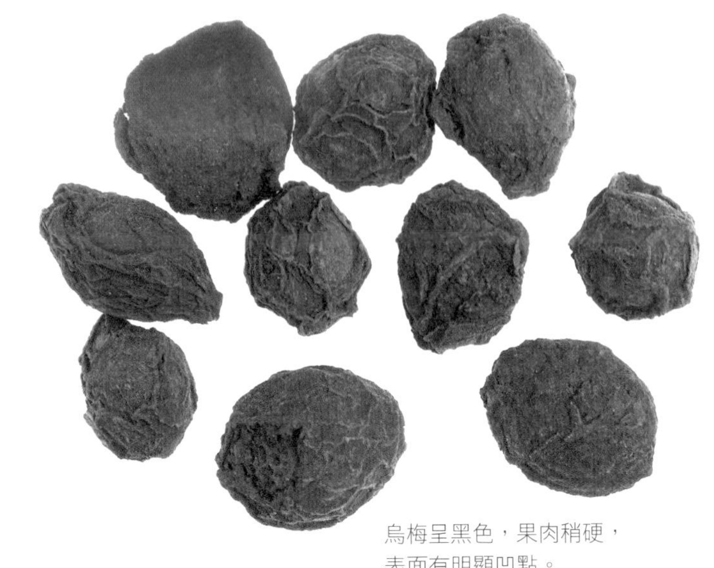
烏梅呈黑色，果肉稍硬，
表面有明顯凹點。

烏梅

烏梅，是薔薇科植物梅的乾燥近成熟果實加工品。傳說曹操帶領軍隊走到一個沒水的地方，士兵十分飢渴。曹操就騙士兵說，前面有一片梅樹林，到那裡可以吃梅子解渴。士兵一聽有梅吃，口水都流出來了，也就不那麼渴了。這就是「望梅止渴」的故事，也說明了梅能生津止渴。

［治病配方］

1 過敏性鼻炎：烏梅 10 克，防風 5 克，甘草 1 克。每日 1 劑，開水 200 毫升泡 1 小時左右後飲用。

2 細菌性痢疾：烏梅 18 克，香附 12 克，加水 150 毫升。用小火煎煮，濃縮至 50 毫升，分 2 次服用。

3 頑固性痛經：烏梅 40 克，白芷 20 克。水煎，每日 1 劑，分兩三次口服，月經來前 1 週開始服用，連續服用至月經來潮。在下一次月經週期再服 1 療程。

性味歸經

性平，味酸、澀，歸肝、脾、肺、大腸經。

用法用量

一般用量 3～9 克，煎服。

適宜範圍

① 咳嗽少痰、乾咳無痰，伴少氣懶言、短氣等；② 氣虛洩瀉、痢疾；③ 糖尿病陰虛燥熱之口渴、多飲；④ 膽道蛔蟲症。

現代藥理

烏梅含有檸檬酸、蘋果酸、琥珀酸等，有抗菌、促進膽囊收縮、促進膽汁分泌、抗蛋白過敏等作用。

鑑別保存

烏梅以個大、肉厚、核小、外皮烏黑、味極酸者為佳，宜置乾燥陰涼密閉處保存。

禁　　忌

表證、內有實熱積滯者忌用。

[家用滋補]

1 滋補 製乾果

烏梅加冰糖蒸煮，製成乾果食用。每次10粒，每日3次。本品有生津止渴、開胃消食的作用，可作為休閒食品。

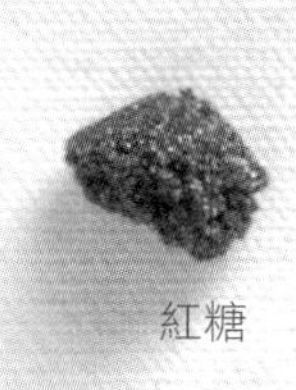
紅糖

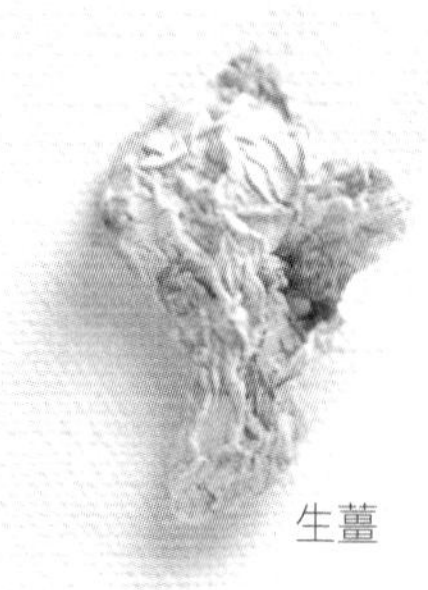
生薑

2 滋補 煮粥

烏梅20克，白米100克，冰糖適量。將烏梅水煎兩次，去渣合汁一大碗，同白米共入鍋中，加水煮粥，待熟時入冰糖稍煮即成。早晚餐服食，有斂肺止咳、澀腸止洩的作用。

3 滋補 煮湯

烏梅3顆，新鮮蘿蔔250克，鹽少許。蘿蔔洗淨，切片備用。先煎烏梅，去渣取汁半碗，再同蘿蔔片入鍋中，加水適量煮湯，入鹽調味即成。早晚服用，適用於飲食積滯引起的胸悶、燒心、腹脹、氣逆等症。

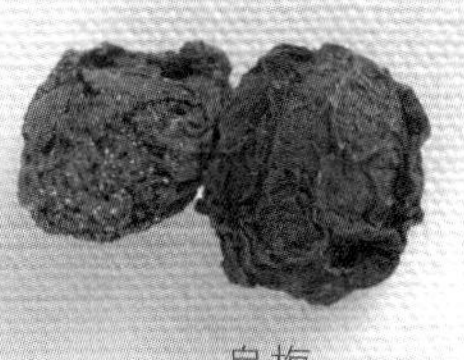
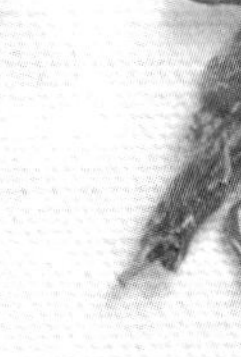
烏梅

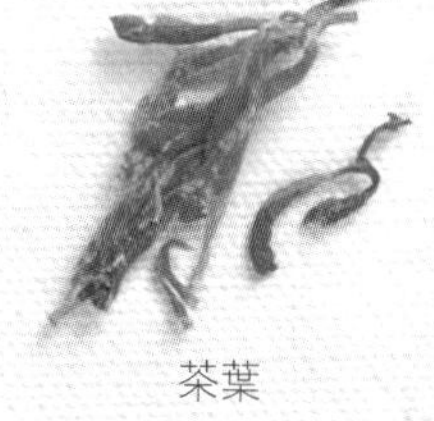
茶葉

4 滋補 代茶飲

①烏梅肉30克，生薑10克，茶葉5克，紅糖適量。烏梅肉洗淨切碎，生薑洗淨切絲，同茶葉、紅糖共入保溫杯中，沸水沖泡半小時即成。代茶頻飲。適用於脾虛洩瀉、虛寒型痢疾等症。②烏梅30克，麥門冬15克，冰糖適量。烏梅、麥門冬共入砂鍋中，水煎兩次，去渣合汁，加入冰糖稍燉即成。徐徐飲服，有清熱、生津、澀腸的作用，對濕熱型細菌痢疾尤為相宜。

烏梅生薑茶
此茶可改善由胃寒引起的妊娠嘔吐。

性味歸經

性平，味甘，歸肝、腎、肺經。

用法用量

一般用量為 5 ～ 15 克，大劑量可用至 50 克，煎服或代茶飲均可。

適宜範圍

① 肝腎精虧所致的視力減退、頭暈目眩、腰膝酸軟、遺精滑泄、耳聾耳鳴等；② 肝腎陰血虧虛引起的視力模糊或視力減退、白內障等症。

現代藥理

枸杞含有枸杞多醣等成分，有增強免疫力、降血脂、抗脂肪肝、抗腫瘤、抗衰老等作用。

鑑別保存

枸杞以顏色紅潤、顆粒飽滿、肉厚者為佳。

禁　　忌

有酒味的枸杞已變質，不可食用。綠茶和枸杞不可同泡茶飲。高血壓、性情急躁、喜食肉類者慎食。感冒發熱、身體有炎症、腹瀉者忌食。

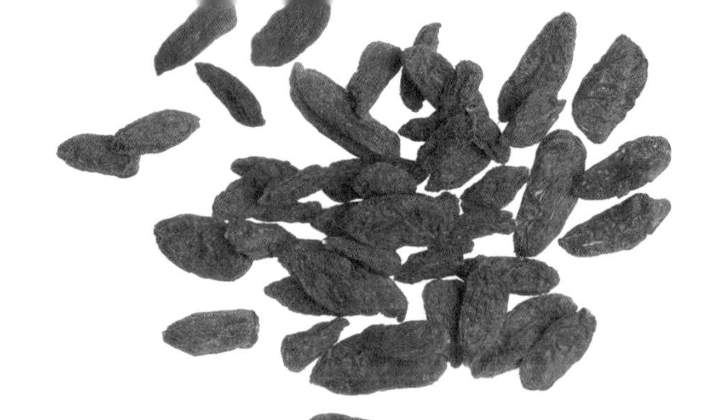

呈鮮紅色或暗紅色，表面有明顯不規則皺紋。以粒大、肉厚、種子較少者為佳。

枸杞

枸杞，是家喻戶曉的藥食兩宜中藥材，有滋補肝腎、明目、潤肺的功效。《本草綱目》稱它「滋腎、潤肺、明目」。古代醫學家很早就發現了它的藥用價值，從漢代起就應用於臨床，並當作延年益壽的佳品，至今兩千多年應用不衰。唐代詩人劉禹錫曾有詩盛讚枸杞：「僧房藥樹依寒井，井有清泉藥有靈。枝繁本是仙人杖，根老能成瑞犬形。上品功能甘露味，還知一勺可延齡。」

［治病配方］

1 高脂血症（肝腎陰虛型）：枸杞、女貞子各 250 克，紅糖適量。將枸杞和女貞子洗淨焙乾，研成粉末，早中晚用開水沖服 10 克，加紅糖適量調味。

2 慢性肝炎（肝腎不足型）：枸杞 500 克，西洋參 30 克，甘草、蜂蜜各 100 克。將西洋參、甘草煎煮 1 小時，取其藥汁煮枸杞，至水將盡，搗成膏狀後加入蜂蜜攪拌，裝瓶放於冰箱中，每日飲服一兩湯匙。

3 糖尿病（氣陰兩虛型）：枸杞 10 克，五味子 5 克。用開水浸泡，時時飲之。

4 糖尿病（氣陰兩虛型）：枸杞 10 克，西洋參 5 克。用開水浸泡，時時飲之。

5 肺炎：枸杞 15 克，百合、麥門冬各 10 克，川貝母、知母各 5 克。用清水煎煮兩次，每次 40 分鐘以上，合併藥汁，分早中晚服用。

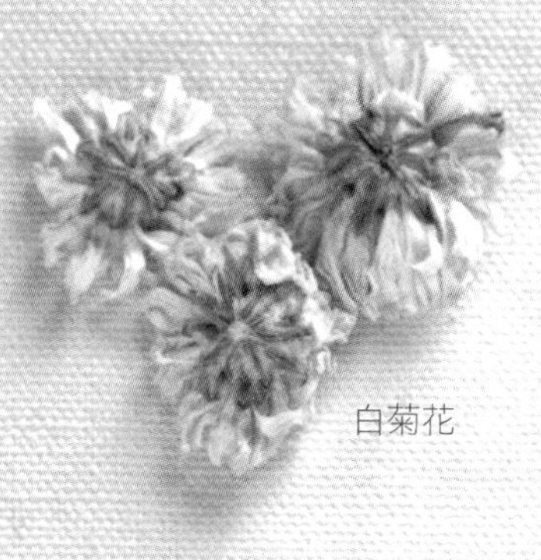
白菊花

[家用滋補]

1 滋補 代茶飲

① 枸杞 10 克，白菊花 3 克。用開水沖泡，當茶飲，能清肝明目。② 枸杞 10 ～ 20 克，靈芝 10 克。水煎當茶飲，能增強免疫力。③ 枸杞 10 克，黃耆 20 克。水煎當茶飲，能益氣養陰。④ 取山楂、枸杞各 15 克。用沸水浸泡約兩小時，代茶頻飲，益腎健腦。

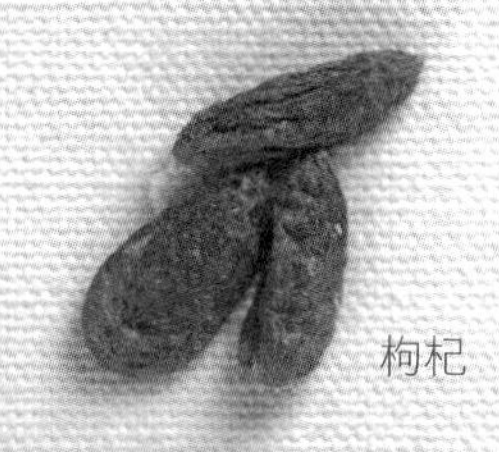
枸杞

2 滋補 燉煮

枸杞 10 克，羊肝 150 克。將羊肝洗淨切片，放入枸杞，燉煮 1 小時，加調料適量，吃肝喝湯，能養肝益腎。

3 滋補 炒菜

枸杞、筍各 100 克，豬瘦肉 400 克，鹽、糖、醬油、料酒各適量。豬瘦肉和筍加調料稍炒，再加入用水泡好的枸杞，炒熟即可，適用於體虛乏力、腎虛視物模糊等。

枸杞菊花飲
泡此茶時，最好選用玻璃杯，也可在其中放入幾顆紅棗，味道更好。

4 滋補 泡酒

可用枸杞 100 克，女貞子 50 克，生曬參 20 克，低度白酒 1,000 毫升，將 3 味藥浸泡於白酒中，1 個月後服用，每日早晚服 20 ～ 30 毫升，有益氣養陰、強健筋骨的作用。

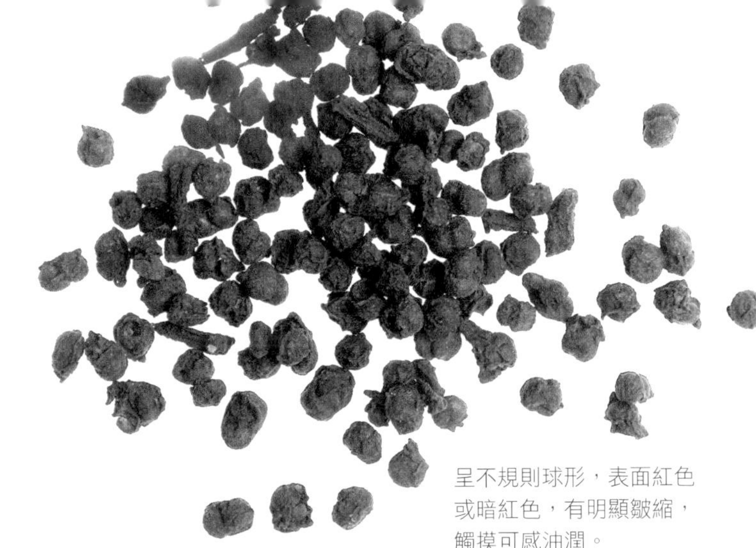
呈不規則球形，表面紅色或暗紅色，有明顯皺縮，觸摸可感油潤。

五味子

五味子，木蘭科五味子或華中五味子的乾燥成熟果實。可治療腎虛遺精、慢性支氣管炎，保護心臟。對神經系統各級中樞都有興奮作用，改善人的智力，增進記憶力，提高工作效率，改善視力和聽力，增加冠狀動脈血流量，具抗疲勞、抗衰老和增強免疫系統功能並保護肝細胞的功效。

[治病配方]

1 糖尿病（併發高血壓）：五味子 5 克，羅布麻 6 克，山楂 15 克。以上 3 味開水沖泡，時時飲之。

2 咳嗽（體虛型）：五味子 6 克，人參、麥門冬各 9 克。水煎當茶飲。適用於溫熱暑熱耗氣傷陰引起的神疲乏力、氣短懶言、咽乾口渴或久咳肺虛、氣陰兩虛等症。

3 失眠（肝鬱化火型）：五味子 6 克，麥門冬、黨參各 12 克，酸棗仁、柏子仁各 9 克。用清水煎煮兩次，合併藥汁，時時飲之。

4 盜汗：五味子、山茱萸各 6 克，石槲 10 克。先將石槲水煎，再加山茱萸、五味子，用清水煎煮後服用，每日 1 劑，分為兩次服用。

性味歸經

性溫，味甘酸，歸肺、心、腎經。

用法用量

一般用量 5 ～ 10 克，煎服。

適宜範圍

① 肺虛或肺腎兩虛所致的咳喘不止、呼多吸少、氣短乏力等症；② 氣津兩傷所致的久瀉不止、畏寒怕冷、手足不溫等；③ 心腎不交所致的心煩、心悸、失眠、多夢等。

現代藥理

五味子含有五味子素、去氧五味子素、五味子醇等成分，有保護人體五臟，消炎、益智、增強體能耐力、延緩衰老、增強免疫力等作用。

鑑別保存

五味子以粒大、果皮紫紅、肉厚、柔潤者為佳。

禁　　忌

五味子有收斂固澀作用，外感風寒風熱、內有實熱，或咳嗽初起、痲疹初發者忌用。

[家用滋補]

1 滋補 煮粥

① 五味子 6 克，人參、麥門冬各 10 克，白米 100 克，白糖適量。將人參切成薄片。麥門冬砸扁，去內梗，洗淨。五味子洗淨，去雜質。白米淘洗乾淨。將白米、人參、五味子、麥門冬同放鍋內，加清水 800 毫升，大火煮沸，再用小火煮 35 分鐘，加入白糖拌勻即可，能安神益氣。② 五味子 3 克，鮮山藥 100 克，桂圓 15 克，荔枝肉 3 ～ 5 顆。先將山藥去皮，切成薄片，與桂圓、荔枝肉、五味子放入鍋中，加清水用大火煮沸，再用小火煮熟即可。適合早晚食用，有補養心脾的作用。

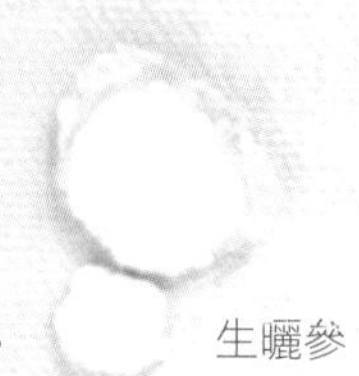
生曬參

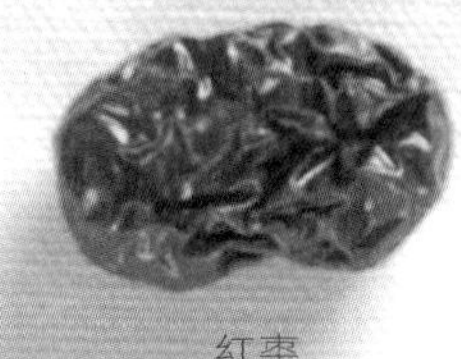
紅棗

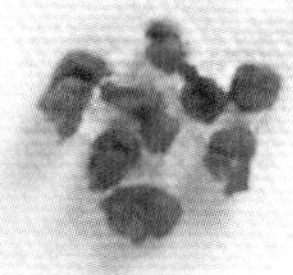
五味子

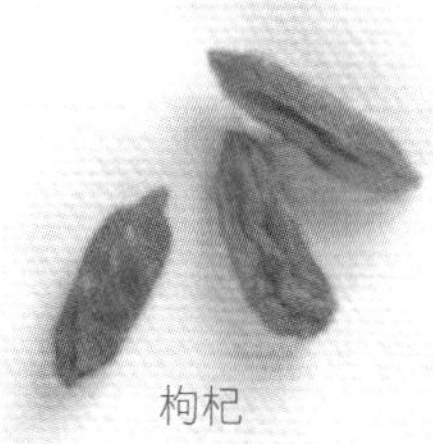
枸杞

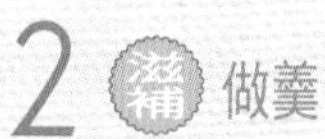

2 滋補 做羹

五味子 6 克，核桃肉 3 個，蜂蜜適量。將核桃肉、五味子搗碎，放入鍋中，加清水用大火煮沸，再用小火稍煮即可。食用時用蜂蜜調味，適合睡前食用。本方能滋補肝腎。

3 滋補 代茶飲

① 五味子、枸杞各 10 克，生曬參 5 克，紅棗 5 顆。水煎代茶飲，能滋補肝腎。② 五味子 5 克，烏梅 10 克，紅棗 3 顆，茶葉 2 克，同放杯中，衝入 300 毫升開水泡開，加蓋悶約 10 分鐘，除藥渣飲用，有生津止渴、清燥保健的作用。

五味子枸杞茶
睡眠不好的人可多飲用此茶，可起到鎮靜、寧心的效果。

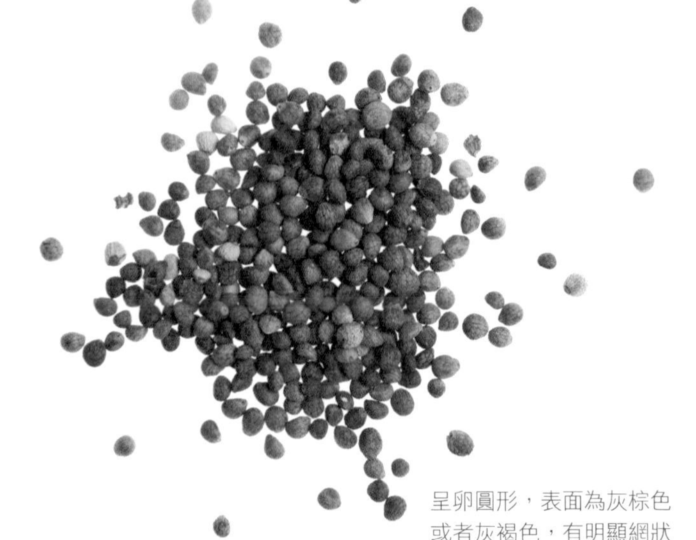
呈卵圓形，表面為灰棕色或者灰褐色，有明顯網狀紋理。果皮薄，容易壓碎。

紫蘇子

紫蘇子為唇形科植物紫蘇的乾燥成熟果實。《本草匯》:「蘇子，散氣甚捷，最能清利上下諸氣，定喘痰有功，並能通二便，除風寒濕痺。若氣虛而胸滿者，不可用也，或同補劑兼施亦可。」

[治病配方]

1 習慣性流產：蘇梗 10 克，陳皮 6 克，蓮子 60 克。蓮子去皮、心後放入鍋內，加水 500 毫升煮至八成熟，然後加入蘇梗、陳皮，再煮 3 ～ 5 分鐘，食蓮、飲湯，每日一兩次。

2 風熱感冒：紫蘇子、荊芥各 15 克，大青葉、四季青、鴨跖草各 30 克，水煎服，每日三四次。

[家用滋補]

煮粥

紫蘇子 6 克，白米 50 克，紅糖適量。紫蘇子（布包）加適量水，煮沸 1 分鐘，去渣取汁備用。白米另加水煮粥，待粥熟時，再加入紫蘇子汁和紅糖，攪勻即成。此粥適用於體虛易患感冒者。

性味歸經

性微溫，味甘，歸脾、肺經。

用法用量

一般用量 6 ～ 10 克，煎服。

適宜範圍

① 腸燥便秘或氣喘兼便秘；② 風寒感冒、咳嗽氣喘；③ 妊娠嘔吐，胎動不安；④ 可解魚蟹中毒。

現代藥理

紫蘇子含亞麻酸、亞油酸、18 種胺基酸、穀維素、維他命 E 等成分，有鎮咳、化痰、平喘、抗癌、延緩衰老、降血壓、降血脂、抗動脈硬化、增強記憶力、預防老年痴呆症等作用。

鑑別保存

紫蘇子以粒大飽滿、色灰棕、種子油性足者為佳。

禁　　忌

紫蘇子滑腸耗氣，故脾虛大便稀薄、腹瀉、氣虛者忌用。陰虛喘咳者慎用。

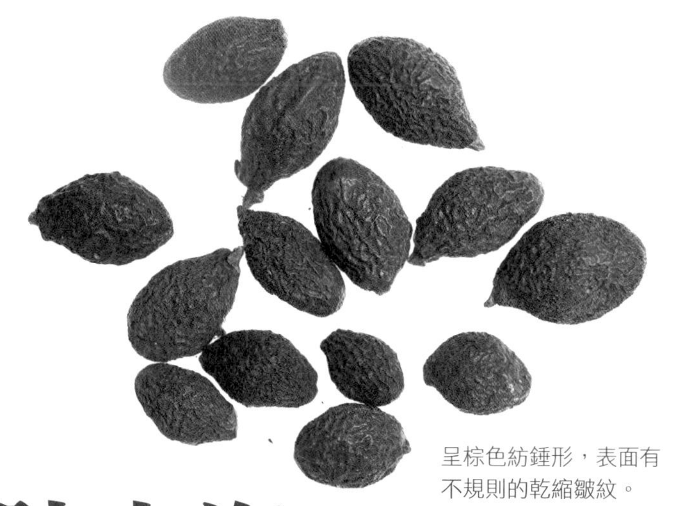

呈棕色紡錘形，表面有不規則的乾縮皺紋。

胖大海

胖大海是梧桐科木本植物胖大海的成熟種子，有清熱潤肺、利咽解毒、潤腸通便等功能。現代藥理研究證明，胖大海有一定毒性，不適合長期服用。

[治病配方]

1 扁桃腺炎：胖大海3～5顆，甘草3克。沸水沖泡，飲用3～5天。本方適用於風熱感冒引起的咽喉燥痛、乾咳無痰、聲音嘶啞等。

2 糖尿病（併發扁桃腺炎）：胖大海3顆。開水沖泡，即可飲用。本方有清熱解毒、利咽潤喉之功效。

[家用滋補]

1 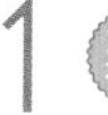 代茶飲

胖大海2顆，麥門冬5克，桔梗、烏梅各3克，紅棗5顆。用沸水沖泡1小時，可加冰糖適量調味。本方有滋陰潤燥的作用。

2 滋補 燉煮

胖大海泡發洗淨，生薑切末，蒜剁成蓉，豬肝切片，入沸水中汆熟，撈出。起油鍋，下生薑、蒜，放入豬肝片、胖大海，加清水煮10分鐘，加調料燉熟即可。本方有潤肺養顏的作用。

性味歸經

性寒，味甘，歸肺、大腸經。

用法用量

一般用量3～5顆，大劑量可用到10顆。煎服或浸泡飲用，病好即停，切勿長期飲用。

適宜範圍

① 咽喉腫痛；② 肺熱、肺燥咳嗽；③ 大腸熱積便秘。

現代藥理

胖大海含有胖大海素、黏液質、戊聚糖等成分，有收縮血管平滑肌，改善黏膜炎症、減輕痙攣性疼痛、促進腸蠕動、緩瀉等作用。

鑑別保存

胖大海以個大、質堅、棕色、表面有細皺紋及光澤者為佳。宜置乾燥處貯存，防黴、防蛀。

禁　　忌

老年人突然失音及脾虛便溏者應慎用，盲目使用胖大海會使脾胃虛寒，引起大便稀薄、飲食減少、胸悶、消瘦等一系列副作用。脾胃虛寒及風寒感冒引起的咳嗽，咽喉腫痛，肺陰虛咳嗽不宜用。

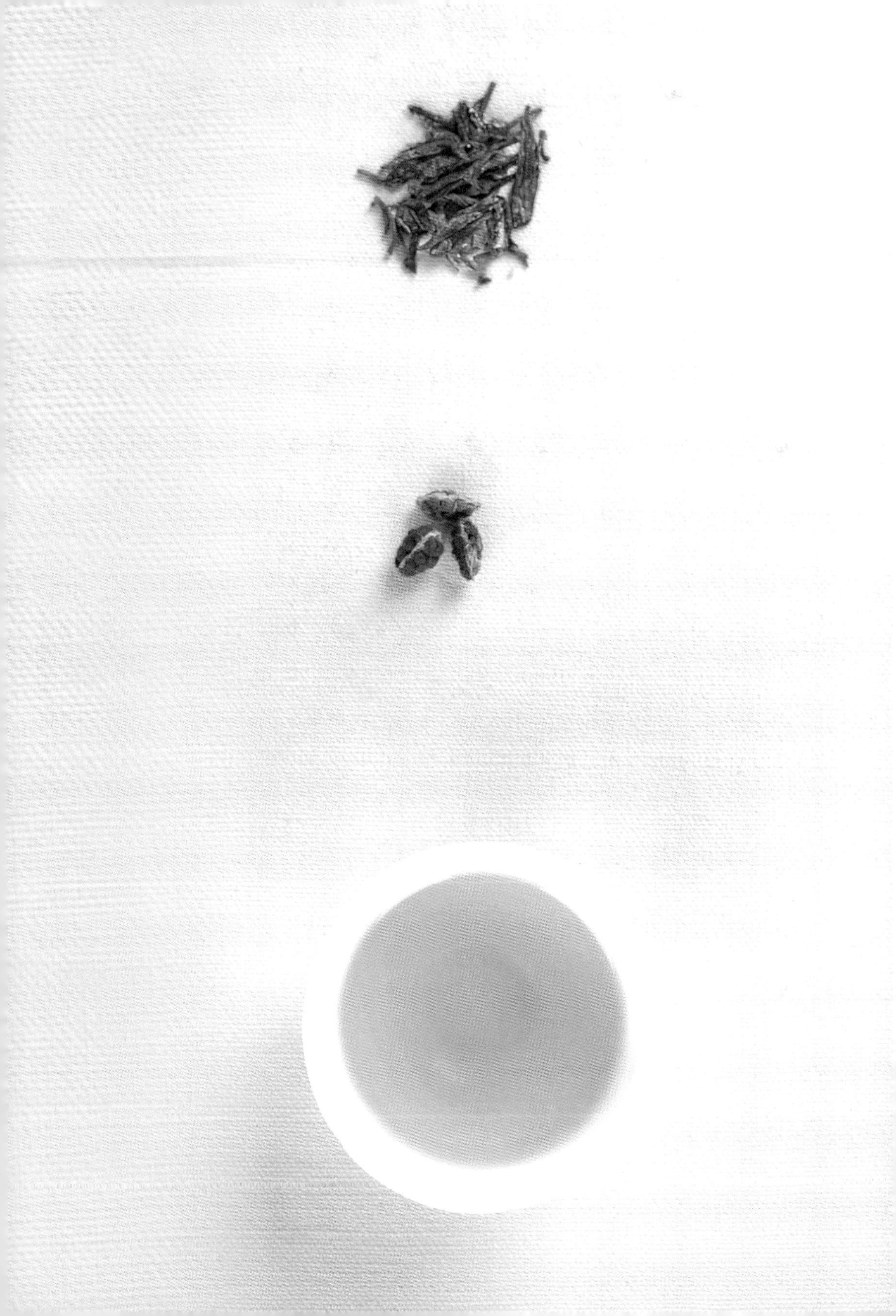

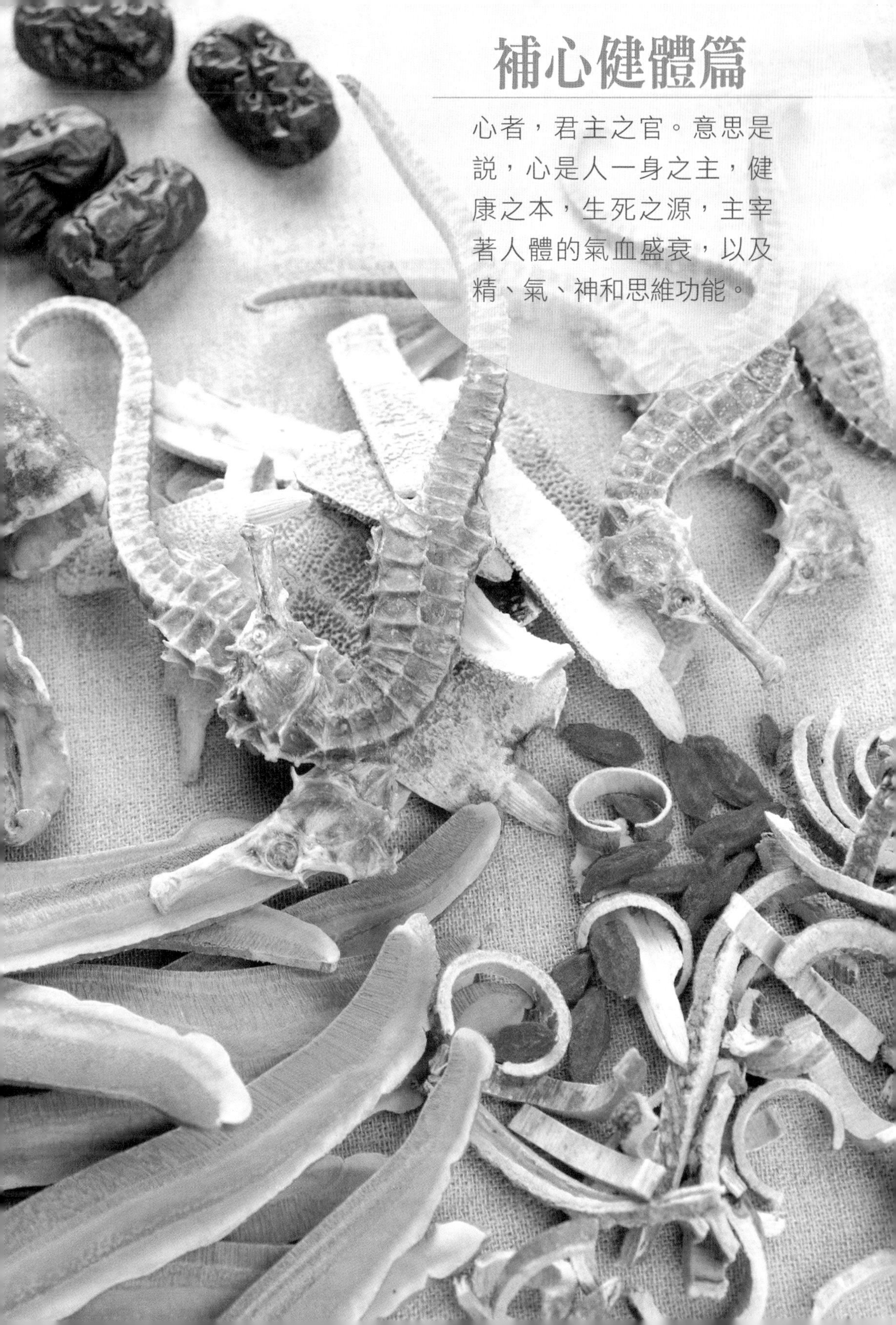

補心健體篇

心者，君主之官。意思是說，心是人一身之主，健康之本，生死之源，主宰著人體的氣血盛衰，以及精、氣、神和思維功能。

性味歸經

性平，味甘酸，歸心、肝經。

用法用量

一般用量 10 ～ 15 克，煎服。

適宜範圍

① 虛煩不眠、驚悸怔忡；② 煩渴、虛汗。

現代藥理

酸棗仁含酸棗仁皂苷、白樺脂酸、白樺脂醇、黃酮等成分，有鎮靜、催眠、鎮痛、抗驚厥、降溫、降壓等作用。

鑑別保存

酸棗仁以粒大、飽滿、有光澤、外皮紅棕色、種仁色黃白者為佳。

禁　　忌

孕婦忌食用。有滑泄症狀者慎服。酸棗仁不宜久炒至油枯。《得配本草》記載，肝旺煩躁，肝強不眠者忌服。

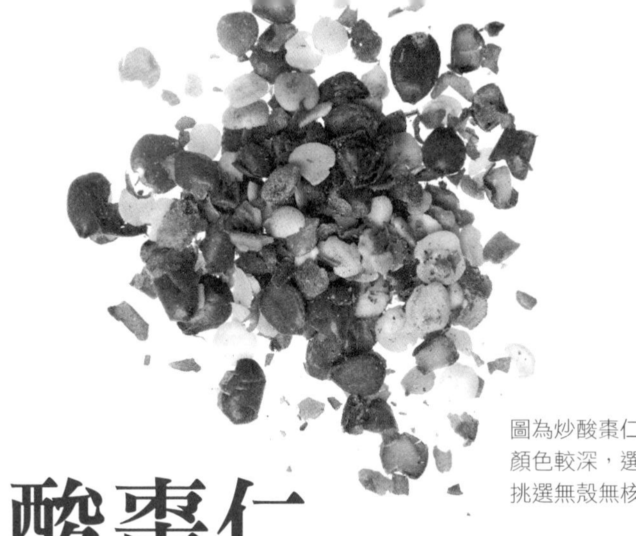

圖為炒酸棗仁，表面顏色較深，選購時可挑選無殼無核者。

酸棗仁

酸棗仁，別名山棗、酸棗子、刺棗。為屬李科植物酸棗的乾燥成熟種子。有治失眠、陽痿、前列腺炎及鎮靜功效。酸棗仁的功效始載於漢《神農本草經》:「主煩心不得眠。」《金匱要略》中的酸棗仁湯方中也有「以酸棗仁之入肝安神最多為君」記載。

[治病配方]

1 更年期症候群：酸棗仁 15 克，水煎。阿膠 15 克，在適量清水中加熱融化。將阿膠與酸棗仁水拌勻，睡前服用。

2 失眠（心脾兩虛型）：酸棗仁 20 克，苦參 30 克。將苦參、酸棗仁加清水煎煮，煎至湯汁剩 15 ～ 20 毫升時即可。睡前 20 分鐘適量服用，堅持 10 ～ 15 天。

3 產後失眠：酸棗仁、當歸各 5 克，紅棗 10 顆。用清水煎煮，分為早晚服用。

4 失眠（肝鬱化火型）：酸棗仁、柏子仁各 9 克，麥門冬、黨參各 12 克，五味子 6 克。用清水煎煮兩次，合併藥汁服用。

5 神經衰弱：酸棗仁 30 克，搗碎，用紗布包裹，加清水 200 毫升，煎至 30 毫升。每晚睡前半小時服用適量，10 日為 1 療程。也可取酸棗仁 5 克，研碎後加白糖拌勻，於睡前用溫開水沖服。

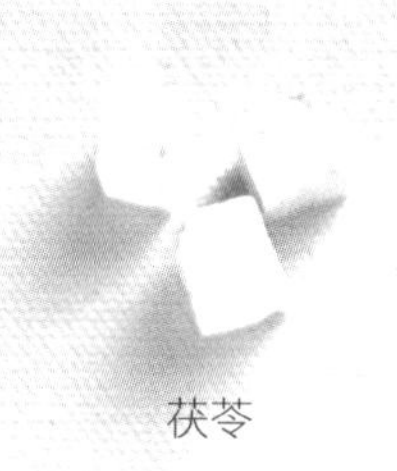
茯苓

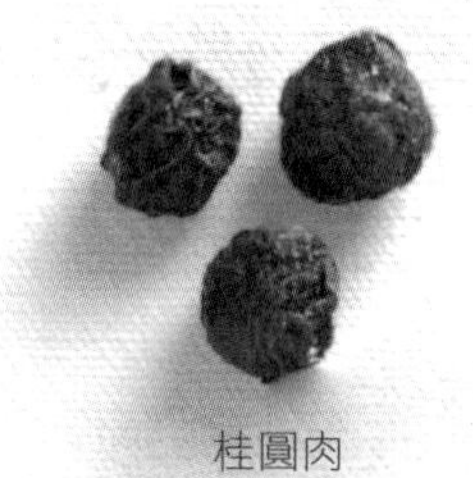
桂圓肉

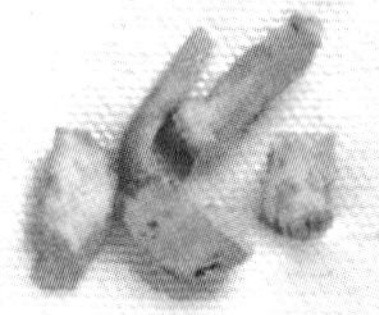
玉竹

冰糖

白米

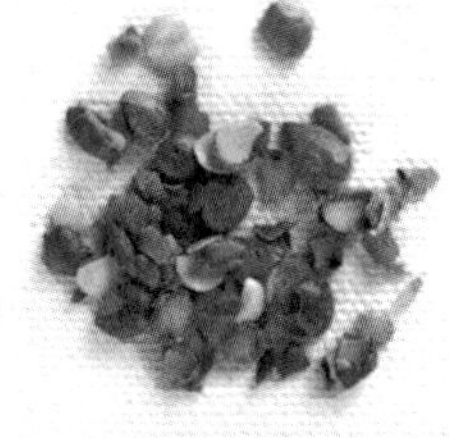
酸棗仁

酸棗仁桂圓粥
也可直接用酸棗仁和桂圓肉用沸水沖泡，代茶飲，可治療失眠。

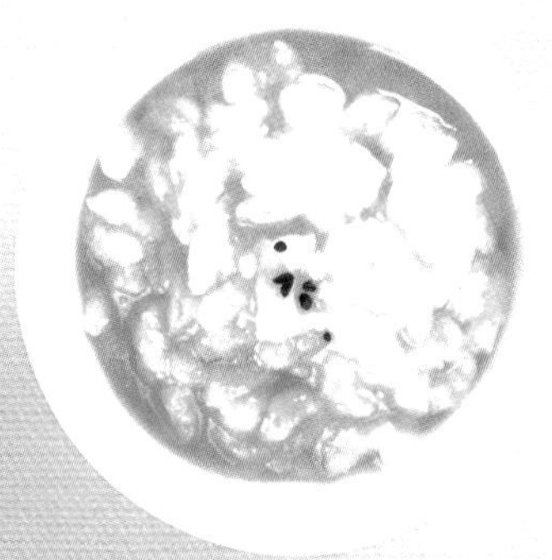

[家用滋補]

1 滋補 煮粥

酸棗仁、玉竹、桂圓肉各15克，茯苓9克，白米100克，冰糖適量。酸棗仁、玉竹、桂圓洗淨，與茯苓一起放入鍋中，加清水煎取濃汁，去渣。白米淘淨後放入鍋內，加適量清水，煮為稀粥，加入冰糖，再煮沸片刻即可。能養心安神。

2 滋補 煮湯

酸棗仁30克，玉竹、川芎、陳皮各3克，紅棗7顆，生薑3片，豬肝300克，料酒、鹽各適量。紅棗洗淨泡軟並去核，豬肝切大塊用料酒醃泡後洗去血水。酸棗仁用1,000毫升清水小火熬煮40分鐘後過濾。以酸棗仁煮的水當高湯，將其他材料（豬肝除外）倒入鍋中，用小火熬煮1小時後，再放入豬肝煮熟，添加料酒及鹽調味即可，能安神補血。

3 滋補 燉煮

酸棗仁10克，用刀背略微壓碎。百合20克，洗淨，用溫水浸泡約10分鐘。小排骨200克，洗淨，汆燙去血水，放入鍋中，加入百合、酸棗仁後，再加入750毫升清水，煮至湯濃，加鹽調味即可，能滋陰安神。

性味歸經

性平，味甘，歸心、肝、肺經。

用法用量

一般用量3～20克，煎服。

適宜範圍

① 氣血不足、心神失養所致的心神不寧、失眠、驚悸、多夢、健忘、體倦神疲、食少等；② 形寒咳嗽、痰多氣喘之痰飲證，尤其是痰濕型或虛寒型；③ 虛勞短氣、不思飲食、手足逆冷或煩躁口乾等。

現代藥理

靈芝主要含麥角固醇、多醣類、甘露醇等成分，有抗腫瘤、保肝解毒、降低血膽固醇、改善局部微循環、阻止血小板聚集、抗衰老、抗神經衰弱、增強免疫力等作用。

鑑別保存

靈芝以菌蓋個大、菌柄長、質堅實、光澤如漆者為佳。

禁　　忌

靈芝有活血作用，服用抗凝血劑的患者慎用。靈芝為大補藥，發燒怕冷、鼻塞流涕者忌用。

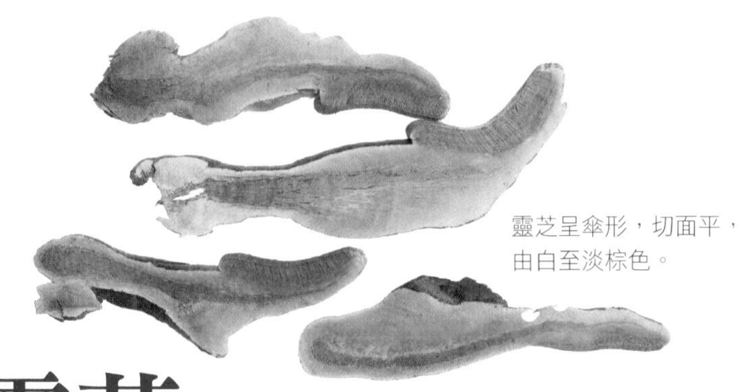

靈芝呈傘形，切面平，由白至淡棕色。

靈芝

靈芝自古以來就被認為是吉祥、富貴、美好、長壽的象徵，有「仙草」、「瑞草」之稱，中國傳統醫學長期以來一直將其視為滋補強壯、固本扶正的珍貴中草藥。「靈芝」一詞，最早見於東漢張衡《西京賦》「浸石菌於重涯，濯靈芝以朱柯」，但早在遠古神話和先秦典籍中，就有許多關於靈芝的記述。中國第一部中藥學專著《神農本草經》就將靈芝視為上品藥收錄於書中，認為「久食，輕身不老延年」。靈芝入藥最早載於《神農本草經》，是傳統的補益藥，歷代本草典籍均有記述。 靈芝具補氣養血，養心安神等多種養生功效。

［治病配方］

1 哮喘：靈芝16克，半夏、厚朴各3克，蘇葉6克，茯苓9克。用清水煎煮後加入冰糖，每日飲用兩三次。

2 氣管炎：靈芝、黨參各10克，川貝5克，紅棗7顆。用清水煎煮，早晚服用。

3 口臭：靈芝、五味子各10克，丹參、柴胡各5克，紅棗5顆。水煎服，頻飲。

4 肝炎（肝膽濕熱型）：靈芝6克，甘草4克。水煎服，頻飲。

5 高脂血症（痰濁阻滯型）：靈芝、山楂、何首烏各10克。水煎服，頻飲。

6 失眠（心脾兩虛型）：靈芝15克，西洋參3克。水煎服，頻飲。

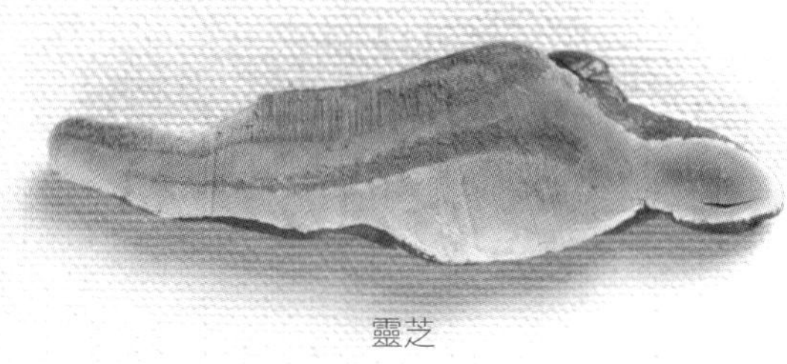
靈芝

［家用滋補］

1 滋補 煮羹

靈芝 9 克，銀耳 6 克，冰糖 15 克。用小火煮兩三個小時，至銀耳成稠汁，取出靈芝殘渣，每日分 3 次服用，能養心安眠。

2 滋補 煮湯

① 靈芝 6 克，蓮子、百合各 30 克，瘦肉 200 克。放入鍋內，加清水煮湯，食用時加調料調味即可，能安神健脾。② 靈芝 60 克，鵪鶉蛋 8 個，紅棗 12 顆，白糖適量。將靈芝洗淨，切成細塊。紅棗去核洗淨，鵪鶉蛋煮熟、去殼。把全部材料放入鍋內，加清水適量，大火煮沸後，小火煮至靈芝出味，加白糖，再煮沸即可。長期服用，能補血益精。

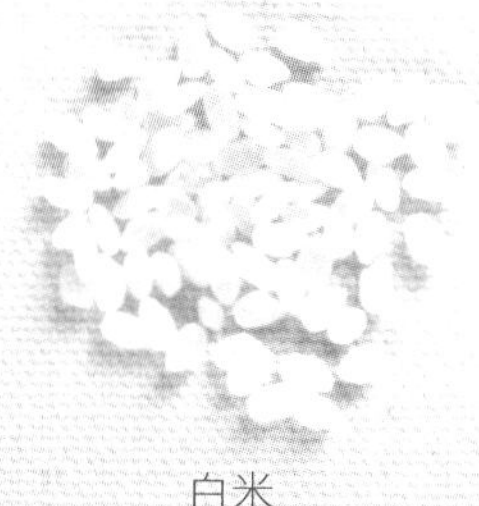
白米

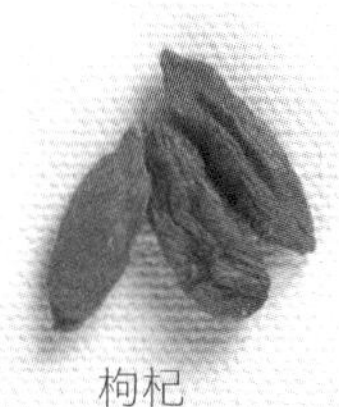
枸杞

3 滋補 煮粥

靈芝、枸杞各 30 克，白米 100 克，白糖適量。靈芝碾成粉末，枸杞、白米、靈芝粉，加水小火熬粥，最後加入適量白糖即可。中老年體虛者，可用此粥補益肝腎、延年益壽。

靈芝枸杞粥
靈芝量要控制好，不可過多。服用時可在粥裡加入蜂蜜或白糖調味。

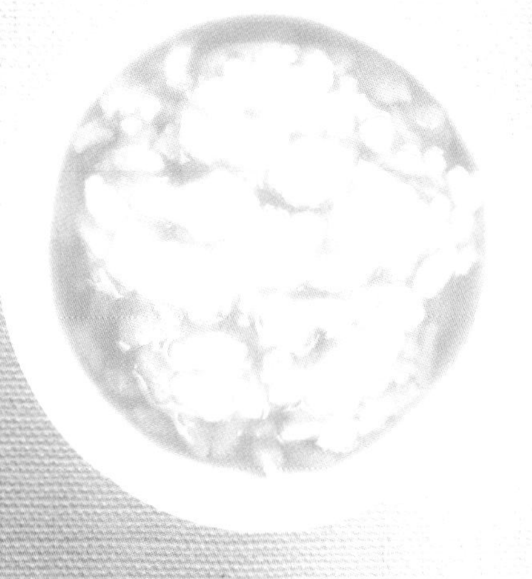

4 滋補 泡酒

靈芝片 40 克，加 500 毫升黃酒浸 10 日後飲用。每日服 2 次，每次 30 毫升，能健胃養胃。

性味歸經

性微寒，味苦，歸心、肝經。

用法用量

一般用量 10～20 克，煎服。

適宜範圍

血虛或瘀血所致的月經不調、經閉、痛經、產後瘀痛、癥瘕積聚、胸腹刺痛、風濕痺痛、瘡瘍癰腫等。

現代藥理

丹參含有丹參酮類、丹參類等成分，對加強心肌收縮力，擴張血管，防止血栓形成，都有顯著作用。還可促進組織修復、保護肝臟和抗菌消炎，對失眠、頭痛、記憶力減退，注意力不集中等神經衰弱症狀有較好療效。

鑑別保存

丹參以條粗、色紫紅、無蘆頭、無鬚根者為佳。

禁　　忌

感冒時不能服用丹參，會加重病症。丹參不能與藜蘆、蔥同用，有效成分會發生變化。服用丹參時不宜飲用牛奶，牛奶會降低丹參藥效。此外，丹參還不宜與其性味相反的榛子、蛋黃、醋同食，以免影響藥效。

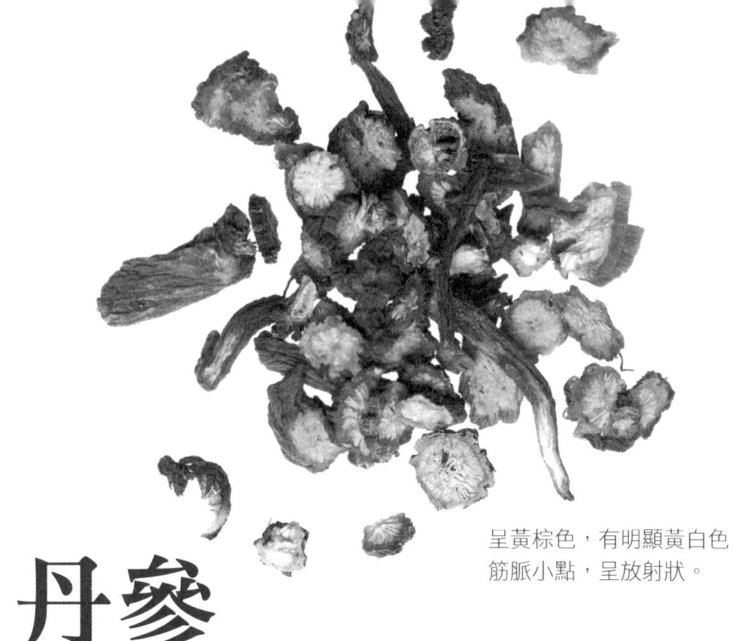

呈黃棕色，有明顯黃白色筋脈小點，呈放射狀。

丹參

丹參，別名紅根、紫丹參、血參根。民間還將其稱作「丹心」。為唇形科植物丹參的根。是著名的「活血化瘀」中藥，《神農本草經》列其為上品。丹參能夠促進血液循環，擴張冠狀動脈，增加血流量，防止血小板凝結。

[治病配方]

1 中風後遺症：丹參 15 克，川芎 10 克，水蛭 5 克。用清水煎煮，分早晚服用。

2 慢性肝炎：丹參、枸杞各 10 克，五味子 5 克，紅棗 5 顆。水煎兩次，每次約 40 分鐘，合併藥汁，分早晚服用。

3 貧血：丹參、黃精各 10 克，綠茶 5 克。共研成粗末，用沸水沖泡，加蓋悶 10 分鐘後飲用，每日 1 劑。

4 腎炎：丹參 15 克，生黃耆 20 克，靈芝 10 克。水煎當茶飲。

5 冠心病（氣虛血瘀型）：丹參 10 克，紅參 5 克，三七 3 克。水煎當茶飲。

6 月經不調（血瘀型）：丹參 30 克，洗淨切片，放入紗布袋，扎口，放酒罐中，倒入 500 毫升白酒，蓋好蓋，浸泡 15 天後飲用，每次適量。

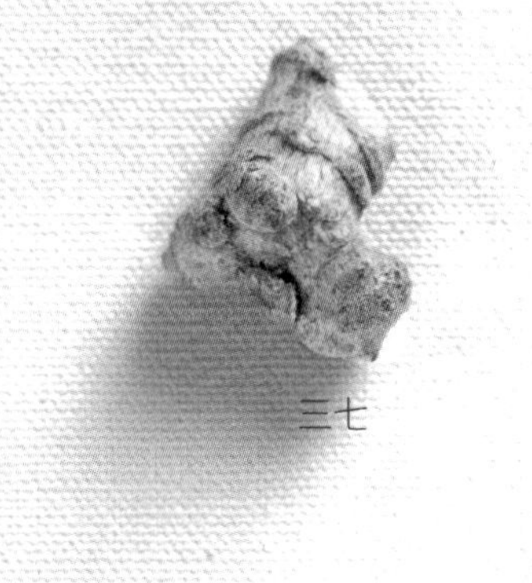
三七

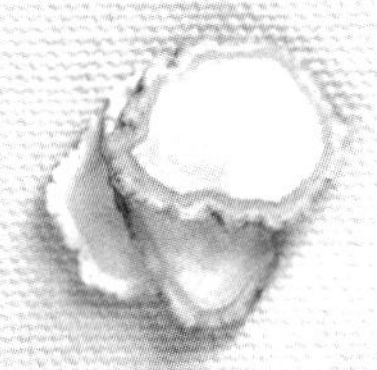
生曬參

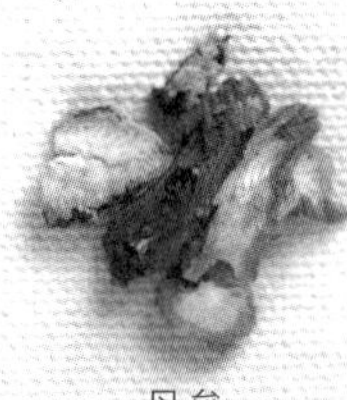
丹參

丹參三七飲
丹參與三七同服，可活血、降血脂，治療冠心病、心絞痛。

[家用滋補]

1 滋補 煮湯

丹參 15 克，鵪鶉 2 隻，生薑 2 片，蔥 1 根，料酒、香油、鹽各適量。丹參洗淨切片，鵪鶉宰殺去毛、內臟和爪，生薑切片，蔥切段。將丹參片、鵪鶉放入蒸鍋，加生薑片、蔥段、料酒、香油、鹽，加清水蒸煮，約半小時至熟即可。本方可去瘀血，補五臟。

2 滋補 代茶飲

① 丹參 10 克，三七、生曬參各 5 克。用清水煎煮，分早中晚代茶飲用，能益氣活血。② 丹參、天麻、製半夏、茯苓、殭蠶各 10 克，花茶 6 克。上述 5 味藥用 500 毫升水煮沸 15 分鐘，取沸湯沖泡花茶。每日當茶飲，適用於半身不遂、口眼喎斜、肢體麻木、頭暈目眩等症。

3 滋補 做飲品

丹參 15 克，冰糖適量，以微甜為度。丹參放入鍋中，加清水 200 毫升，煎煮約 20 分鐘，取汁，加冰糖，溶化後分 2 次飲服。本品能活血安神。

4 滋補 做蜜

丹參、枸杞各 15 克，山楂 25 克，蜂蜜、冰糖各適量。將山楂、丹參、枸杞放入鍋中，用清水煎煮，稍沸時放入冰糖，冰糖溶化後去渣取汁，溫涼後加入蜂蜜，拌勻即可。經常服用，能補血清肝。

性味歸經

性平，味甘，歸心、肺、脾、胃經。

用法用量

一般用量 2～6 克，作主藥時可用 10 克，煎服。

適宜範圍

① 脾胃虛弱引起的食慾不振、大便溏薄等；② 心氣不足引起的心慌、心律不齊等；③ 咳嗽氣喘、痰多或無痰。

現代藥理

甘草含有甘草酸、甘草素等成分，有調節身體免疫功能，抗菌、抗炎、抗病毒、抗潰瘍，鎮咳去痰，解毒保肝的功效。

鑑別保存

甘草以外皮細緊、色紅棕、質堅實、斷面黃白色、粉性足、味甜者為佳。宜置通風乾燥處，防蛀。

禁　　忌

濕濁阻滯所致腹脹、嘔吐、水腫者忌用甘草。甘草不可與海藻、大戟、甘遂、芫花同用。其中的皂苷會與鐵離子形成沉澱，在酸性環境下極易在酶的作用下水解失效，因此不能與富含鐵的食物，如豬血、菠菜等同食，也不能與有機酸含量高的水果，如橘子、奇異果等同食。

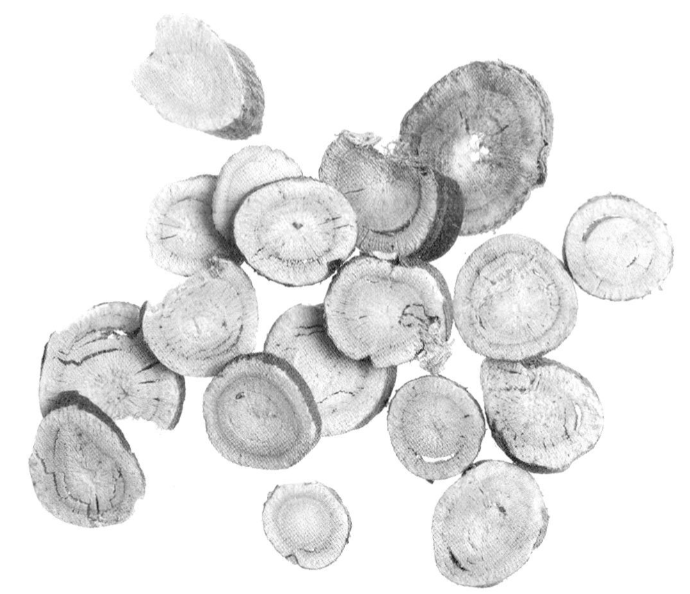

質地堅，斷面呈黃白色，略顯纖維性，中心有放射狀棕色環紋。

甘草

甘草，別名「國老」，為豆科植物甘草、脹果甘草、光果甘草的乾燥根及根莖。因為有特殊甜味，故名甘草。

[治病配方]

1 咳嗽（風熱型）：生甘草（體質虛弱者用炙甘草）12克，百部、桔梗、魚腥草、黃芩各10克，陳皮5片。每日1劑，水煎取汁，時時飲之。

2 咳嗽（燥火型）：生甘草（體質虛弱者用炙甘草）12克，百部、桔梗、魚腥草、沙參、桑白皮各10克，陳皮5片。每日1劑，水煎取汁，時時飲之。

3 血小板減少性紫癜：生甘草 20～30 克，紅色花生仁皮衣 3～10 克，紅棗 5 顆。每日 1 劑，水煎取汁，時時飲之，連服 7～14 天見效。

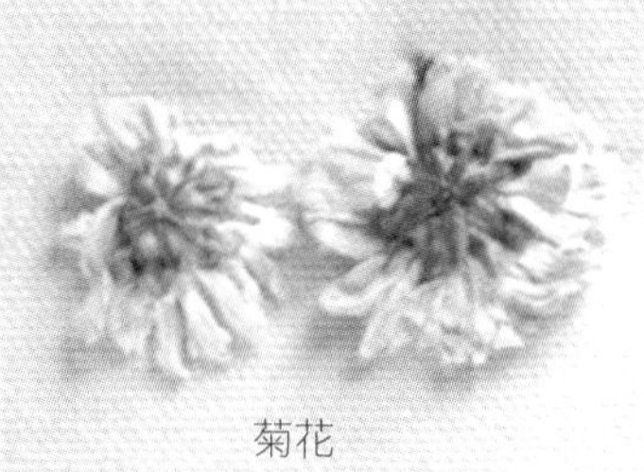
菊花

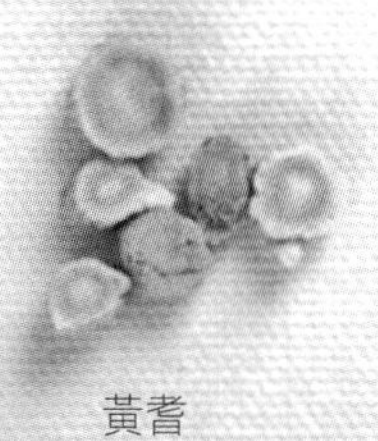
黃耆

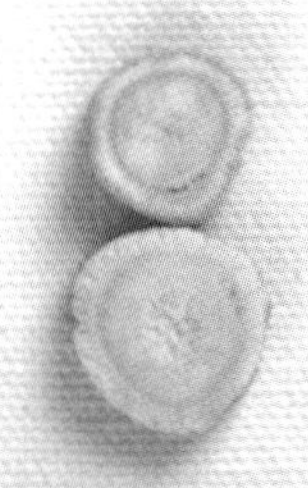
生甘草

[家用滋補]

1 滋補 泡茶

生甘草、黃耆各20克，菊花15克。開水沖泡，當茶飲，適合咽痛乾咳、頭暈目眩等。

2 滋補 燉煮

炙甘草6克，人參4克（或黨參15克），桂圓肉10克，紅棗5顆，生薑3片。諸藥與100～250克雞肉或鴿子肉煲湯，服食一兩次後精神倍增。

3 滋補 做飲品

生甘草、西洋參各3克，石斛、麥門冬各10克，竹葉6克，白米30克，鮮西瓜皮500克，白糖適量。先煎西洋參，取汁備用。西瓜皮打碎擠汁備用。其餘藥材用涼水浸泡10分鐘後，水煎取汁，加入西洋參湯及西瓜皮汁，加白糖即可，能清暑益氣。

黃耆甘草菊花茶
若手邊沒有黃耆，也可用甘草和菊花直接沖泡，可清熱解毒。

性味歸經

性涼，味甘、辛，歸脾、胃經。

用法用量

一般用量 10 ～ 15 克，大劑量可用到 60 克。

適宜範圍

① 外感發熱頭痛及高血壓頸項強痛；② 中氣下陷導致的腹痛、腹洩；③ 痲疹。

現代藥理

葛根含有大豆素、大豆苷、葛根素、葛根素 -7- 木糖苷等成分，有解痙、降血糖、降血脂、解熱、益智、促進血液循環等作用。

鑑別保存

葛根以塊肥大、質堅實、色白、粉性足、纖維性少者為佳；反之則質次。

禁　忌

葛根性涼，脾虛洩瀉者需慎用。

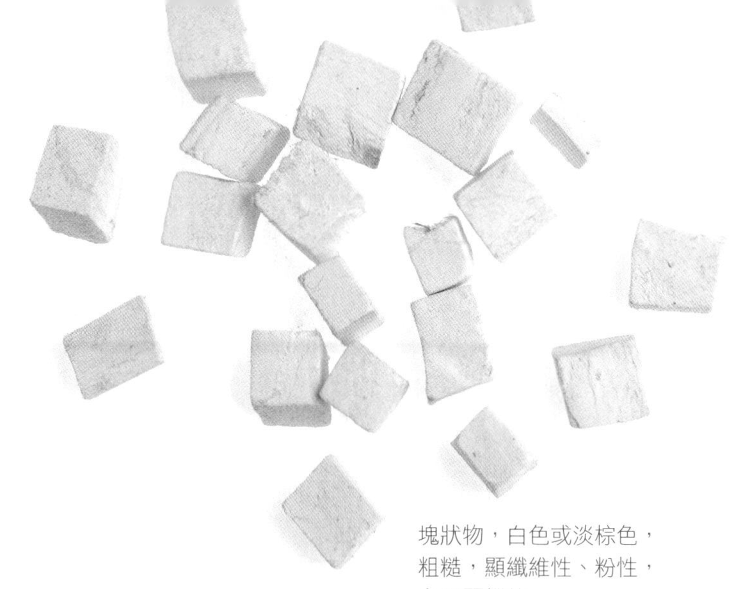

塊狀物，白色或淡棕色，粗糙，顯纖維性、粉性，有明顯縱紋。

葛根

葛根為豆科植物野葛，中國南方一些省區常以其作蔬菜食用，其味甘涼可口，常作煲湯之用。《本草綱目》記載有：「葛根，性涼、氣平、味甘，具清熱、降火、排毒諸功效。」

[治病配方]

1 腹瀉（濕熱型）：葛根、黃連、黃芩、木香各 10 克，甘草 5 克。水煎服，頻飲。

2 糖尿病（陰虛熱盛型）：葛根、西洋參、生地黃各 5 克，枸杞 10 克。水煎服，頻飲。

3 糖尿病（氣陰兩虛型）：葛根、枸杞各 10 克，西洋參、生地黃各 5 克。將以上諸藥用清水浸泡半小時後，用清水煎煮 3 次，合併藥汁後，頻飲。

4 肥胖（胃熱濕阻型）：葛根粉、首烏粉各 15 克，核桃仁末 100 克，炒黑芝麻末 30 克，蜂蜜適量。在鍋內加入適量清水，用大火煮沸，加冷水，調和核桃仁末、炒黑芝麻末、葛根粉、首烏粉。待拌勻後，改小火煨煮，邊煮邊調。待煮成糊時停火，稍涼，加蜂蜜調味即可。

[家用滋補]

1 滋補 煮粥

葛根、薏仁各 30 克，桂枝 15 克，白米 60 克，鹽適量。先將葛根、桂枝用水洗淨後放鍋內，加適量清水煮沸半小時後取汁，再將薏仁、白米分別淘洗乾淨，放入上述藥汁中，煮沸後用小火慢煮，至米爛粥熟時加鹽調味即可，能溫經散寒。

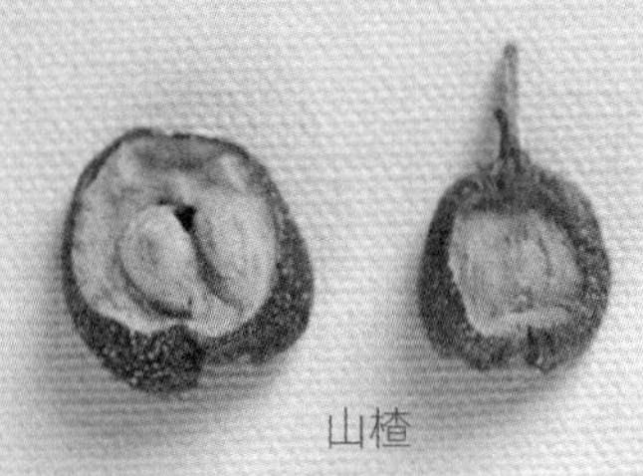
山楂

2 滋補 沖泡

葛根粉 10 克，葡萄乾 10 粒。將以上材料放入碗中，用沸水沖泡，攪拌成糊狀，加適量蜂蜜或白糖，拌勻即可。能清熱宣肺。

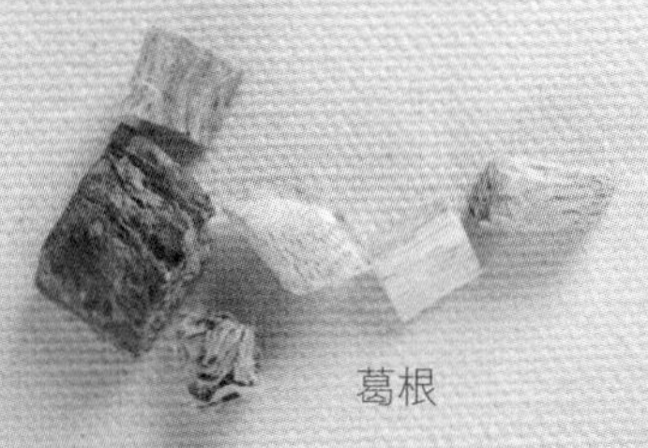
葛根

3 滋補 做湯

① 葛根 50 克，鮮紅薯 100 克。將紅薯洗淨切片，和葛根一起放入鍋內，加清水適量同煮，取汁飲用，能清熱宣肺。② 葛根 60 克，山藥 50 克，豬排骨 250 克，鹽適量。將排骨洗淨、汆水，放入煮沸的清水中，加葛根、山藥同煮，先用大火煮開，再改用小火煮 1 小時，加鹽調味即可，能溫經散寒。

4 滋補 代茶飲

葛根 10 克，山楂 15 克。用適量水煎煮山楂和葛根，每日當茶飲。本品適用於氣滯血瘀型高脂血症患者。

葛根山楂飲
葛根可降「三高」，故葛根山楂飲為「三高」人群的極佳選擇。

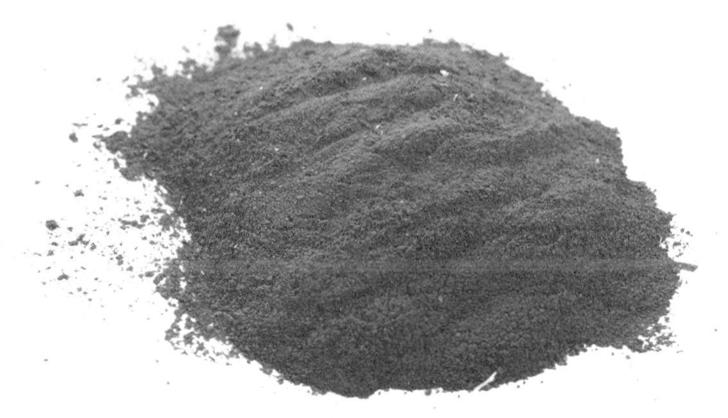

呈鮮紅色或暗紅色，體重，
粉末有光澤。

硃砂

硃砂，又名赤丹、汞沙、辰砂，其粉末呈紅色，可以經久不退。《本草綱目》稱其：「治驚癇，解胎毒、痘毒，驅邪瘧，能發汗。」

[治病配方]

1 心悸怔忡、驚癇不寐：硃砂20克，生地、當歸、甘草各15克，黃連45克，共研細末，製丸，每日服3克。

2 癰腫瘡瘍：硃砂3克，雄黃6克，共研細末，外用。

[家用滋補]

1 滋補 煮粥

硃砂洗淨，研細末備用。白米淘淨，加清水適量煮粥，待粥煮熟後，調入適量硃砂、白糖服食，每日1劑，連續兩三天。有鎮心安神、清熱解毒的功效。注意硃砂不可過量，防止中毒。

2 滋補 蒸服

硃砂0.5克，雞肝100克。將雞肝洗淨後切成小片。將硃砂與雞肝拌勻後，隔水蒸一兩個小時，調味後服用。注意必須隔水蒸食，因硃砂見火容易產生化學變化，導致汞中毒。

性味歸經

性微寒，味甘，有小毒，歸心經。

用法用量

一般用量0.1～0.5克，入丸、散。

適宜範圍

① 心火亢盛之心神不寧、煩躁不眠；② 高熱神昏、驚厥；③ 瘡瘍腫毒，咽喉腫痛，口舌生瘡。

現代藥理

硃砂的主要成分為硫化汞，有時夾雜少量土質、雄黃、磷灰石等，有鎮靜、催眠、抗驚厥作用。

鑑別保存

硃砂以色鮮紅、有光澤、半透明、體重、質脆無雜質者為佳。

禁　　忌

本品有毒，不宜大量久服。忌火鍛，火鍛析出水銀，有劇毒。水沸入藥。肝腎病患者慎用。

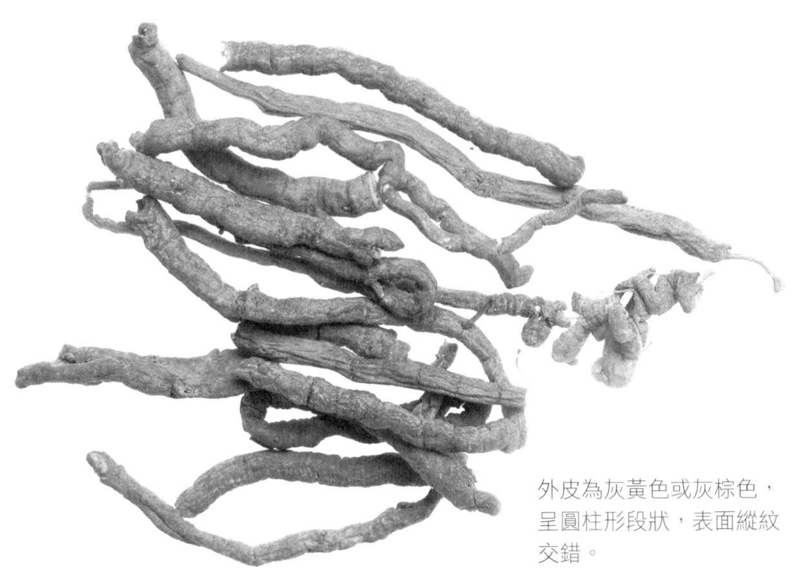

外皮為灰黃色或灰棕色，呈圓柱形段狀，表面縱紋交錯。

遠志

遠志為遠志科多年生草本植物遠志或卵葉遠志的根，有安神益智、去痰鎮咳的功效，主治驚悸、健忘、失眠、夢遺、咳嗽痰多等症。

[治病配方]

1 失眠、健忘：遠志、菖蒲各 150 克，茯苓 60 克。上藥加工成細末，每日早中晚各 1 次，每次空腹用開水沖服 3 ～ 5 克。

2 高血壓：生遠志、菊花、天麻、川芎各 15 克，天竺黃 12 克，柴胡、石菖蒲、白殭蠶各 10 克。研末裝入膠囊。餐前半小時服，每次 20 克，每日 3 次。

[家用滋補]

燉煮

遠志 5 克，酸棗仁、茯苓各 15 克，豬心 1 個。把豬心切成兩半，洗淨，與洗乾淨的酸棗仁、茯苓、遠志一塊入鍋，加適量水，用大火燒開後撇去浮沫，改小火燉至豬心熟透後，加鹽調味即成。每日 1 劑，吃豬心喝湯，具補血養心、益肝寧神之功用，可治心肝血虛引起的心悸不寧、失眠多夢、記憶力減退等症。

性味歸經

性溫，味辛、苦、微甘，入心、腎、肺經。

用法用量

一般用量 5 ～ 10 克，煎服。

適宜範圍

① 心腎不交所致心神不寧、失眠、驚悸等；② 痰阻心竅所致癲癇抽搐，驚風發狂等；③ 痰多黏稠、咳吐不爽或外感風寒、咳嗽痰多等。

現代藥理

遠志含有皂苷、黃酮等成分，有抑菌、鎮靜、去痰、抗驚厥、增強記憶力、增加子宮收縮力等作用。

鑑別保存

遠志以根粗壯，皮厚者為佳。

禁　忌

遠志味辛，有實火或痰熱者慎用。遠志皂苷刺激胃黏膜，故有潰瘍或胃炎者慎用。遠志中含皂苷，易與鐵離子沉澱，故不可與富含鐵的豬血、菠菜同食。遠志皂苷，在酸性環境下，在酶的作用下極易水解失效，故不可與富含有機酸的水果同食。

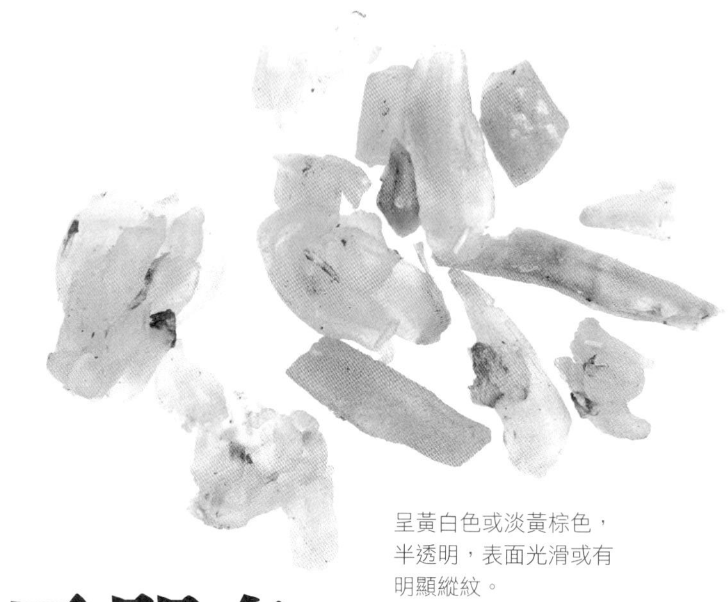

呈黃白色或淡黃棕色，半透明，表面光滑或有明顯縱紋。

天門冬

性味歸經

性寒，味甘、苦，歸肺、腎經。

用法用量

一般用量為 10～30 克，煎服。

適宜範圍

① 陰虛肺熱所致燥咳或勞嗽咳血；② 腎陰不足，陰虛火旺所致潮熱盜汗、遺精，內熱消渴，腸燥便秘等症。

現代藥理

天門冬含有天門冬素、黏液質等成分，有鎮咳去痰、抑菌、抗腫瘤等作用。

鑑別保存

天門冬以黃白色、半透明者為佳。

禁　　忌

天門冬性寒，脾胃虛寒、腹瀉或外感風寒咳嗽者忌用。天門冬養陰生津，不能與有利尿作用的茯苓、紅豆等藥材同用。有利尿作用的西瓜、鯉魚等食物也不能與之一同食用，否則功效相抵。

[治病配方]

1 慢性咽喉炎：天門冬 30 克，橘絡 15 克。一同放入保溫杯中，衝入沸水，加蓋悶半小時，時時飲之。

2 月經不調：天門冬 30 克，紅糖適量。天門冬洗淨，放入砂鍋，加清水 300 毫升，煎煮後加紅糖，時時飲之。

3 糖尿病（陰虛熱盛型）：天門冬、麥門冬、天花粉、白米各 20 克，地骨皮、生知母各 15 克，生甘草 8 克。水煎服，每日 1 劑。

4 溫毒傷陰，咽喉糜爛：鮮天門冬、鮮生地各 15 克，北沙參 18 克，玄參、芍藥各 12 克，甘草 6 克，知母、天花粉各 9 克。水煎，每日 1 劑分 3 次服，適用於溫病壯熱已降而餘熱未清，午後低熱，咽喉潮紅，糜爛未癒，脈細數，舌乾紅少津之證。

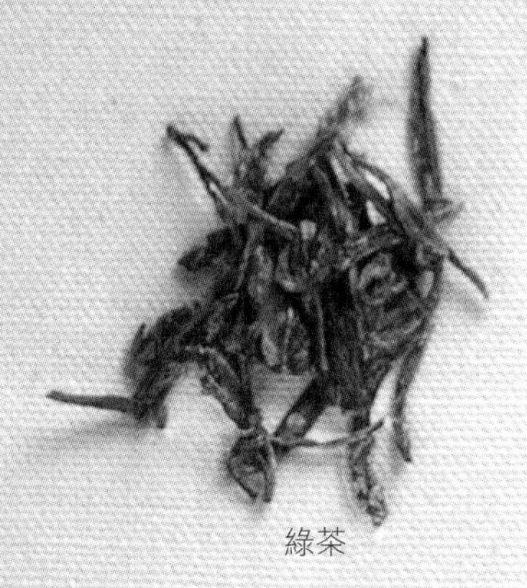

綠茶

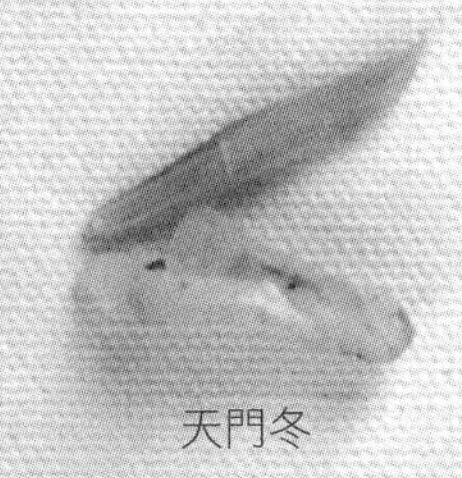

天門冬

天門冬茶

此茶不僅可清熱化痰，對預防腫瘤也有一定的作用。

[家用滋補]

1 滋補 煮粥

① 天門冬、小米、牛腱各 100 克，鹽適量。將小米淘淨，用清水浸泡兩小時。天門冬、牛腱均洗淨，切條備用。小米加清水用小火熬煮半小時，再放入天門冬、牛腱煮半小時，熄火前加鹽調味即可，能養陰潤燥。② 天門冬、麥門冬、酸棗仁各 10 克，白米 50 克，蜂蜜適量。酸棗仁微炒，將炒好的酸棗仁與天門冬、麥門冬一同加清水煎湯，取汁。白米淘洗乾淨，與藥汁一同煮粥。粥熟後，調入蜂蜜即可，能潤肺生津。③ 天門冬 30 克，黑豆 20 克，黑芝麻 10 克，白米 50 克，冰糖適量。天門冬、黑豆、黑芝麻均洗淨，瀝乾。白米淘洗乾淨，天門冬、黑豆、黑芝麻、白米放入砂鍋內，加適量清水煮粥。待粥將熟時，加入冰糖，稍煮沸即可。此粥能滋陰益腎。

2 滋補 代茶飲

天門冬 8 克，綠茶 1 克。將天門冬剪成碎片，放入杯中，與茶葉一同用沸水沖泡後，加蓋悶 5 分鐘，每日當茶飲，適用於上火痰多者。

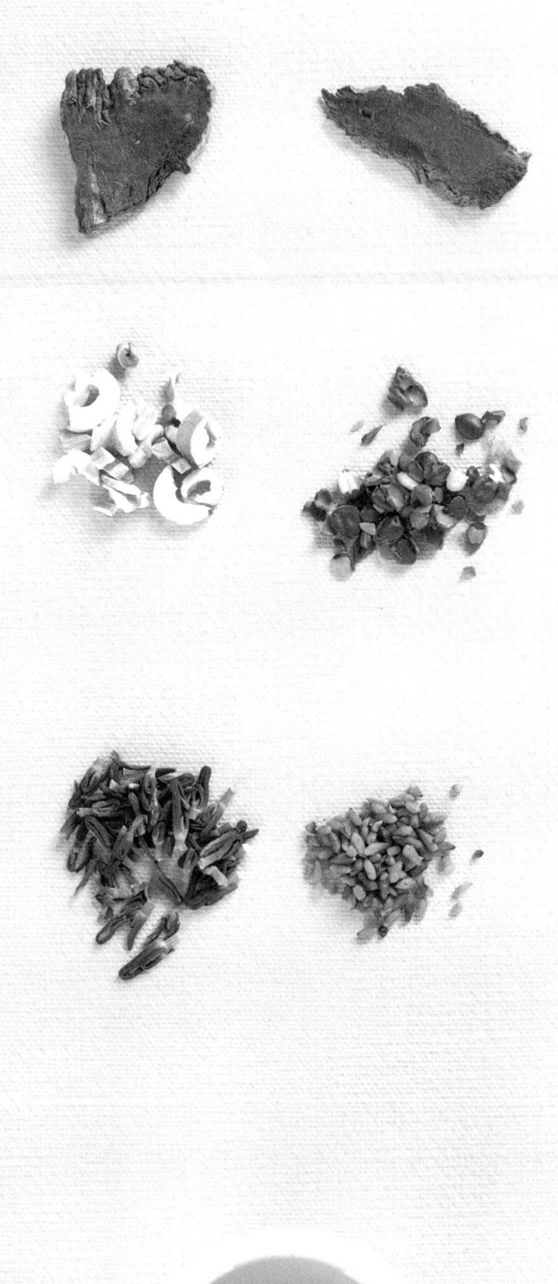

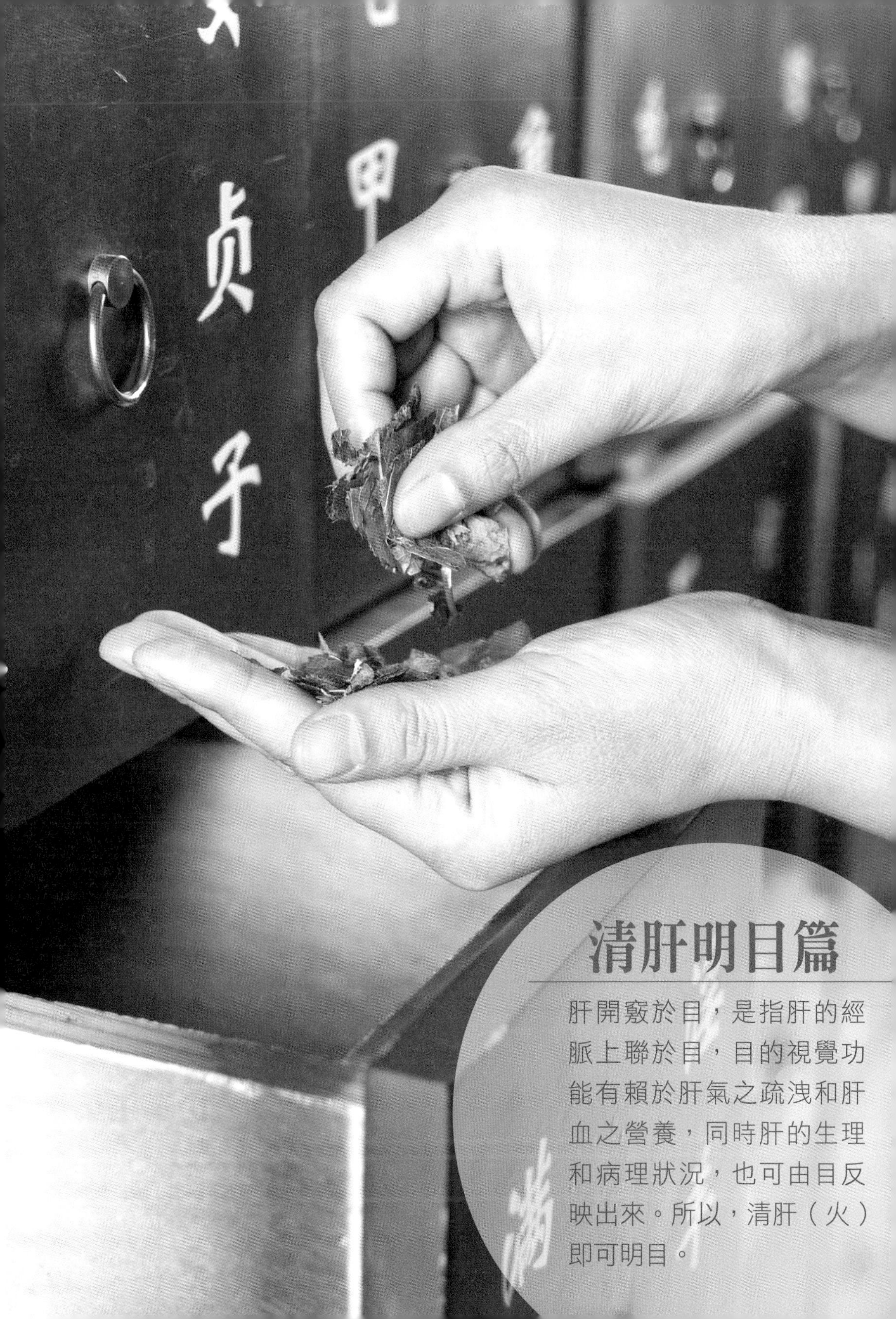

清肝明目篇

肝開竅於目，是指肝的經脈上聯於目，目的視覺功能有賴於肝氣之疏洩和肝血之營養，同時肝的生理和病理狀況，也可由目反映出來。所以，清肝（火）即可明目。

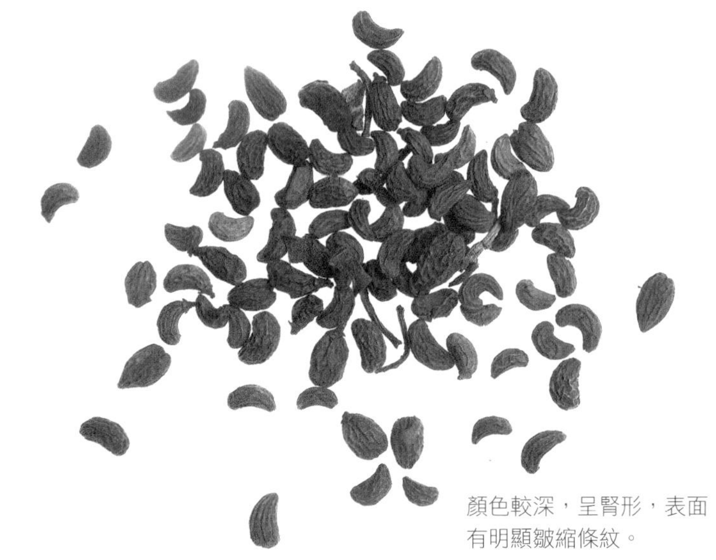

顏色較深，呈腎形，表面有明顯皺縮條紋。

女貞子

女貞子具有補肝滋腎、清熱明目等功效。《神農本草經》記載女貞子「主補中，安五臟，養精神，除百病，久服肥健，輕身不老」。《本草蒙筌》稱其有「黑髮黑鬚，強筋強力，多服補血祛風」的良效。

性味歸經

性涼，味甘、苦，歸肝、腎經。

用法用量

一般用量 5 ～ 15 克，煎服。

適宜範圍

① 肝腎陰虛導致的目暗不明、視力減退、鬚髮早白、腰酸耳鳴及陰虛發熱等；② 老年人大便虛秘。

現代藥理

女貞子含有苷類、萜類、揮發油類等成分，有抗腫瘤、抗衰老，降血脂、降血糖，保肝抗菌和增強免疫功能等作用。

鑑別保存

女貞子呈橢圓形、倒卵形或腎形，長 4 ～ 10 公釐，直徑 3 ～ 4 公釐，表面灰黑或紫黑色，皺縮不平，以粒大、色質黑、質堅實者為佳。

禁　　忌

女貞子清熱，有滑腸作用，脾胃虛寒、陽虛氣弱、大便溏瀉者不宜服用。

[治病配方]

1 高血壓（肝陽上亢型）：女貞子、夏枯草各 10 克，白菊花 5 克。水煎服，時時飲之。

2 遺精：女貞子 20 克，枸杞 15 克，金櫻子、桑螵蛸各 10 克。用清水煎煮兩次，每次 40 分鐘，合併藥汁後，分早中晚服用，每次適量。

3 高脂血症（肝腎陰虛型）：女貞子 15 克，製首烏、枸杞各 10 克。水煎服，時時飲之。

4 糖尿病（氣陰兩虛型）：女貞子 20 克，五味子 10 克，西洋參 5 克。水煎服，時時飲之，每次適量。

5 慢性肝炎（肝鬱脾虛型）：女貞子 15 克，五味子、黃耆、太子參、茵陳各 10 克。用清水煎煮兩次，分早中晚服用。

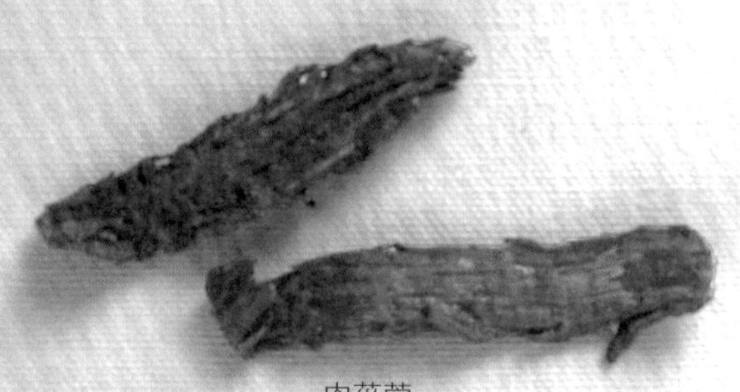
肉蓯蓉

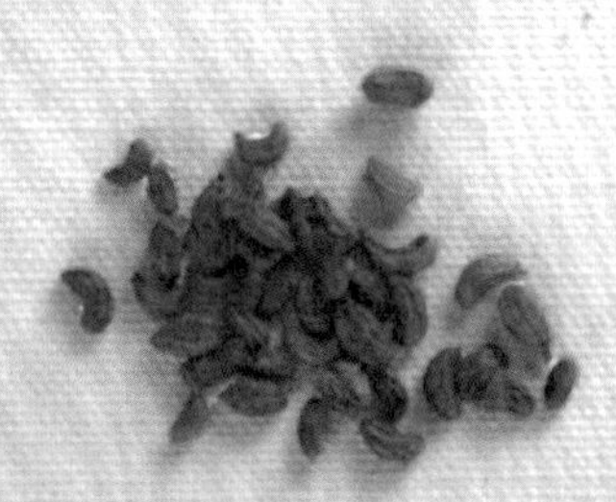
女貞子

女貞子肉蓯蓉飲
也可在女貞子水煎汁中直接調入蜂蜜飲用，有軟化血管、補肝腎作用。

[家用滋補]

1 滋補 代茶飲

①女貞子 20 克，肉蓯蓉 10 克。水煎當茶飲，能潤腸通便。②女貞子 15 克，枸杞、熟地黃、黃精各 10 克。清水煎煮，早晚飲用，有滋陰補腎、強腰明目的功效。③女貞子15克，枸杞、桑葚、生地各10克。將諸藥水煎代茶飲，能治療女性更年期症候群。

2 滋補 煮湯

①女貞子 40 克，黑芝麻 30 克，豬瘦肉 60 克。豬瘦肉洗淨切塊，把女貞子、黑芝麻、豬瘦肉放入鍋內，加適量清水，大火煮沸後，再用小火煲 1 小時，可根據口味偏好加一些調料調味。本方能補腎烏髮。②女貞子、豬肉各 60 克，桂圓肉 20 克。加清水，大火煮沸後，小火煲兩小時即可。本方能補肝腎益心脾。

3 滋補 泡酒

取女貞子250克，枸杞100克，白酒1,000毫升。將女貞子、枸杞洗淨放入白酒中，浸泡 15 天服用，能養肝明目。

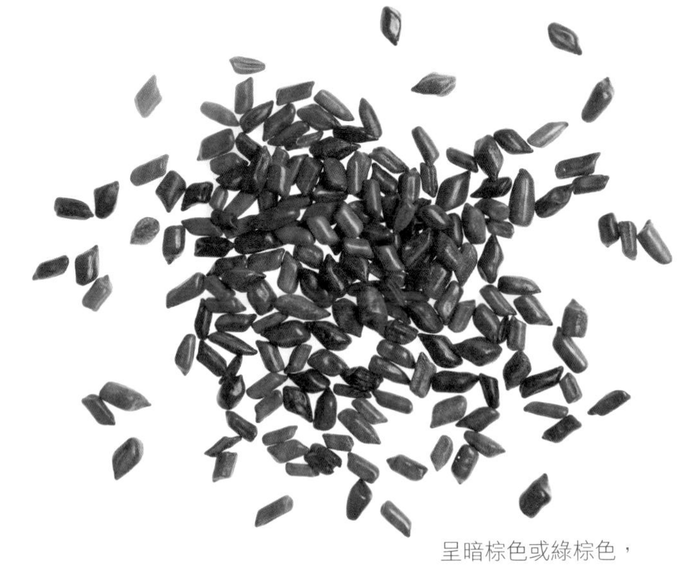

呈暗棕色或綠棕色，
多為菱形或圓柱形，
表面平滑而有光澤。

決明子

決明子別名草決明、馬蹄決明。為豆科一年生草本植物的乾燥成熟種子。以其有明目之功而名之。含有糖類、蛋白質、脂肪、大黃酚、大黃素，還含有人體必需的多種微量元素，可清熱，排毒，降血壓，治目赤腫痛，減肥。

[治病配方]

1 糖尿病（併發視網膜病變）：決明子 10 克，菊花 3 克，山楂 15 克。將決明子搗碎，與其餘兩味藥放入熱水瓶內，用沸水沖泡後，蓋嚴瓶蓋，浸泡半小時即可，每日 1 劑，時時飲之。

2 肥胖：決明子、澤瀉、薤白各 20 克。用清水煎煮，取汁，每日 1 劑，分為 3 次用。

3 高脂血症（肝腎陰虛型）：決明子 15 克，山楂 20 克，紅棗 50 克，冰糖適量。山楂、決明子分別洗淨，紅棗去核、洗淨。把全部材料放入鍋內，倒入適量清水，大火煮沸後，小火慢煮 1 小時，用冰糖調味即可。

4 氣管炎：決明子 25 克，紫菜 30 克。加清水適量，煎煮 20 分鐘，取汁飲用。

性味歸經

性微寒，味甘、苦、鹹，歸肝、大腸經。

用法用量

一般用量 10 ～ 15 克，大劑量可用到 30 克，煎服。

適宜範圍

① 肝熱或風熱上攻所致目赤腫痛；② 熱結腸內所致大便乾結、習慣性便秘；③ 調節血脂。

現代藥理

決明子含有決明子素、大黃酚、大黃素等成分，有保護視神經、降血壓、抗菌、降低血清膽固醇和三酸甘油酯、滑腸、催產的作用。

鑑別保存

決明子以顆粒飽滿均勻、呈黃褐色者為佳。

禁　忌

決明子微寒，脾胃虛寒、脾虛泄瀉及低血壓者忌服。不可長期食用決明子，決明子有潤腸通便作用，長期吃會損傷身體的正氣。

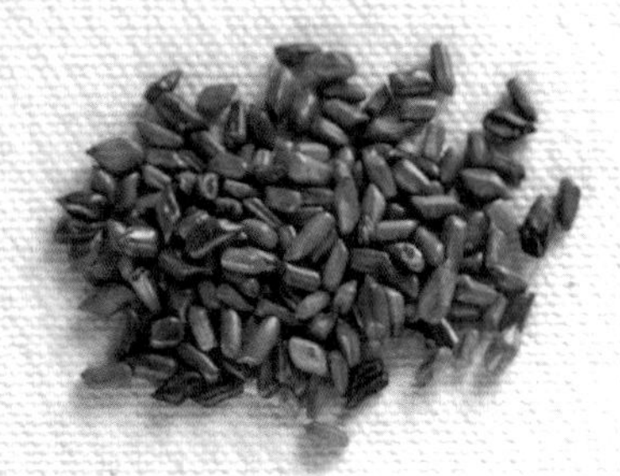

決明子

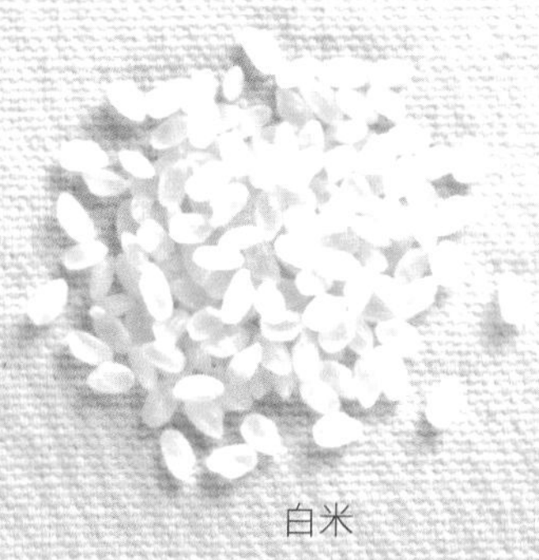

白米

決明子粥

也可將決明子與白菊花同煎取汁入粥，平肝、明目、通便效果更佳。

[家用滋補]

1 滋補 代茶飲

決明子、山楂各10克，槐花5克，荷葉3克。用沸水沖泡15分鐘即可代茶飲。本品能清肝瀉火。

2 滋補 炒菜

決明子、黃瓜、紅蘿蔔各10克，鮮雞肝150克，調料適量。將決明子研成細末。雞肝洗淨切片，放於碗內，加鹽、香油，醃漬3分鐘，再加澱粉拌和均勻。黃瓜、紅蘿蔔洗淨切片。炒鍋內放油，燒至六七成熱時，把肝片放入油內炸片刻，撈出瀝油，鍋內留適量油，放入紅蘿蔔、黃瓜、蔥、生薑、料酒、鹽、決明子末，用澱粉調芡，再將雞肝片倒入鍋內，翻炒均勻，加蒜末、香油出鍋，裝盤即可。此菜能滋陰明目。

3 滋補 煮粥

決明子15克，白米100克，冰糖少許。先將決明子放入鍋內炒至微有香氣時取出，待冷後煎汁，去渣，放入白米煮粥，粥將熟時加入冰糖，再煮5分鐘即成。每天食用1次。便秘者可用此粥來調理。

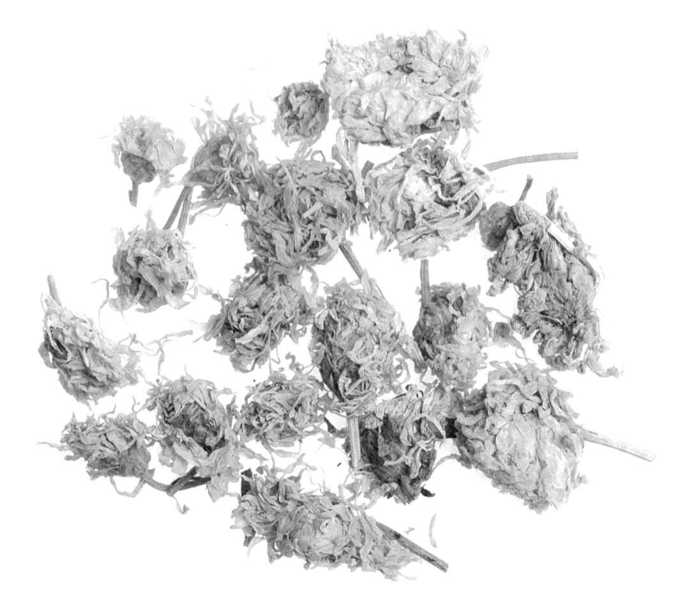

呈不規則球形，體輕，鬆脆。選購時應選完整、氣清香而濃郁者。

白菊花

白菊花，為菊科植物菊的乾燥白色頭狀花序。菊花品種極多，一般均以產區命名。例如，主產於安徽亳州，稱「亳菊」；主產於安徽滁州，稱「滁菊」；主產於安徽歙縣、浙江德清，稱「貢菊」；主產於浙江桐鄉，稱「杭菊」；主產於河南新鄉等地，稱「懷菊」。

[治病配方]

1 麥粒腫：白菊花 9 克，加水煎煮。頭煎內服，二煎放涼後洗患處，每日 2 次。

2 急性結膜炎：白菊花、蒲公英各 30 克。水煎服，每日 1 次。

3 產後腹痛：白菊花根 3 個，洗淨搗汁，開水泡服，或加紅糖及適量開水沖服。

4 面肌痙攣：白菊花、鉤藤各 10 克。水煎服，每日 1 次。

性味歸經

性微寒，味辛、甘、苦，歸肺、肝經。

用法用量

一般用量 10 ～ 30 克，煎服或泡茶。

適宜範圍

① 風熱或溫病初起之發熱；② 眼目赤腫、昏暗羞明。

現代藥理

白菊花主要含有腺嘌呤、膽鹼、水蘇鹼、菊花酮等成分，有通便、抗衰老的作用。

鑑別保存

白菊花以花朵完整不散瓣、色白、香氣濃郁、無雜質者為佳。白菊花受潮後易生蟲，應密閉保存於乾燥陰涼處，可用真空密閉包裝。

禁　　忌

小便過多者不宜食用。遺精、早洩者不宜食用。

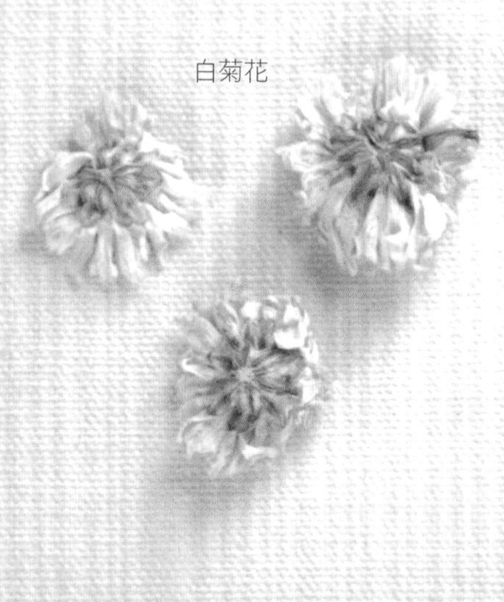
白菊花

白菊花茶
可在茶中調入糖或蜂蜜，也可與其他茶葉一同沖泡。

[家用滋補]

1 滋補 泡酒

白菊花裝入紗布袋中，與白酒同置入酒罈內，密封，浸10日後飲用。適用於感冒、頭痛、鼻塞，以及視物昏花。

2 滋補 煮粥

白菊花去蒂，取適量，溫水沖洗一遍，備用。白米適量煮粥，粥熟後調入白菊花，用小火再煮5～10分鐘。也可先用白菊花煎湯，再將菊花藥液與白米共煮成粥。也可加入百合、薏仁、紅棗、蓮子等，早晚隨量食用。

3 滋補 代茶飲

白菊花用沸水沖泡，加蓋悶10分鐘，即可飲用。本品可以散風清熱、清肝明目、解毒消炎。

4 滋補 做糕點

白菊花15克，白扁豆、白蓮子、茯苓、山藥各50克，麵粉250克，白糖適量。前5味磨成細粉，與麵粉混勻，加水和麵，再加鮮酵母揉勻發酵。發好後加入白糖，上籠蒸30分鐘左右。蒸後出籠，切成塊狀。當點心食用，不拘時候。有健脾、利濕、增白潤膚的作用。

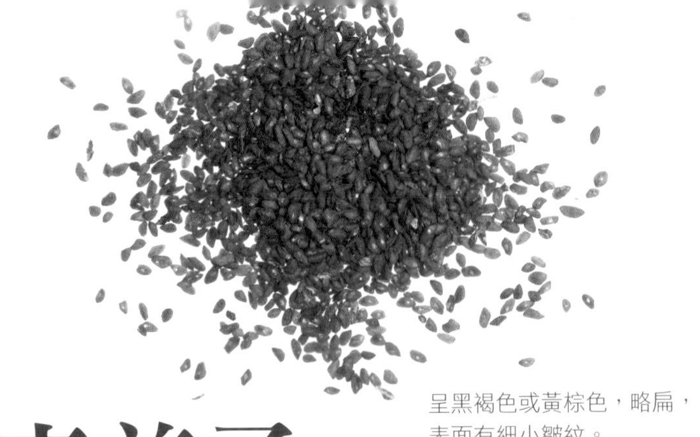

呈黑褐色或黃棕色，略扁，
表面有細小皺紋。

車前子

性味歸經

性微寒，味甘，歸腎、肝、肺、小腸經。

用法用量

一般用量 9～25 克，煎服（布包）。

適宜範圍

① 濕熱下注所致小便淋瀝澀痛；② 肝火上炎所致目赤腫痛；③ 肝腎不足所致的眼目昏花、迎風流淚；④ 肺熱咳嗽。

現代藥理

車前子含黏液質、桃葉珊瑚苷、車前子酸等成分，有止瀉、護肝、降壓、抑菌、降血清膽固醇等作用。

鑑別保存

車前子以粒大、色黑、飽滿者為佳。

禁　　忌

車前子性微寒，無濕熱者及孕婦忌用。

車前子，又名車前實、蝦蟆衣子，為車前科植物車前的乾燥成熟種子。《醫林纂要》：「車前子，功用似澤瀉，但彼專去腎之邪水，此則兼去脾之積濕；彼用根，專下部，此用子，兼潤心腎。又甘能補，故古人謂其強陰益精。」

[治病配方]

1 腎炎：車前子、茯苓、豬苓、黃耆各 10 克，紅棗 5 顆。水煎服，時時飲之。

2 糖尿病（氣陰兩虛型）：車前子 15 克，熟地黃 90 克，山萸肉、麥門冬各 60 克，元參 30 克。水煎服，時時飲之，每次適量。

3 糖尿病（併發腎病）：車前子 25 克，冬瓜皮、玉米鬚、蘆根各 30 克。將車前子用布包好，與其他藥一起入鍋，水煎當茶飲，用於治療屬濕熱內盛者。本方有清熱利尿通淋之功效。

4 高血壓（肝火上炎型）：車前子 8 克，夏枯草 18 克，地龍、五味子各 15 克。水煎服，時時飲之。

5 腳氣（濕性）：車前子、紫菜各 25 克。加清水適量同煎，喝湯吃紫菜，有清熱祛濕的作用。

6 腹瀉（腎虛型）：車前子 10 克，紅茶 3 克。以上兩味用沸水沖泡濃汁，加蓋悶 10 分鐘即可，當茶飲用，每日一兩劑，分 2 次趁溫飲用。本品有健脾利水、化濕止瀉的作用。

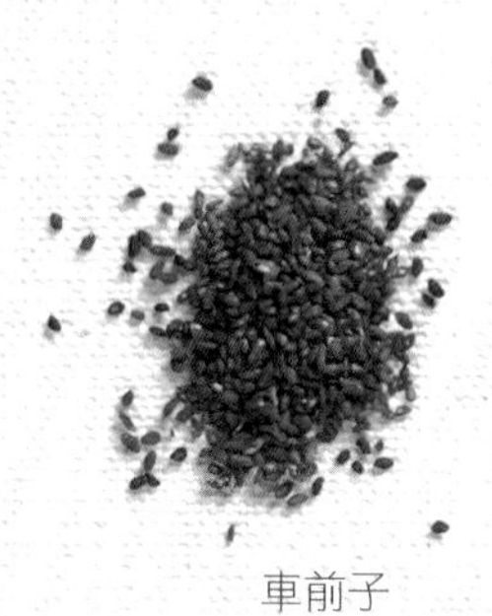
車前子

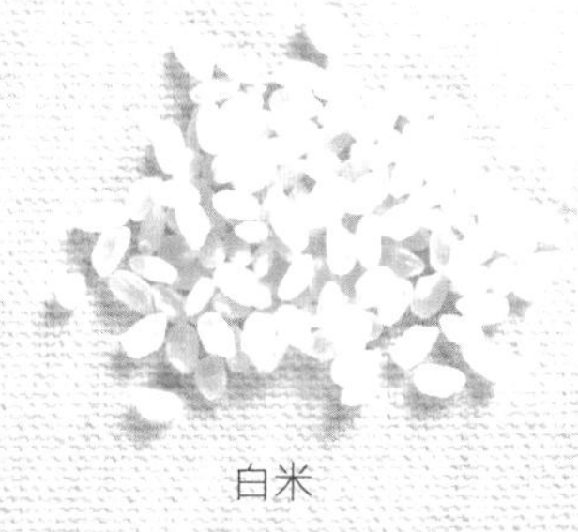
白米

車前子粥
老年人患慢性氣管炎以及高血壓、膀胱炎或尿道炎患者適宜服用。

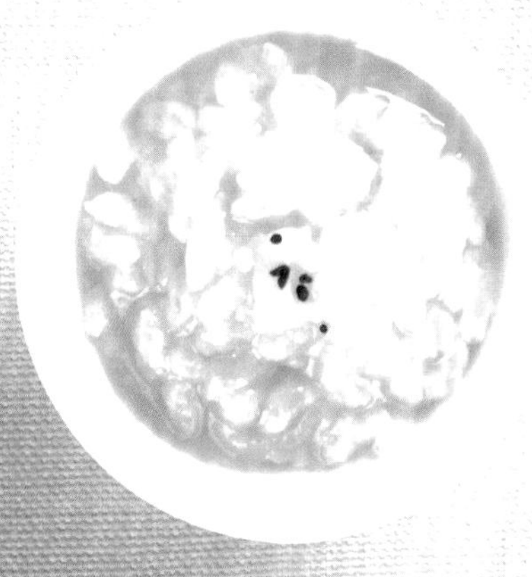

[家用滋補]

1 滋補 煮粥

車前子 20 克，紅豆 250 克，糯米 50 克，冰糖適量。車前子洗淨，入鍋，加適量清水煎取汁液，濾去雜質備用。車前子汁中放入紅豆煮至半爛，再放入糯米，煮至糯米熟爛時加冰糖拌勻即可。本方能健脾利水。

2 滋補 煮湯

車前子 15 克，豬腎 1 個，空心菜 100 克，生薑，鹽、香油各適量。車前子洗淨，加清水 800 毫升，煎至 400 毫升。豬腎、空心菜洗淨，豬腎切片，空心菜切段。再將豬腎、空心菜放入車前子湯中，加入生薑和鹽，繼續加熱，同煮至熟，淋香油即可。此湯能解熱祛暑。

3 滋補 煮粥

車前子 20 克，白米 100 克。將車前子放入紗布袋，加清水煎煮，取汁。將白米放入車前子藥汁，同煮為粥。此粥能去痰止咳。

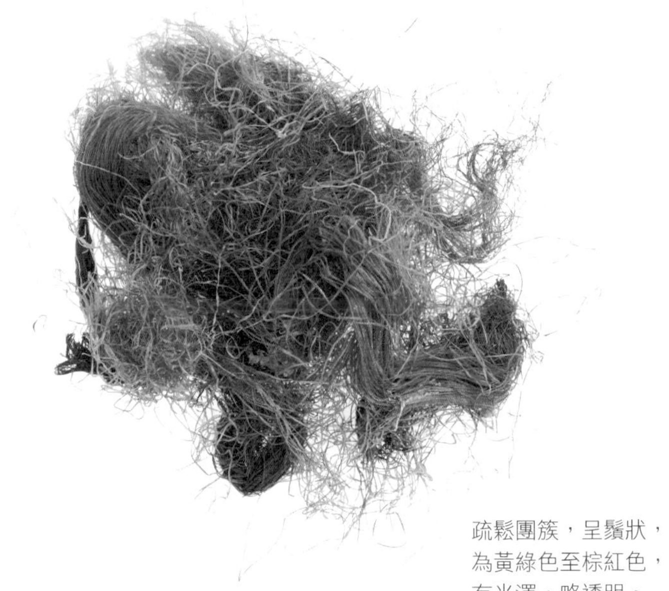

疏鬆團簇，呈鬚狀，
為黃綠色至棕紅色，
有光澤，略透明。

玉米鬚

玉米鬚，也稱玉麥鬚，為禾本科植物玉蜀黍的花柱和柱頭。《現代實用中藥》:「為利尿藥，對腎臟病、浮腫性疾患、糖尿病等有效。又為膽囊炎、膽石、肝炎性黃疸等的有效藥。」

[治病配方]

1 膽結石：玉米鬚、茵陳各30克。加清水煎煮，然後把煮好的茵陳玉米鬚水倒入保溫杯中，時時飲用。

2 產後小便不通（氣滯型）：新鮮玉米鬚80克（乾品30克），冬瓜皮50克（乾品30克），陳皮15克。共同放入鍋裡，加適量清水後，先大火煮開，再小火熬煮20分鐘，每日1劑。

3 濕疹：玉米鬚15克，荸薺10個，空心菜30克。3種材料分別洗淨，放入鍋中煎湯服用，每日1次，連服數天。

4 糖尿病（併發腎病）：玉米鬚、冬瓜皮、蘆根各30克，車前子25克。將車前子用紗布包好，與其他藥一起入鍋，用清水煎煮，每日1劑。

性味歸經

性平，味甘、淡，歸膀胱、肝、膽經。

用法用量

一般用量為15～30克，大劑量可用到60～90克，煎服。

適宜範圍

① 腎炎浮腫、肝硬化腹水；② 膽囊炎、脂肪肝、糖尿病；③ 吐血、衄血和血尿。

現代藥理

玉米鬚含有黃酮類、苷類等成分，有降血壓、降血糖、利尿的作用，還兼有一定的抑菌、抗癌作用，可用於治療腎炎水腫、肝炎、高血壓、膽囊炎、膽結石、糖尿病、鼻竇炎、乳腺炎等。

鑑別保存

玉米鬚以柔軟、有光澤者為佳。

禁　　忌

玉米鬚有較強的利尿作用，凡有尿急頻尿症狀者、陰虛上火者忌用。

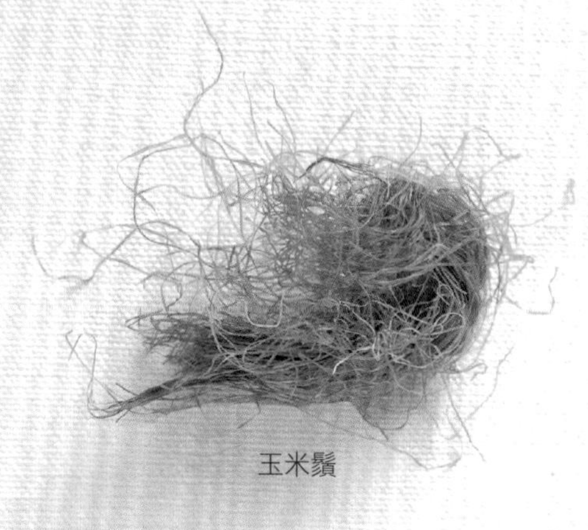

玉米鬚

[家用滋補]

1 滋補 煮湯

玉米鬚 90 克，豆腐 300 克，水發香菇 5 朵，鹽適量。玉米鬚煮湯取汁，豆腐洗淨切塊，香菇洗淨、切半。將豆腐、香菇放入湯汁中熬煮，加鹽一起煮湯後食用即可。能降脂降壓。

2 滋補 煮粥

玉米鬚 30 克，鮮荷葉 1 張，白米 100 克，冰糖 2 小匙。白米淘淨，鮮荷葉洗淨、切小片。鮮荷葉和玉米鬚放鍋內，加清水適量，用大火煮沸後，轉小火煮 10 ～ 15 分鐘，取汁。白米、荷葉汁放入鍋內，加冰糖、清水適量，用大火煮沸後，轉用小火煮至米爛成粥。此粥能降脂減肥。

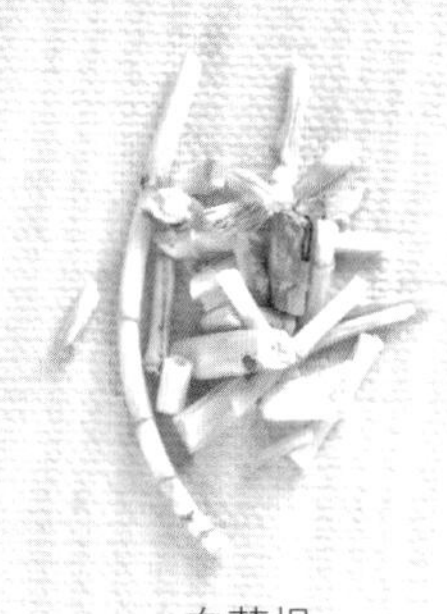

白茅根

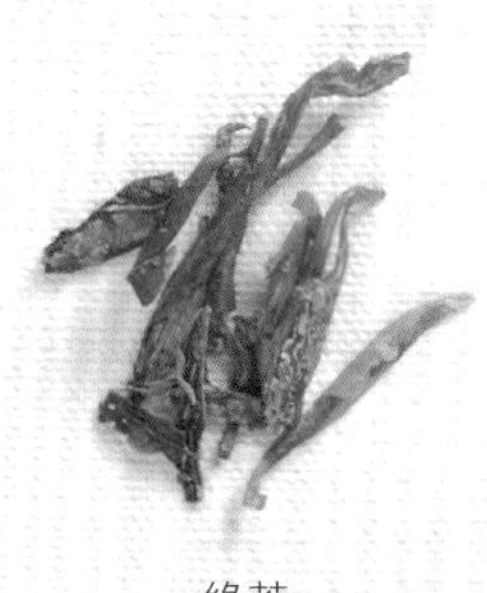

綠茶

玉米鬚白茅根茶

糖尿病患者可常飲此茶，它能利尿、消水腫。

3 滋補 燉煮

玉米鬚 50 克，蚌肉 200 克。將玉米鬚和蚌肉同放砂鍋內，加清水適量，小火煮至爛熟，加調料調味即可。本方能清肝明目。

4 滋補 泡茶

玉米鬚、白茅根各 30 克，綠茶 5 克。泡茶喝，可用於氣陰兩虛型糖尿病性腎病，對水腫、血壓升高症狀者，有補氣養陰、利水消腫之功效。

質地堅硬，略粗糙，以顏色灰黃、顆粒飽滿者為佳。

菟絲子

性味歸經

性平，味辛、甘，歸腎、肝、脾經。

用法用量

一般用量10～15克，煎服。

適宜範圍

① 腎陽不足所致的陽痿、腰膝痿軟、肢冷畏寒等；② 肝腎兩虛所致的精血不足、目失濡養、視力減退等；③ 脾腎兩虛所致的腰酸肢冷、大便溏瀉。

現代藥理

菟絲子含有生物鹼、香豆素、黃酮等成分，有增強性腺功能、提高身體免疫力、降低身體耗氧量和增強造血功能的作用，還能抗心肌缺血、降低血壓。

鑑別保存

菟絲子以顆粒飽滿、無泥塵雜質者為好，宜貯陰涼乾燥處。

禁　　忌

陰虛火旺、大便燥結及小便短赤者不宜服用。

菟絲子為旋花科植物菟絲子的成熟種子。傳說武則天當年剛入宮時，帶了一隻小白兔，武則天十分喜愛這隻白兔。後來，武則天被貶作尼姑，皇后嫉恨武媚娘，不讓其把白兔帶走，也不給白兔東西吃。白兔因飢餓跑入農家覓食，被農民打死，埋入豆田。於是，白兔化為絲，生不能食豆，死也不讓豆生長，性情猶如武則天。由於此絲為兔所化，人們稱其為「菟絲」。

[治病配方]

1 尿路感染：菟絲子30克，水煎服，每日1劑，分3次服，每次適量。

2 不孕症：菟絲子25克，當歸10克。水煎服，每日2次，每次適量。自經期第4日開始服用，18日為1療程，服用兩三個療程。

[家用滋補]

1 滋補 煮粥

① 水煎菟絲子取汁，加白米煮為稀粥，待熟時加適量白糖調味。每日早晚食用，有補腎益精的作用。② 菟絲子20克，肉蓯蓉、黑芝麻各30克，白米100克。先煎菟絲子、肉蓯蓉，取汁去渣，再放入搗碎的黑芝麻、白米煮粥。代早餐食，有益壽防衰、烏髮澤膚、潤腸通便之效。

2 滋補 泡酒

菟絲子、杜仲、骨碎補、核桃肉浸酒，依酒量每日飲用，能治療腰酸背痛、關節不利。

3 滋補 煮湯

菟絲子、山藥、黃耆各30克，肉桂、小茴香、當歸、白朮各10克，羊肉300克，生薑5片，大蔥5段，紅棗5顆。放少許鹽，煲湯。每週喝一兩次，能補腎、補陽、益氣、活血。

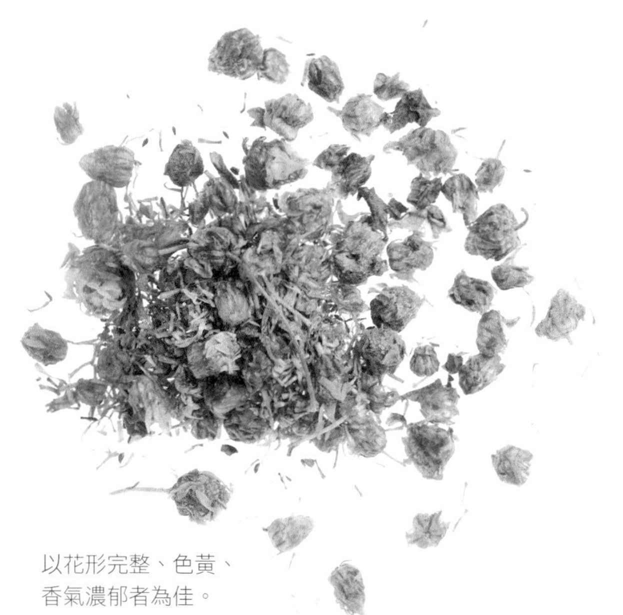
以花形完整、色黃、香氣濃郁者為佳。

野菊花

野菊花為菊科草本植物野菊的頭狀花序，秋季花開時採摘，曬乾或烘乾而成，以花為全開為好，外形似菊花，常見於山坡草地和路旁。

[治病配方]

1 喉嚨腫痛（熱毒上攻）：野菊花、蒲公英和紫花地丁各 15 克，連翹 10 克，水煎服。

2 高血壓（乾熱性）：野菊花、夏枯草、青葙子各 15 克，水煎服。

[家用滋補]

代茶飲

將野菊花 6 克用沸水浸泡 1 小時，然後水煎 30 分鐘，代茶飲，經常感冒者可每週 1 次，常人每月 1 次即可。

性味歸經

性微寒，味辛、苦，歸肝、心經。

用法用量

一般用量 10 ～ 15 克，外用，適量，搗服。

適宜範圍

感染性疾病、慢性前列腺炎、抗腫瘤。

現代藥理

野菊花含有揮發油成分，以及菊醇、野菊花內酯、胺基酸、微量元素等多種活性成分。可用於治療疔瘡癰腫、咽喉腫痛、頭痛眩暈等證。也可用來降血壓。

鑑別保存

野菊花呈球形，顯黃色，花瓣皺縮蜷曲，中間有多數管狀花。保持乾燥。

禁　忌

長期服用野菊花或用量過大，會傷脾胃陽氣，會導致胃部不適、腸鳴、大便稀溏等胃腸道反應，所以脾胃虛寒者及孕婦不宜用。

性味歸經

性寒，味辛、苦，歸肝、膽經。

用法用量

一般用量為 9 ～ 20 克，煎服。

適宜範圍

① 肝火上炎引起的目赤腫痛、頭痛；② 肝陽上亢引起的高血壓；③ 瘰癧、癭瘤、乳癰腫痛。

現代藥理

夏枯草含有夏枯草苷、熊果酸等成分，有降壓、抗菌、收縮子宮的作用。

鑑別保存

夏枯草以穗大、棕色、搖之作響者為佳。

禁　　忌

夏枯草性寒，脾胃虛弱、大便溏瀉者忌用。

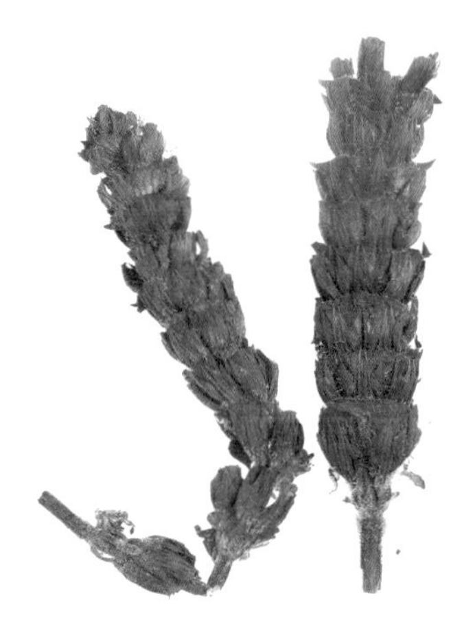
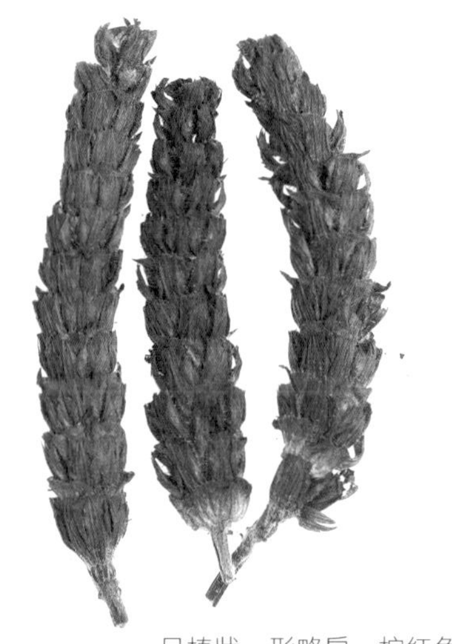

呈棒狀，形略扁，棕紅色，表面有白毛。

夏枯草

夏枯草又名枯草花，是唇形科多年生草本植物夏枯草的果穗或全草。古人以此草夏至後即枯而命名。有清肝、明目、降血壓、治咽喉病的作用。夏枯草煎劑對痢疾桿菌、傷寒桿菌、大腸桿菌和葡萄球菌、鏈球菌等均有抑制作用。

[治病配方]

1 高血壓（肝腎陰虛型）：夏枯草、懷牛膝、熟地黃各 10 克。水煎服，每日 1 劑。

2 高血壓（肝陽上亢型）：夏枯草、女貞子各 10 克，白菊花 5 克。水煎服，每日 1 劑。

3 高血壓（腎陽虛衰型）：淫羊藿 15 克，夏枯草 10 克，川芎 5 克。水煎服，每日 1 劑。

4 高血壓（氣滯血瘀型）：夏枯草、銀杏葉各5克，山楂、菊花各10克。水煎服，每日1劑。

5 頭痛（風濕型）：夏枯草、菊花、決明子各 15 克。水煎服，每日 1 劑。

6 頭痛（肝陽上亢型）：夏枯草、菊花各 10 克，生梔子、薄荷各 5 克。水煎服，每日 1 劑。

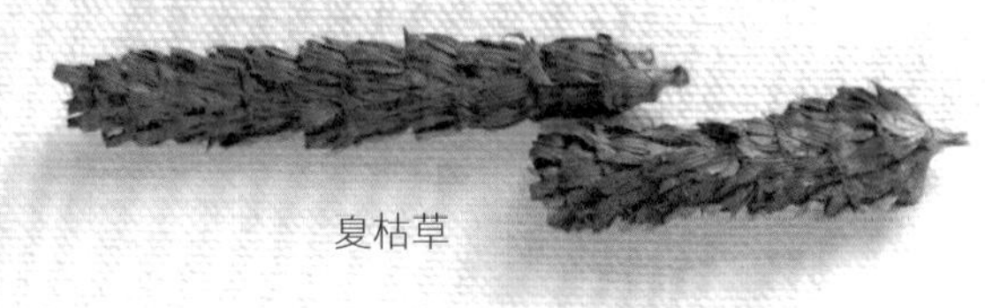
夏枯草

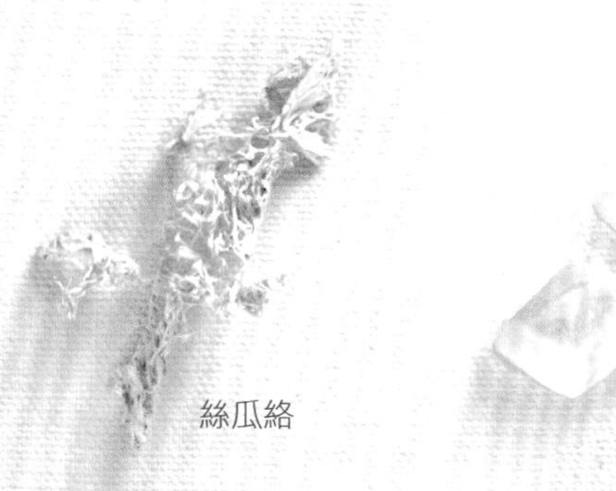
絲瓜絡　冰糖

夏枯草絲瓜絡茶
也可將夏枯草直接用沸水浸泡飲用，有清肝散結的作用。

[家用滋補]

1 滋補 煮湯

①夏枯草 20 克，豬瘦肉 50 克。將夏枯草、豬瘦肉小火共煮湯，吃肉喝湯。此湯能清熱散結。②夏枯草 20 克，黃豆 50 克，豬脊骨 700 克，蜜棗 5 顆，生薑、鹽各適量。夏枯草洗淨，浸泡半小時。黃豆洗淨，浸泡 1 小時。豬脊骨洗淨，斬塊，經熱水汆。蜜棗洗淨，生薑切片。將 600 毫升清水放入砂鍋內，煮沸後加入以上所有材料，大火煮沸後，改用小火煮 1 小時，加鹽調味即可。此湯能清肝利膽。

2  泡茶

夏枯草、菊花各 15 克，白糖適量，放入大水杯中，衝入開水浸泡 15 分鐘，時時飲之，代茶飲。此茶能平肝解鬱，主治肝氣鬱滯型經行頭暈、頭痛。

3 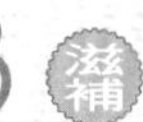 煮粥

夏枯草、當歸、香附各 10 克，白米 100 克。加清水適量煎 20 分鐘，取汁加入白米，共煮成粥，加紅糖調味，每週 2 次。此粥能理氣散瘀。

4  代茶飲

夏枯草 30 克，絲瓜絡 10 克，冰糖適量。將藥材加 4 碗水，用大火煮沸，再改小火煮至剩汁約 1 碗時，取汁，再將冰糖熬化，加入藥汁煮 10 ～ 15 分鐘即可。此茶有清熱降脂的作用。

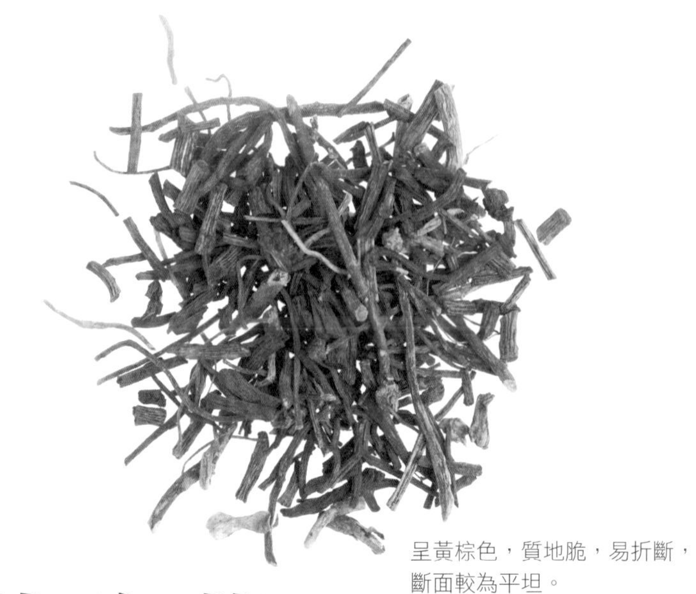

呈黃棕色，質地脆，易折斷，斷面較為平坦。

龍膽草

龍膽草，中藥名。為龍膽科植物龍膽的根和根莖，有清熱、瀉肝、定驚之功效。《本草綱目》記載：「性味苦，澀，大寒，無毒。主治骨間寒熱、驚病邪氣，繼絕傷，定五臟，殺蟲毒。」

[治病配方]

1 急性結膜炎：龍膽草 10 克，黃柏、決明子各 15 克。水煎兩次，兩次藥液混合後分 3 次服，每日 1 劑。

2 帶狀皰疹：龍膽草、車前子、木通、生地黃、梔子、黃芩各 9 克，澤瀉 12 克，當歸 3 克，柴胡、甘草各 6 克。水煎服，每日 1 劑。

[家用滋補]

做飲品

龍膽草 6 克，蜂蜜 30 克。先將龍膽草洗淨、曬乾，切成碎小段，加水浸泡片刻，煎煮 30 分鐘，用潔淨紗布過濾取汁，放入容器。趁溫熱加入蜂蜜，拌勻即成。早晚 2 次分服。本方對肝火上逆型鼻出血尤為適宜。

性味歸經

性寒，味苦，歸肝、膽經。

用法用量

一般用量 6 ～ 9 克，煎服。

適宜範圍

肝膽濕熱引起的濕熱黃疸、陰腫陰癢、帶下、濕疹搔癢、目赤、耳聾、脅痛、口苦、驚風抽搐等。

現代藥理

龍膽草含龍膽苦苷、獐牙菜苦苷、當藥苷、三葉苷等成分，有保肝、利膽、消炎等作用。

鑑別保存

龍膽草以條粗長、黃色或黃棕色、無碎斷者為佳。

禁忌

脾胃虛弱洩瀉及無濕熱實火者忌服，勿空腹服用。

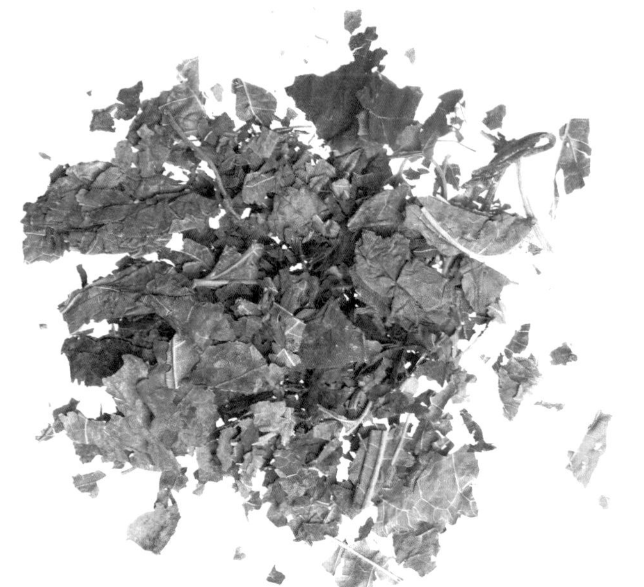

為綠色或黃棕色，呈不規則片狀，
背面可見網狀葉脈。

桑葉

桑葉是桑科植物桑的乾燥葉，有疏散風熱、清肺潤燥、平抑肝陽、清肝明目、涼血止血的作用。

[治病配方]

1 糖尿病（併發視網膜病變）：鮮桑葉 60 克，鮮車前 30 克，鮮杞果葉 20 克。以上 3 味藥同放入鍋中，加清水煎服，每日 1 劑，連服 7 日。

2 高血壓（肝火上炎型）：桑葉 10 克，山楂、金銀花、菊花各 15 克，清水適量。把 4 味中藥同煮熬汁，接連煎兩次，將兩次取得的汁混勻服用。

[家用滋補]

泡茶

桑葉、菊花各 10 克。用清水煎煮，分幾次服用，或沸水沖泡，當茶飲用，也可加適量蜂蜜或白糖調味。本品適用於風熱頭痛目赤。

性味歸經

性寒，味苦、甘，歸肺、肝經。

用法用量

桑葉鮮用或乾製後使用皆可，鮮桑葉用量可到60克，乾桑葉一般用量 6 ～ 10 克。煎服。

適宜範圍

① 風熱感冒；② 風熱犯肺引起的肺熱咳嗽；③ 風熱引起的目赤澀痛。

現代藥理

桑葉含有牛膝固醇、脫皮固酮、芸香苷、桑苷等成分，有解痙、抗炎、降血糖、降血壓、降血脂、利尿等作用。

鑑別保存

桑葉以葉大、顏色黃綠者為佳。

禁　忌

桑葉味苦，有收斂作用，熱病汗多、斑疹已透者忌用。桑葉性寒，脾虛洩瀉者慎用。

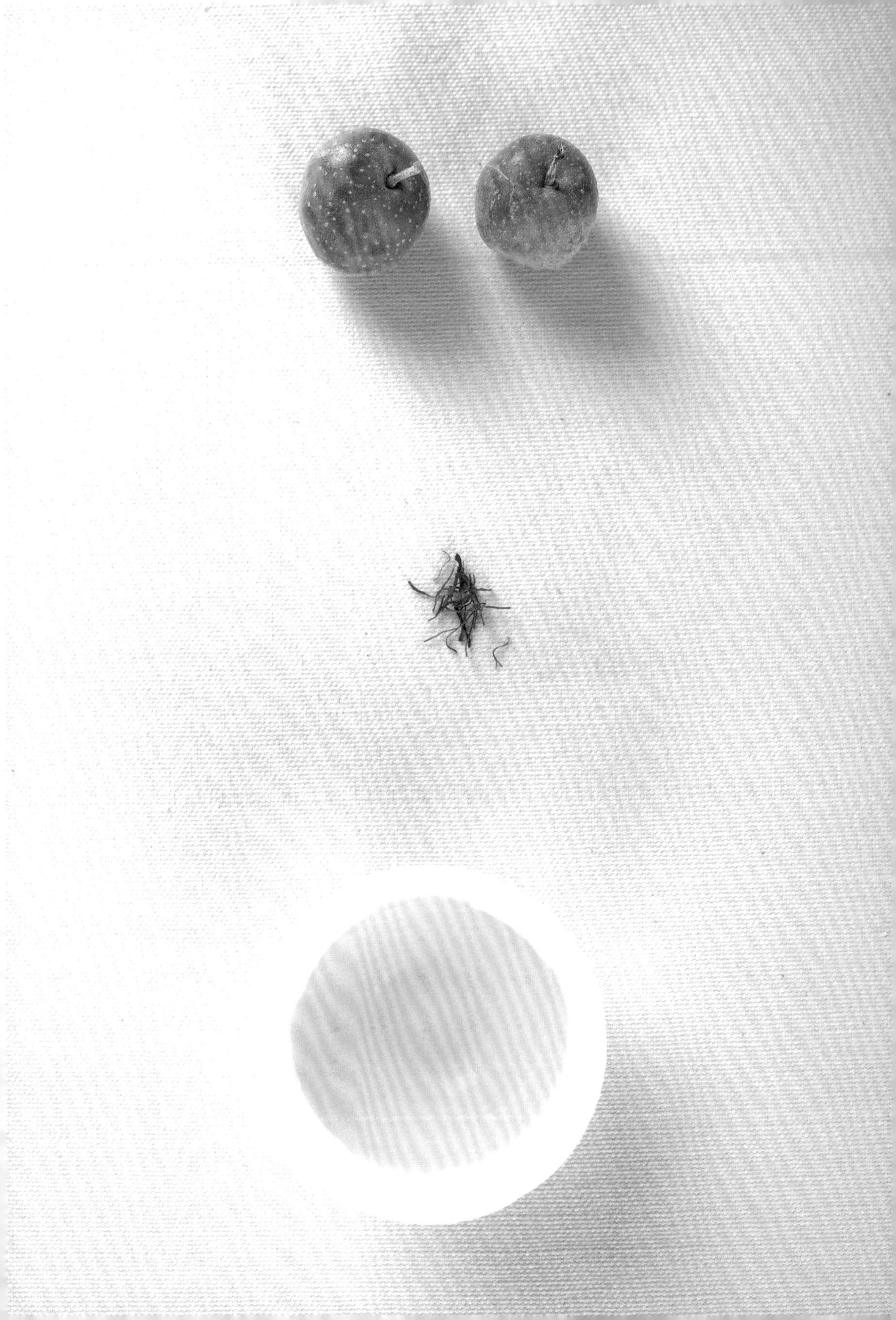

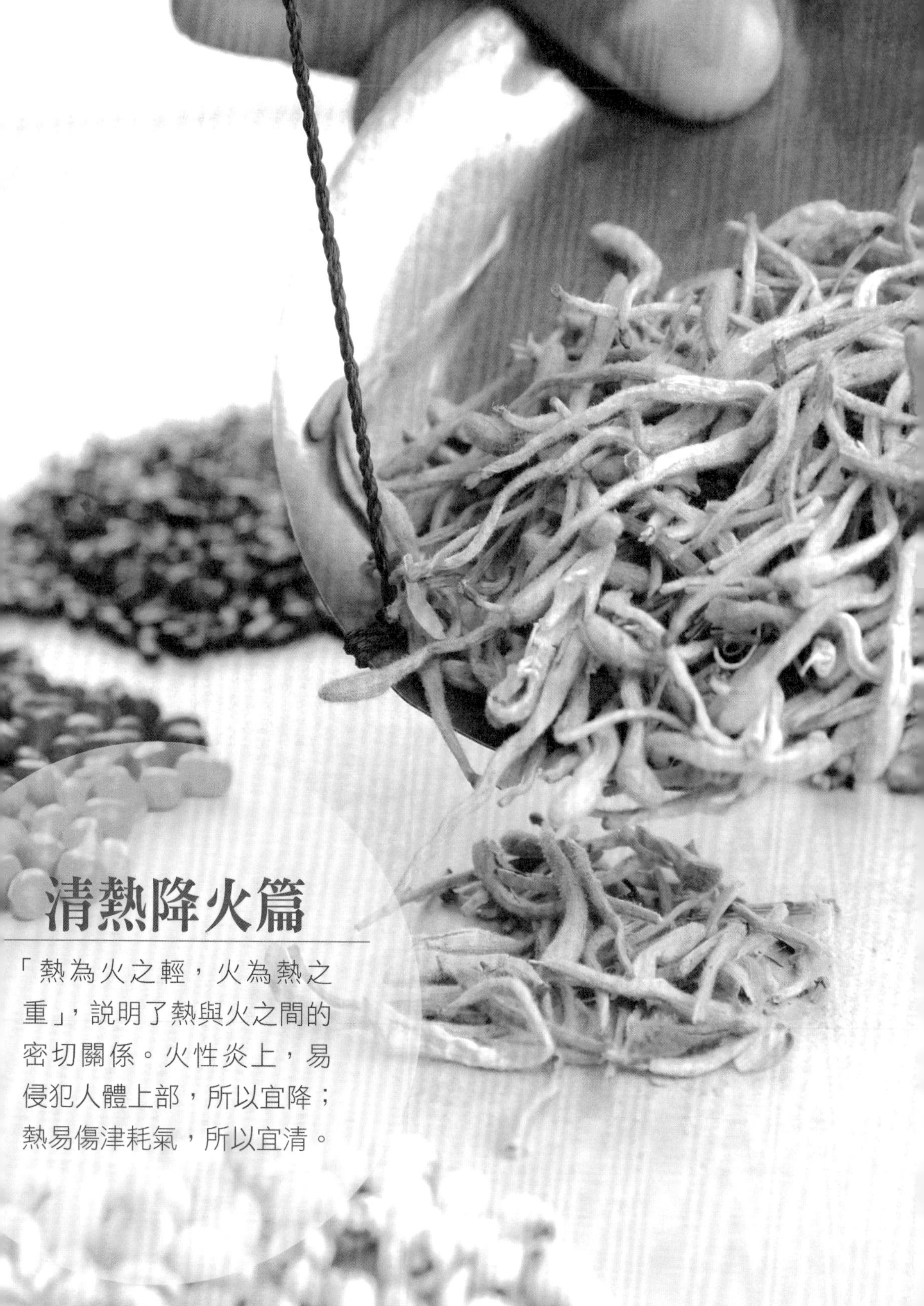

清熱降火篇

「熱為火之輕，火為熱之重」，說明了熱與火之間的密切關係。火性炎上，易侵犯人體上部，所以宜降；熱易傷津耗氣，所以宜清。

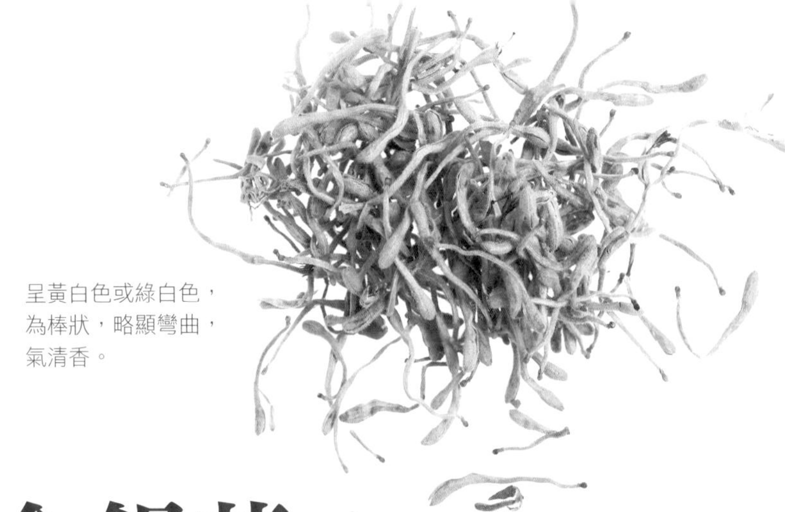

呈黃白色或綠白色，為棒狀，略顯彎曲，氣清香。

金銀花

金銀花又名金花、銀花、忍冬花。是我國古老的中藥材，享有「藥鋪小神仙」之譽。含木犀草素、肌醇等多種成分，具廣泛抗菌作用。可防暑，治咽喉腫痛，降血壓，降血脂，養顏，治療各種熱性病效果顯著，有「中藥抗生素」、「綠色抗生素」之稱。

[治病配方]

1 慢性咽炎：金銀花 30 克，玄參 15 克，知母、黃芩、桔梗、生甘草各 10 克，蜂蜜適量。上藥裝熱水瓶中，加沸水 1,500 毫升，蓋嚴，30 分鐘後即可飲用。可分五六次，每次適量，1 日內服完，每日 1 劑。

2 麥粒腫：金銀花、紫花地丁、大青葉、蒲公英各 25 克，板藍根 50 克。水煎服，每日 1 劑，每次適量。

[家用滋補]

煮粥

將金銀花、杏仁、綠豆、白米、糯米、蜂蜜，一起煮粥。夏季飲用，能清熱利濕，養血祛風，抑制多種細菌和病毒對人體皮膚的侵害，能去搔癢、燥濕、瀉火、解毒，殺蟲止痛，治皮膚搔癢。特別對嬰幼兒濕疹有較好的療效。

性味歸經

性寒，味甘，歸肺、胃、大腸經。

用法用量

一般用量 9 ～ 15 克，煎服或泡茶。

適宜範圍

① 外感風熱或溫病初起的表證未解、裡熱又盛；② 瘡癰腫毒、咽喉腫痛；③ 熱毒引起的瀉痢便血。

現代藥理

金銀花含綠原酸類、苷類、黃酮類、揮發油等成分，有抗菌、消炎、解毒等作用。

鑑別保存

金銀花以花蕾未開放、色黃白肥大者為佳。

禁　　忌

宜夏季或有熱病時飲用。金銀花宜與蓮子或者蘆根等搭配食用，具有清心安神、解暑熱、助消化的功效。虛寒體質者及女性月經期內忌食。

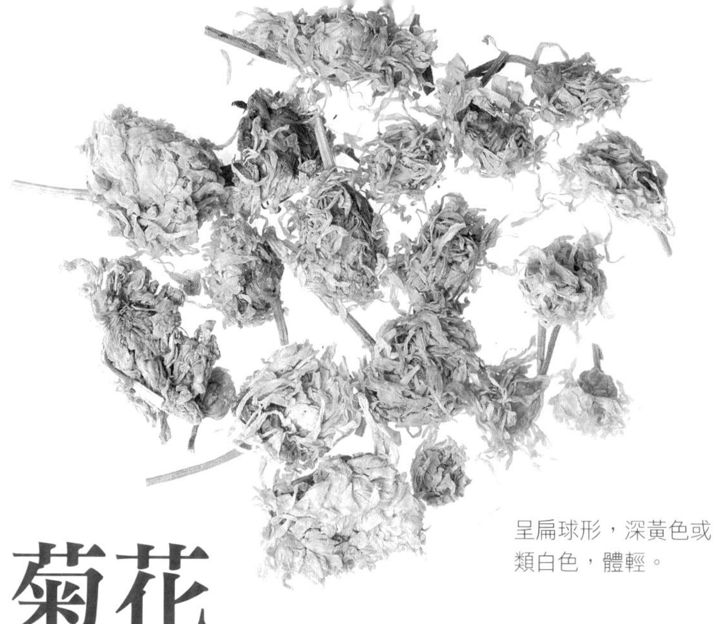

呈扁球形，深黃色或類白色，體輕。

菊花

菊花是菊科草本植物菊的頭狀花序。《本草衍義補遺》:「菊花，能補陰，須味甘者，若山野苦者勿用，大傷胃氣。」

[治病配方]

1 咳嗽（燥火型）：菊花5朵，桔梗5克，雪梨1個，冰糖適量。菊花、桔梗加1,200毫升清水煮開，轉小火繼續煮10分鐘，取汁，加入冰糖拌勻後，盛出待涼。梨子洗淨削去皮，梨肉切丁，加入已涼的菊花水即可。

2 咽喉炎：菊花、麥門冬各10克，金銀花、桔梗各15克，板藍根20克，甘草3克，綠茶6克，冰糖適量。將所有的材料放入研磨器中，磨成粗末狀，再用紗布袋裝成三包。取其中一包放入鍋中，沖入1,000毫升沸水，蓋上鍋蓋，以小火煮約10分鐘，或用浸泡方式泡約15分鐘，飲用時加入冰糖。

[家用滋補]

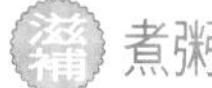

煮粥

菊花、金銀花各5克，白米100克。先將白米加清水煮粥，等粥熟時加入金銀花、菊花，稍煮5分鐘即可。此粥能清熱解毒。

性味歸經

性微寒，味甘、苦，歸肺、肝經。

用法用量

一般用量6～10克，煎服或泡茶。

適宜範圍

① 感冒風熱、發熱頭昏；② 肝經有熱或肝陽上亢所致目赤多淚、眼目昏花、眩暈頭痛；③ 瘡瘍腫痛。

現代藥理

菊花含有菊苷、三萜類、黃酮類等功能性成分，有抗菌消炎、抗病毒、抗衰老、抗腫瘤、解熱等作用。

鑑別保存

菊花以花朵完整不散瓣、香氣濃郁、無雜質者為佳。菊花受潮後易生蟲，應密閉保存於乾燥陰涼處，可用真空密閉包裝。

禁忌

胃脘隱痛、食少腹脹、食慾不振、喜熱飲者慎用。

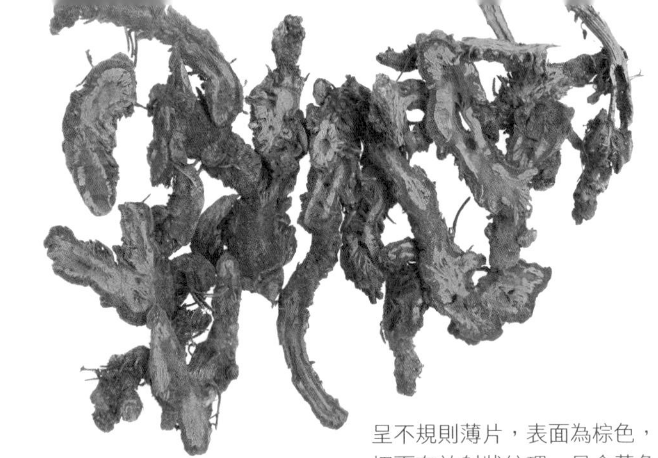

呈不規則薄片，表面為棕色，切面有放射狀紋理，呈金黃色或紅棕色。

黃連

黃連為毛茛科植物黃連、三角葉黃連或雲連的乾燥根莖。《神農本草經》稱黃連：「味苦，寒。主治熱氣，目痛，眥傷，泣出，明目，腸澼，腹痛，下痢，婦人陰中腫痛。久服令人不忘。」

性味歸經

性寒，味苦，歸心、脾、胃、肝經。

用法用量

一般用量 2 ～ 10 克，煎服。

適宜範圍

① 濕熱內蘊、腸胃濕熱導致的嘔吐、瀉痢等；② 溫病高熱、口渴煩躁、血熱妄行，以及熱毒瘡瘍等。

現代藥理

黃連含有黃連素、小檗鹼等成分，有瀉火、解毒、清熱、燥濕、抗炎、抗潰瘍、抗癌、抗氧化、保護胃黏膜、增加冠狀動脈血流量及降低血壓的作用。

鑑別保存

黃連以乾燥、條細、節多、鬚根少、色黃者為佳品。

禁忌

黃連大苦大寒，過量或久服容易傷脾胃，胃寒嘔吐、脾虛泄瀉者忌用。黃連不可與豬肉同食，黃連清熱瀉火、健胃燥濕，豬肉酸寒滑膩、多脂，可滋陰潤燥，同食不但容易降低藥效，還容易導致腹瀉。

[治病配方]

1 失眠（陰虛火旺型）：黃連 1 克，合歡花 5 克，鬱金 3 克（切小塊），夜交藤 5 克（切小塊）。水煎，每日睡前服用。

2 胃炎（脾虛濕阻型）：黃連、厚朴、茯苓各 10 克，半夏、蒼朮、甘草各 5 克。水煎服，每日 1 次。

[家用滋補]

1 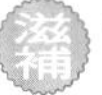 蒸服

黃連 2 克，杏仁 20 克，白蘿蔔 300 克，鹽適量。黃連洗淨，杏仁浸泡去皮。白蘿蔔切塊後與杏仁、黃連一起放入碗中，移入蒸鍋，隔水燉，待白蘿蔔燉熟後加入鹽即可。本方有潤肺止咳的作用。

2 滋補 煮粥

黃連 10 克，白頭翁 50 克。放入砂鍋，用清水熬煮一段時間，取汁。另取一鍋，加清水 400 毫升、白米 30 克，煮至米開花，加入藥汁，再煮成粥即可。此粥能清熱解毒。

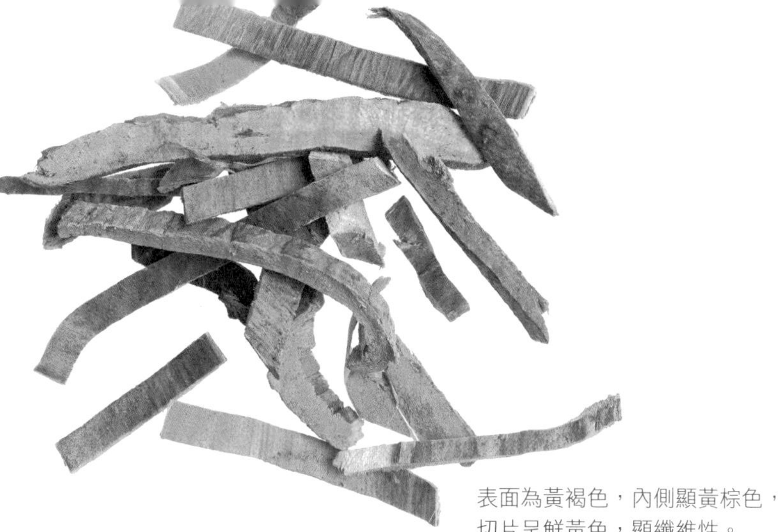

表面為黃褐色，內側顯黃棕色，切片呈鮮黃色，顯纖維性。

黃柏

黃柏，為芸香科植物黃皮樹或黃檗的乾燥樹皮。中醫學理論認為，黃柏有清熱燥濕、瀉火除蒸、解毒療瘡之作用。

[治病配方]

1 痢疾：黃柏 50 克，黃連 10 克，共研細末混勻，水泛為丸。每次 6 克，每日服 2 次。

2 脫髮：黃柏、當歸各 60 克，側柏葉、桑葚子各 12 克，焙乾研細末，加蜂蜜製成丸，如梧桐子大。每次 9 克，早晚各服兩次，20 天為 1 療程。

[家用滋補]

1 滋補 沖咖啡

黃柏 12 克，黃連 10 克，黃芩 15 克，咖啡 100 克，白糖適量。將前 3 味水煎，去渣取汁，兌入咖啡，加糖，每次服 20 毫升，每日 4 次。本品可清熱解毒。

2 滋補 泡酒

滋補黃柏 10 克，丹參 30 克，白酒 500 毫升。丹參泡入白酒中，7 日後服用，每日 20 ～ 30 毫升，每日兩三次。此酒可清熱涼血活血。

性味歸經

性寒，味苦，歸腎、膀胱、大腸經。

用法用量

一般用量 3 ～ 12 克，煎服。

適宜範圍

① 濕熱瀉痢、黃疸、白帶；② 熱痺、熱淋等。

現代藥理

黃柏含小檗鹼、黃柏酮等主要成分，有抗菌、收斂、消炎的作用，對各種皮膚濕毒、瘡瘍等症，效果良好。

鑑別保存

黃柏以皮厚、斷面色黃者為佳。貯存宜置陰涼乾燥處，防潮。

禁　忌

脾虛洩瀉、胃弱食少者要忌服。

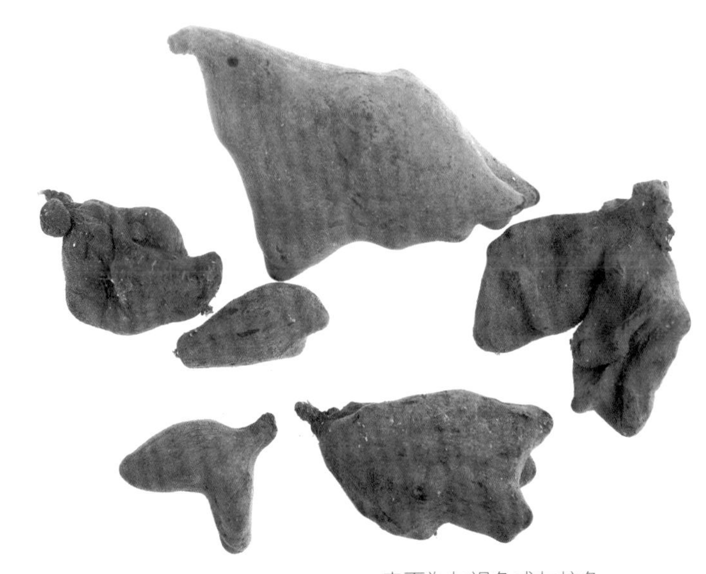

表面為灰褐色或灰棕色，略有柔毛。

五倍子

五倍子又稱為百蟲倉、百藥煎、五棓子，為蚜蟲寄生於鹽膚木及同屬其他植物上的乾燥蟲癭，經烘焙乾燥後所得。蚜蟲的類型不同，其在不同植物不同部位上所產結的倍子就不同，所以五倍子形狀多變。

性味歸經

性寒，味酸、澀，歸肺、大腸、腎經。

用法用量

煎服 3 ～ 10 克；研末 1.5 ～ 6 克；外用適量。

適宜範圍

① 久瀉久痢、體虛多汗；② 遺精、遺尿、便血等。

現代藥理

五倍子含五倍子鞣質、沒食子酸、樹脂、蠟質、澱粉、脂肪等成分，有收斂、抗菌、抗病毒、解毒作用。

鑑別保存

五倍子以個大、完整、壁厚、色灰褐、純淨者為佳。一般經驗認為，內壁佈滿蚜蟲者為優。

禁　忌

外感風寒或肺有實熱之咳嗽及積滯未清之瀉痢忌服。

[治病配方]

1 腳癬：五倍子 15 克，枯礬 10 克，冰片 9 克。共研為細末，合香油製成糊劑，外擦患處，治療腳癬有很好療效。

2 糖尿病：五倍子 500 克，龍骨 62 克，茯苓 124 克，研細末，以水或蜜製丸。每次 3 ～ 6 克，每日服 3 次，治療期為 3 個月。

[家用滋補]

五倍子一般較少用於家庭滋補、食療。

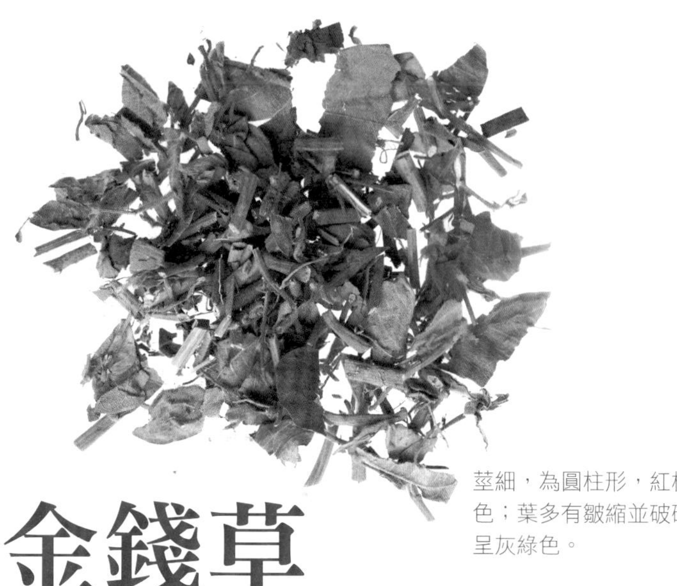

莖細，為圓柱形，紅棕色；葉多有皺縮並破碎，呈灰綠色。

金錢草

金錢草為報春花科植物過路黃的乾燥全草。因為這種草的葉子是圓形的，很像銅錢，又有化結石的功效，人們都說它比金錢還貴重，所以就稱其為「金錢草」。

[治病配方]

1 腮腺炎：金錢草洗淨，加少量鹽搗爛，敷於腫處，不論一側或兩側腮腺腫大，兩側均同時敷藥。

2 重度黃疸性肝炎：金錢草、茵陳、赤芍各 30 ～ 60 克，丹皮 15 克，白茅根 30 克，丹參 15 ～ 30 克，大黃 9 ～ 15 克，芒硝 6 ～ 15 克（沖服），蒲公英、白花蛇舌草各 20 克，甘草 6 ～ 12 克。水煎服，每日 1 劑。

[家用滋補]

1 滋補 煮粥

將新鮮金錢草 60 克（或乾品 30 克）與白米 50 克，一起煮粥，加冰糖適量。每日食用，有通淋排石，利膽退黃。

2 滋補 代茶飲

金錢草 60 克，製成粗末，沸水沖泡。代茶頻頻飲用，每日 1 劑。適用於尿道結石、膀胱結石及泌尿系感染等。

性味歸經

性涼，味甘、微苦，歸肝、膽、腎、膀胱經。

用法用量

一般用量 15～60克，煎服。

適宜範圍

① 肝膽結石及尿路結石、熱淋、黃疸；② 瘡毒癰腫、乳癰、火丹、毒蛇咬傷及跌打損傷。

現代藥理

金錢草主要含酚性成分和固醇、黃酮類、胺基酸、鞣質、膽鹼、鉀鹽等，具有排石、抑菌、抗炎作用，對體液免疫、細胞免疫有抑制作用。

鑑別保存

金錢草以葉大、色綠、氣清香者為佳。貯乾燥容器內，置通風乾燥處。

禁　忌

凡陰疸諸毒，脾虛泄瀉者，忌搗汁生服。

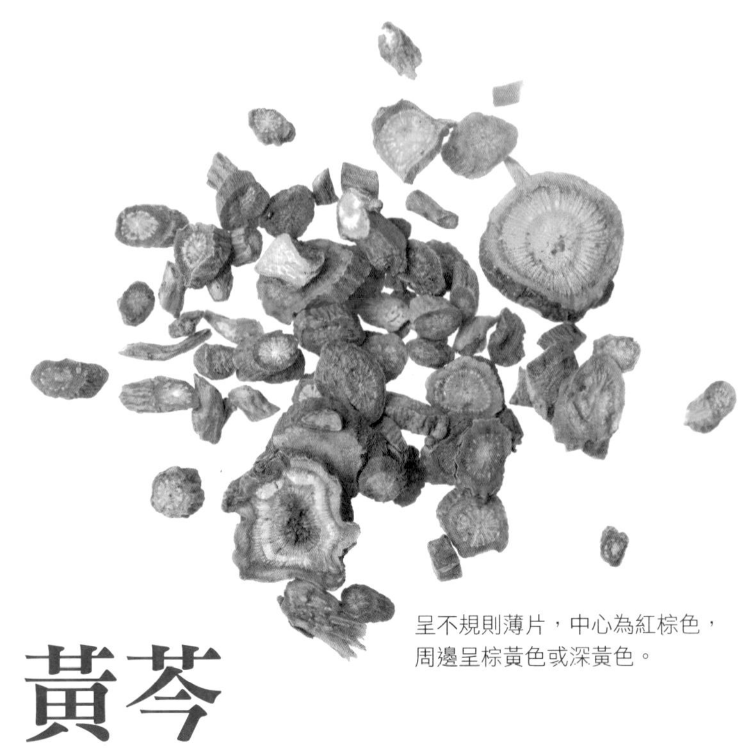
呈不規則薄片，中心為紅棕色，周邊呈棕黃色或深黃色。

黃芩

黃芩，別名山茶根、土金茶根，以唇形科植物黃芩的根入藥，有清熱燥濕、涼血安胎、解毒的功效。

性味歸經

性寒，味苦，歸肺、膽、脾、大腸、小腸經。

用法用量

一般用量 3～9 克，煎服。

適宜範圍

① 濕溫發熱、胸悶、口渴不欲飲，以及濕熱瀉痢、黃疸等症；② 高熱煩渴，或肺熱咳嗽，或熱盛迫血外溢，以及熱毒瘡瘍等；③ 清熱安胎，可用於胎動不安。

現代藥理

黃芩含黃芩苷、黃芩素、漢黃芩苷、漢黃芩素等成分，有抗菌、抗病毒、抗真菌、降壓、利尿、抗炎、抗過敏等作用。

鑑別保存

黃芩以條長、質堅實、色黃者為佳。置通風乾燥處，防潮。

禁　忌

脾胃虛寒、食少便溏者要禁服。

[治病配方]

1 糖尿病：黃芩、黃連各 10 克，乾薑 6 克，太子參 20 克。水煎服，每日 1 劑。

2 額竇炎：黃芩 30 克，白芷 30 克。水煎服，每日 1 劑，每次適量。

[家用滋補]

1  煮粥

黃芩、柴胡各 10 克，白米 100 克，白糖適量。黃芩、柴胡水煎取汁，加白米煮為稀粥，待熟時調入白糖，再煮一二沸服食。每日 1 劑，連續 5～7 日。對發熱頭痛、全身痠痛有明顯療效。

2 滋補 代茶飲

黃芩 6 克，綠茶 3 克。黃芩用適量水煎沸後取汁，沖泡綠茶 5～10 分鐘即可，沖飲至味淡，也可直接沖泡飲用。有清熱除煩、降壓利尿作用。

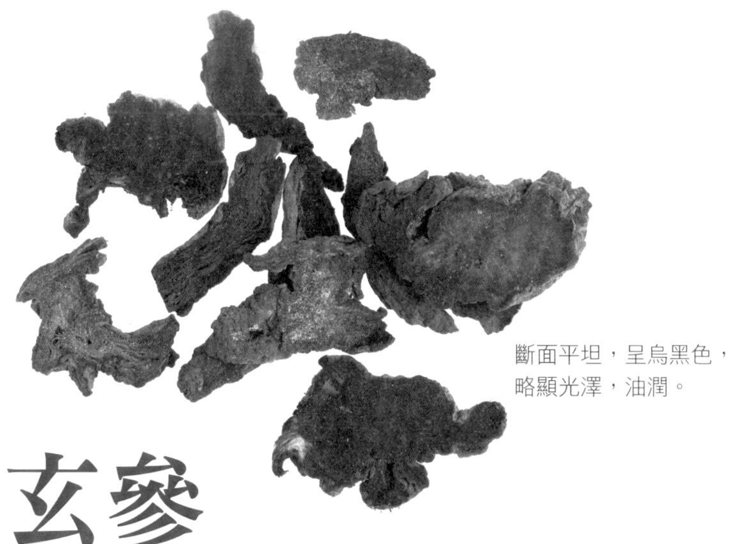
斷面平坦，呈烏黑色，略顯光澤，油潤。

玄參

玄參，別名元參、浙玄參，為雙子葉植物玄參科玄參的乾燥根，有清熱涼血、瀉火解毒、滋陰等功效。

[治病配方]

1 慢性前列腺炎：玄參30克，萆薢、枸杞、車前子（包）各20克，土茯苓15克，黃柏、石菖蒲、白朮、蓮子心、丹參、白花蛇舌草、巴戟天、杜仲各10克，甘草5克。每日1劑，水煎，早晚分服，每次適量。

2 慢性鼻竇炎：玄參40克，菊花、金銀花、蒲公英各30克，連翹20克，桔梗15克，生甘草10克，升麻、白芷、薄荷各6克。每日1劑，水煎，早晚分服，每次適量。

[家用滋補]

1 滋補 代茶飲

玄參90克，丹皮、炒棗仁各30克，柏子仁、蓮子心各9克。用清水煎煮，取汁，再加白糖適量，分為早中晚3次服用，每日1劑，每次適量，對口腔潰瘍有良好作用。

2 滋補 煮粥

玄參15克，白米100克，白糖適量。玄參洗淨，加清水適量，水煎取汁，再加白米及適量水同煮粥，待熟時調入白糖，再煮一兩沸即成，每日1劑。適用於溫熱病熱入營血所致的煩熱口渴、夜寐不安、神昏譫語等症。

性味歸經

性微寒，味甘、苦、鹹，歸肺、胃、腎經。

用法用量

一般用量10～15克，煎服。

適宜範圍

① 熱病傷津的口燥咽乾、大便燥結、消渴等；② 陰虛火旺、血分熱毒之症；③ 熱毒熾盛的各種熱證，表現為發熱、咽腫、目赤、瘡癤、脫疽等。

現代藥理

玄參含微量揮發油、植物固醇、油酸、亞麻酸、糖類、左旋天門冬酰胺及生物鹼等成分，有降壓、抗炎、降血糖等作用。

鑑別保存

玄參以條粗壯、質堅實、斷面色黑者為佳。

禁　忌

脾胃虛寒、食少便溏者不宜服用。不宜與藜蘆同用。

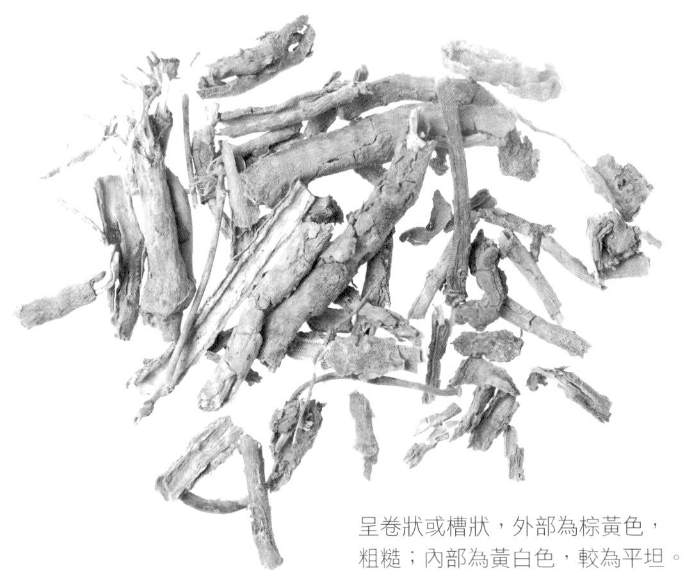

呈卷狀或槽狀，外部為棕黃色，粗糙；內部為黃白色，較為平坦。

地骨皮

地骨皮，為茄科植物枸杞根皮，具有涼血除疹、清肺降火等功效。《食療本草》稱地骨皮能「去骨熱消渴」。

[治病配方]

1 瘧疾：鮮地骨皮30克，茶葉3克，水煎後於發作前兩至三小時頓服。

2 過敏性皮膚病：地骨皮30克，烏梅15克，公丁香3克，白芍12克。水煎服，每日1劑。

[家用滋補]

1 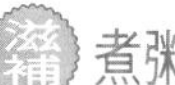 煮粥

地骨皮30克，桑白皮15克，麥門冬10克，白米適量。地骨皮、桑白皮、麥門冬浸泡20分鐘，加適量水煎後去渣取汁，與白米共煮為稀粥。此粥適用於糖尿病、多飲、身體消瘦者。

2 滋補 煮湯

地骨皮15克，豬瘦肉適量。加調料適量煮熟，飲湯食肉。對小兒低熱不退有較好的作用。

性味歸經

性寒，味甘，歸肺、肝、腎經。

用法用量

一般用量9～15克，大劑量可用15～30克。煎服。

適宜範圍

① 肺熱咳喘；② 血熱妄行的吐血、衄血；③ 陰虛發熱、低熱不退。

現代藥理

地骨皮含甜菜鹼、枸杞酰胺、柳杉酚、蜂蜜酸、亞油酸和桂皮酸等成分，有降血壓、降血糖、降血脂及解熱作用。

鑑別保存

地骨皮以筒粗、肉厚、整齊、無木心及碎片者為佳。炮製後貯乾燥容器內密閉，置通風乾燥處。

禁　　忌

脾胃虛寒者忌服。

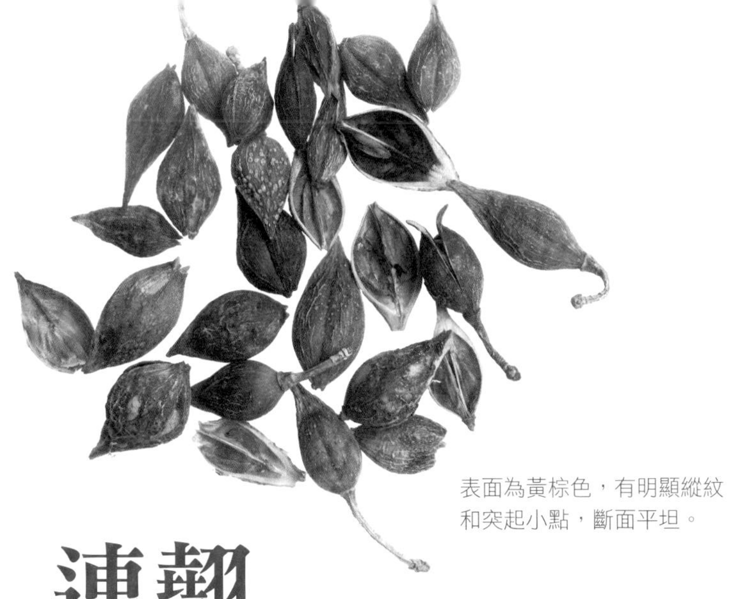
表面為黃棕色，有明顯縱紋和突起小點，斷面平坦。

連翹

為木犀科植物連翹的果實。初熟的果實採下後，蒸熟、曬乾，尚帶綠色，稱為青翹；熟透的果實，採下後曬乾，除去種子及雜質，稱為老翹。

[治病配方]

1 乳腺炎：連翹、野菊花各15克，蒲公英30克，王不留行9克。水煎服，每日1劑，每次適量。

2 闌尾炎：連翹15克，黃芩、梔子各12克，金銀花18克。水煎服，每日1次，每次適量。

[家用滋補]

1 滋補 水煎

連翹、菊花各12克，生甘草5克。以上中藥加水適量煮20分鐘，每日1劑，每次適量。對腦膜炎，特別是小兒腦膜炎早期有一定治療作用。

2 滋補 代茶飲

連翹、牛蒡子各9克，荊芥5克，白糖適量。牛蒡子、連翹、荊芥共裝入紗布袋內，加水適量，水煎取汁，加入適量白糖調味。當茶飲，每日1劑。此茶有清熱解毒的作用，對風疹效好。

性味歸經

性微寒，味苦，歸肺、心、小腸經。

用法用量

一般用量6～10克，水煎服。

適宜範圍

連翹含連翹酚、固醇化合物、皂苷（無溶血性）及黃酮醇苷類等成分，有抗菌、抗炎、解熱、降壓、保肝等作用。

現代藥理

青翹以色青綠、無枝梗者為佳；老翹以色黃、殼厚、無種子、純淨者為佳。

鑑別保存

貯存宜置乾燥處。

禁　忌

脾胃虛弱，氣虛發熱，癰疽已潰、膿稀色淡者忌服。

性味歸經

性寒，味甘，歸肺、胃經。

用法用量

一般用量 15～30 克，煎服。

適宜範圍

① 熱病傷津，煩熱口渴；② 胃熱嘔噦；③ 肺熱咳嗽，肺癰吐膿；④ 熱淋澀痛，小便短赤。

現代藥理

蘆根含木聚糖等多種具免疫活性的多聚糖類化合物，並含有多聚醇、甜菜鹼、薏苡素、游離脯胺基酸等，有解熱、鎮靜、鎮痛、降血壓、降血糖、抗氧化及雌性激素樣作用。

鑑別保存

蘆根以條粗均勻、色黃白、有光澤、無鬚根者為佳。

禁　　忌

脾胃虛寒者慎服。

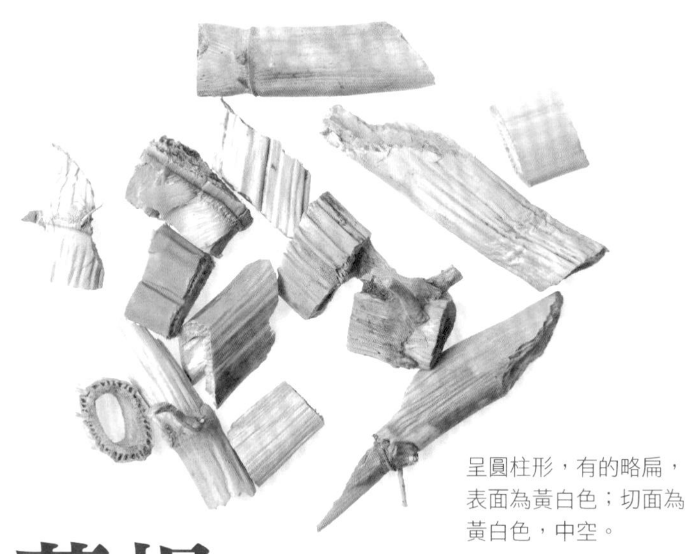

呈圓柱形，有的略扁，表面為黃白色；切面為黃白色，中空。

蘆根

蘆根為禾本科植物蘆葦的根莖，多年生高大草本，生於河流、池沼岸邊淺水中。全國大部分省區都有分佈。《名醫別錄》稱蘆根：「主消渴客熱，止小便利。」

[治病配方]

1 消渴：蘆根 15 克，麥門冬、地骨皮、茯苓各 9 克，陳皮 5 克。水煎服，每日 1 劑。

2 大葉性肺炎：蘆根 30 克，麻黃 3 克，甘草 6 克，杏仁 9 克，石膏 15 克。水煎服，每日 1 次。

[家用滋補]

1 滋補 做飲品

蘆根 30 克，薄荷 5 克。蘆根、薄荷葉用清水洗淨，蘆根切成段，先放入鍋內，再放入適量清水，蓋好鍋蓋，煎沸 10 分鐘後，再將薄荷投入，片刻即成。本品有利尿消腫、辛涼解表發汗的作用。

2 滋補 煮粥

生蘆根 30 克，白米 50 克。蘆根洗淨，加水煮取汁備用。白米熬粥至八成時，倒入藥汁至熟即可。此粥即燒即食，有清熱、除煩的作用。

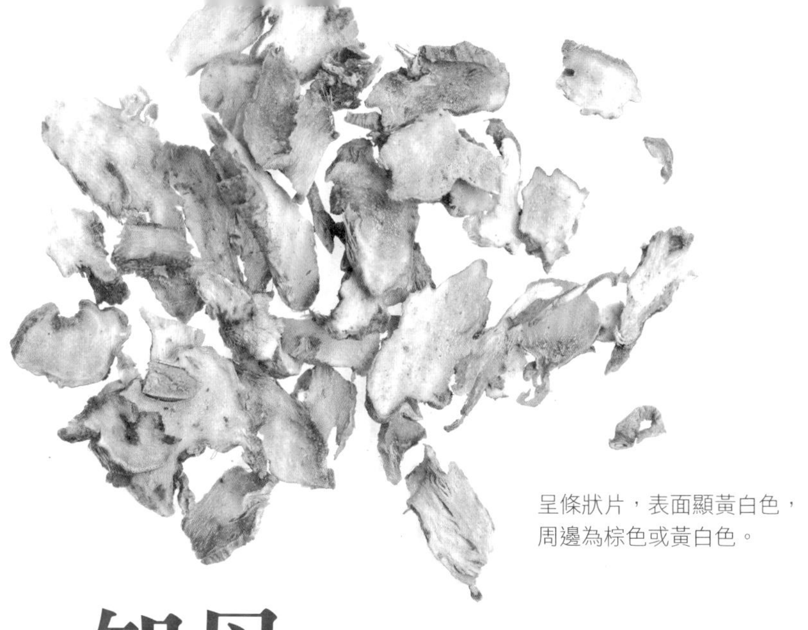
呈條狀片，表面顯黃白色，周邊為棕色或黃白色。

知母

知母，為單子葉植物百合科知母的乾燥根莖。《神農本草經》稱其：「主消渴熱中，除邪氣肢體浮腫，下水，補不足，益氣」。

[治病配方]

1 糖尿病（陰虛熱盛型）：知母、麥門冬、黨參各 10 克，生石膏 30 克（先煎），元參 12 克，生地黃 18 克。水煎服，每日 1 劑。

2 更年期症候群（陰虛型）：知母、熟地黃、龜板、鱉甲各 10 克，生地黃 20 克。水煎服，每日 1 劑。

[家用滋補]

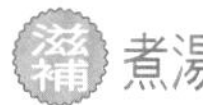
煮湯

知母、百部、地骨皮各 9 克，生地黃 24 克，甲魚 1 只，鹽適量。將甲魚先用開水燙一兩分鐘，洗淨斬小塊。將百部、知母、地骨皮、生地黃分別洗淨，全部材料放入砂鍋內，加適量清水，用大火煮沸，再轉用小火煮兩小時，加鹽調味即可。此湯能滋陰涼血。

性味歸經

性寒，味苦、甘，歸肺、胃、腎經。

用法用量

一般用量為 6 ～ 15 克，煎服。

適宜範圍

① 熱病高熱、煩躁、口渴等症，肺熱咳嗽、痰黃、發熱等；② 虛勞發熱、陰虛內熱和消渴等。

現代藥理

知母含有知母寧、皂苷等成分，有抗輻射、調節免疫力、抗病毒、抗腫瘤等作用。

鑑別保存

知母以條肥大、質堅硬，斷面色黃白者為佳。貯乾燥容器內，鹽知母、炒知母、酒知母密閉，置通風乾燥處，防潮。

禁　忌

知母性寒，脾胃虛寒、大便溏瀉者忌用。

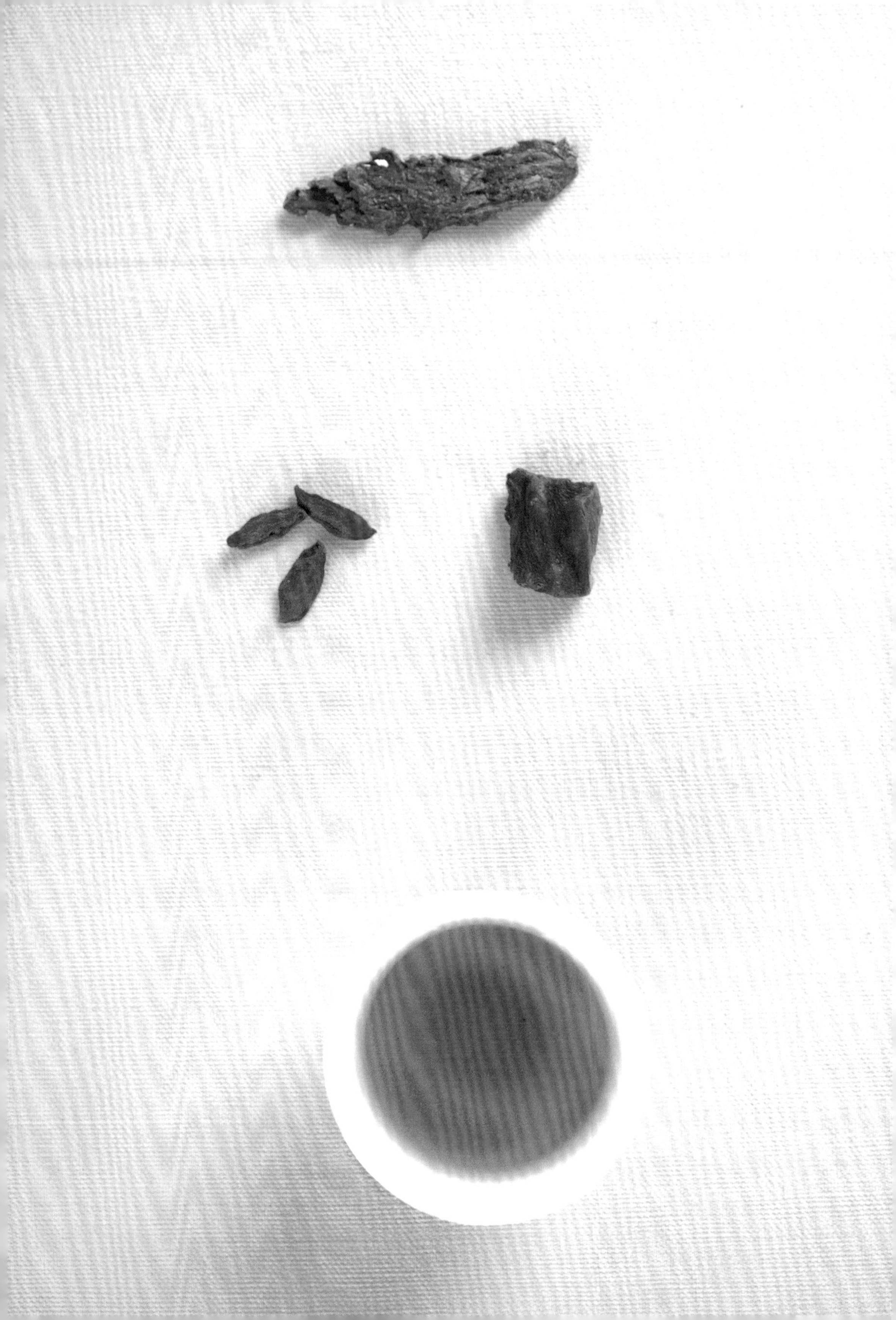

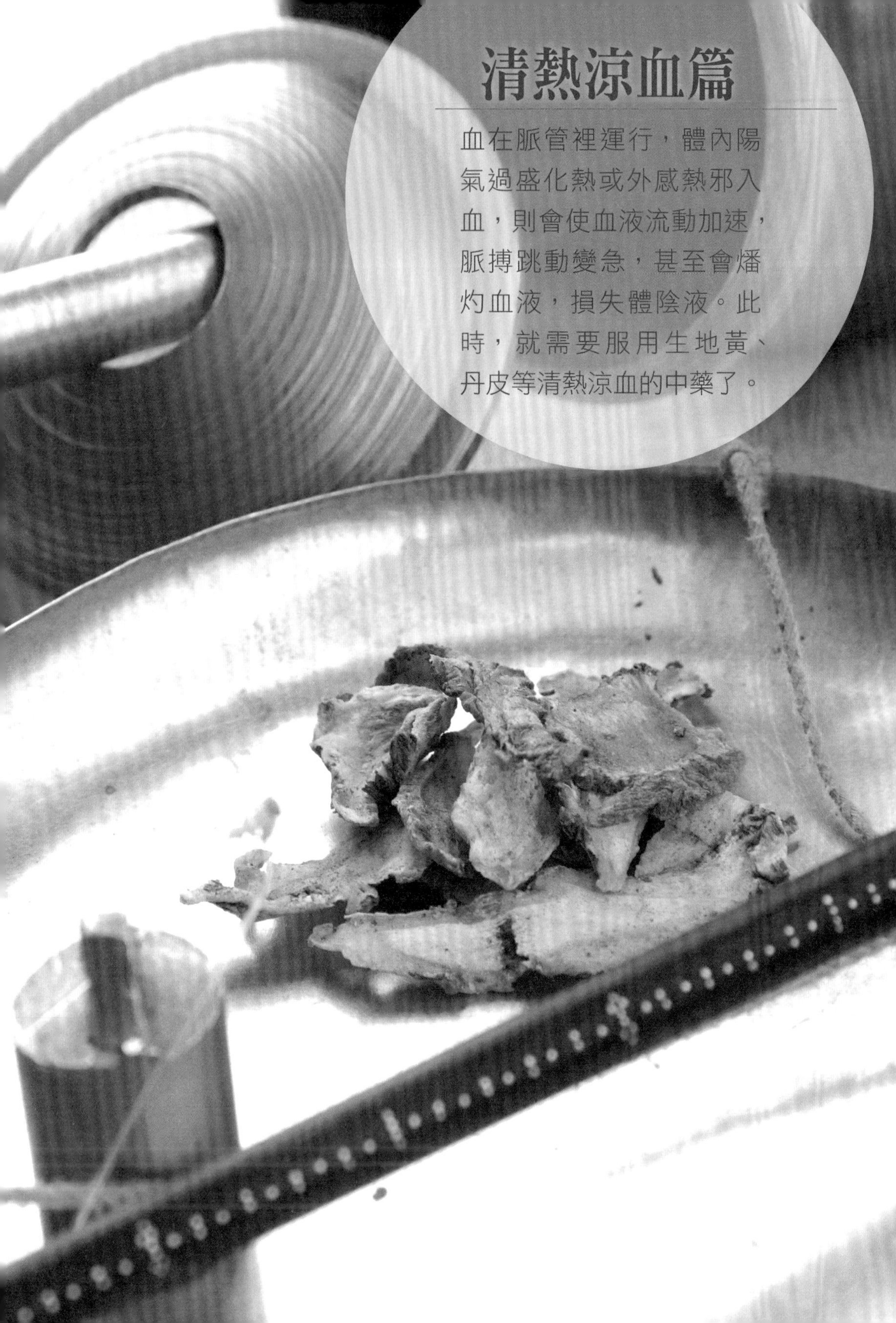

清熱涼血篇

血在脈管裡運行，體內陽氣過盛化熱或外感熱邪入血，則會使血液流動加速，脈搏跳動變急，甚至會燔灼血液，損失體陰液。此時，就需要服用生地黃、丹皮等清熱涼血的中藥了。

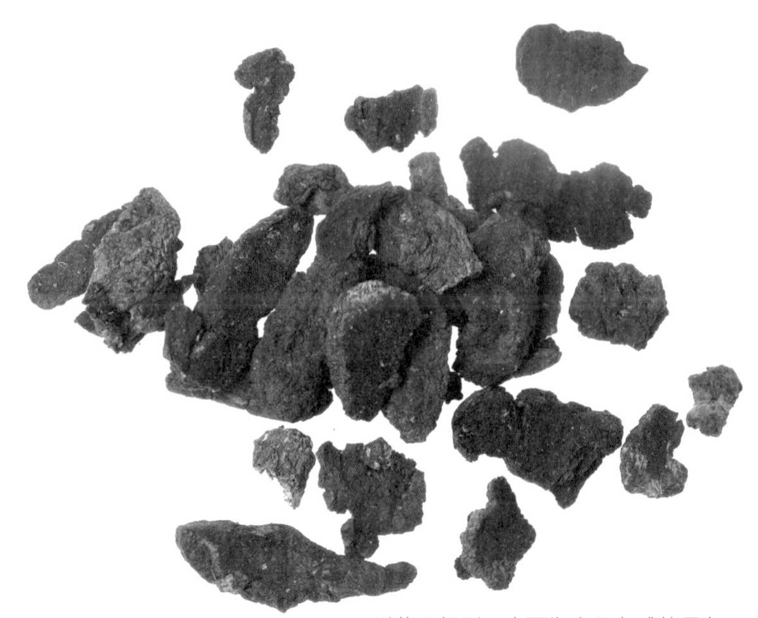

形狀不規則，表面為烏黑色或棕黑色，有光澤，油潤而有黏性。

生地黃

生地黃是玄參科草本植物地黃的根，或簡稱生地。產於河南、河北、內蒙古及東北，秋季採挖，洗淨生用或乾燥用。鮮者也稱鮮地黃，乾者又稱乾地黃。

[治病配方]

1 貧血：生地黃 20 克，當歸、阿膠（烊化服）各 10 克，陳皮 6 克。水煎服，每日 1 劑。本方能增高紅血球數目，增強血紅素的攜氧能力。

2 糖尿病：生地黃 15 克，黃連 4 克，天門冬 10 克。水煎服，每日 1 劑。本方有一定的降血糖、尿糖作用。

3 傳染性肝炎：生地黃 12 克，甘草 6 克。水煎服，每日 1 劑。本方有保肝、降酶的作用。

4 鼻出血：生地黃、側柏葉、艾葉各 30 克，鮮荷葉 3 克。水煎服，每日 1 劑。本方對血熱引起的鼻出血有較好療效。

性味歸經

性寒，味甘、苦，歸心、肝、腎經。

用法用量

一般用量 15～30 克，煎服。

適宜範圍

① 熱病傷陰引起的舌絳煩渴、發斑發疹；② 陰虛內熱引起的骨蒸勞熱、內熱消渴；③ 血熱引起的吐血、衄血等。

現代藥理

生地黃含 β-穀固醇、地黃素、生物鹼、維他命 A 類物質、胺基酸等成分，能促進凝血、升高外周白細胞，有強心、利尿、升血壓等作用。

鑑別保存

生地黃以塊大、體重、斷面烏黑色、味甜者為佳。宜貯乾燥容器內，置陰涼乾燥處。

禁　忌

本品性寒而滯，脾虛濕滯、腹滿便溏者，不宜使用。少食腹脹，便溏，舌苔膩者不宜用。

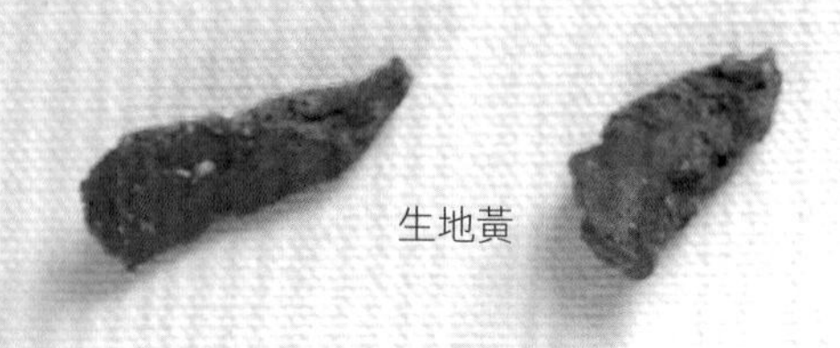

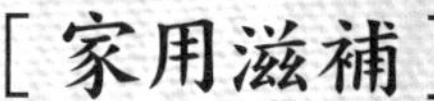

1 滋補 煮粥

①鮮生地黃 100 克，洗淨搗爛，用紗布擠汁。白米 50 克，加水適量，煮成稠粥後，將生地黃汁加入，小火再煮一沸，即可食用。每日 1 次，有增強心肌收縮、利尿及降低血糖作用。②生地黃、酸棗仁各 30 克，白米 50 克。先煎地黃、酸棗仁，去渣取汁，用汁加適量水與白米同煮做粥，食時可加糖適量調味。適用於虛勞體弱導致的骨蒸煩熱、羸瘦乏力、失眠多夢等症。

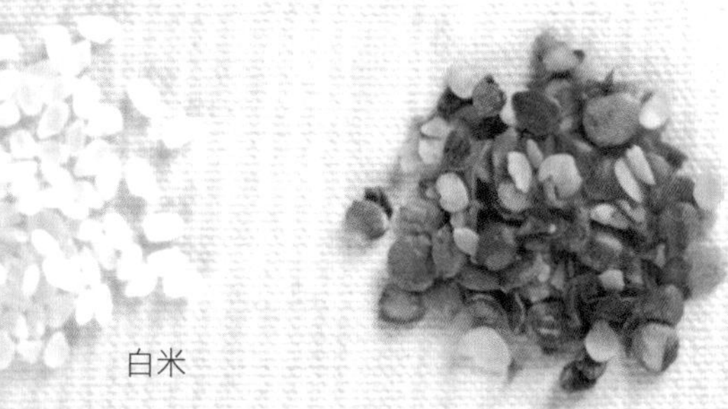

2 滋補 泡酒

生地黃 60 克，白酒 500 毫升。生地黃洗淨，泡入白酒內封閉，浸 7 日後飲用。此酒適用於陰血不足、筋脈失養引起的肢體麻木、疼痛等症。

3 滋補 做膏

生地黃 100 克，黨參 15 克，茯苓 30 克，蜂蜜適量。將三藥煎取濃汁，加入約等量的煉蜜，再煎沸即成。每次食一兩匙。全方有益氣養心、抗衰老的作用，適用於失眠健忘、早衰白髮等。

生地黃酸棗仁粥

粥煮開後，撇去浮沫，煮成即可。適宜晚餐食用。

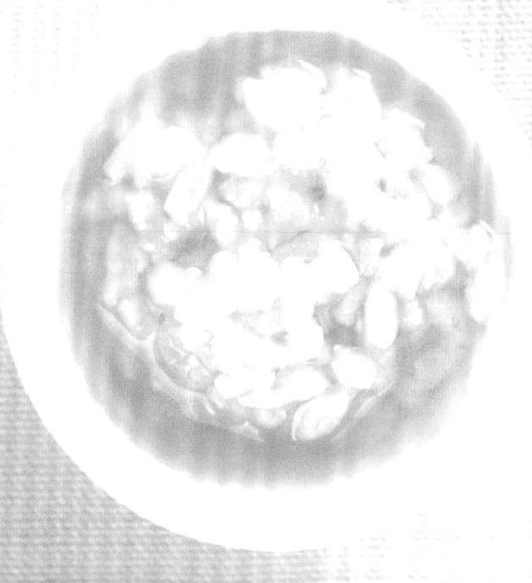

性味歸經

性寒，味甘，歸肺、胃、小腸經。

用法用量

一般用量 9 ～ 30 克，鮮品可達 30 ～ 60 克。煎服。

適宜範圍

① 熱病煩渴、胃熱嘔噦、肺熱咳嗽；② 血熱妄行所致吐血、衄血、血尿等；③ 水腫、熱淋、黃疸等。

現代藥理

白茅根含大量蔗糖、葡萄糖、少量果糖、木糖及檸檬酸、草酸、蘋果酸、白頭翁素等成分，有利尿、抗菌、止血等作用。

鑑別保存

白茅根以條粗、色白、味甜者為佳。宜貯乾燥容器內，置陰涼乾燥處。

禁　　忌

脾胃虛寒、小便多而不渴者禁服。

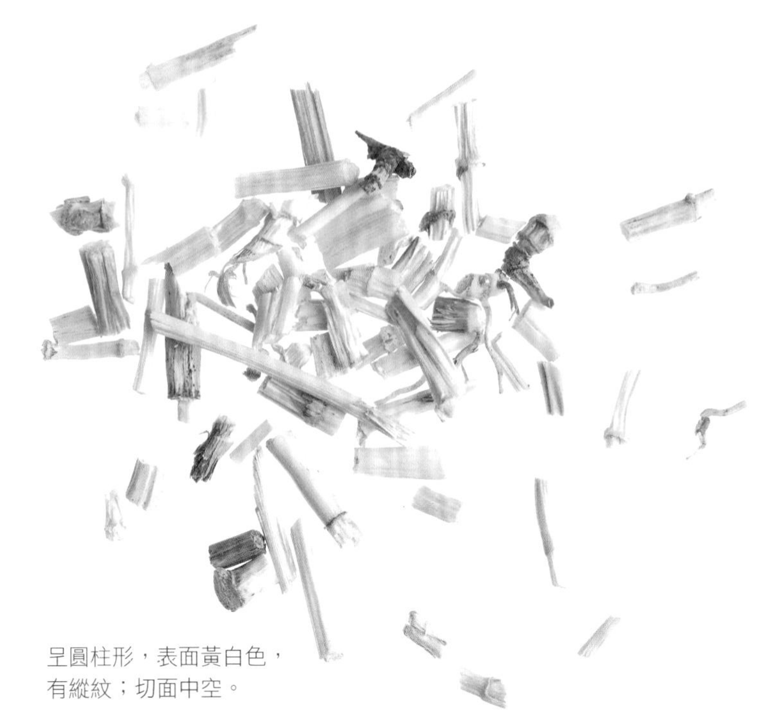

呈圓柱形，表面黃白色，有縱紋；切面中空。

白茅根

白茅根為禾本科植物多年生草本白茅的根莖。《本草圖經》說：「茅根，今處處有之。春生芽，布地如針，俗間謂之茅針，亦可啖，甚益小兒。夏生白花，茸茸然，至秋而枯，其根至潔白，亦甚甘美，六月採根用。」

[治病配方]

1 血尿：鮮白茅根 60 克，小薊、車前草各 30 克。水煎服，每日 1 劑。

2 急性腎炎：鮮白茅根 40 克，一枝黃花、白花蛇舌草各 30 克，葫蘆殼 15 克。水煎服，每日 1 劑。

3 病毒性肝炎：白茅根 60 克。水煎兩次，藥液混合，分 2 次服，每日 1 劑。

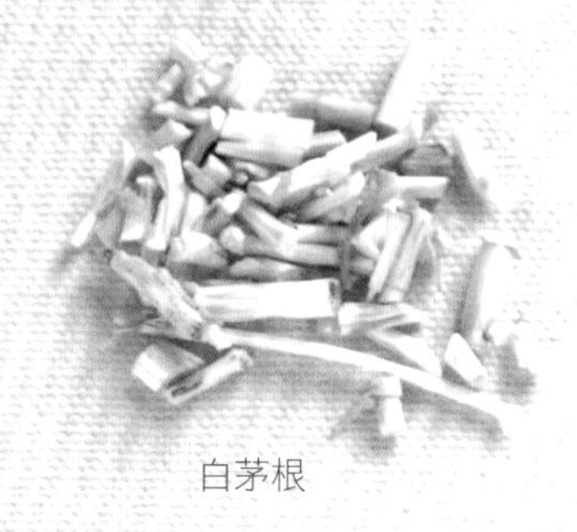

白茅根

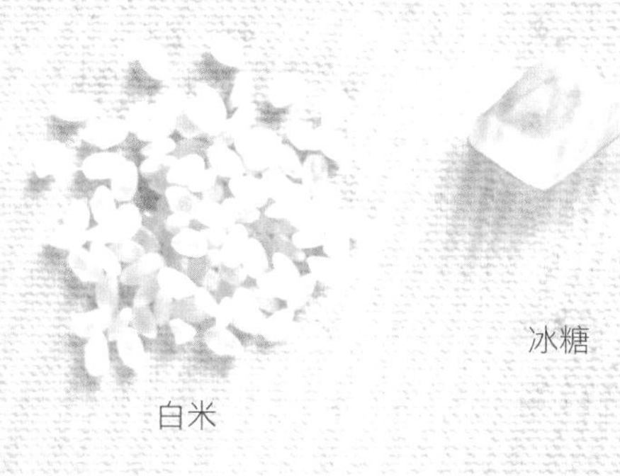

冰糖

白米

白茅根粥
也可在白米中加入適量綠豆同煮，功能相同。

［家用滋補］

1  煮粥

鮮白茅根 200 克，白米 30 克，冰糖適量。鮮白茅根洗淨切碎入鍋，加入適量水煎煮取汁去渣，再入白米、冰糖煮至粥熟即可。此粥適用於急性腎炎、小便不利、血尿等症。

2  做飲品

① 鮮白茅根榨汁、鮮藕榨汁各 150 毫升，蜂蜜 35 克。上物調勻內服，每日一兩次。本品適用於肺熱引起的鼻出血。② 白茅根 30 克，豆漿 250 毫升，白糖適量。把白茅根洗淨，放入鍋內，加水適量，小火煎煮 25 分鐘，去渣留汁備用。豆漿倒入鍋內，小火煮 5 分鐘，加入白茅根汁，煮沸，加入白糖攪勻即成。每次飲 60 毫升，每日 3 次。本品有生津止渴、清熱利尿的作用。

3  燉煮

鮮白茅根 60 克，豬肉 350 克。鮮白茅根、豬肉洗淨，肉切片。白茅根切成小段，一同入鍋中。加蔥、薑、清水適量，先用大火燒沸，再用小火燉至肉熟爛。加入鹽調味，吃肉喝湯。本方適用於肝膽濕熱、膽道結石、胸脅隱痛等。

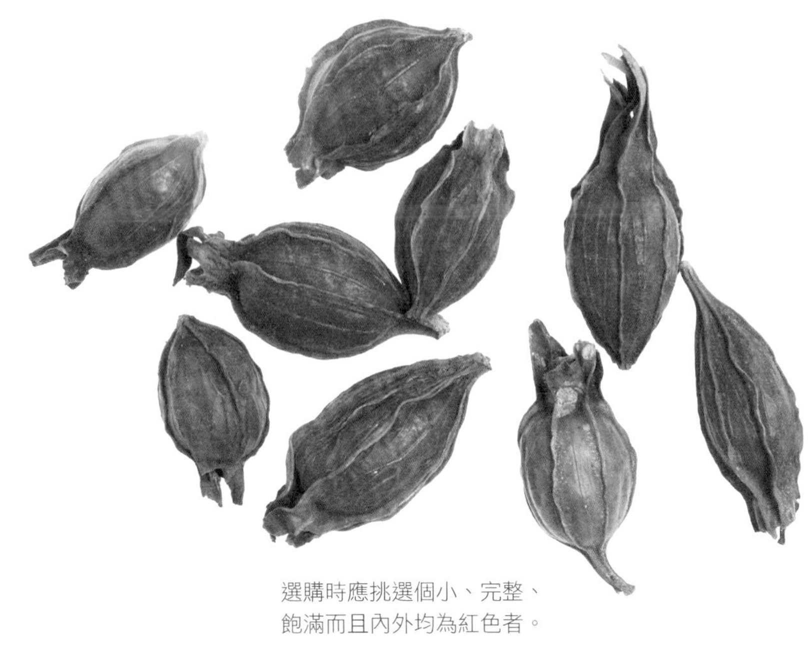

選購時應挑選個小、完整、飽滿而且內外均為紅色者。

梔子

梔子，別名山梔，是茜草科植物梔子的果實，為藥食兩用的傳統中藥。《本草綱目》稱其「治吐血、衄血、血痢、下血、血淋，損傷瘀血，傷寒勞復，熱厥頭痛，疝氣，湯火傷」。

[治病配方]

1 眼紅腫痛：梔子葉、菊花各9克，黃芩、龍膽、甘草各6克。水煎服，每日1劑，連服15日。

2 鼻出血：梔子適量焙乾，研為細末，每次取少許吹入鼻腔，用消毒棉塞壓。

3 氣管炎：梔子10克，鮮梔子根30克。水煎服，每日1劑。

性味歸經

性寒，味甘、苦，歸肺、肝經。

用法用量

一般用量5～10克，煎服。

適宜範圍

① 外感熱病引起的心胸煩悶不眠、高熱煩躁，甚至譫語；② 血熱妄行引起的吐血、衄血、血尿；③ 肝膽及下焦濕熱證引起的心煩易怒、脅痛口苦、濕熱黃疸、熱淋澀痛等。

現代藥理

梔子含有黃酮類、環烯醚萜苷類、三萜類、有機酸酯類、揮發油等成分，有利膽、養肝、鎮痛、消炎等作用。

鑑別保存

梔子以皮薄、飽滿、色紅黃者為佳。宜貯存於乾燥容器中，置通風乾燥處，防潮，防黴蛀。

禁　忌

本品苦寒傷胃，脾虛便溏者不宜用。

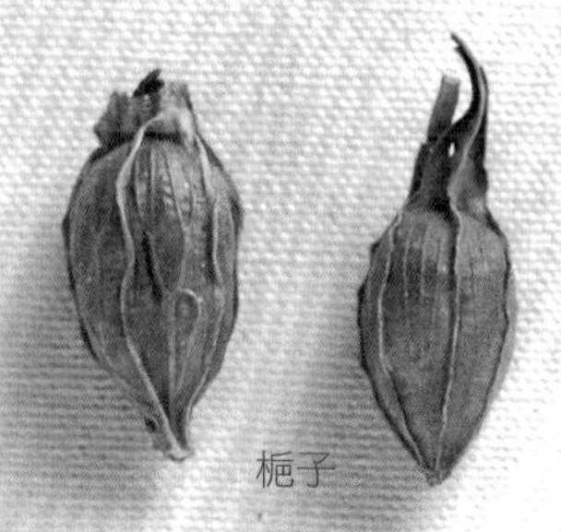
梔子

[家用滋補]

1 滋補 煮粥

梔子仁 3 克，白米 100 克，白糖適量。梔子仁洗淨，研為細末；白米洗淨，放入鍋中，加水適量煮粥。粥快熟時調入梔子仁末、白糖等，煮至粥熟服食，每日 1 劑，連續 3 ～ 5 天。此粥適用於急性乳腺炎、急性扁桃腺炎、傳染性肝炎、膽囊炎等。

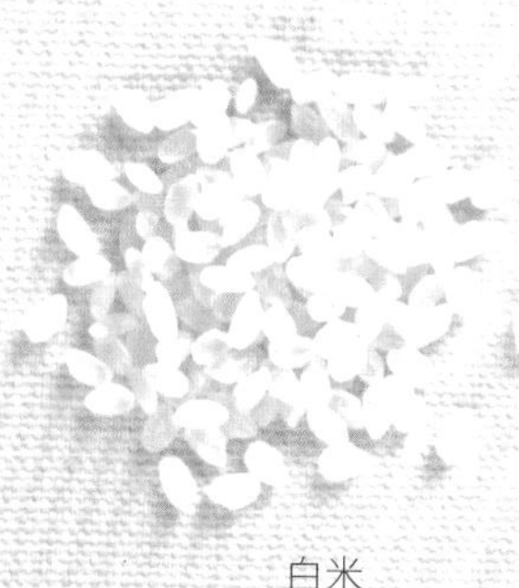
白米

2 滋補 炒菜

梔子花 200 克，去殼小竹筍 150 克，臘肉 100 克，蔥花、薑絲各適量。梔子花去雜洗淨，出一遍水；小竹筍切成薄片；臘肉切成肉丁。油燒至六成熱時，將梔子花、小竹筍、臘肉一同倒入鍋中，翻炒數遍，加蔥花、薑絲，再翻炒至熟，酌加鹽調味。此菜具有健脾開胃，清熱利腸的功效，適用於胃納呆滯、飲食減少、腹脹便結等病症。

梔子仁粥
梔子清熱瀉火，故此粥不宜久服多食，以避免苦寒傷胃。

3 滋補 煮湯

梔子 150 克，豬瘦肉 100 克，榨菜絲 30 克，蔥花、薑絲、鹽各適量。梔子去雜洗淨，出一遍水；豬肉切絲。鍋中加水，煮沸後投入梔子、豬瘦肉、榨菜絲，煮至豬肉漂起，撇去浮沫，加蔥花、薑絲及鹽調味。此湯具有養胃補中、清熱利腸的功效，適用於體虛納差、腸風下血、大便不暢、牙齦腫痛等。

性味歸經

性微寒，味苦、辛，歸心、肝、腎經。

用法用量

一般用量 6 ～ 10 克，煎服。

適宜範圍

① 熱入營血，迫血妄行所致發斑、吐血、衄血；② 陰虛發熱，夜熱早涼、無汗骨蒸；③ 血滯經閉、痛經、跌打傷痛、癰腫瘡毒。

現代藥理

丹皮所含牡丹酚及其以外的糖苷類成分均有抗炎作用；丹皮的甲醇提取物有抑制血小板作用；牡丹酚有鎮靜、降溫、解熱、鎮痛、解痙等中樞抑制作用及抗動脈粥樣硬化、利尿、抗潰瘍等作用。

鑑別保存

丹皮以條粗長、皮厚、粉性足、香氣濃、結晶狀物多者為佳。貯乾燥容器內，密閉，置陰涼乾燥處，防黴。

禁　　忌

血虛有寒，孕婦及月經過多者慎服。

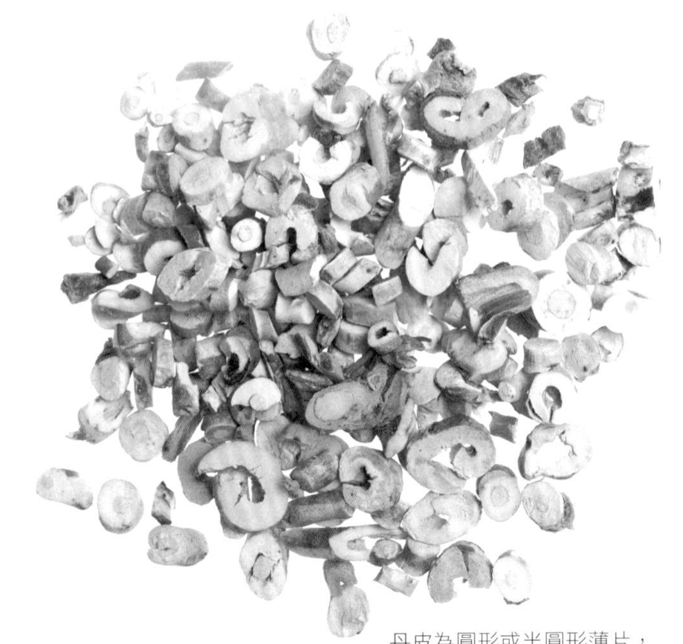

丹皮為圓形或半圓形薄片，切面為淡粉紅色，顯粉性。

丹皮

丹皮，又稱牡丹皮，為毛茛科植物牡丹的乾燥根皮。《本草綱目》認為其「滋陰降火，解斑毒，利咽喉，通小便血滯。後人乃專以黃檗治相火，不知丹皮之功更勝也。赤花者利，白花者補，人亦罕悟，宜分別之。」

[治病配方]

1 月經不調：丹皮、梔子、當歸、白芍、茯苓、白朮各 9 克，柴胡 6 克，甘草、薄荷各 3 克。水煎服，早晚 2 次分服，每日 1 劑。

2 虛勞發熱：丹皮、地骨皮、知母各 9 克，赤芍 6 克。水煎服，不拘時頻飲。

3 經閉痛經：丹皮、桃仁、赤芍、香附各 9 克，丹參 15 克，柴胡 6 克。水煎服，每日 1 劑。

4 闌尾炎：丹皮 12 克，大黃 6 克，桃仁、冬瓜子、白芍各 9 克。水煎服，每日 1 劑，適量服用。

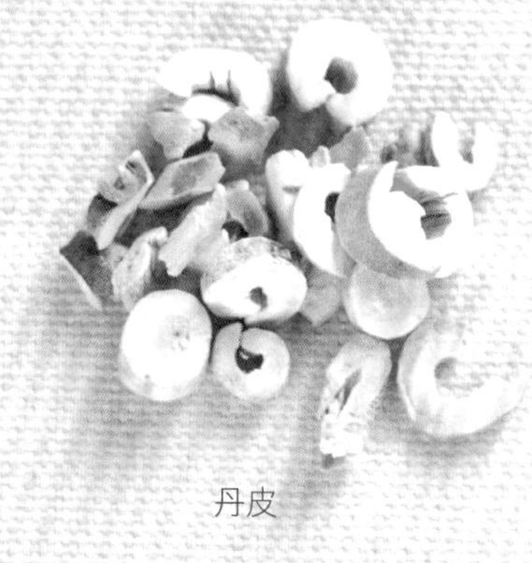

丹皮

[家用滋補]

1 滋補 燉煮

丹皮、柴胡各 6 克，白芍 10 克，豬瘦肉 300 克，佐料適量。柴胡、丹皮、白芍洗淨與瘦肉共燉，至肉爛熟，加佐料適量調味，飲湯食肉。本湯有疏肝解鬱、柔肝清熱的作用。

2 滋補 煮粥

① 將丹皮 15 克洗淨，放入鍋中，加清水適量，水煎取汁去渣。在煎煮汁液中加水及白米各適量煮粥，待粥熟時加白糖調味，再煮一二沸即成，每日 1 劑。有良好的活血化瘀作用，且涼血活血兼備，有涼而不滯、活而不峻的特點，內有瘀血且兼有熱象者尤為適宜。② 丹皮 10 克，槐花 50 克，側柏葉 15 克，白米 100 克，冰糖 30 克。槐花、側柏葉、丹皮加水適量煮 30 分鐘，去渣取汁，再入白米，待粥半熟時加入冰糖調味，至熟食用。每日 1 次，連服 10 日。適用於脫髮頭痛、面色暗晦、舌質暗紅或有瘀點等。

丹皮粥
有熱象者宜涼服，治療跌打損傷可溫服。

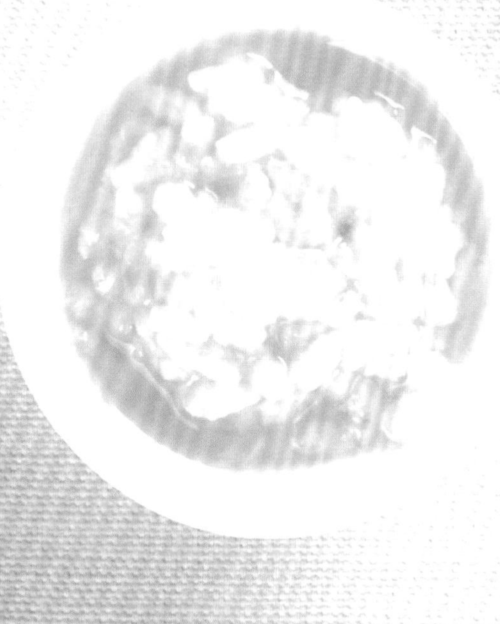

3 滋補 做冷盤

丹皮、橘葉各 10 克，羊肝 60 克，調料適量。前 2 味藥與羊肝加水共煮，肝熟後切片撒佐料，裝盤食用。此菜有疏肝理氣、清熱涼血的作用。

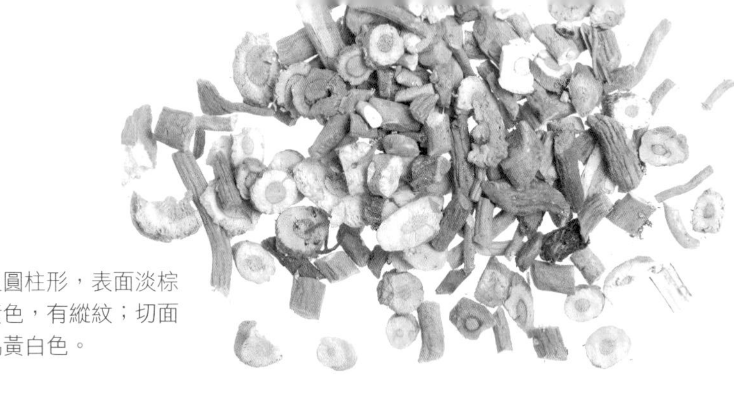
呈圓柱形，表面淡棕黃色，有縱紋；切面為黃白色。

板藍根

板藍根為十字花科植物菘藍和草大青的根；或爵床科植物馬藍的根莖及根；或草大青的乾燥根；或十字花科植物菘藍，以根、葉入藥。

性味歸經

性寒，味苦，歸心、胃經。

用法用量

一般用量為 15 ～ 30 克，大劑量可用到 60 ～ 120 克，煎服。

適宜範圍

① 肺胃熱盛所致的咽喉腫痛、口咽乾燥、腮部腫脹等；② 急性扁桃腺炎、腮腺炎等。

現代藥理

板藍根含有菘藍根、多醣等成分，有抗菌、抗病毒、抗腫瘤、提高免疫力的作用。

鑑別保存

板藍根以根長直、粗壯、堅實而粉性足者為佳。宜置乾燥通風處，或置容器內密閉，防黴，防潮。

禁　忌

板藍根性寒，脾胃虛寒者忌用。服用板藍根可能會出現過敏反應：全身皮膚發紅、皮疹搔癢、頭昏眼花、胸悶氣短、煩躁、抽搐、噁心嘔吐、消化道出血等。如有上述現象要停用。

[治病配方]

1 感冒（流行性）：板藍根 20 克，綠茶 5 克，冰糖適量。板藍根搗碎，倒入砂鍋，加清水 500 毫升，煮至剩下 250 毫升，再加入茶葉煮 5 分鐘，倒入冰糖拌勻即可。

2 腮腺炎（流行性）：板藍根 30 克，金銀花 15 克，蜂蜜 20 克。將板藍根洗淨，曬乾或烘乾，切成片，與洗淨的金銀花同放入砂鍋，加清水濃煎兩次，每次半小時，合併兩次濾汁，趁溫熱加入蜂蜜，拌勻即可。可清熱解毒、疏表消腫。

[家用滋補]

1 滋補 燉煮

板藍根 8 克，豬腱子 60 克，紅棗數顆。小火煮 3 個小時，加調料調味即可。此菜能增強免疫力。

2 滋補 煮粥

板藍根 20 克，竹葉、蓮子心各 10 克，糯米 100 克，白糖適量。將糯米淘洗後放入砂鍋中，放入清水煮粥，至糯米半熟時，把洗淨搗爛的板藍根、竹葉、蓮子心放入粥中，繼續煮至糯米爛熟為止。喝粥時可加入白糖調和苦味。此粥能清熱消炎。

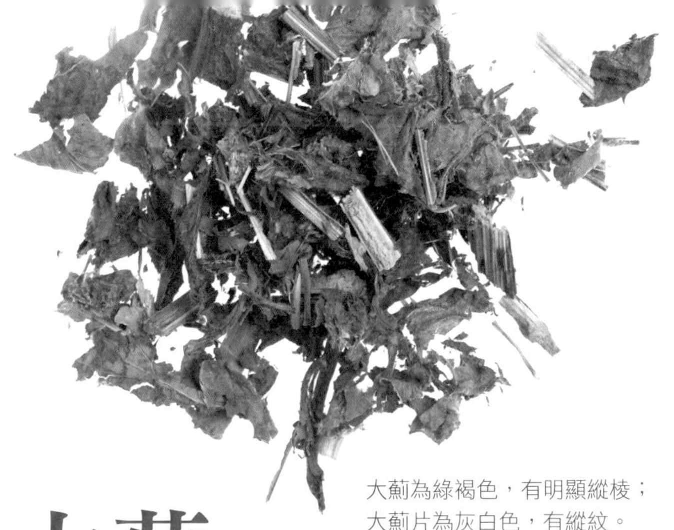

大薊為綠褐色，有明顯縱棱；
大薊片為灰白色，有縱紋。

大薊

本品為菊科植物薊的乾燥地上部分或根。《本草綱目》說：「薊猶髻也，其如髻也。」

[治病配方]

1 肺結核：大薊根100克，水煎煮取汁，每日1劑，分2次口服。如能加瘦肉30～60克或豬肺30克同煎更好，連續服用3個月為1療程。

2 血尿：鮮大薊、小薊各30克，清水洗淨，搗爛取汁，小火燉開，加糖調味後服下。若用乾品，每次各15克，水煎服。輕症每日2次，重症每日3次。此方有良好的止血效果。

3 蕁痲疹：鮮大薊（洗淨，取中層肉質部分）100克（乾品用50克）。水煎服，連用3～5日。

[家用滋補]

炒菜

鮮大薊葉200克，雞蛋3顆，鹽適量。大薊葉洗淨，入沸水鍋內焯一下，撈出用清水洗去苦味，擠乾水切碎。雞蛋打入碗內攪勻。油鍋燒熱，投入大薊葉炒，加入鹽炒入味，倒入雞蛋炒勻，炒至成塊出鍋即可。此菜適用於虛勞吐血、衄血、咽喉腫痛等。

性味歸經

性涼，味甘、苦，歸心、肝經。

用法用量

一般用量9～15克，鮮品可用至60克，煎服。

適宜範圍

① 血熱妄行所致的出血症，如吐血、衄血、崩漏、血尿；② 熱毒癰腫。

現代藥理

大薊含生物鹼、揮發油、乙酸蒲公英固醇酯、豆固醇、α-香樹脂等成分，有促進肝細胞再生、降壓、止血等作用。

鑑別保存

大薊以色灰綠、無雜質者為佳。宜置通風乾燥處。

禁忌

脾胃虛寒而無瘀滯者忌服。脾胃虛寒、無瘀滯、血虛者不宜使用。

性味歸經

性涼，味甘、苦，歸心、肝經。

用法用量

一般用量 5 ～ 10 克，鮮品可用 30 ～ 60 克，煎服。

適宜範圍

① 血熱妄行之出血證，如吐血、咯血、衄血、血尿、崩漏等；② 熱毒癰腫。

現代藥理

小薊主要含生物鹼、黃酮、三萜以及簡單酚酸等成分，能收縮血管，升高血小板數量，促進血小板聚集及增高凝血酶活性，抑制纖溶，有降脂、利膽、利尿、強心、升壓等作用。

鑑別保存

小薊以色綠、葉多者為佳。置通風乾燥處。

禁　　忌

脾胃虛寒而無瘀滯者忌服。

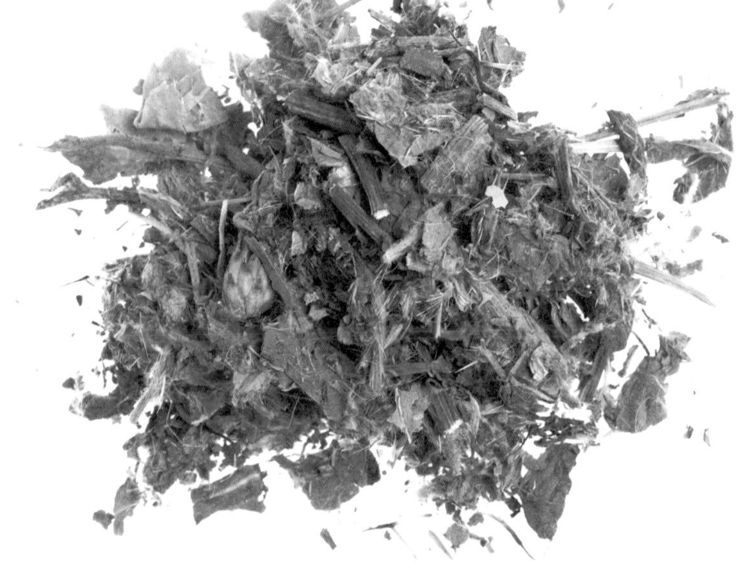

小薊為莖、葉和花混合，莖為不規則小段，葉多皺縮或破碎，花為球形。

小薊

為菊科植物刺兒菜的地上部分。《日華子本草》:「小薊根涼，無毒，治熱毒風並胸膈煩悶，開胃下食，退熱，補虛損。苗，去煩熱，生研汁服。」

[治病配方]

1 蛋白尿：小薊 15 克，荷蒂 7 克，藕節、木通各 10 克，竹葉 5 克。水煎服，每日 1 劑，分 3 次服。

2 急性傳染性肝炎：鮮小薊、鮮柳枝各 50 克。加水適量，煎至 200 毫升，分 2 次，飯後兩小時溫服。

[家用滋補]

滋補 煮粥

小薊、白米各 100 克，大蔥、鹽、香油各適量。小薊摘洗乾淨，入沸水鍋焯過，冷水過涼，撈出細切。白米淘洗乾淨，用冷水浸泡半小時，撈出，瀝乾水分。取砂鍋加入冷水、白米，先用大火煮沸，再改用小火煮至粥將成時，加入小薊，待滾，用鹽調味，撒上蔥末，淋上香油，即可盛起食用。夏季食用，有清熱解毒、解暑的功效。

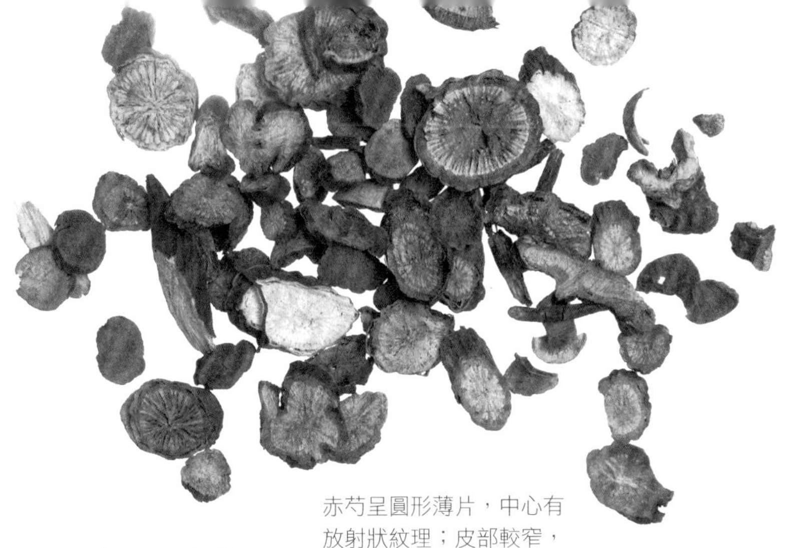

赤芍呈圓形薄片，中心有放射狀紋理；皮部較窄，為灰褐色。

赤芍

赤芍為毛茛科植物芍藥或川赤芍的乾燥根。功能與丹皮相近，但丹皮清熱涼血的作用較佳，既能清血分實熱，又能治陰虛發熱；而赤芍只能用於血分實熱，以活血散瘀見長。

[治病配方]

1 重度黃疸肝炎：重用赤芍100～150克，丹參、大黃、茜草各30克。水煎服，每日1劑。

2 乳腺增生：赤芍30克，公丁香、鬱金、地龍、絲瓜絡各15克。諸藥共研為粗末，布包，放胸罩夾層內，並覆蓋患處。每週1次，4週為1療程。

[家用滋補]

1 滋補 煮湯

赤芍20克，綠豆100克，茯苓40克，紫花地丁15克，瘦肉150克，鹽適量。各材料洗淨入鍋，加水適量，大火煮沸，小火煮兩小時，加鹽調味，飲湯食肉，對去除面部暗瘡有特效。

2 滋補 代茶飲

赤芍10～15克，紅棗25克，紅茶1克。赤芍加水適量，煮沸後加入紅棗再煮10分鐘，加入紅茶1克即成。代茶飲用，有涼血去瘀、消腫止痛的功效。

性味歸經

性微寒，味苦，歸肝經。

用法用量

一般用量6～12克，煎服。

適宜範圍

①溫熱病熱入營血引起的發熱、舌絳、身發斑疹、血熱妄行等；②經閉、跌打損傷、瘡癰腫毒等氣血瘀滯證。

現代藥理

本品含芍藥苷、牡丹酚、芍藥花苷、苯甲酸、鞣質、揮發油等成分，有鎮靜、鎮痛、降壓、抗驚厥、抗感染、抗潰瘍、抑菌、抗血栓形成、抑制血小板聚集、增加冠狀動脈血流量等作用。

鑑別保存

赤芍以根條粗長、質松（俗稱糟皮粉渣）者為佳。

禁　忌

血虛者慎服。

性味歸經

性苦寒，味苦，歸肝、心、胃經。

用法用量

乾品 15 ～ 25 克，煎服。

適宜範圍

流行性感冒，急性傳染性肝炎、胃腸炎、肺炎，丹毒，黃疸，痢疾，口瘡，癰疽腫毒。

現代藥理

大青葉中所含成分有抗病原微生物和抗體內毒素的作用。

鑑別保存

以葉大、無柄、無雜質、色暗灰綠者為佳。置於乾燥通風處，防黴防潮。

禁忌

脾胃虛寒者忌服大青葉。

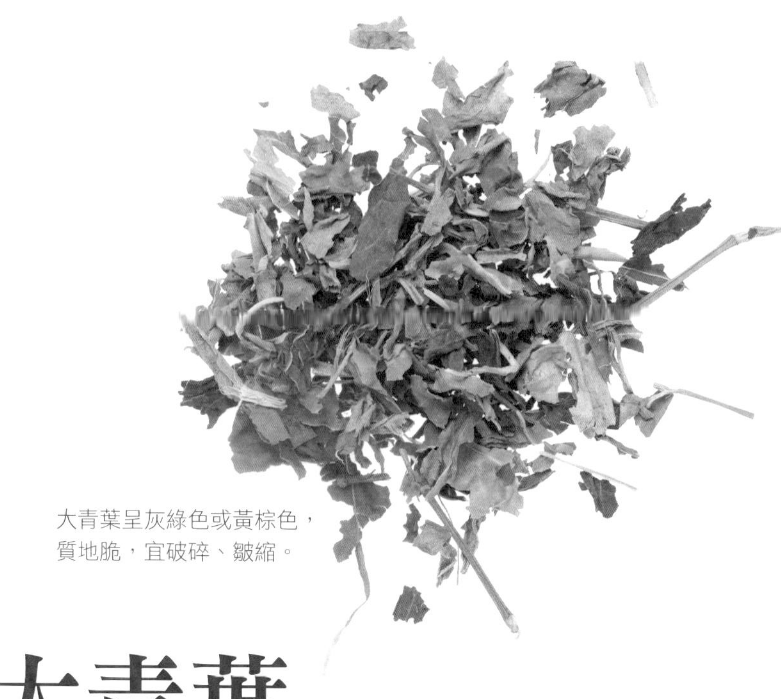

大青葉呈灰綠色或黃棕色，質地脆，宜破碎、皺縮。

大青葉

大青葉，《本草經集注》中稱其為「大青」，其用途廣泛，用法也多，既可以單味作預防用，又可配合柴胡、板藍根、玄參、生地等藥材使用，適合治療偏熱型日本腦炎。

[治病配方]

1 預防日本腦炎、流行性腦膜炎：大青葉 25 克，黃豆 50 克，水煎服用，每日 1 劑，連續服用 7 日。

2 無黃疸型肝炎：大青葉 100 克，丹參 50 克，紅棗 10 顆，水煎服用，每次適量。

[家用滋補]

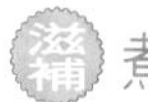

煮粥

大青葉、柴胡各 15 克，白米 80 克。將大青葉、柴胡用 1,500 毫升水煎至約 1,000 毫升，去渣取汁，入白米煮粥，待粥將成時入白糖調味即可。

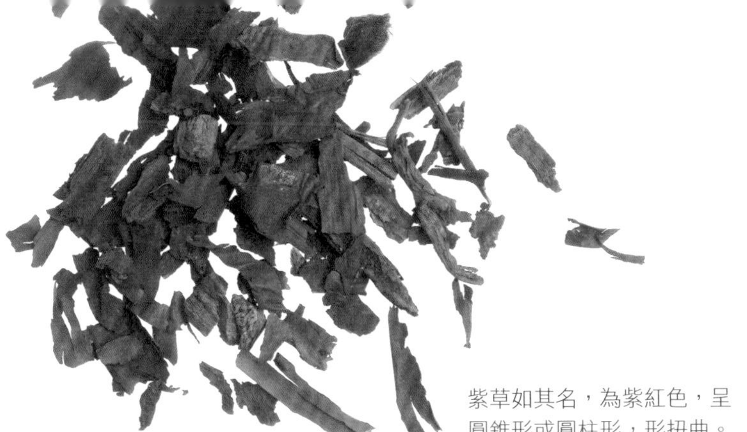

紫草如其名，為紫紅色，呈圓錐形或圓柱形，形扭曲。

紫草

紫草，為紫草科紫草屬的植物，又名山紫草、紫丹、紫草根。《本草綱目》:「治斑疹、痘毒，活血涼血，利大腸。」

[治病配方]

1 玫瑰糠疹：紫草、甘草各10克，每日煎服1劑。

2 子宮頸糜爛：紫草200克，入香油750克中，炸枯過濾，呈油浸劑。外塗子宮頸及陰道上端，隔日1次，10次為1療程。本方治療期間禁性生活，行經期停藥。

[家用滋補]

1 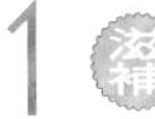 煮粥

紫草15克，白米100克，白糖適量。紫草洗淨，加清水適量，水煎取汁，再加白米煮粥，待熟時調入白糖，再煮一二沸即成，每日1劑。此粥有涼血退疹、清熱解毒的作用，適用於斑疹紫黑、痲疹疹色紫暗及瘡瘍、陰癢等。

2 滋補 代茶飲

紫草5克，金銀花10克。金銀花、紫草洗淨。紫草切片，曬乾或烘乾，與曬乾的金銀花同放入有蓋杯中，用沸水沖泡，加蓋悶15分鐘即可開始飲用。當茶，頻頻飲用，一般可沖泡3～5次。此茶對肝火型中老年帶狀皰疹尤為適宜。

性味歸經

性寒，味甘、鹹，歸心、肝經。

用法用量

一般用量4～10克，煎服。

適宜範圍

血熱毒盛、斑疹紫黑、痲疹不透、瘡瘍、濕疹、水火燙傷。清熱涼血，用於痲疹，熱病斑疹，濕疹，血尿，血淋，血痢，瘡瘍，丹毒，燒傷，熱結便秘。

現代藥理

紫草含乙醯紫草素、紫草烷、異丁醯紫草素等成分，有抗菌、抗病毒、抗炎、抗腫瘤等作用。

鑑別保存

紫草以條粗長而肥大、色紫、皮厚、木心較小者為佳。置乾燥處。

禁　忌

胃腸虛弱、大便滑泄者要慎服。

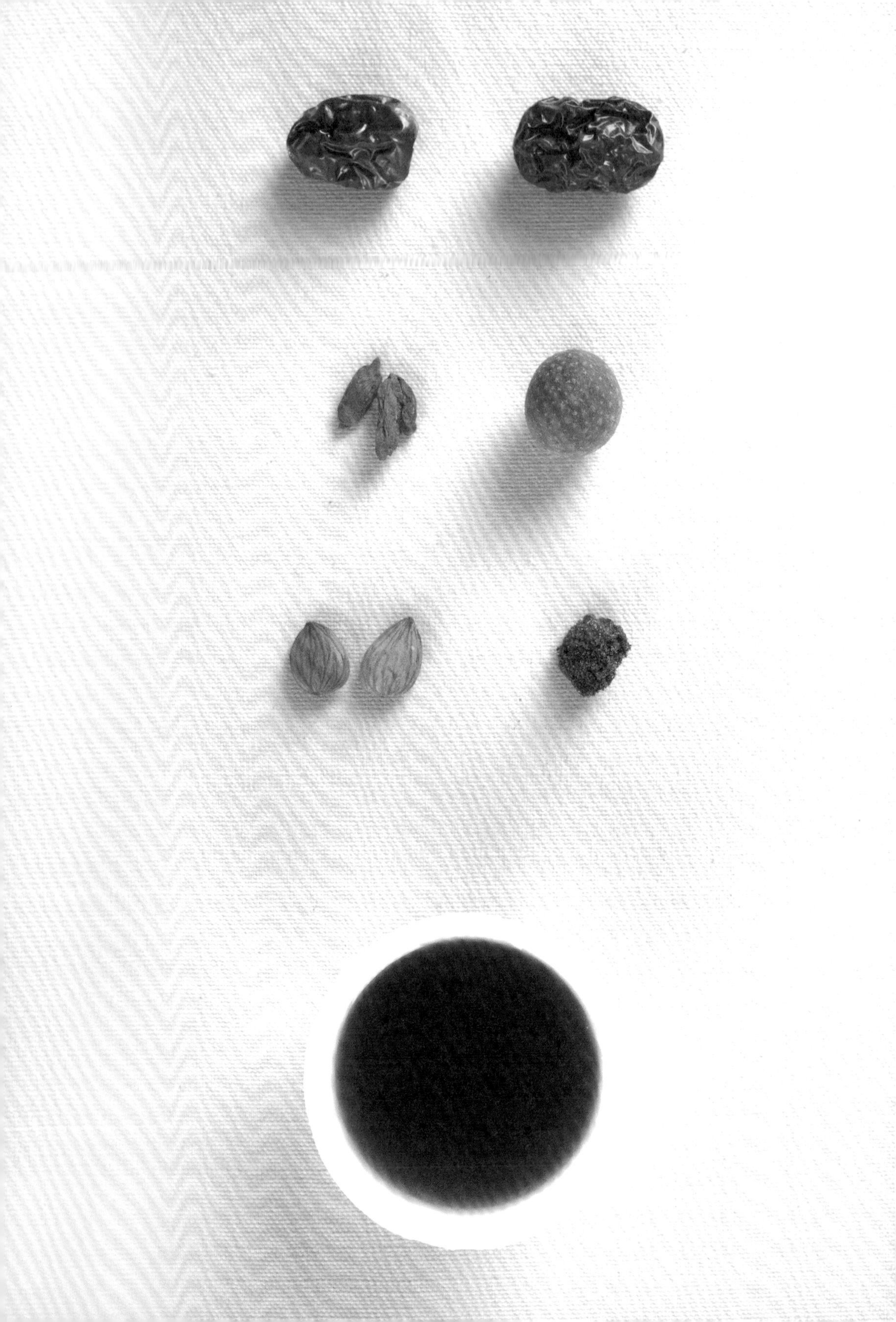

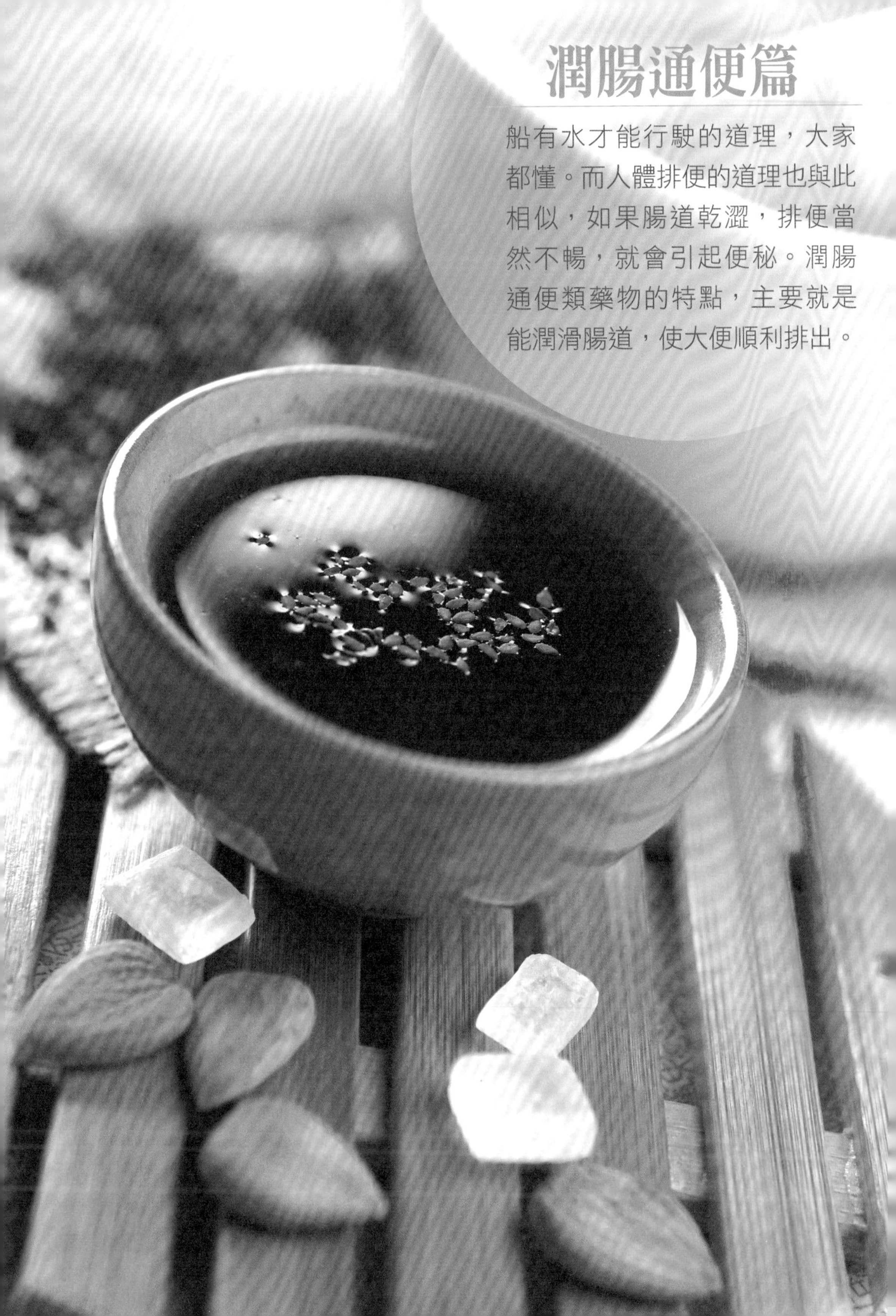

潤腸通便篇

船有水才能行駛的道理，大家都懂。而人體排便的道理也與此相似，如果腸道乾澀，排便當然不暢，就會引起便秘。潤腸通便類藥物的特點，主要就是能潤滑腸道，使大便順利排出。

性味歸經

性寒，味苦，歸胃、大腸、肝、脾經。

用法用量

一般用量 3 ～ 12 克，瀉下通便時宜後下，煎服。

適宜範圍

① 實熱便秘；② 血熱妄行之吐血、衄血、咯血；③ 熱毒瘡瘍；④ 婦女產後瘀阻腹痛，瘀血閉經等。

現代藥理

大黃含有蒽類衍生物、芪類化合物、鞣質類、有機酸類、揮發油類等成分，有增加腸蠕動、抗感染、止血、保肝、降壓、降低血清膽固醇等作用。

鑑別保存

以外表黃棕色、錦紋及星點明顯、體重、質堅實、有油性、氣清香、味苦而不澀、嚼之發黏者為佳。

禁　忌

本品苦寒，易傷胃氣，脾胃虛弱者慎用；婦女懷孕、月經期、哺乳期應忌用。

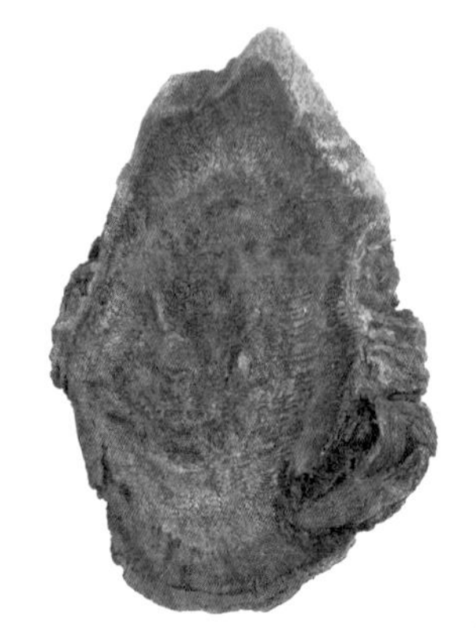
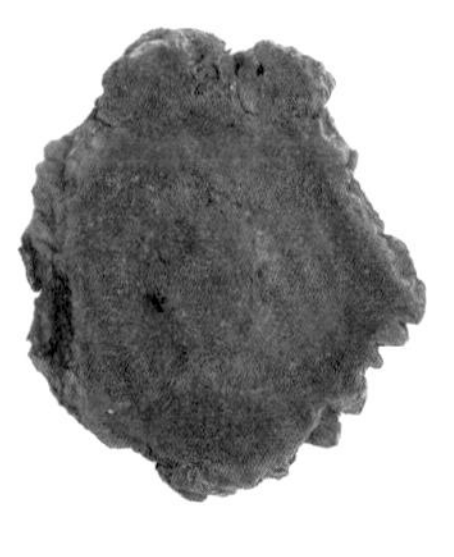
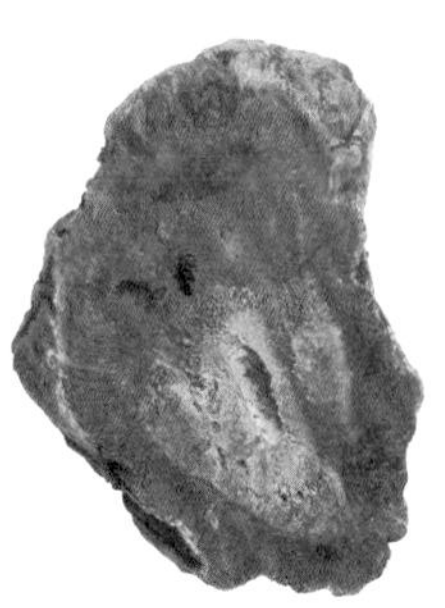

生大黃為黃棕色或黃褐色厚片，中心有紋理。

生大黃

生大黃，為蓼科植物掌葉大黃、唐古特大黃或藥用大黃的根和根莖。大黃苦寒，藥性也較峻猛。《本草綱目》是這樣評論大黃的：「凡病在氣分，及胃寒血虛，並妊娠、產後，並勿輕用，其性苦寒，能傷元氣、耗陰血故也。」

[治病配方]

1 膽囊炎：生大黃 30 克，木香、鬱金、黃芩各 20 克，茵陳 25 克，金錢草 50 克。水煎服，每日 1 劑，分 3 次服。

2 消化不良：生大黃 250 克，紅棗去核 500 克。置鍋內炒炭後研極細粉。一歲以內每次 1 克，一至兩歲每次 2 克，兩歲以上每次 3 克，每日 3 次。

3 水火燙傷：生大黃、地榆各 30 克，黃連 6 克，冰片 3 克。共研極細粉，用食用油適量，調糊外塗，每日兩三次。

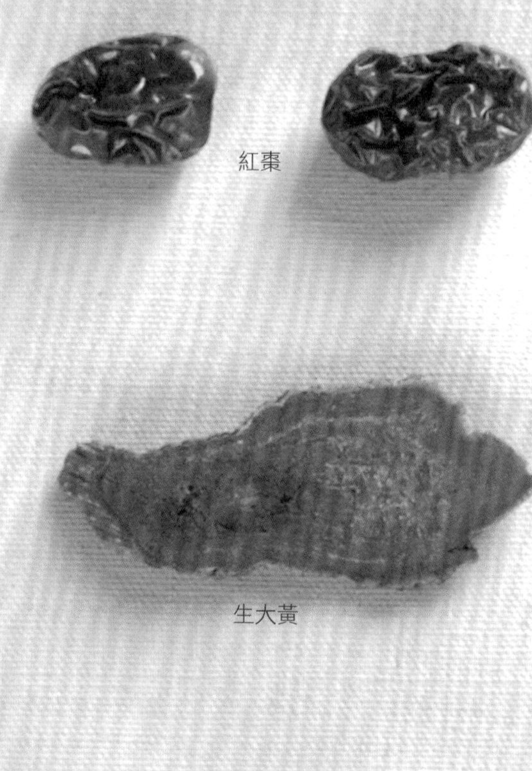

生大黃紅棗飲
也可將生大黃研末服用，可袪瘀止血。

[家用滋補]

1 滋補 煮粥

生大黃洗淨，放鍋中，加清水適量，浸泡5～10分鐘，水煎取汁去渣備用。白米淘淨，加清水適量煮粥，待熟時，調入大黃藥汁，再煮一兩沸即成。或者將大黃兩至三克研為細末，粥熟時撒入其中服食，每日1劑。此粥適用於熱毒熾盛、熱結便秘、跌打損傷、小便淋澀等。

2 滋補 代茶飲

①生大黃6克，紅棗20顆。大黃洗淨、曬乾或烘乾，切成薄片備用。紅棗淘洗乾淨，放入鍋中加水適量，浸泡約20分鐘後，用大火煮沸，再改用小火煮40分鐘。用煮沸的紅棗煎汁沖泡大黃飲片，或直接將大黃飲片投入紅棗煎液中，涼後代茶飲。先飲汁，後嚼食大黃飲片及紅棗。此茶適用於大腸癌熱積氣滯引起的腹脹、腹痛、大便乾結等症。②生大黃20克，蜂蜜適量。大黃置於大茶缸中，沖入沸水200毫升，泡15分鐘，加入蜂蜜，攪勻代茶飲用。此茶有瀉熱潤燥、通裡攻下的作用。

杏仁

本品為薔薇科植物山杏（苦杏）、西伯利亞杏（山杏）、東北杏或杏的乾燥成熟種子。《本草求真》記載，杏仁「既有發散風寒之能，復有下氣除喘之力。」

性味歸經

性微溫，味苦，歸肺、大腸經。

用法用量

一般用量 5 ～ 10 克，煎服。

適宜範圍

① 咳嗽氣喘，胸滿痰多；② 血虛津枯，腸燥便秘。

現代藥理

苦杏仁含有苦杏仁苷、苦杏仁酶、苦杏仁苷酶、櫻葉酶等功能性成分，有鎮咳、平喘、鎮痛、抗腫瘤、降血糖、降血脂等作用。

鑑別保存

杏仁以粒大飽滿、仁白、不破碎者為佳。貯乾燥容器內，密閉，置陰涼乾燥處，防蛀。

禁忌

杏仁有微毒，所含成分苦杏仁苷水解會生成氫氰酸，適量使用可治療疾病，過量服用則會中毒。杏仁有降氣、潤腸通便作用，陰虛勞嗽、大便稀薄者慎用。杏仁一般不可與豬肉同食，易引起腹痛、腹瀉，有損身體元氣，也不可與小米同食，會使人嘔吐、洩瀉。

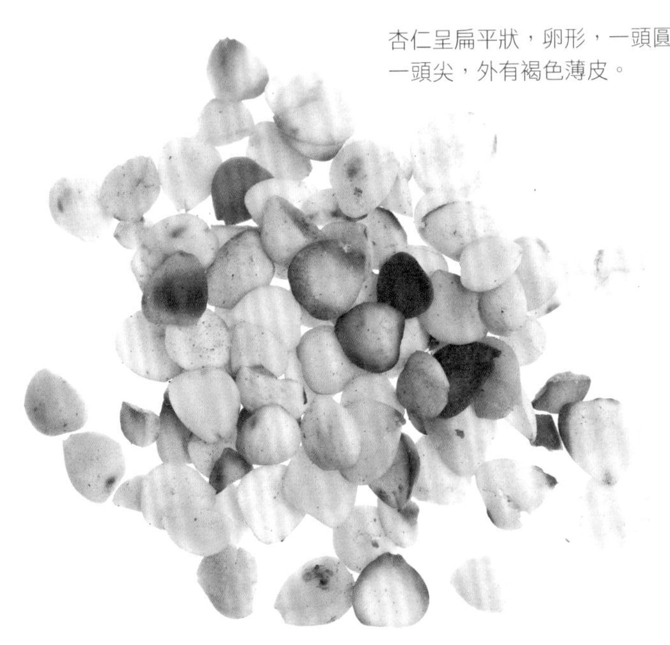

杏仁呈扁平狀，卵形，一頭圓一頭尖，外有褐色薄皮。

［治病配方］

1 風熱感冒：杏仁、連翹各 10 克，竹葉 12 克，薄荷 3 克（後下）。水煎服，每日 1 劑。

2 肺結核：杏仁 120 克，百部 100 克，白芨 60 克，研末。每服 3 克，每日 3 次，用溫開水沖服。

3 風寒咳嗽：杏仁 6 ～ 10 克，生薑 3 片，白蘿蔔 100 克。加水 400 毫升，小火煎至 100 毫升，每日 1 劑，分早晚服。

[家用滋補]

1 滋補 煮粥

杏仁60克，鮮牛奶適量，白米100克。杏仁用開水燙、去衣，打成泥狀。白米洗淨，加清水適量，大火煮滾後，改小火煲成粥，放入杏仁泥和牛奶，攪勻煲沸，放入白糖調味。作早餐食，能潤肺止咳，美白肌膚。

2 滋補 煮湯

杏仁15顆，桂圓10顆，紅棗10顆，枸杞約30粒，紅糖少許。輕輕將桂圓的外皮撕開，取出裡面的桂圓肉備用。紅棗、桂圓肉和枸杞用清水清洗一下。然後杏仁、紅棗、桂圓肉和枸杞一起放入砂鍋中，加入適量的清水，用大火煮開後，再用小火繼續煮約30分鐘。煮好後，趁熱加入紅糖攪拌均勻即可食用。此湯尤其適合女性在經期喝，不僅能理氣補血，還能暖腸胃。

3 滋補 做芝麻糊

杏仁150克，核桃仁75克，白芝麻、糯米各100克（糯米先用溫水浸泡30分鐘），黑芝麻200克，牛奶250毫升，冰糖60克，清水、枸杞、果料各適量。芝麻炒至微香，與杏仁、核桃仁、糯米一起搗爛糊狀，用紗布濾汁，將冰糖與水煮沸，再倒入糊中拌勻，撒上枸杞、果料，小火煮沸，冷卻後食用，每日早晚各100克。本品具有潤膚養顏、延緩皮膚衰老及抗皺祛皺功效。

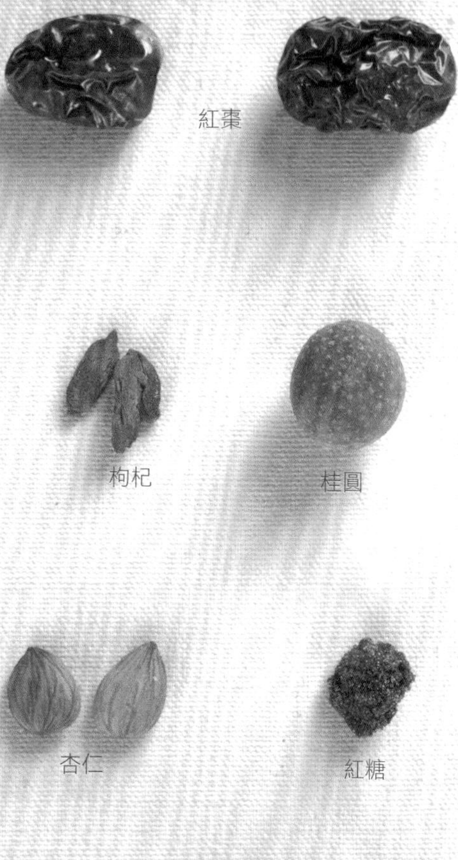

紅棗杏仁桂圓湯
女性在經期服用時也可緩解痛經。

性味歸經

性寒，味甘、淡，歸腎、膀胱經。

用法用量

用量一般為 6 ～ 12 克，煎服。

適宜範圍

① 小便不利、水腫脹滿、嘔吐、瀉痢、血尿等；② 水濕內停之尿少、水腫、瀉痢及濕熱淋濁等；③ 陰虛火旺等。

現代藥理

澤瀉含澤瀉萜醇、揮發油、生物鹼、天門冬素等成分，有利尿、降壓、降糖、抗脂肪肝、抑菌作用。

鑑別保存

澤瀉以塊大、黃白色、光滑、質充實、粉性足者為佳。置通風乾燥處，防黴，防蛀。

禁　忌

澤瀉入腎經，善瀉熱瀉水，腎虛精滑無濕熱者忌用。澤瀉與海蛤、文蛤相剋，不可同食。

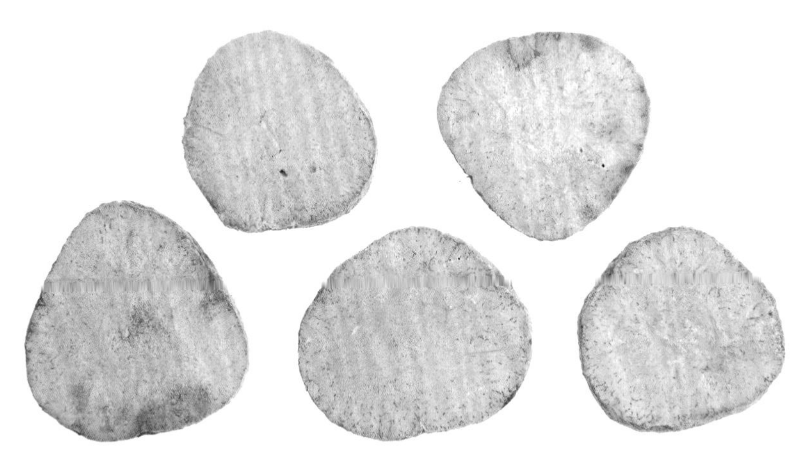

切面為黃白色，顯粉性，
上面有多數細孔。

澤瀉

澤瀉，為澤瀉科植物澤瀉的乾燥塊莖。《本草綱目》稱其「滲濕熱，行痰飲，止嘔吐、瀉痢，疝痛，腳氣。」

[治病配方]

1 肺炎：澤瀉、豆腐各適量，加清水煎煮，取汁，加冰糖服。或將澤瀉鮮莖葉與豆腐同煮食，每日 1 劑，連服一兩個月。

2 脂肪肝：澤瀉、鬱金、虎杖、元胡、山楂各 10 克。水煎當茶飲。

[家用滋補]

1  煮粥

澤瀉 15 ～ 30 克，白米 50 ～ 100 克。將澤瀉洗淨，煎汁去渣，放入洗淨的白米共煮成粥。此粥有利尿消腫的作用。

2 滋補 蒸服

澤瀉、茯苓各 60 克，母雞 1 隻。加黃酒兩湯匙放入雞腹內。將母雞與澤瀉、茯苓同放入鍋中，用大火隔水蒸三四個小時，去藥渣吃雞。本品適用於脾虛氣弱型心神不安、驚悸失眠、妊娠水腫者。

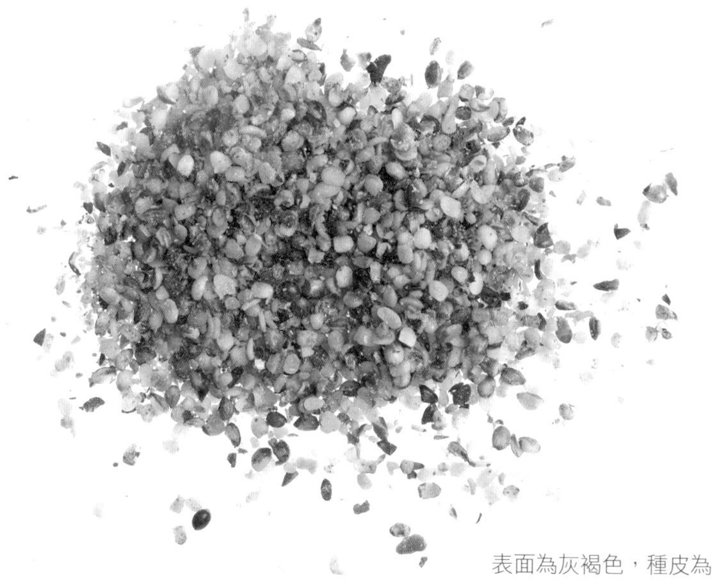

表面為灰褐色，種皮為暗綠色，富油性。

大麻仁

大麻仁為桑科植物大麻的乾燥成熟種子，別名又叫火麻仁。

[治病配方]

1 經期前收縮（早搏）：炙甘草 15 克，黨參 20 克，生地黃 30 克，大麻仁、桂枝、麥門冬、生薑、阿膠（烊化）各 9 克，紅棗 6 顆。除阿膠外其餘藥材加水煎取汁，每日 1 劑。

2 肥胖症：大麻仁、山楂各 10 克，決明子 30 克，澤瀉、郁李仁各 15 克。每次適量，每日 1 ～ 3 次，開水沖服。少數人可能會有輕微腹瀉、腸鳴及便前腹痛等，均能自行緩解。

[家用滋補]

煮粥

大麻仁、紫蘇子各 50 克，白米 100 克。紫蘇子、大麻仁洗淨，烘乾，研成細末，倒入溫開水 200 毫升，用力攪拌勻，然後靜置備用，待粗粒下沉時，濾出上層藥汁，用藥汁煮成白米粥。每日 1 次，可連服數日。此粥適用於習慣性便秘、老年津虧便秘。

性味歸經

味甘，性平，歸脾、胃、大腸經。

用法用量

一般用量 10 ～ 15 克，煎服。

適宜範圍

血虛津虧，腸燥便秘。

現代藥理

含胡蘆巴鹼、異亮氨酸甜菜鹼、麻仁球朊酶、亞麻酸、亞油酸等。有降壓、致洩等作用。

鑑別保存

大麻仁以粒大、種仁飽滿者為佳。貯乾燥容器內，炒大麻仁密閉，置陰涼乾燥處。

禁　忌

孕婦以及腎虛陽痿、遺精者慎用。

肉蓯蓉

性味歸經

性溫，味甘，歸腎、大腸經。

用法用量

一般用量 5 ～ 10 克，大劑量可用至 30 克，煎服。

適宜範圍

① 腎虛陽痿、早洩、女子不孕；② 肝腎不足之筋骨痿弱、腰膝冷痛；③ 老年病後、產後津液不足、腸燥便秘。

現代藥理

肉蓯蓉補而不傷身，故有「從容」之名。其含有多醣、苷類、萜類等功能性成分，能增強免疫力，可調整內分泌，促進代謝，促進生長發育，有抗衰老和抗輻射的作用。

鑑別保存

肉蓯蓉以條粗壯、密生鱗葉、質柔潤者為佳。

禁　忌

肉蓯蓉性溫，陰虛火旺者忌用。肉蓯蓉有潤腸通便作用，故大便溏瀉者忌用。

肉蓯蓉，又名淡大芸，為一年生寄生草本植物肉蓯蓉的帶磷葉的肉質莖，具有補腎陽、益精血、潤腸通便之功效。《神農百草經》稱肉蓯蓉「養五臟，強陰，益精氣，久服輕身」。《本草匯言》稱肉蓯蓉「此乃平補之劑，溫而不熱，補而不峻，暖而不燥，滑而不瀉，故有從容之名」。

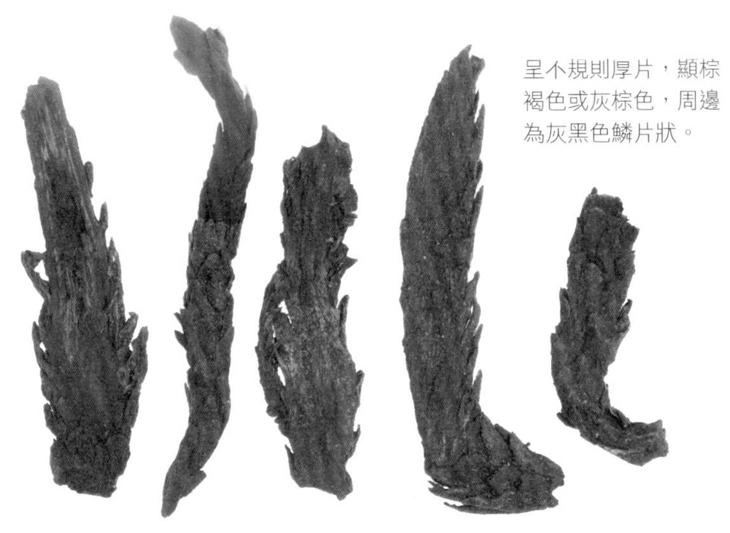

呈不規則厚片，顯棕褐色或灰棕色，周邊為灰黑色鱗片狀。

[治病配方]

1 前列腺增生：肉蓯蓉 20 克，懷牛膝、生黃耆、通草各 10 克。用清水煎煮兩次，合併藥汁，分早中晚服用，有補腎、利尿的作用。

2 便秘（氣虛型）：肉蓯蓉 30 克，大麻仁、當歸各 15 克。用清水煎煮服用，每日 1 劑，連服 5 劑，再間隔 1 日服用 1 劑，服用 5 劑。

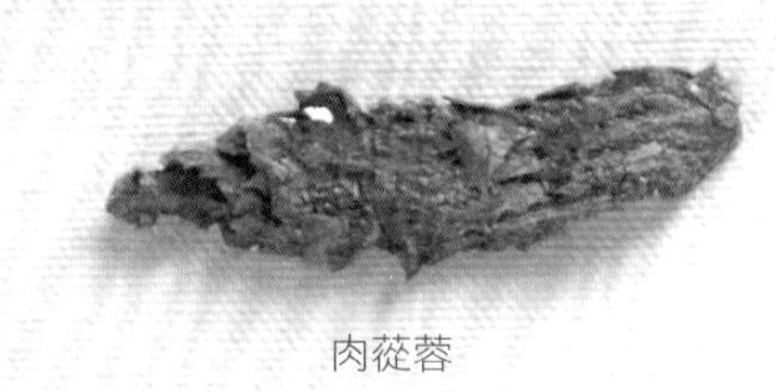
肉蓯蓉

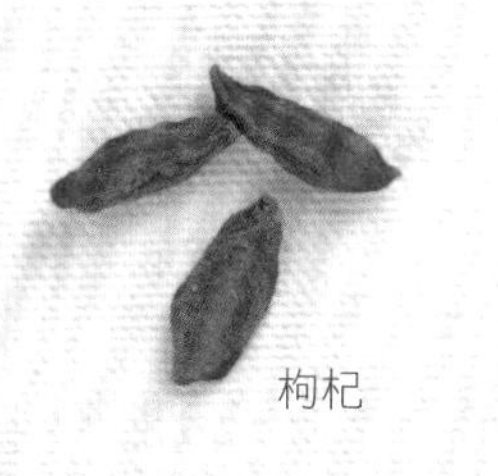
枸杞

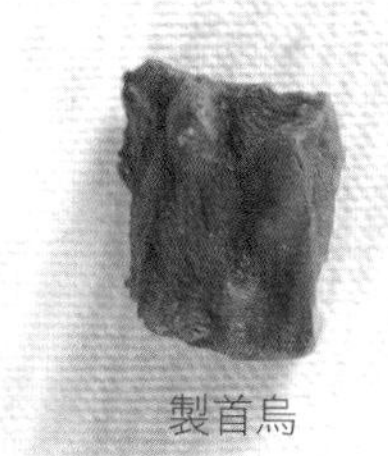
製首烏

蓯蓉枸杞首烏飲
也可將這三種材料與白米一同煮粥食用，可使頭髮烏黑髮亮。

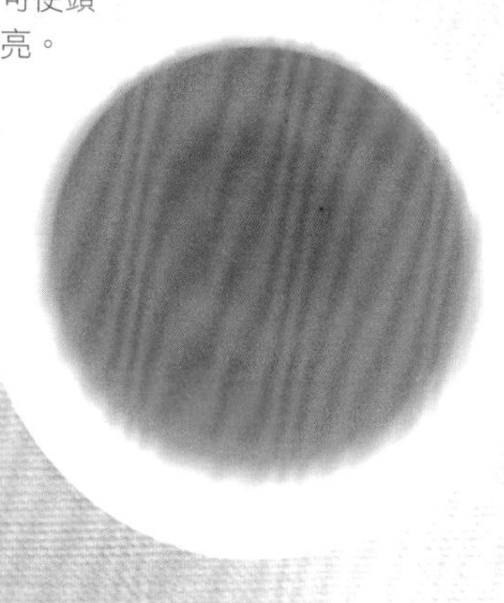

[家用滋補]

1 滋補 泡酒

肉蓯蓉25克，淫羊藿50克，白酒1,000毫升。藥材泡入酒中，10天後飲用，每次20毫升，每日3次。此酒能補腎壯陽。

2 滋補 代茶飲

① 肉蓯蓉、栝蔞仁各15克，大麻仁12克，炒枳殼9克，升麻3克，郁李仁6克，懷牛膝12克。用清水煎煮50分鐘，趁溫飲服，每日2次，此方還有潤腸通便作用，對上火引起的便秘效果顯著。② 肉蓯蓉、製首烏、枸杞各10克。用清水煎煮兩次，分早中晚服用，代茶飲，對腎陽不足所致的陽痿早洩有輔助治療效果。

3 滋補 做羹

肉蓯蓉150克，用黃酒洗。與50克山藥，100克羊肉，適量清水煮成羹，再加入適量鹽調味，適用於腎陽虛和精血少引起的腰痛、肢冷等。

4 滋補 炒菜

肉蓯蓉、韭菜子、補骨脂各6克。水煎後取汁。將30克豬肉加適量油稍炒，加入藥汁，用水澱粉勾芡，再加鹽、蔥、生薑、辣油各適量，對男子精少所致的不育有輔助食療效果。

性味歸經

性寒，味甘、苦，有小毒，歸大腸經。

用法用量

一般用量 2～6 克，入煎劑宜後下，或開水泡服。

適宜範圍

熱結便秘、習慣性便秘及老年便秘。

現代藥理

番瀉葉主要成分為番瀉葉苷、大黃酚、蘆薈大黃素及大黃酸等，具有瀉下和抗菌作用。

鑑別保存

番瀉葉以乾燥、葉形狹尖、片大、完整、色綠、梗少、無泥砂者為佳。貯存宜避光，置通風乾燥處。

禁　　忌

婦女哺乳期、月經期及孕期忌用。劑量過大，有噁心、嘔吐、腹痛等副作用。

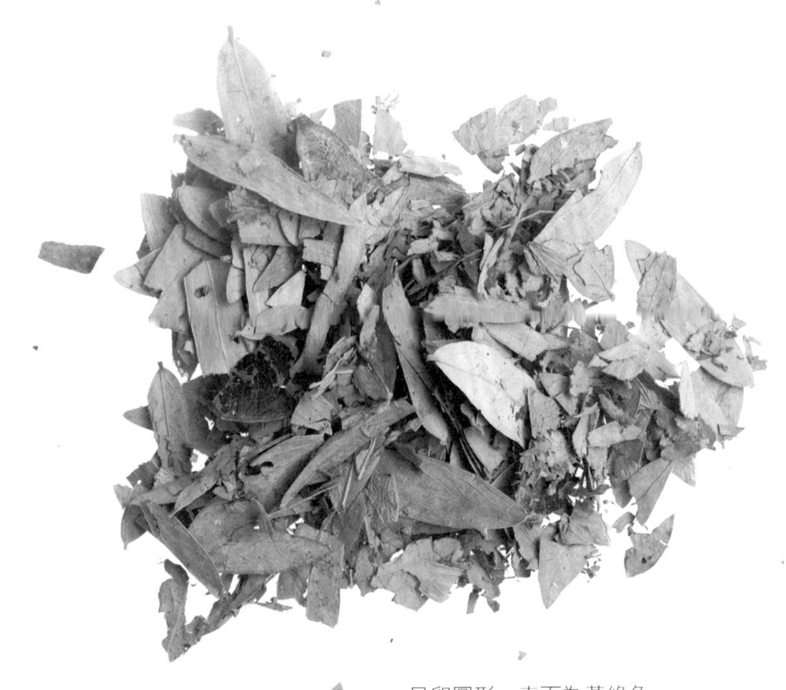

呈卵圓形，表面為黃綠色，背面有白色毛絨。

番瀉葉

番瀉葉為豆科山扁豆屬植物，有狹葉番瀉及尖葉番瀉之分。《飲片新參》:「中寒泄瀉者忌用。」

[治病配方]

1 便秘：一般每日用乾番瀉葉3～6克，重症可加至10克，開水浸泡後服用。

2 恢復腸功能：番瀉葉 4 克，開水泡服。

[家用滋補]

滋補 煮蛋湯

番瀉葉 5～10 克，雞蛋 1 顆，菠菜少許。雞蛋打入碗中攪散備用。番瀉葉用水煎，去渣留汁，倒入雞蛋，放入菠菜，加鹽調味，煮沸即成。喝湯食蛋，每日 1 次，可服用 5～7 日。此湯適用於大便乾結、小便短赤、面赤身熱等。

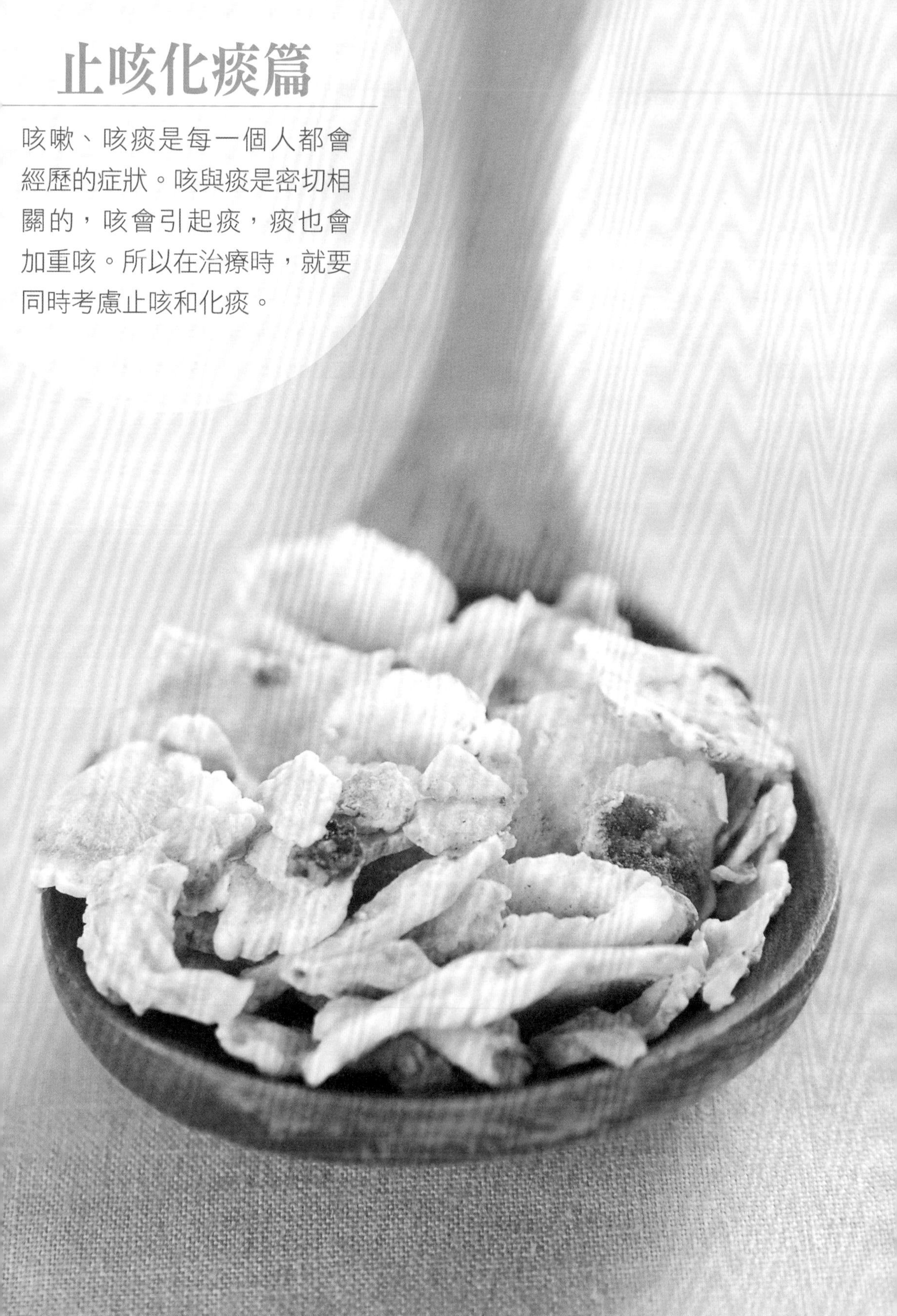

止咳化痰篇

咳嗽、咳痰是每一個人都會經歷的症狀。咳與痰是密切相關的，咳會引起痰，痰也會加重咳。所以在治療時，就要同時考慮止咳和化痰。

性味歸經

性平，味苦、辛，歸肺經。

用法用量

一般用量 5 ～ 10 克，煎服。

適宜範圍

① 咳嗽痰多、咽喉腫痛、肺癰吐膿、胸滿脅痛；② 痢疾腹痛、小便癃閉。

現代藥理

桔梗含多種皂苷、桔梗酸、菊糖、植物固醇等成分，可去痰、鎮咳、降血糖、抑制胃液分泌、抗潰瘍、抗炎、鎮靜、鎮痛和解熱。

鑑別保存

桔梗以條長均勻、堅實、表面色白、斷面肉白味甜者為佳。

禁　忌

凡嘔吐、嗆咳、眩暈、陰虛火旺咯血者忌用，用量不可過大，易致噁心嘔吐。油膩食物及菸、酒易聚濕生痰，與桔梗化痰之功效相反。桔梗不能與富含鐵的食物，如豬血、菠菜等同食，也不能與有機酸含量高的水果，如橘子、奇異果等同食。

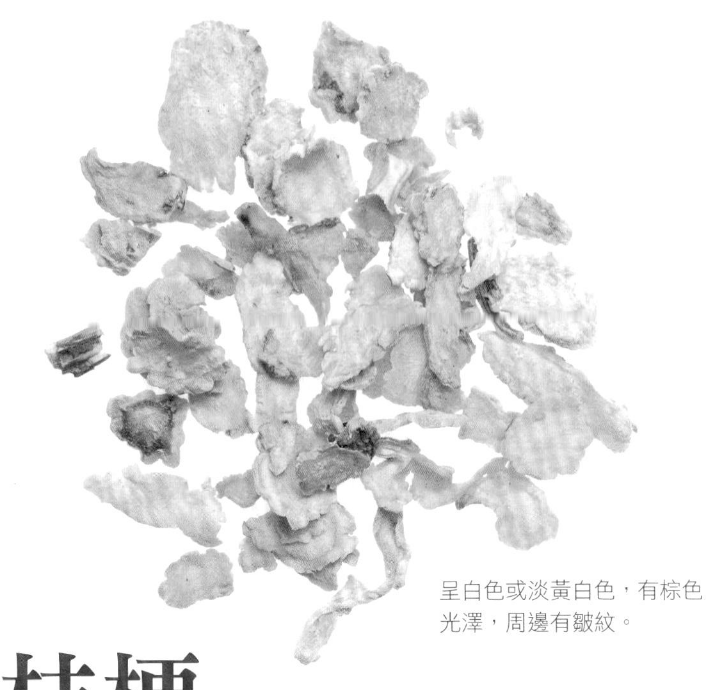

呈白色或淡黃白色，有棕色光澤，周邊有皺紋。

桔梗

桔梗，為雙子葉植物桔梗科桔梗的根。李時珍在《本草綱目》中釋其名曰：「此草之根結實而梗直，故名桔梗。」

[治病配方]

1 急性咽喉炎：桔梗、杭白菊各 5 朵，雪梨 1 個，冰糖適量。杭白菊、桔梗加 1,200 毫升清水煮開，轉小火繼續煮 10 分鐘，取汁，加入冰糖拌勻後，盛出放涼。雪梨洗淨削皮，梨肉切丁，加入已涼的桔梗水即可。

2 咳嗽（風寒型）：桔梗、生薑、杏仁各 15 克，蔥段適量。加清水煮 20 分鐘後，下蔥段再煮一會兒，加糖飲用，每次適量。

3 咳嗽（風熱型）：桔梗、枇杷葉、杏仁各 15 克，蜜棗 10 顆，冰糖適量。枇杷葉、蜜棗、杏仁、桔梗用清水洗淨，取乾淨的紗布將枇杷葉包好，與蜜棗、杏仁、桔梗用 3 碗水一起煎煮。先用大火煮開，再用小火慢煮，水煮至 1 碗半左右時，調入冰糖即可。

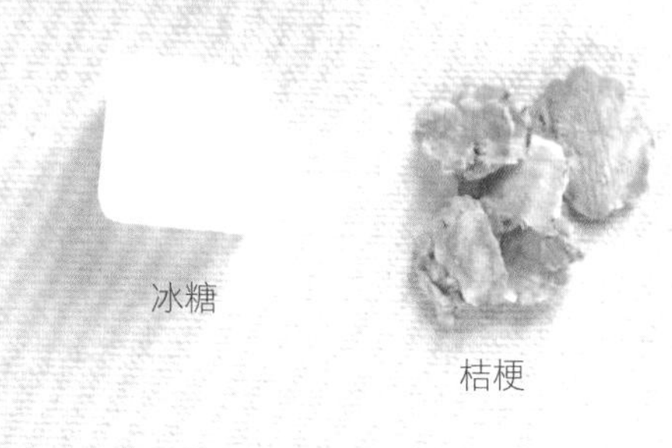
冰糖
桔梗

[家用滋補]

1  煮粥

桔梗、貝母各 10 克，白米 100 克，冰糖適量。將桔梗洗淨，切成薄片。貝母洗淨，去雜質。白米淘洗乾淨，冰糖打碎成屑。將白米、桔梗、貝母同放鍋內，加清水 800 毫升，用大火煮沸，再用小火煮 35 分鐘，加入冰糖，拌勻即可。此粥能潤肺止咳。

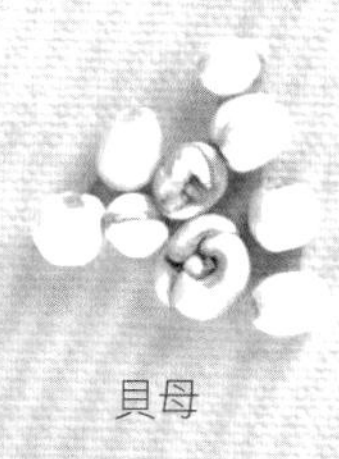
貝母

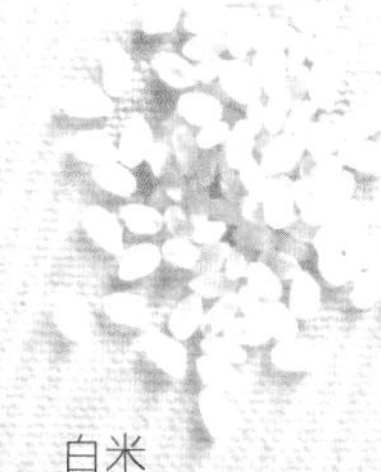
白米

2  煮湯

① 桔梗 10 克，牛肚 200 克，紅蘿蔔 80 克，蔥末、生薑、蒜末、料酒各適量。將牛肚洗淨切條，放到沸水中汆燙，撈出沖涼備用。桔梗洗淨後放入清水盆中泡軟，撕成條，紅蘿蔔去皮切塊。油鍋燒熱，加入蔥末、生薑、蒜末、料酒、桔梗、牛肚，翻炒後，放入紅蘿蔔和 2,000 毫升清水，煲煮 10 分鐘即可。此湯能補肺潤燥。② 桔梗 9 克，冬瓜 150 克，杏仁 10 克，甘草 6 克。冬瓜洗淨，切塊。油鍋燒熱，放入冬瓜煸炒後，再加適量清水，然後放入杏仁、桔梗、甘草一併煎煮，至熟後，調味即可。此湯能潤肺止咳。

桔梗貝母粥
此粥也適宜冠心病患者食用。

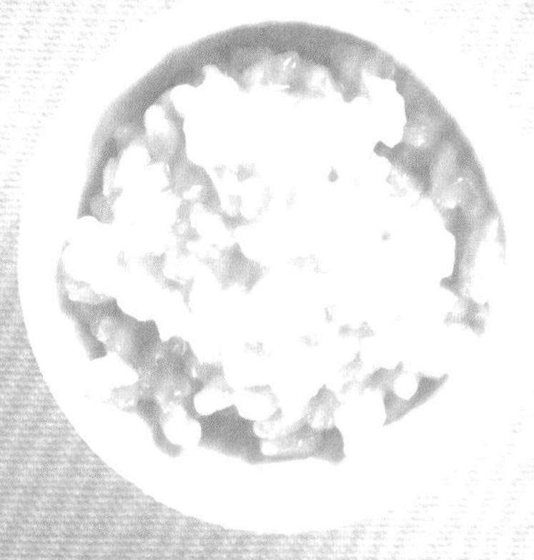

性味歸經

性微寒，味苦、甘，歸肺、心經。

用法用量

一般用量 3 ～ 10 克，煎服；研末沖服，每次一兩克。

適宜範圍

① 肺有燥熱之咳嗽痰少而黏之症，及陰虛燥咳勞嗽等虛證；② 治療痰熱互結所致的胸悶心煩之症，及瘰癧痰核等病。

現代藥理

川貝母含有生物鹼、皂苷等成分，有鎮咳、去痰、平喘、抗菌、鎮靜、鎮痛、保護心血管、抗潰瘍、抗血小板凝聚、抗腫瘤等作用。

鑑別保存

川貝母以質堅實、粉性足、色白者為佳。置乾燥處，防黴，防蛀。

禁　　忌

川貝母有清熱作用，不宜用於寒痰、濕痰的治療。不宜與烏頭類藥材同用，藥性相反。

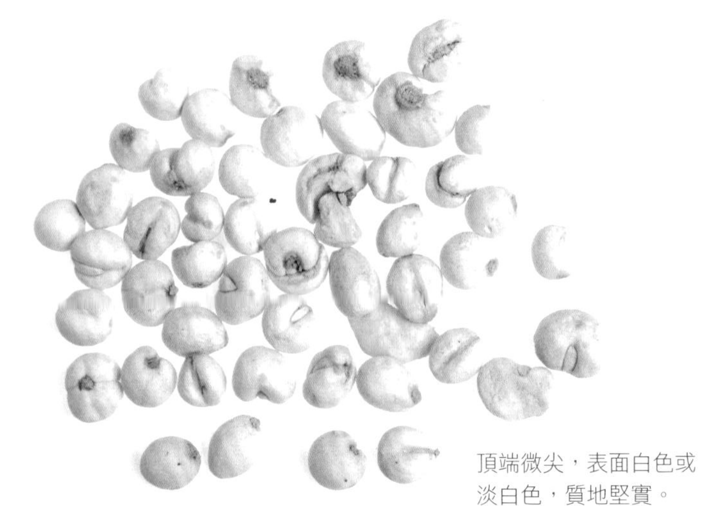

頂端微尖，表面白色或淡白色，質地堅實。

川貝母

川貝母為百合科植物川貝母、暗紫貝母、甘肅貝母、梭砂貝母的乾燥鱗莖。《本草別說》:「能散心胸鬱結之氣。」

[治病配方]

1 糖尿病（併發肺炎）：川貝母 3 克，雪梨 1 個，銀耳 6 克。將銀耳泡發，然後與雪梨、川貝母用清水煎煮，當茶飲用，並吃梨、銀耳。本方有清熱化痰之功效。

2 胃炎（肝脾不和型）：川貝母 40 克，淮山藥、生雞內金各 100 克，醋製半夏 60 克。研細末，每次 3 克，每次適量，用水送服，每日 3 次。

3 口腔潰瘍：川貝母 6 克，白芨 3 克。研末，用冷開水送服，每次 4 克，每日三四次，1 ～ 3 週治癒。

4 治咳嗽（燥火型）：川貝母 10 克，茯苓 15 克，梨 500 克，蜂蜜、冰糖各適量。茯苓洗淨、切塊，川貝母去雜洗淨，梨洗淨、去蒂把，切丁。茯苓、川貝母放入鍋中，加適量清水，用中火煮熟，再加入梨、蜂蜜、冰糖繼續煮至梨熟，出鍋即可。本方有清熱生津、潤肺化痰、止咳平喘的功效。

冰糖

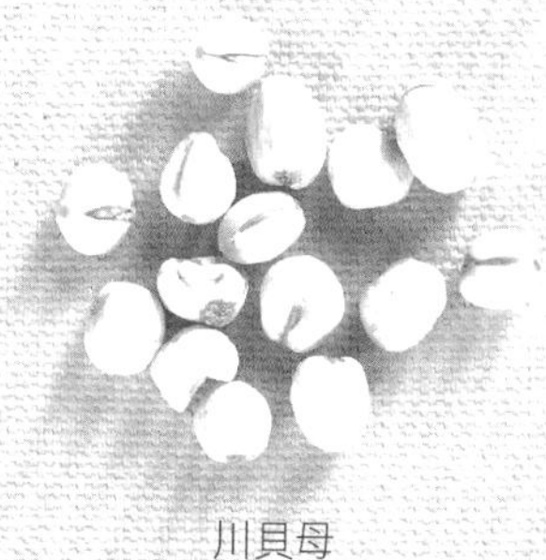
川貝母

川貝母燉豆腐
此菜也有止咳化痰功效，適宜咽喉炎、慢性支氣管炎等患者服用。

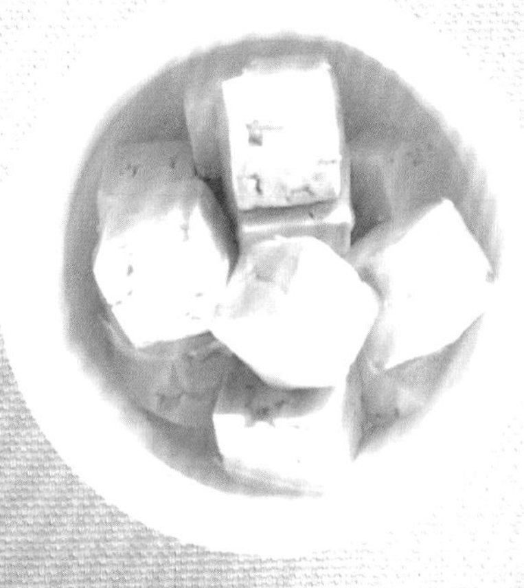

[家用滋補]

1  燉服

川貝母 15 克，豆腐 2 塊，冰糖、鹽各適量。川貝母打碎或研粗末，豆腐沖洗乾淨。將川貝母粉與冰糖一起放在豆腐上，放入燉盅內，燉盅加蓋，用小火隔水燉 1 小時，加鹽調味即可。本品能清熱潤肺。

2  煮湯

川貝母 10 克，黃瓜 100 克，蜂蜜適量。將黃瓜洗淨，對剖後，再切成長條，川貝母洗淨備用。鍋內加適量清水，先放入黃瓜，煮 15 分鐘，再下入川貝母煮熟，出鍋時加蜂蜜拌勻即可。此湯能化痰止咳。

3  蒸服

川貝母 5 克，雪梨 2 個，水澱粉 50 克，冰糖適量。川貝母洗淨，瀝乾水分。雪梨洗淨去外皮，挖去梨核，切成小瓣，把雪梨裝入碗裡，再加入川貝母、冰糖和清水，封嚴碗口，蒸兩小時取出，倒出糖汁。將梨塊扣入小盤內，鍋中加入蒸梨的糖汁和適量清水，大火煮沸後用水澱粉勾芡，澆在梨塊上即可。本品能潤肺止咳。

性味歸經

性溫，味辛，歸脾、胃、肺經。

用法用量

一般用量3～9克，大劑量可用到60克。煎服。

適宜範圍

① 脾濕痰壅之痰多咳喘氣逆；② 濕痰上犯之眩暈心悸失眠；③ 風痰吐逆、頭痛肢麻、半身不遂、口眼喎斜等症。

現代藥理

半夏含有菸鹼、黏液質、多種胺基酸、β-谷固醇、膽鹼、生物鹼等成分，有鎮咳、鎮吐、催吐、避孕、抑制腺體分泌、降壓、凝血等作用。

鑑別保存

半夏以色白、質堅實、粉性足者為佳。

禁　　忌

半夏有祛濕作用，陰虛燥咳、津傷口渴、出血症及燥痰者忌用。半夏不可與羊肉、羊血等大熱食物同食，同食則損傷陰液。飴糖生痰動火，也不可與半夏同食，兩者的作用和藥理相反。

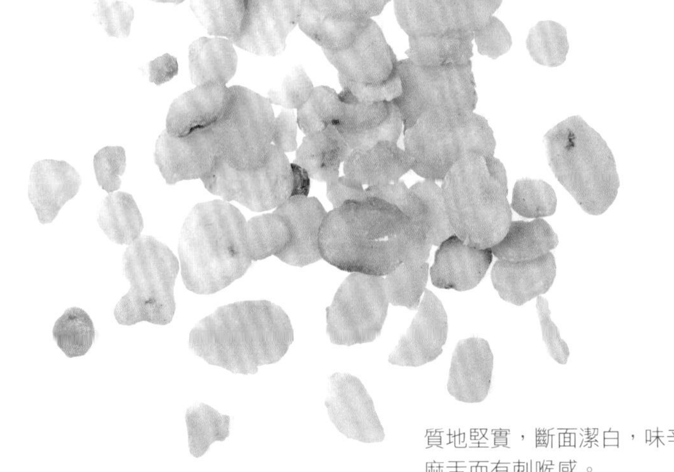

質地堅實，斷面潔白，味辛辣，麻舌而有刺喉感。

半夏

半夏，為天南星科植物半夏的塊莖。本品辛散溫燥有毒，能行水濕，降逆氣，而善祛脾胃濕痰。水濕去則脾健而痰涎自消，逆氣降則胃和而痞滿嘔吐自止，故為燥濕化痰、降逆止嘔、消痞散結之良藥。

[治病配方]

1 腹瀉（食傷型）：半夏、木香、陳皮、神曲各10克，黃連、甘草各5克。水煎當茶飲，時時飲之。

2 胃炎（肝脾不和型）：醋製半夏60克，淮山藥、生雞內金各100克，浙貝母40克。研細末，每次3克，用水送服，每日3次。

[家用滋補]

1 滋補 煮粥

半夏6克，山藥30克，白米60克，白糖適量。山藥研末；先煮半夏取汁200毫升，去渣，加入白米煮至米開花，加入山藥末，再煮至沸，酌加白糖拌勻即可。空腹食用，能降逆止嘔。

2 滋補 煮湯

半夏15克，薏仁50克，百合10克，冰糖適量。將半夏、薏仁、百合用水洗淨。鍋中加適量清水，放入半夏、薏仁、百合煮35分鐘。最後加入冰糖調味即可。此湯有健脾祛濕的作用。

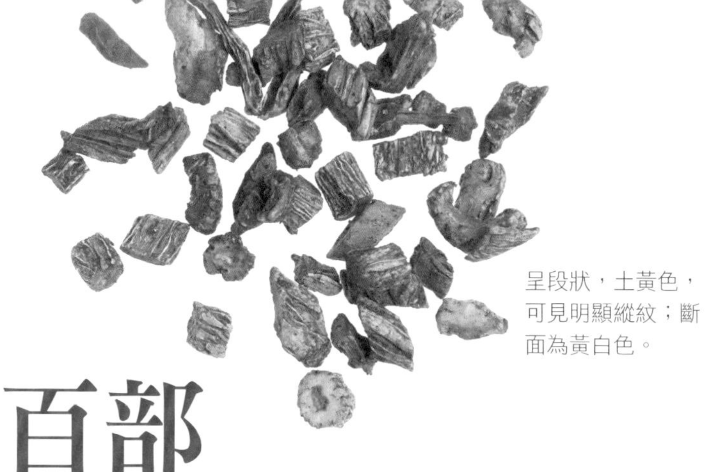

呈段狀，土黃色，可見明顯縱紋；斷面為黃白色。

百部

百部為百部科植物直立百部、蔓生百部或對葉百部的乾燥塊根。《本草綱目》：「百部，亦有細葉如茴香者。其莖青，肥嫩時亦可煮食。其根長者近尺，新時亦肥實，但乾則虛瘦無脂潤爾。生時擘開去心曝之。」

[治病配方]

1 支氣管炎：百部、杏仁各15克，冰糖20克，加水500毫升，煎至250毫升。每劑藥煎兩次，混合後早晚服，每次適量，連服7劑。

2 蟯蟲，頭蝨，陰蝨，滴蟲性陰癢：生百部30克，陳醋100毫升，煎製成30毫升左右即成。夜晚蟯蟲病患者肛門搔癢時，注入肛門即可。

[家用滋補]

1 滋補 水煎

百部10克，生薑6克（拍爛），加適量水煎煮20～30分鐘，去渣取汁，調入蜂蜜少許。讓小兒分次溫服，對小兒寒性咳嗽療效甚好。

2 滋補 燉服

百部2克，人參、貝母、桔梗各15克，羊胎盤1個，光公鴨1隻，生薑適量。各藥洗淨，用紗布包裹好；羊胎盤、宰洗淨的公鴨分別焯水後，與生薑、紗布袋一起下燉盅，加蓋隔水燉3小時便可。食用時放鹽調味，分三四次食完。適用於支氣管哮喘日久、肺脾腎氣不足。

性味歸經

性微溫，味甘、苦，歸肺經。

用法用量

一般用量3～9克，煎服。

適宜範圍

① 一般咳嗽、久咳不已、百日咳及肺癆咳嗽；② 蟯蟲病及人、畜的頭蝨、體蝨等。

現代藥理

塊根含多種生物鹼。有抗菌、殺蟲、鎮咳、去痰等作用。

鑑別保存

百部以條粗壯、質堅實者為佳。置通風乾燥處，防潮，防黴。

禁　忌

肺熱者忌用。

性味歸經

性微溫，味辛、苦，歸肺經。

用法用量

一般用量5～9克，煎服。

適宜範圍

① 外感風寒、咳嗽痰多；② 肺虛久咳、勞嗽咳血。

現代藥理

紫菀含紫菀酮、紫菀皂苷、表無羈萜醇、無羈萜等成分，有鎮咳去痰、抗菌、抗炎、抗腫瘤等作用。

鑑別保存

紫菀以根長、色紫紅、質柔韌者為佳。

禁　忌

有實熱者忌服。

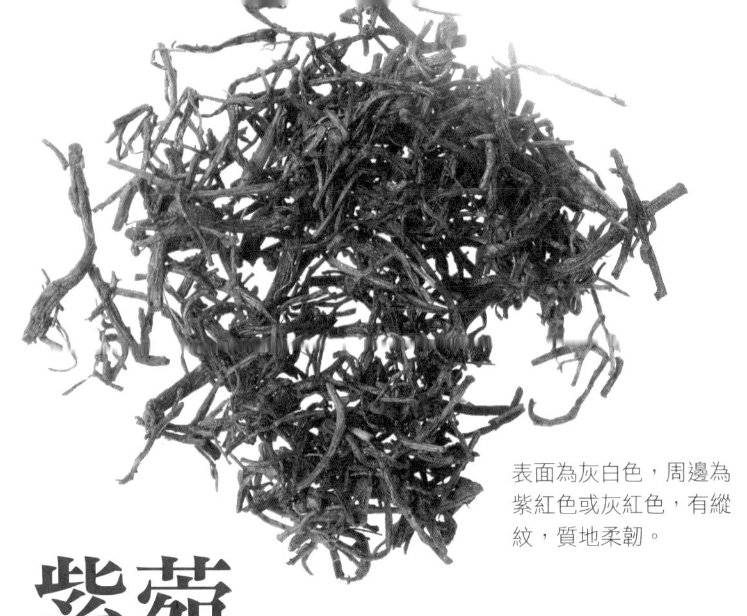

表面為灰白色，周邊為紫紅色或灰紅色，有縱紋，質地柔韌。

紫菀

紫菀又名青菀，是一種常見菊科植物，產於中國、日本、俄羅斯。《食鑑本草》稱其「主肺經虛熱，開喉痺，取惡涎。」

[治病配方]

1 百日咳：紫菀、百部各9克，白附子、白殭蠶、川芎、乳香各5克，膽南星3克，代赭石10克。水煎服，日服1劑。

2 熱性咳嗽：紫菀、桔梗、炒杏仁、浙貝母各9克，沙參、麥門冬、製枇杷葉各10克，白前、炙麻黃、甘草各6克，生石膏15克，蘆根20克。水煎服，日服1劑。

[家用滋補]

1 

清炒

紫菀幼嫩苗250克，鹽、香油各適量。紫菀幼嫩苗去根、洗淨。油燒至六成熱，入紫菀翻炒，撒入鹽，炒熟即成。本品具有溫肺下氣、消痰止嗽的功效。

2 

製乾菜

紫菀幼嫩苗去根洗淨，沸水浸燙一兩分鐘，經曬乾或烘乾，包裝，封藏。吃前熱水浸泡，炒食、做湯。此菜能化痰止咳。

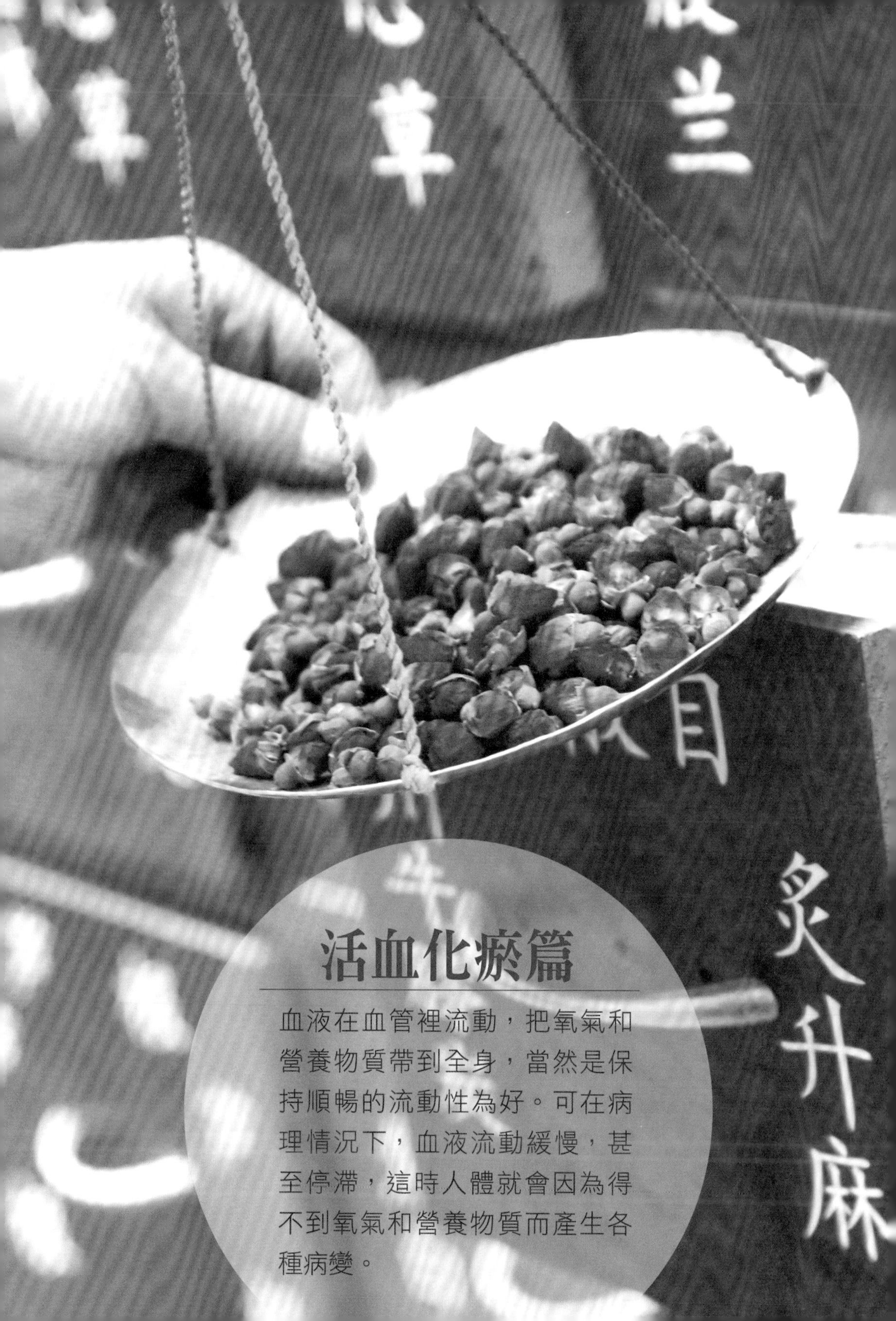

活血化瘀篇

血液在血管裡流動，把氧氣和營養物質帶到全身，當然是保持順暢的流動性為好。可在病理情況下，血液流動緩慢，甚至停滯，這時人體就會因為得不到氧氣和營養物質而產生各種病變。

川芎

川芎，為傘形科植物川芎的乾燥根莖。有活血行氣、祛風止痛、疏肝解鬱功效。且能擴大頭部毛細血管，促進血液循環，增加頭髮營養，使頭髮有良好的柔韌性和不易變脆的功能，延緩白髮生長，保持頭髮潤澤。

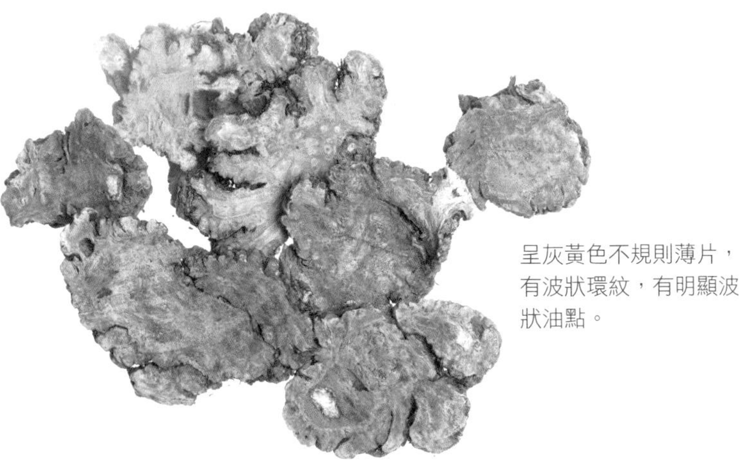

呈灰黃色不規則薄片，有波狀環紋，有明顯波狀油點。

性味歸經

性溫，味辛，歸肝、膽、心包經。

用法用量

一般用量為3～10克，煎服。

適宜範圍

①頭痛眩暈、胸脅疼痛；②月經不調、經閉痛經、產後瘀滯疼痛；③風寒濕痺等。

現代藥理

川芎含有揮發油、生物鹼、酚類等成分，有擴張血管、抗血栓形成、緩解痙攣的作用。

鑑別保存

川芎以個大飽滿、質堅實、斷面色黃白、油性大、香氣濃者為佳。

禁忌

川芎活血且性溫，陰虛火旺、月經過多、有出血性疾病者忌用，孕婦忌用。

[治病配方]

1 頭痛(血瘀型):川芎6克，紅花3克，綠茶適量。用清水煎煮後取汁，當茶飲用。

2 頭痛(風熱型):川芎5克，天麻6克，酸棗仁10克。研細末，沸水浸泡10分鐘，當茶飲用。

3 冠心病（氣虛血瘀型）:川芎、丹參各5克，五加皮10克。水煎當茶飲。

4 冠心病（陽虛型）:川芎5克，淫羊藿、山楂各10克。水煎當茶飲。

5 冠心病（氣陰兩虛型）:川芎、五味子各5克，西洋參、麥門冬各10克。水煎當茶飲。

6 中風後遺症:川芎、麥門冬、牛膝、鉤藤、丹參各10克。水煎當茶飲。

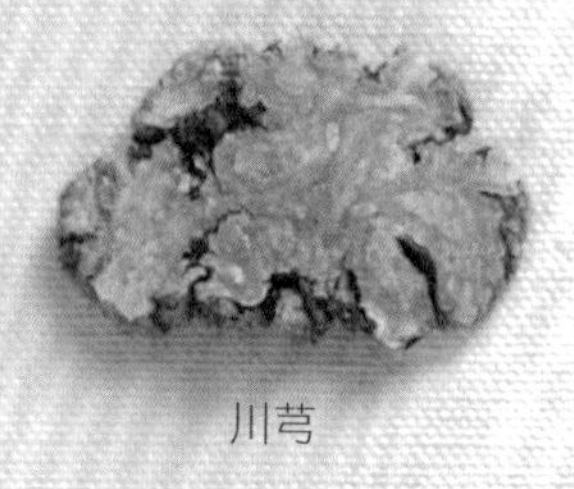
川芎

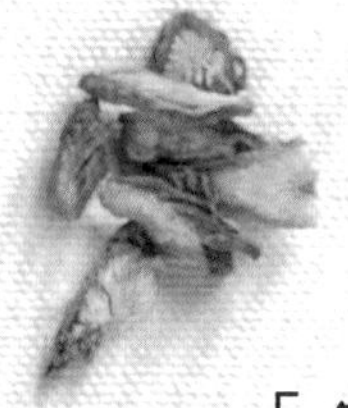
丹參

[家用滋補]

1 滋補 煮蛋

川芎6克，丹參12克，雞蛋2顆。將川芎、丹參、雞蛋加清水同煮，雞蛋熟後去殼再煮片刻，吃蛋喝湯。此蛋有補肝益腎的作用。

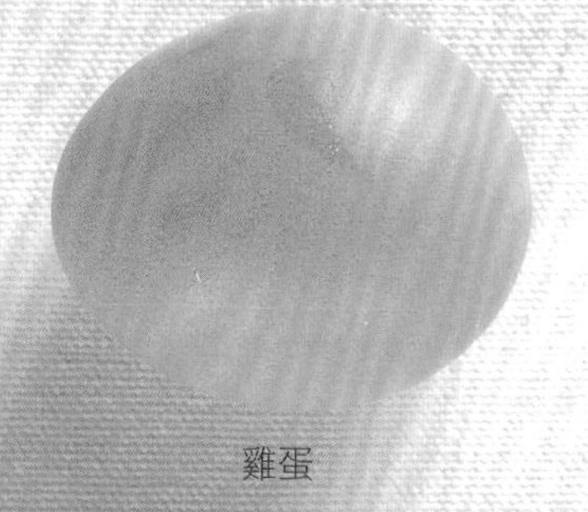
雞蛋

2 滋補 煮湯

①川芎12克，魚頭半個，蔥白1根，鹽適量。蔥白洗淨後切段，油鍋燒熱，將魚頭放入鍋內略煎後，放入適量清水，再將川芎放入鍋內，大火煮開後改小火慢煮，90分鐘後，放入蔥白，再次煮沸後，加鹽調味即可。此湯能活血調經。②川芎6克，當歸15克，鱔魚500克，料酒、鹽各適量。將鱔魚切成絲，當歸、川芎裝入紗布袋。將鱔魚絲、藥袋放入鍋中，加入料酒、適量清水，用大火煮沸，去浮沫，再用小火煎熬1小時，撈出藥袋，加鹽即可。此湯能活血養血。

川芎丹參煮蛋
可用川芎直接煮雞蛋，用於治療氣血瘀滯導致的閉經。

3 滋補 燉服

滋補川芎、白芷各15克，魚頭1個，生薑、蔥、鹽、料酒各適量。川芎、白芷分別切片，與洗淨的魚頭一起放入鍋內，加薑、蔥、鹽、料酒、水適量，先用大火燒沸後，再用小火燉熟。本品有祛風散寒、活血通絡的作用。

性味歸經

性溫，味辛，歸心、肝經。

用法用量

一般用量3～10克，煎服。

適宜範圍

① 經閉、痛經、惡露不行；
② 跌打損傷。

現代藥理

紅花含有紅花苷、紅花多醣、紅花子油等成分，有促進子宮興奮、降血壓、降血脂、軟化血管、抗衰老、調節內分泌等作用。

鑑別保存

紅花以花冠長、色紅、鮮豔、質柔軟無枝刺者為佳。

禁　　忌

紅花活血作用很強，有各種出血性疾病的人忌用，孕婦也忌用。服用紅花後出現鼻出血、月經延長或提前、嗜睡、萎靡不振、口乾、尿液呈粉紅色或過敏者慎用。

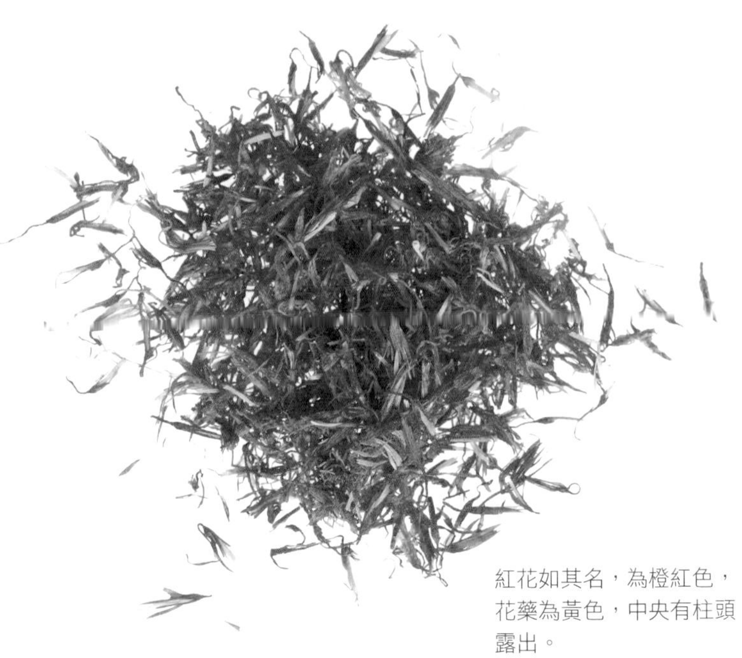

紅花如其名，為橙紅色，花藥為黃色，中央有柱頭露出。

紅花

紅花，又稱草紅花，雙子葉植物，菊科，主產河南、浙江、四川等地。《本草述鉤元》：「紅藍花，養血水煎，破血酒煮。」

[治病配方]

1 高脂血症（氣滯血瘀型）：紅花、綠茶各5克。用沸水沖泡，當茶飲用。

2 感冒（風寒型）：紅花6克，生薑10克，蔥白20克。將生薑洗淨、切成細絲，紅花洗淨，蔥白洗淨切蔥花。將材料放入鍋中，加清水，大火煮沸，再用小火煮35分鐘即可，當茶飲用。

3 慢性肝炎（瘀血阻絡型）：紅花、杏仁、菊花各6克，白糖適量。藥材先用大火煮沸，再改用小火煮10分鐘，最後加入白糖，當茶飲用。

4 痛經（血瘀型）：紅花、檀香各5克，綠茶2克，紅糖30克。用沸水沖泡，加蓋悶5分鐘。

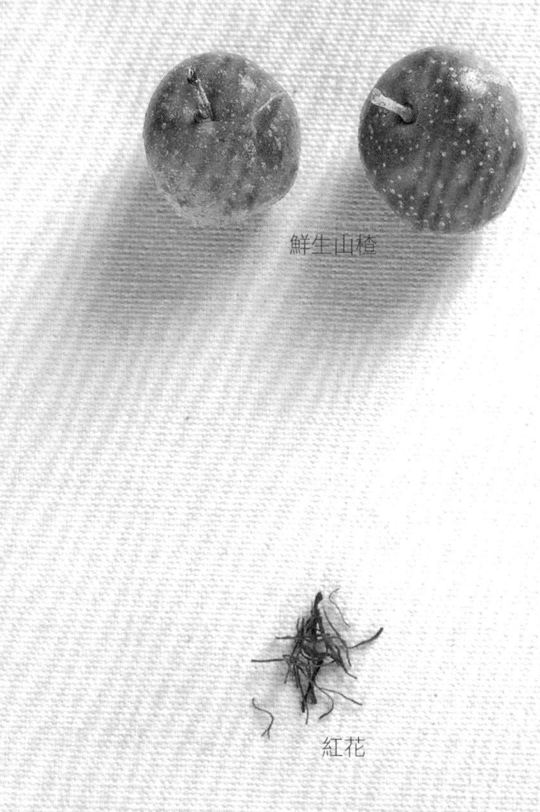

鮮生山楂

紅花

[家用滋補]

1  燉煮

紅花5克，雞肉150克，水發木耳20克，番茄2顆，蔥、生薑、鹽、醋各適量。將雞肉切成片，番茄洗淨榨汁，木耳切成小片，紅花用水浸泡後瀝乾。將雞肉、蔥、生薑、醋倒入鍋中，加適量清水，用大火煮沸後，撇去浮沫，改用小火煮45分鐘。再加入番茄汁、紅花、木耳，煮5分鐘，加鹽調味即可。本品能養血去斑。

2  煮粥

紅花6～10克，桃仁10～15克，白米50～100克，紅糖適量。先將桃仁搗爛成泥，與紅花一起煎煮，取汁。再同白米煮為稀粥，加紅糖調味，每日趁熱喝一至兩次。此粥能活血通經。

紅花山楂湯

也可將紅花與山楂泡酒服用，對月經量少有所緩解。

3 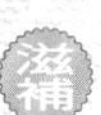 煮湯

紅花6克，鮮生山楂100克，白糖適量。將生山楂洗淨、去核。鍋中加入清水、山楂肉、紅花，用大火煮沸後，改用小火煮至熟爛，調入白糖即可。此湯能消食化積。

呈不規則團狀，花瓣多皺縮，呈紫紅色。

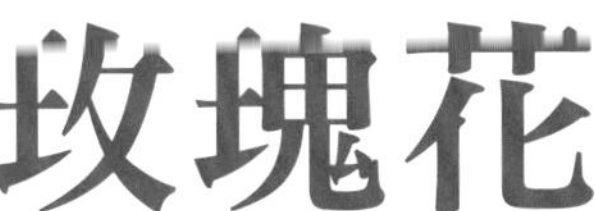

玫瑰花

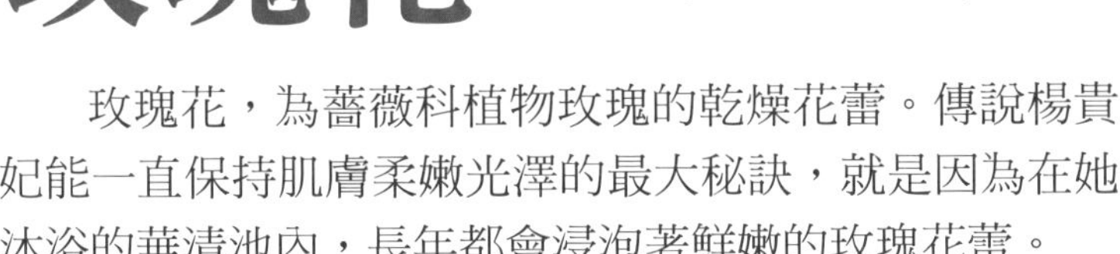

玫瑰花，為薔薇科植物玫瑰的乾燥花蕾。傳說楊貴妃能一直保持肌膚柔嫩光澤的最大秘訣，就是因為在她沐浴的華清池內，長年都會浸泡著鮮嫩的玫瑰花蕾。

性味歸經

味甘、微苦，性溫，歸肝、脾經。

用法用量

用量一般為 3 ～ 15 克。

適宜範圍

① 肝胃氣滯引起的疼痛、食少嘔惡；② 月經不調；③ 跌撲傷痛。

現代藥理

玫瑰花中主要含有橙花醇、丁香油酚、香茅醇、苦味質等成分，有促進新陳代謝、去除器官硬化、修復細胞、抗病毒等作用。

鑑別保存

玫瑰花以花蕾大，完整瓣厚，色紫鮮，不露蕊，香氣濃者為佳。避光、防潮，置陰涼乾燥處。

禁　忌

玫瑰花行氣活血，陰虛有火者忌用。玫瑰花不宜與綠茶同用，因為綠茶中含有大量的鞣酸，會影響玫瑰花舒肝解鬱的功效。

[治病配方]

1 青春痘：玫瑰花、生槐花、月季花、金銀花、雞冠花各 10 克，生石膏 30 克（先煎半小時），紅糖適量。用清水煎煮，再放入蜂蜜適量，放涼、裝瓶，每次 1 湯匙，每日兩三次，溫水沖服。

2 憂鬱症：玫瑰花 6 克，金桔餅半塊，切碎。沸水沖泡，悶 15 分鐘，當茶飲用，可沖泡 3 ～ 5 次，每日 1 劑，嚼服玫瑰花瓣、金桔餅。此茶適用於情緒抑鬱兼有胸脅脹痛等。

[家用滋補]

1 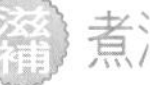 煮湯

玫瑰花 6 克，海帶 50 克，綠豆 30 克，杏仁 9 克，紅糖適量。綠豆洗淨瀝乾，用攪拌機攪成粉。海帶洗淨，切絲。杏仁、玫瑰花洗淨。鍋裡加清水，放入杏仁、玫瑰花、綠豆粉，大火煮開後轉小火煮 20 分鐘。再放入海帶絲煮 5 分鐘，加紅糖調味即可。此湯有清熱解毒的作用。

2 滋補 煮粥

玫瑰花 15 克，白米 100 克，紅糖適量。白米淘洗乾淨，玫瑰花瓣洗淨。用白米煮粥，將熟時加入玫瑰花瓣、紅糖，再略煮即可。此粥能活血調經。

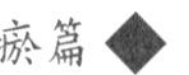

桃仁

呈類卵圓形，顯黃白色，光滑，邊緣較薄。

桃仁，別名毛桃仁、扁桃仁、大桃仁。為薔薇葉植物桃的種子。《本草綱目》:「桃仁行血，宜連皮尖生用；潤燥活血，宜湯浸去皮尖炒黃用，或麥麩同炒，或燒存性，各隨本方。」

[治病配方]

1 女陰搔癢：桃仁20克，搗爛，加雄黃（研粉）15克，調糊狀，用布包紮線露陰道外，24小時換一次，拔出線，5天為1療程。一般用1次奏效，3～5次可癒。

2 繼發性閉經：桃仁20克，紅花10克。水煎3次混合，早中晚分服。每日1劑，水煎兩次混合，早晚分服，每次適量。

[家用滋補]

1 滋補 煮粥

桃仁、山楂各9克，荷葉半張，白米60克。將前3味煮湯。去渣後入白米煮成粥。每日1劑，連用30日。此粥適用於痰瘀凝結者所致的痤瘡。

2 滋補 煮湯

桃仁、丹參各6克，甲魚1隻（500克），紹酒20毫升，薑、蔥、鹽各適量。丹參潤透切片，桃仁洗淨去雜質；甲魚宰殺後去頭、尾及內臟和爪；薑切片，蔥切段。甲魚和丹參、桃仁同放砂鍋內，放入紹酒、鹽、薑、蔥，注入清水適量。鍋置大火上燒沸，再用小火燉煮50分鐘即成。每日1次，每次吃甲魚50克，喝湯。可祛瘀血、通經絡，適合慢性肝炎患者食用。

性味歸經

性甘平、味苦，入肺、肝、大腸經。

用法用量

一般用量5～9克，煎服。

適宜範圍

① 氣滯血瘀引起的經閉、痛經、症瘕痞塊；② 跌撲損傷；③ 腸燥便秘。

現代藥理

桃仁含苦杏仁苷、苦杏仁酶、脂肪油等成分，有改善血流動力、鎮痛、抗炎、抗菌、抗過敏等作用。

鑑別保存

桃仁以飽滿、種仁白、完整為佳。置陰涼乾燥處，防蛀。

禁忌

孕婦忌服。

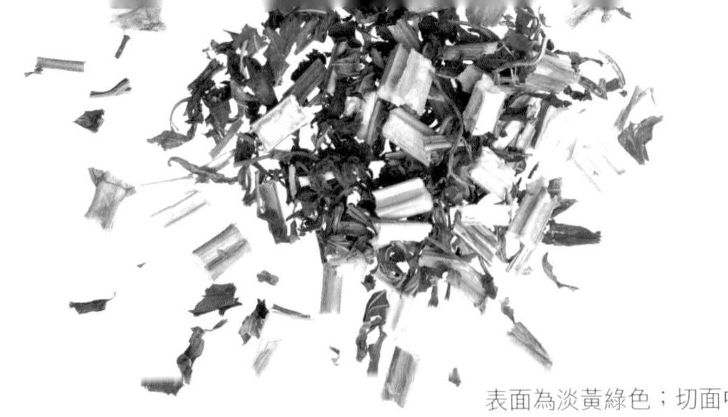

表面為淡黃綠色；切面中央為白色疏鬆的髓；葉較少，多破碎。

益母草

益母草，別名茺蔚、坤草，是一種草本植物。可治閉經、月經不調、痛經，是歷代醫家用來治療婦科疾病之要藥。它含有硒和錳等微量元素，可抗氧化、防衰老、抗疲勞及抑制癌細胞增生，有養顏功效。相傳武則天因終年使用益母草製成的美容品，八十歲時仍容顏不老。

性味歸經

性微寒，味苦辛，歸心、肝、膀胱經。

用法用量

乾益母草一般用量為 9 ～ 30 克，鮮益母草為 12 ～ 40 克，藥用一般為乾品。煎服。

適宜範圍

① 月經不調、痛經、經閉、惡露不盡、水腫尿少；② 急性腎炎水腫。

現代藥理

益母草含有益母草鹼、水蘇鹼、黃酮類等成分，有抗血小板凝集、改善冠狀動脈循環、保護心臟等作用，還可收縮興奮子宮。

鑑別保存

益母草以質嫩、葉多、色澤灰綠者為佳。

禁　忌

益母草有活血作用，陰虛血少、血虛無瘀者忌用，孕婦忌用。

［治病配方］

1 痛經（氣血兩虛型）：益母草、香附各 12 克，丹參 15 克，白芍 10 克。水煎當茶飲，行經前 3 ～ 5 天開始服用，每日 1 劑，早晚各 1 次。

2 痛經（氣滯血瘀型）：益母草 30 克，紅糖 10 克。水煎當茶飲，每日 1 劑，在經前四五日開始服用。

3 子宮頸炎：益母草 20 克，烏賊骨、苦參、黨參、白芍、生地黃各 10 克，茯苓 15 克，貫眾 20 克。用清水煎煮，每日 1 劑，分 3 次服用。

4 腎炎：乾益母草 90 ～ 120 克。加清水 700 毫升，小火煎至 300 毫升，分兩至三次趁溫服用，每次適量，有利尿消腫的功效。

5 高脂血症（痰濁阻滯型）：益母草、薑黃各 10 克，綠茶 5 克，紅糖適量。沸水沖泡，加蓋悶 15 分鐘即可，每日 1 劑，當茶飲用，有清熱除痰、活血化瘀、去脂降壓的作用。

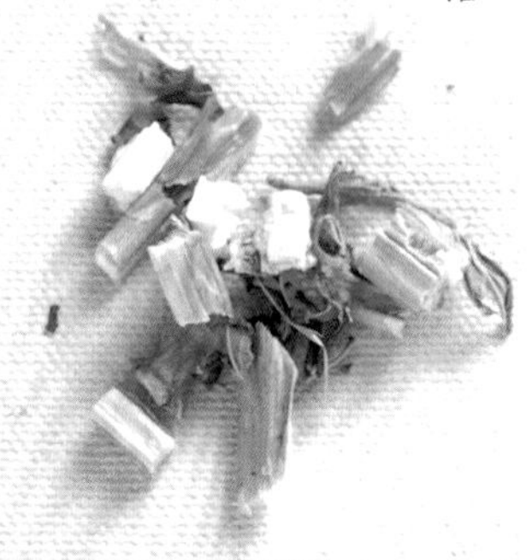
益母草

[家用滋補]

1  煮湯

① 益母草 75 克，用水洗淨。瘦肉 200 克，洗淨，切塊。紅棗 6 顆去核，洗淨。將益母草、紅棗、瘦肉塊放入砂鍋內，加清水煮沸後，再改用小火煮熟，下入調料即可。能活血調經。② 益母草 50 克，雞蛋 2 顆。雞蛋用水煮，熟後去殼再煮片刻，吃蛋喝湯。此湯適用於氣血瘀滯引起的痛經、月經不調、產後惡露不止、功能失調性子宮出血等症。③ 芹菜 250 克，益母草 50 克，雞蛋 2 顆，香油、鹽各適量。將芹菜洗淨切段，益母草洗淨。雞蛋和芹菜段、益母草一起放入鍋中加清水煎煮，熟後加香油、鹽，調味即可。此湯能活血調經。

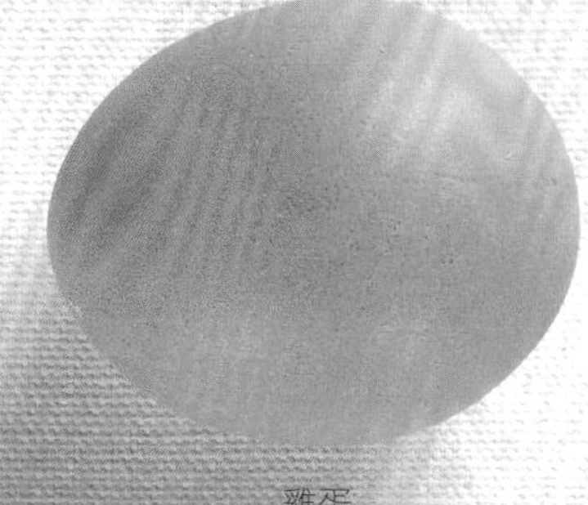
雞蛋

益母草煮雞蛋
吃蛋喝湯，月經期感覺胸腹脹痛的人可以選擇此法。

2  煮粥

取鮮益母草汁 9 克，白米煮粥，粥熟後，加鮮益母草汁，再加鮮生地黃汁、鮮藕汁各 30 克，生薑汁 3 克，蜂蜜適量即可。此粥適用於女性月經不調、功能失調性子宮出血、產後惡露不止、瘀血腹痛等症，能活血祛瘀。

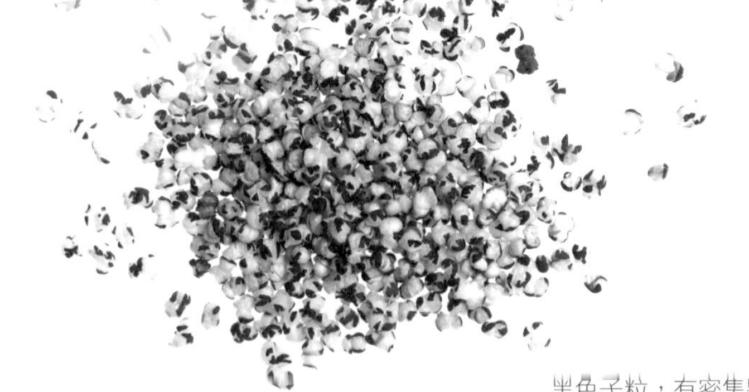

黑色子粒，有密集顆粒狀突起，斷面為灰白色，質地堅硬。

王不留行

王不留行，別名王不留、麥藍菜，為石竹科植物麥藍菜的乾燥種子。王不留行以善於行血知名，「雖有王命不能留其行」，所以得名「王不留行」，但流血不止者，它又可以止血。王不留行也是發乳的良藥，常與穿山甲同用，俗諺有「穿出甲，王不留，婦人服了乳長流」的說法。

性味歸經

性平，味苦，歸肝、胃經。

用法用量

一般用量 5 ～ 10 克，煎服（布包）。

適宜範圍

① 經閉及乳汁不下；② 瘀血腫塊及瘡癰腫毒。

現代藥理

王不留行主要含王不留行皂苷、多種單醣等成分，具有抗早孕、抗腫瘤、興奮子宮、促進乳汁分泌等作用。

鑑別保存

王不留行以子粒飽滿，充實，大小均勻，色黑，無雜質者為佳。貯乾燥容器內，置通風乾燥處，防蛀。

禁　　忌

孕婦及月經過多者禁服。

[治病配方]

1 帶狀皰疹：王不留行用文火炒黃直至少數開花，研碎，過篩，取細末。如患處疹未破潰，用香油將藥末調成糊狀外塗；如皰疹已潰破，可將藥末直接撒佈於潰爛處。每日兩三次。

2 急性乳腺炎初期：王不留行 20 克，蒲公英、瓜蔞仁各 15 克，當歸梢 10 克。酒煎服，每次適量。

[家用滋補]

煮湯

王不留行 15 克，豬蹄（豬後蹄）1 只，生薑 3 片，通草 6 克。各物洗淨。藥材浸泡，用煲湯袋裝好。豬蹄去毛、甲，切對半，敲裂。一起放進瓦煲，加清水 1,500 毫升，大火滾沸後改小火煲約兩小時，下適量鹽便可。分 2 ～ 4 次食用，此湯有通乳作用。

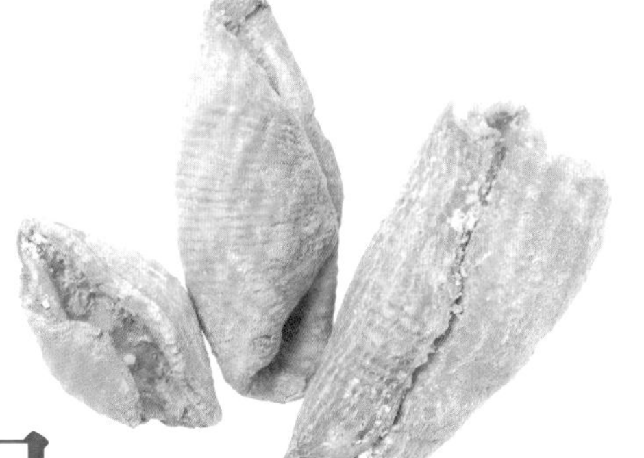
大小不一，中央厚、邊緣薄，堅韌而有彈性，氣微腥，有鹹味。

穿山甲

穿山甲為鱗甲目鯪鯉科地棲性哺乳動物，多在山麓地帶的草叢中或丘陵雜灌叢中較潮濕的地方挖穴而居，以其鱗片入藥。《本草再新》：「搜風去濕，解熱敗毒。」

[治病配方]

1 乳房脹痛發硬而乳汁不下：王不留行 15 克，當歸、炙山甲各 12 克，通草、路路通、漏蘆各 9 克。水煎服，每日 1 劑。

2 閉經：炮甲珠粉（注①）6 克，沖入黃酒，分 3 次服用，經行即停服。

3 乳癌：穿山甲 240 克，蜈蚣 60 克，全蠍 120 克，共研細末。和丸如黃豆大，每日 1 粒，有消積散結之功。

[家用滋補]

1 滋補 煮粥

穿山甲洗淨，放入鍋中，加清水適量，浸泡 5 ～ 10 分鐘後，水煎取汁，加白米煮粥，待粥熟時下白糖，再煮一二沸即成。或將穿山甲 3 克研為細末，待粥熟時調入粥中服食，每日 1 劑，連續 3 ～ 5 天。此粥適用於乳汁不通、血滯經閉、症瘕積聚、癰腫初起、膿成未潰等。

2 滋補 燉煮

穿山甲（炮製）60 克，公雞 1 隻，蔥、薑、蒜、五香粉、鹽各適量。雞去毛及內臟，穿山甲砸成小塊，填入雞腹內。入鍋，加水及調味料，燉至肉爛脫骨即可食用。本品適用於乳汁不通。

注①：甲珠粉，是由穿山甲鱗片通過炮製粉碎而成。

性味歸經

性微寒，味鹹，歸肝、胃經。

用法用量

一般用量 3 ～ 10 克，煎服；研末吞服，每次 1 ～ 1.5 克。

適宜範圍

① 癥瘕、經閉；② 風濕痺痛、關節不利、麻木拘攣；③ 產後乳汁不下、癰腫瘡毒、瘰癧等。

現代藥理

穿山甲（甲片、鯉甲、鯪鯉甲）含穿山甲鹼，有抗白血病的作用，並能升高白血球，增強身體的免疫功能。

鑑別保存

穿山甲以色澤柔和、自然，質堅韌，有較強的彈性，不易折斷為佳。

禁忌

孕婦慎用。癰腫已潰者也忌用。

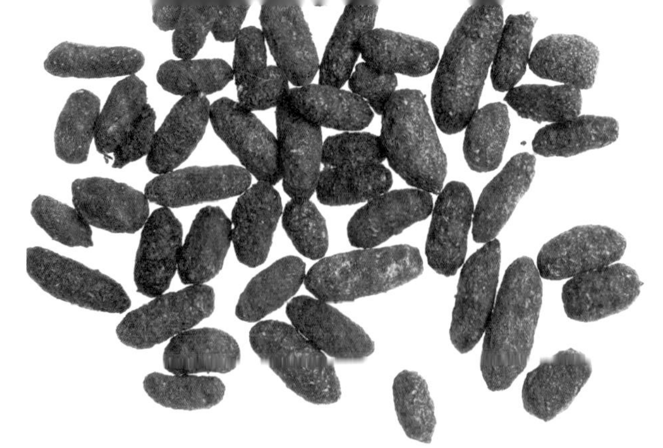

呈長橢圓形，表面為黑棕色或紅棕色，凹凸不平，質地疏鬆，有黏性。

五靈脂

五靈脂是哺乳綱、鼯鼠科動物複齒鼯鼠（寒號鳥）、飛鼠或其他近緣動物的糞便。「靈脂」與「凝脂」二字諧音。李時珍釋其名曰：「其糞名五靈脂者，謂狀如凝脂而受五行之氣也。」

[治病配方]

1 過敏性紫癜：五靈脂、川芎、桃仁、沒藥、製香附、牛膝、秦艽、地龍、羌活、甘草各 10 克，當歸 15 克，紅花 5 克。水煎服，每日 1 劑。

2 原發性痛經：五靈脂、生蒲黃、炒蒲黃各 10 克，益母草 15 克，白芍 12 克，當歸、川芎、桃仁各 9 克，甘草 3 克。水煎服，每日 1 劑，早晚分服，於行經前 7 日開始至行經日止。

[家用滋補]

做飲品

五靈脂 40 克，蒲黃粉 30 克，生山楂 15 克，蜂蜜 60 克。五靈脂、生山楂（洗淨後切片）同放入砂鍋，加水適量，濃煎 30 分鐘。用潔淨紗布過濾，去渣取汁回入砂鍋，調入蒲黃粉，視濾汁量可再加清水適量，再煎煮 15 分鐘。離火，待煎汁溫熱時調入蜂蜜，調勻即成。本食療方對胃癌患者胃脘刺痛、舌質紫暗屬血瘀者尤為適宜。

性味歸經

性溫，味苦、甘，歸肝、脾經。

用法用量

一般用量 5 ～ 10 克，煎湯，或入丸、散。

適宜範圍

① 心腹血氣諸痛；② 婦女閉經、產後瘀滯腹痛、崩漏下血；③ 小兒疳積；④ 蛇、蠍、蜈蚣咬傷。

現代藥理

五靈脂主要含維他命 A 類物質、大量樹脂、尿素、尿酸等成分，有降低心肌細胞的耗氧量、緩解平滑肌痙攣、抗結核等作用。

鑑別保存

五靈脂以塊狀、黑棕色、有光澤、油潤而無雜質者佳。

禁　　忌

人參忌與五靈脂同服。孕婦慎用。

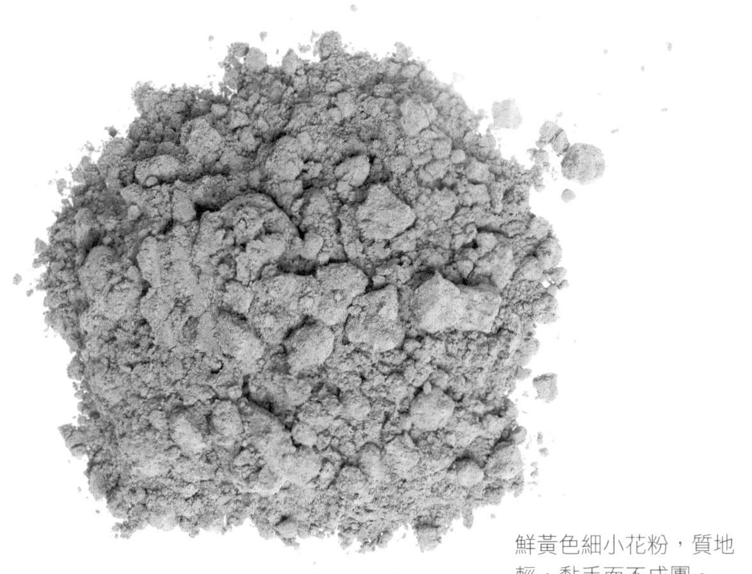
鮮黃色細小花粉，質地輕，黏手而不成團。

生蒲黃

蒲黃為香蒲科植物狹葉香蒲、寬葉香蒲、東方香蒲和長苞香蒲的花粉。《本草經疏》:「一切勞傷發熱，陰虛內熱，無瘀血者禁用。」

[治病配方]

1 心絞痛：生蒲黃、五靈脂（布包）各6克，葛根10克，丹參5克。水煎服，降香3克研末，用藥液沖服。

2 腦血栓形成：生蒲黃、五靈脂（醋製），按1：1製成散劑，每日20克，分3次服。

[家用滋補]

煮粥

生蒲黃10克，白米100克，白糖適量。將生蒲黃布包，放入鍋中，加清水適量，浸泡5～10分鐘，水煎取汁。加適量水及白米煮粥，待粥熟時調入白糖，再煮一二沸即可。或將生蒲黃3克研為細末，待粥熟時調入粥中服食，每日1劑，連續3～5天。此粥適用於咯血、吐血、衄血、崩漏、便血、血尿等。

性味歸經

性平，味甘，歸肝、心包經。

用法用量

一般用量5～9克，煎服（布包），做菜不限量

適宜範圍

① 吐血、咯血、衄血、便血、崩漏；② 心腹疼痛、經閉腹痛、產後瘀痛、痛經、跌撲腫痛、血淋澀痛。

現代藥理

生蒲黃含硬脂酸、黃酮類等成分，有抗炎、降血脂、抗動脈粥樣硬化等作用。

鑑別保存

生蒲黃顏色鮮黃、光滑、純淨者為佳。置通風乾燥處，防潮，防蛀。

禁　忌

孕婦慎服。

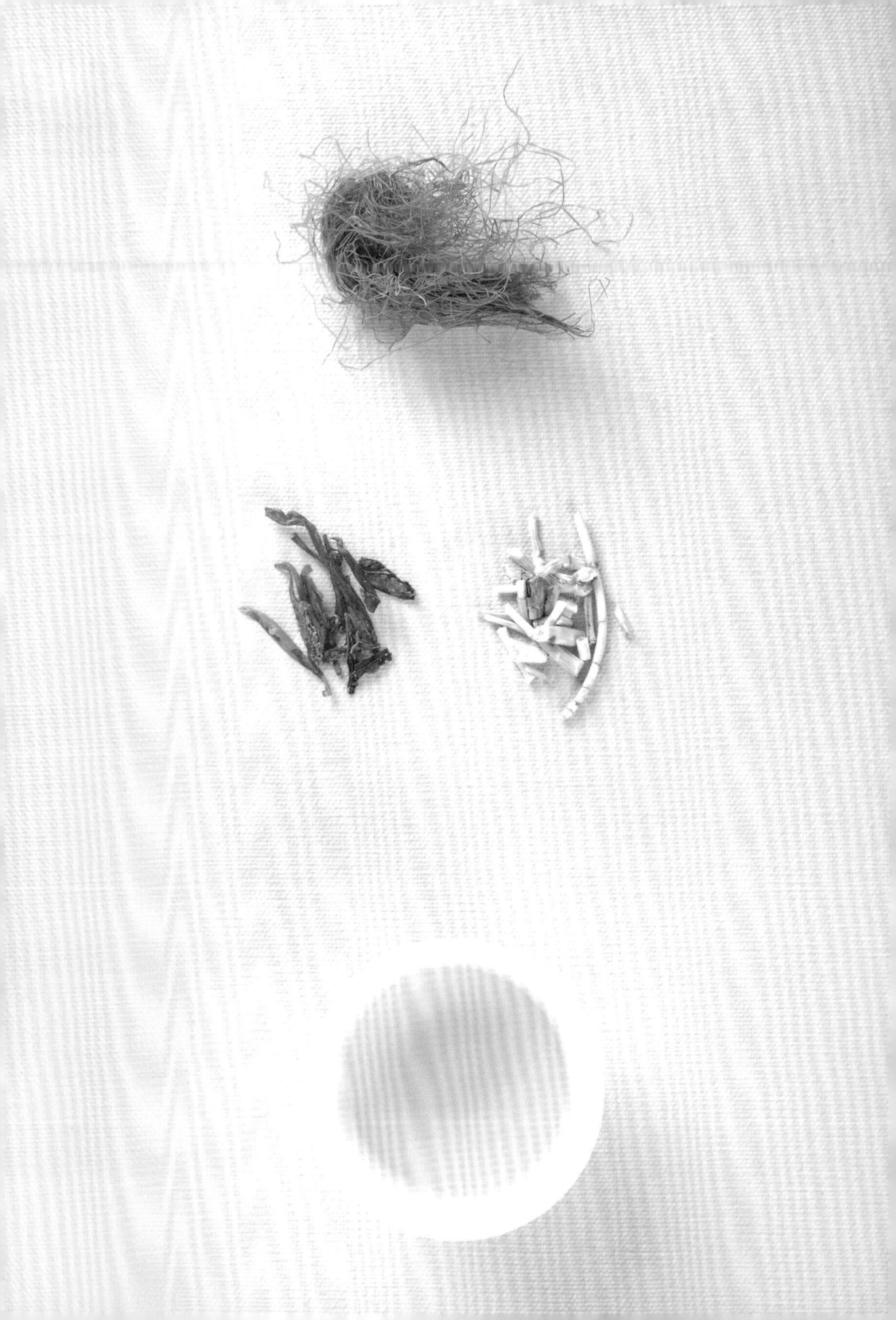

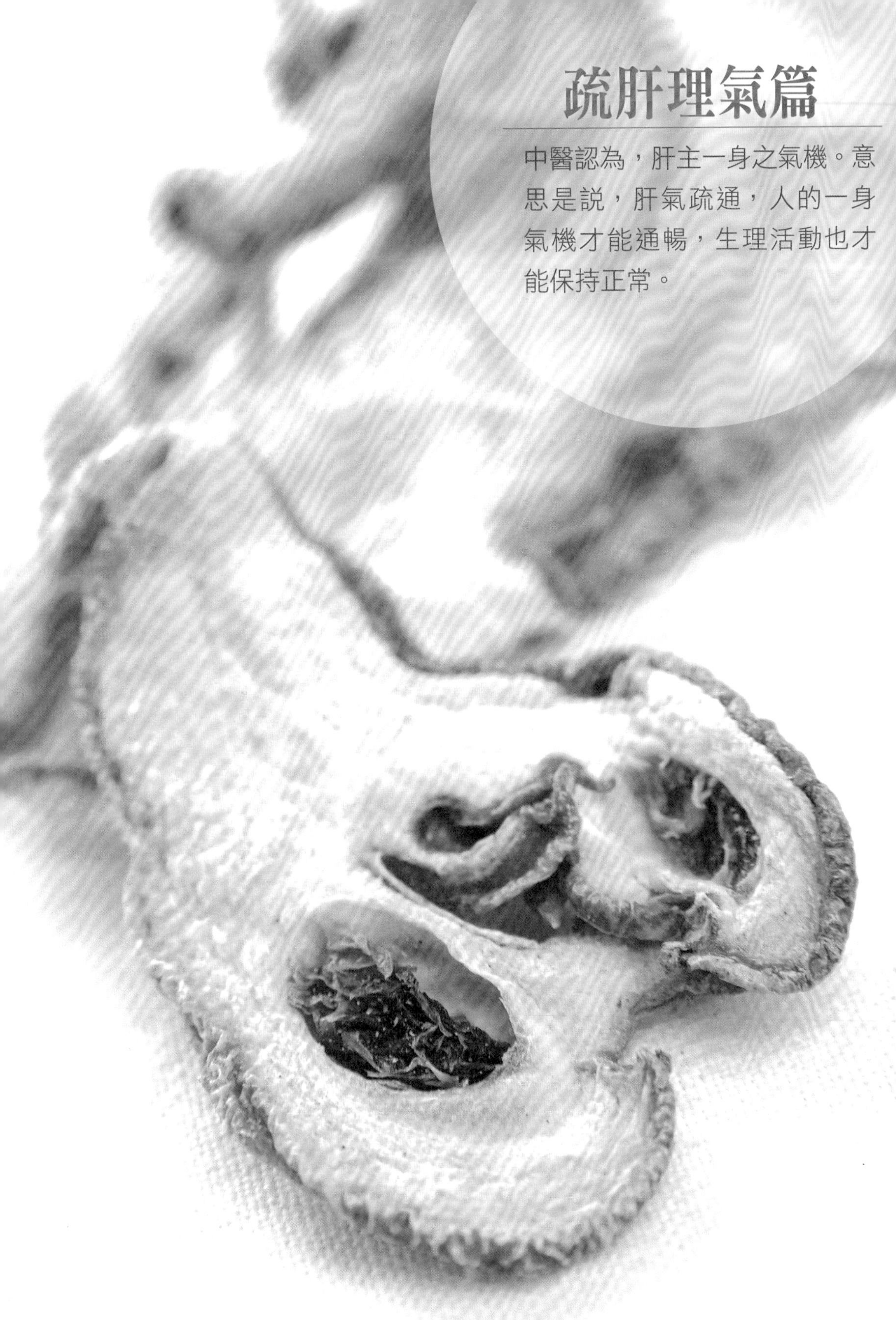

疏肝理氣篇

中醫認為，肝主一身之氣機。意思是說，肝氣疏通，人的一身氣機才能通暢，生理活動也才能保持正常。

性味歸經

性微寒，味苦，歸肝、膽經。

用法用量

一般用量 3～10 克，煎服。

適宜範圍

① 感冒發熱、寒熱往來、瘧疾；② 肝氣不疏、陽氣不升引起的胸脅脹痛、月經不調、子宮脱垂、脱肛等。

現代藥理

柴胡含有柴胡皂苷、固醇、柴胡醇、丁香酚等成分，有解熱、鎮靜、鎮痛、鎮咳、抗菌、抗病毒、抗炎、促進免疫功能、降血脂、降膽固醇、保肝等作用。

鑑別保存

柴胡以根條粗長、無莖苗、鬚根少者為佳。置陰涼乾燥處，防黴，防蛀。

禁　　忌

柴胡有發汗作用，真陰虧損、肝陽上亢及陰虛火旺者忌用。

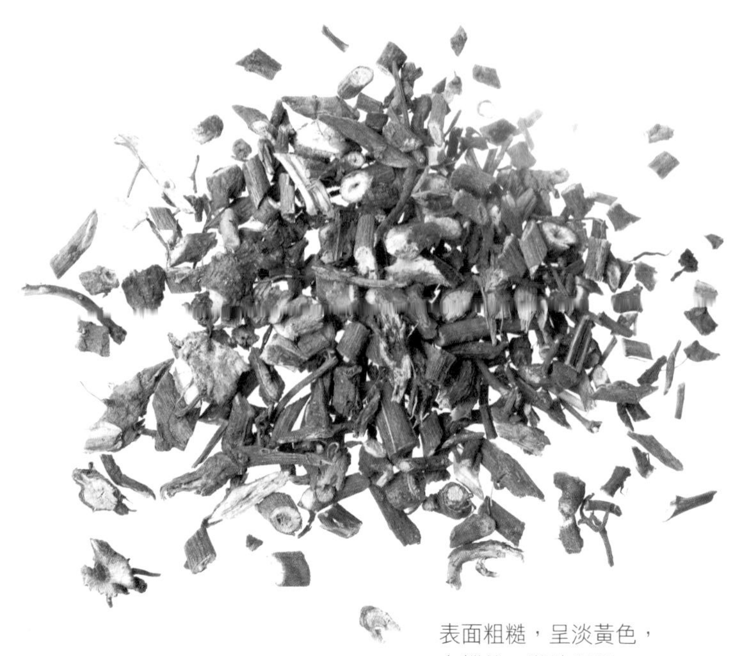

表面粗糙，呈淡黃色，有縱紋，質地堅硬。

柴胡

柴胡，為傘形科植物北柴胡或狹葉柴胡等的根。柴胡具有輕清既能升散，又能疏洩的特點。既能透表退熱、疏肝解鬱，又可用於升舉陽氣。因此，它在臨床上是一味既可用於實證，又可用於虛證的藥物。

[治病配方]

1 慢性肝炎（肝鬱脾虛型）：柴胡、白芍、黨參、白朮各 10 克，甘草 5 克，紅棗 10 顆。水煎服，時時飲之。

2 慢性肝炎（肝膽濕熱型）：柴胡、山楂、白芍各 10 克，瓜蔞 15 克，甘草 5 克。水煎服，時時飲之。

3 脂肪肝：柴胡、枳殼、白芍、木香、山楂各 10 克，甘草 5 克。水煎服，時時飲之。

4 頭痛（風熱型）：柴胡、升麻各 10 克，白芷 5 克，細辛 3 克。水煎服，時時飲之。

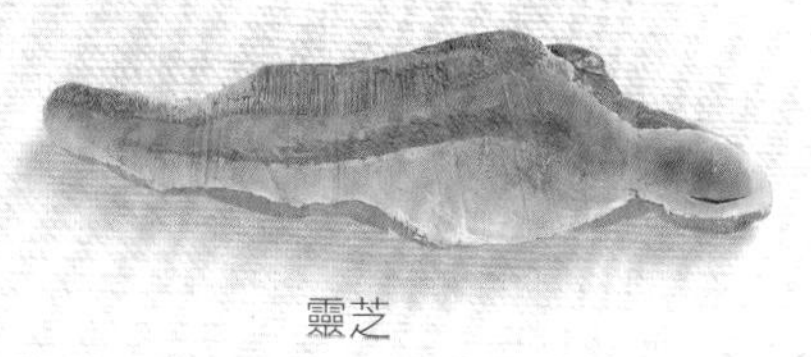
靈芝

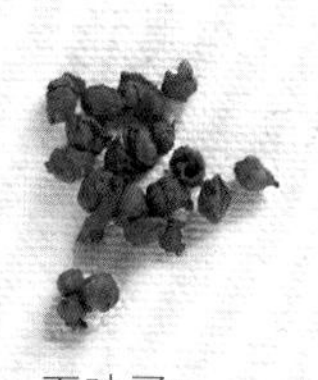
五味子

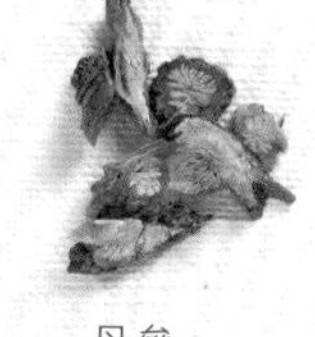
丹參

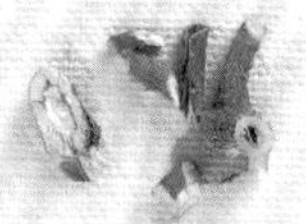
柴胡

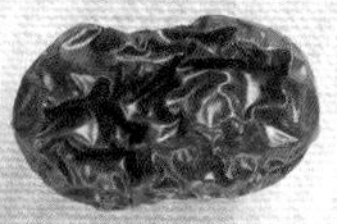
紅棗

柴胡丹參靈芝飲
柴胡可與白芍、當歸和茯苓配伍服用，適宜肝胃鬱結等症。

[家用滋補]

1  煮湯

柴胡 15 克，豬肝 200 克，菠菜 1 棵，鹽、澱粉各適量。菠菜去根洗淨，切小段。豬肝洗淨切片，加澱粉拌勻。柴胡放入鍋內，加清水 1,500 毫升，大火煮開後轉小火煮 20 分鐘，去渣留湯。將豬肝加入柴胡湯中，轉大火，並下菠菜，等湯再次煮沸，加鹽調味即可。此湯能清熱養肝。

2  煮粥

柴胡、澤瀉各 5 克，龍膽草、黃芩、梔子各 3 克，木通、當歸尾各 10 克，車前子 15 克，生地黃 20 克，甘草 6 克，白米 150 克，白糖適量。將所有藥材放入砂鍋內，加清水 500 毫升，煎煮 25 分鐘，取汁。將白米淘洗乾淨，放入鍋內，加煎煮汁液另加清水 500 毫升，大火煮沸，再用小火煮 30 分鐘，加入白糖即可。此粥能清熱養肝。

3 滋補 代茶飲

柴胡、丹參各 5 克，五味子、靈芝各 10 克，紅棗 5 顆。水煎代茶飲，對慢性肝炎有幫助。

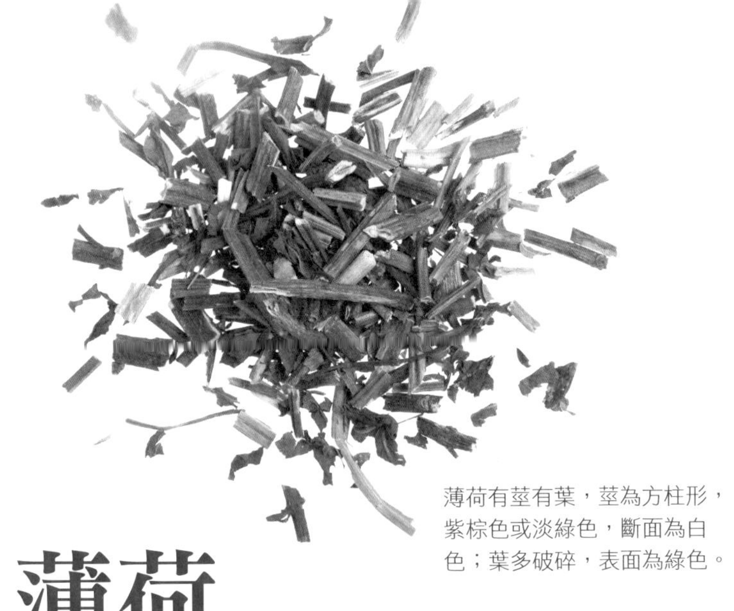

薄荷有莖有葉，莖為方柱形，紫棕色或淡綠色，斷面為白色；葉多破碎，表面為綠色。

薄荷

薄荷為唇形科多年生宿根性草本植物薄荷屬的地上部分，是一種芳香作物。《本草綱目》:「（薄荷）利咽喉、口齒諸病。治瘰癧，瘡疥，風瘙癮疹。」

性味歸經

性涼，味辛，歸肺、肝經。

用法用量

一般用量3～6克，煎服（後下），做菜不限量。

適宜範圍

①風熱感冒；②頭痛目赤，咽喉腫痛；③痲疹不透，風疹搔癢等。

現代藥理

薄荷含有薄荷醇、薄荷酮、乙酸薄荷酯等成分，有消炎抗菌、刺激神經中樞、抗過敏、止癢、鎮痛、健胃、祛風等作用。

鑑別保存

薄荷以葉多而肥、色綠、無根、乾燥、香氣濃者為佳。

禁　忌

薄荷不宜長時間咀嚼，會反覆刺激口腔黏膜，導致口腔黏膜角化層增厚，細菌侵入，使口腔黏膜受到損害。薄荷與甲魚肉不可同食，甲魚有腥氣，與薄荷的氣味會發生干擾。此外，甲魚肉主聚，薄荷主散，兩者的功效不相協調。食用薄荷忌食辛辣、羊肉等食物。羊肉、辛辣食物等易生火助燥，損津耗氣，薄荷為芳香辛散之品，也易發汗耗氣，兩者同時食用，損傷正氣。

[治病配方]

1 高脂血症（腎虛濕盛型）：薄荷葉2片，奇異果1個，蘋果半個。奇異果削皮，切成4塊。蘋果削皮，去核，切塊。將薄荷葉洗淨，放入榨汁機中攪碎，再加入奇異果、蘋果塊，攪打成汁即可。

2 失音：薄荷適量，胖大海5顆，石菖蒲5克。放入保溫杯，沸水沖泡，悶10分鐘即可。

3 頭痛（血虛型）：薄荷、升麻各5克，當歸、元胡各10克。水煎服，時時飲之。

4 頭痛（肝陽上亢型）：薄荷、生梔子各5克，夏枯草、菊花各10克。水煎服，時時飲之。

5 頭痛（腎虛型）：薄荷3克，黃耆10克，升麻、柴胡各5克。水煎服，時時飲之。

6 咳嗽（風熱型）：薄荷2～5克，甘草1～3克。用沸水沖泡即可，常飲此茶，對咽喉癢痛有防治作用。

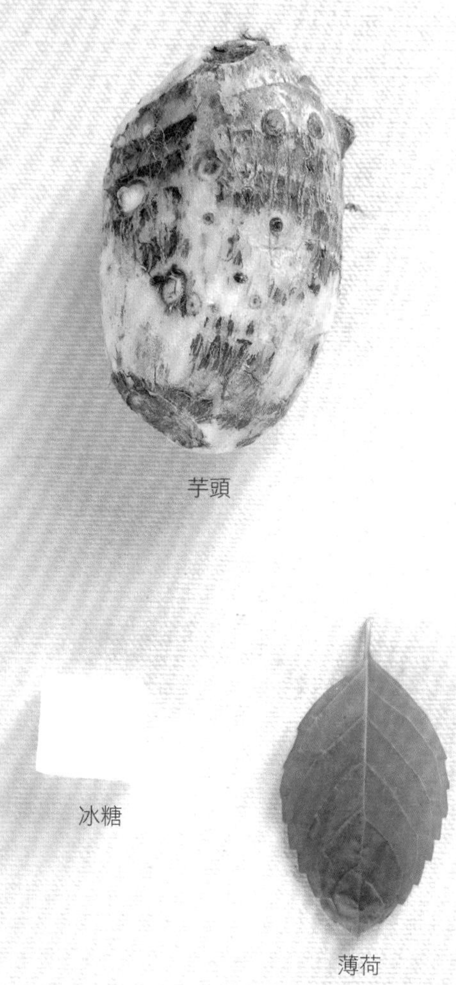

薄荷芋頭粥
牙齒不好的人可多食用此粥，有堅固牙齒的作用。

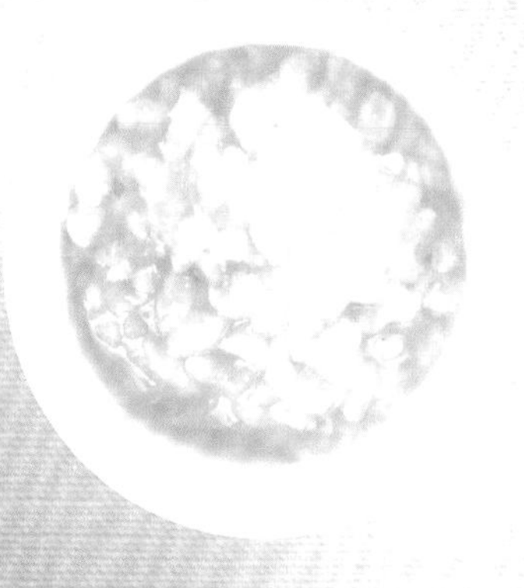

[家用滋補]

1 滋補 涼拌

薄荷 200 克，醬油、辣椒油、醋、彩椒各適量。將薄荷洗淨，備用。清水煮沸，下入薄荷焯水，用涼開水沖涼，控淨水分，裝盤待用。將醬油、辣椒油、醋、彩椒拌勻，澆在薄荷上即可。本品能開胃解乏。

2 滋補 煮湯

薄荷 100 克，鴨肉 400 克，生薑、鹽、胡椒粉各適量。鴨肉洗淨，斬成小塊。薄荷洗淨，摘取嫩葉。生薑切片。鍋中加清水燒沸，下入鴨塊氽去血水，撇去浮沫後撈出。油燒熱，下入生薑、鴨塊炒乾水分。加入適量清水，倒入煲中煮半小時，再下入薄荷葉、鹽、胡椒粉拌勻即可。此湯能潤膚瘦身。

3 滋補 煮粥

薄荷、冰糖各適量，芋頭50克，白米80克。芋頭洗淨、去皮，切成小塊。白米淘洗乾淨，薄荷葉洗淨。芋頭、白米一同放入鍋中，加適量清水煮粥。粥將熟時，加入薄荷葉再煮片刻。粥熟後，加入冰糖再煮片刻即可。此粥能補脾益胃。

性味歸經

性溫，味辛、苦、酸，歸肝、脾、肺經。

用法用量

一般用量5～30克，鮮用或乾製後使用皆可，煎服。

適宜範圍

① 肝鬱氣滯引起的胸脅脹痛；② 脾胃氣滯引起的脘腹脹痛、嘔逆少食等。

現代藥理

佛手主要含有香豆素類、黃酮類、三萜類、揮發油等成分，有解痙攣、抑制中樞、增加冠狀動脈血流量、抗心律失常、降血壓、抗過敏、抗炎、抗病毒等作用。

鑑別保存

佛手以片狀均勻、平整、不破碎、肉白、香味濃者為佳。

禁　　忌

佛手有行氣之功、陰虛血燥、氣無鬱滯者慎用。

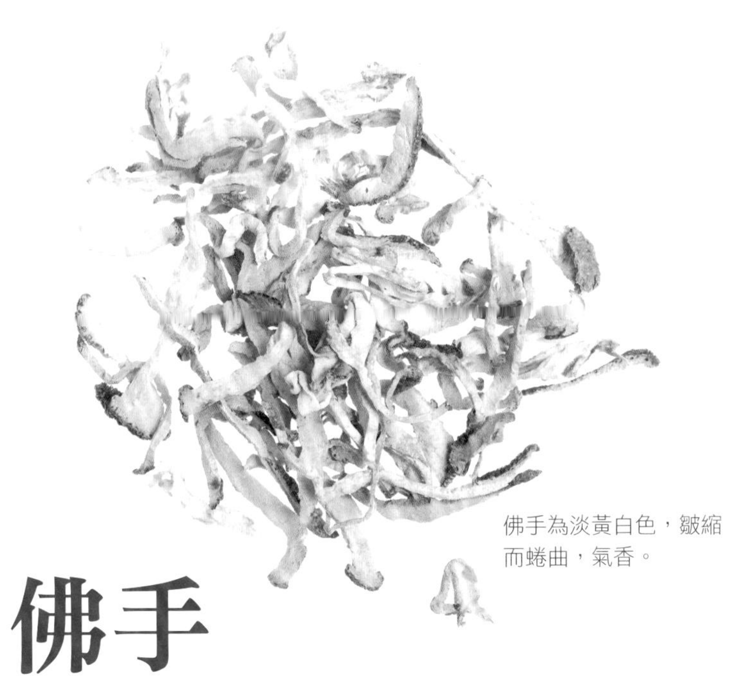

佛手為淡黃白色，皺縮而蜷曲，氣香。

佛手

佛手，為芸香科常綠小喬木或灌木植物佛手的果實，主產於廣東、福建、雲南、四川等地。飲片多為加工後的佛手片，有川佛手與廣佛手之分，均同等入藥，習慣認為川佛手為佳。

[治病配方]

1 冠心病（氣虛血瘀型）：佛手、山楂各10克。水煎服，時時飲之。

2 咳嗽（痰濕型）：鮮佛手10克，生薑6克。用清水煎煮後去渣，加白糖趁溫飲服，每日1次。

3 嘔吐：佛手、鮮薑各10克。用清水煎煮，取汁，加入白糖適量，時時飲服。

4 支氣管炎：佛手30克，丹參、杏仁、神曲各15克，麻黃5克，五味子、細辛、炙甘草各3克。水煎服，時時飲之。

5 甲亢：佛手、竹茹、茯苓各5克，山楂1顆。沸水沖泡，蓋上蓋子悶半小時，當茶飲用，可重複沖泡。

6 月經不調（氣滯血瘀型）：佛手、川芎、香附各15克。水煎服，時時飲之。

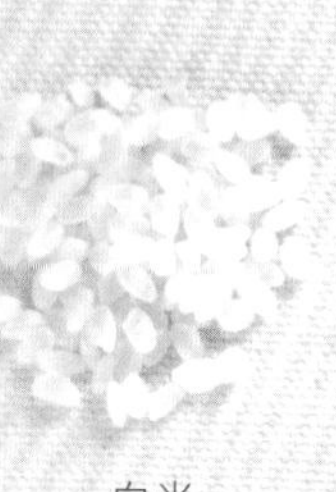
白米

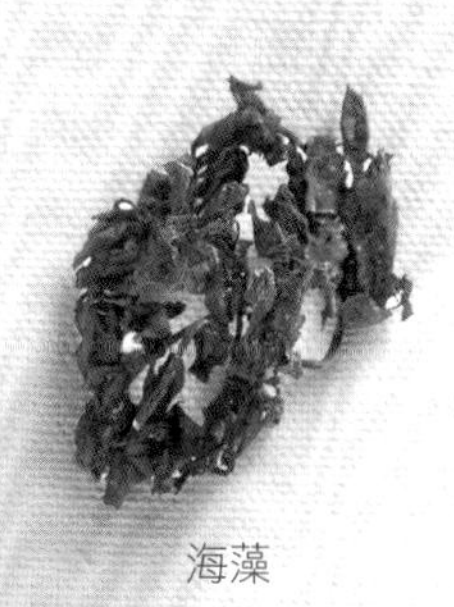
海藻

[家用滋補]

1 滋補 煮湯

佛手 30 克，豬排骨 300 克，杏仁 20 克，生薑、蔥、料酒、鹽各適量。將豬排骨洗淨剁成小塊，放入沸水中氽燙，去血水。佛手洗淨切塊，杏仁用溫水泡軟備用。鍋內倒入適量清水，將處理好的豬排骨、杏仁、生薑、蔥、料酒一同放入鍋中，大火煮開後改用小火慢煮，1 小時後放入佛手，大火煮開後改小火煮，半小時後用鹽調味即可。此湯能理氣扶正。

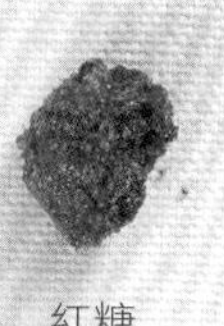
紅糖

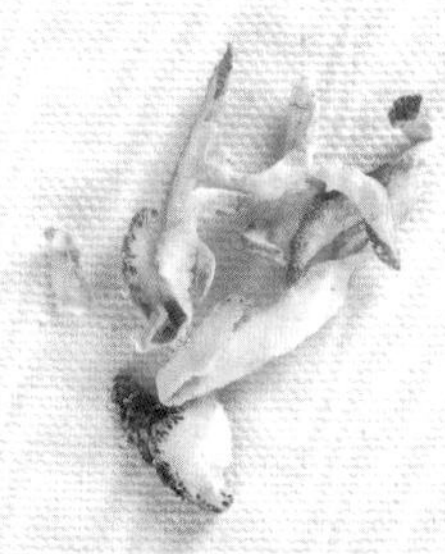
佛手

2 滋補 炒菜

佛手 20 克，韭菜 25 克，料酒、鹽各適量。韭菜切段，佛手切片，加料酒同炒，熟時加鹽調味即可。適用於關節脫位復位中期，關節仍腫脹，活動不便者。此菜能行氣止痛。

3 滋補 煮粥

① 佛手、大麥芽各 30 克，山藥、白扁豆各 50 克。同煮粥，熟時加入適量白糖調味即可。此粥適用於肝病消化不良、食慾不振、胃脹、腹瀉者，能疏肝理氣。② 佛手 9 克，海藻 15 克，白米 60 克，紅糖適量。佛手、海藻用適量水煎汁去渣後，再加入白米、紅糖煮成粥即成。此粥能調整情緒，改善抑鬱，疏肝清熱。

佛手海藻粥
將材料中的海藻換成蘇梗，可治療氣鬱型妊娠腹痛。

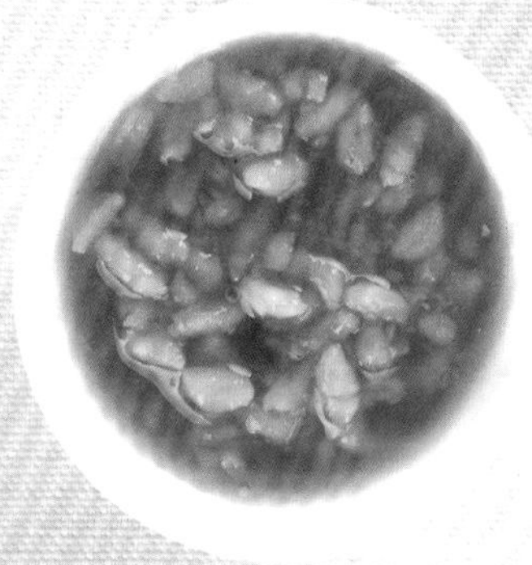

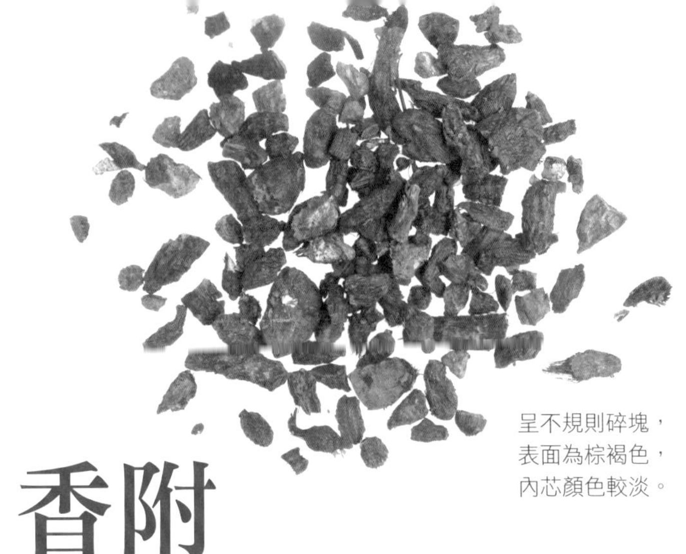

呈不規則碎塊，
表面為棕褐色，
內芯顏色較淡。

香附

香附為莎草科多年生草本植物莎草的根莖，又名雀頭香、香附子、香附米、雷公頭。中醫認為其具有治療痛經、月經不調、閉經、崩漏之功效。因此歷代許多醫家均稱香附為婦科良藥。《本草綱目》稱香附「可散寒，解鬱，消積食，消腫，治吐血，帶下，月經不調等。」

性味歸經

性寒，味苦、辛，歸肝、三焦經。

用法用量

一般用量 6 ～ 20 克，煎服。

適宜範圍

肝鬱氣滯引起的胸、脅、脘腹脹痛，消化不良，月經不調，經閉痛經，寒疝腹痛，乳房脹痛等。

現代藥理

香附中主要含有揮發油、生物鹼、強心苷、黃酮類等成分，有強心保肝、利膽抗炎、抗菌等作用。

鑑別保存

香附以個大、質堅實、色棕褐、香氣濃者為佳。

禁　忌

氣虛無滯者慎服；陰虛、血熱者禁服。

［治病配方］

1 痛經（氣滯血瘀型）：香附、益母草各 12 克，丹參 15 克，白芍 10 克。水煎服，時時飲之，行經前 3 ～ 5 天開始，每日 1 劑，早晚各 1 次。

2 崩漏：香附 12 克，白芍 15 克，生蒲黃、熟蒲黃各 9 克。水煎服，時時飲之。

3 閉經（氣滯血瘀型）：香附 15 克，莪朮、紅衣、蒲黃、牛膝各 10 克，鳳仙花、益母草各 30 克。水煎服，時時飲之。每日 1 劑，早晚各 1 次。

4 月經不調（氣滯血瘀型）：香附、月季花、當歸、益母草各 15 克。水煎服，時時飲之。

5 胃炎（肝胃不和型）：香附、木香、元胡各 10 克，甘草 5 克，紅棗 5 顆。水煎服，時時飲之。

6 胃炎（脾胃陰虛型）：香附、黃芩各 10 克，生石膏 30 克，黃連、枳殼、甘草各 5 克。水煎服，時時飲之。

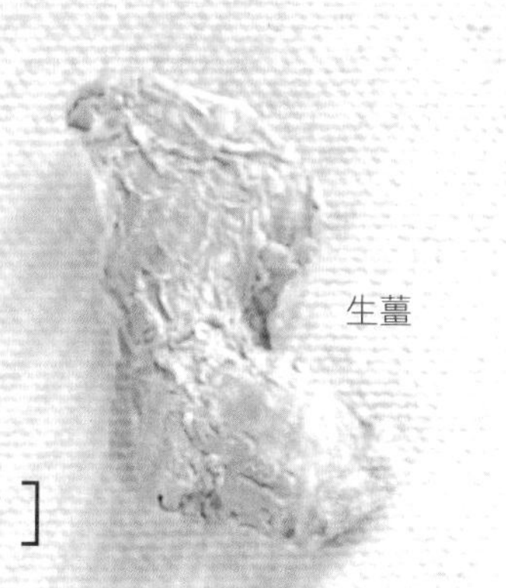

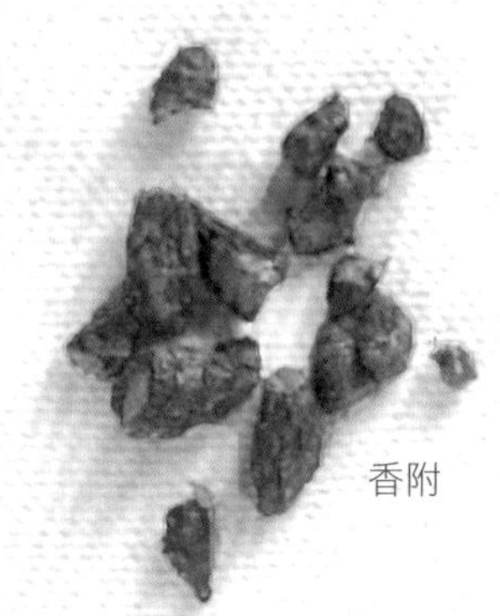

[家用滋補]

1 滋補 蒸服

醋香附9克，陳皮6克，乳鴿1隻，生薑、蔥、料酒、鹽各適量。將陳皮、醋香附、乳鴿、生薑、蔥、料酒同放入鍋內，大火蒸40分鐘，加鹽調味即可。本品能疏肝解鬱。

2 滋補 煮湯

香附9克，豆腐200克，鹽、生薑、蔥各適量。把香附洗淨，去雜質。豆腐洗淨，切成塊。生薑切片，蔥切段。把炒鍋置大火上燒熱，加入油燒至六成熱時，下入蔥、生薑爆香，加清水600毫升，放入香附，煮沸，下入豆腐、鹽，煮5分鐘即可。此湯能行氣健脾。

3 滋補 燉煮

香附6克，雞1隻，芹菜1把，蘿蔔1根，雞肝、洋蔥、白糖、醬油、料酒、鹽各適量。先將香附切細，加清水小火煮1小時，水減半時，過濾，取汁備用。雞肝、洋蔥切塊，蘿蔔切片，芹菜切段。鍋內先用雞肉墊底，將雞肝放在雞肉上面，調料鋪在最上層，加料酒3湯匙，並放入香附汁、芹菜、蘿蔔、鹽、白糖、醬油，加雞湯適量。先用大火煮開，再用小火煮爛即可。此湯能溫經行氣。

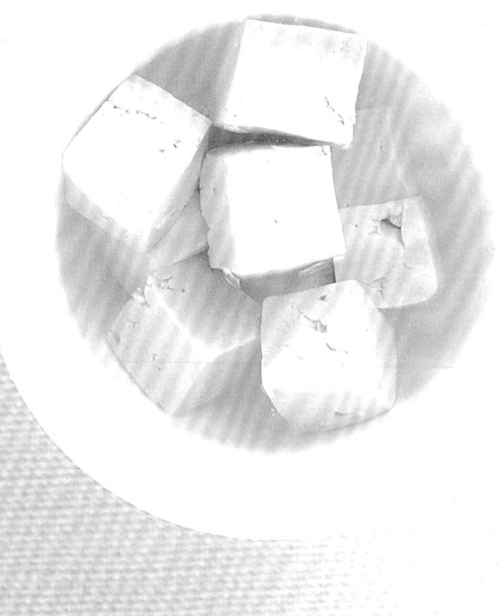

香附豆腐湯
此湯有清熱解毒功效，以肝鬱氣滯為主的急性病毒性肝炎患者適宜服用。

性味歸經

性溫，味苦、辛，歸肝、膽、胃經。

用法用量

一般用量 3 ～ 9 克，煎服。

適宜範圍

肝氣鬱滯、肝胃不和引起的胸脅脹痛、疝氣、乳核、乳癰、食積腹痛。

現代藥理

青皮主要含檸烯、檸檬酸、癸醛、辛醛等成分，有去痰、平喘、解痙、升壓、抗休克等作用。

鑑別保存

青皮以外皮青、內面白、皮厚、香氣濃者為佳。置陰涼乾燥處。

禁　忌

氣虛者忌用。

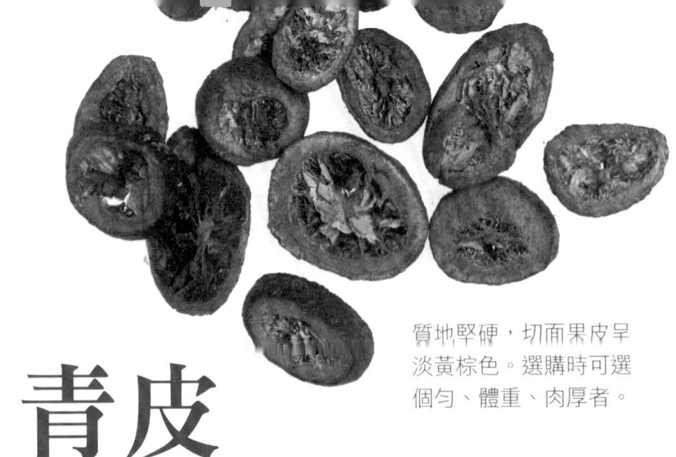

質地堅硬，切面果皮呈淡黃棕色。選購時可選個勻、體重、肉厚者。

青皮

青皮，為芸香科植物橘及其栽培變種的乾燥幼果或未成熟果實的果皮。《本草綱目》:「治胸膈氣逆，胸痛，小腹疝痛，消乳腫，疏肝膽，瀉肺氣。」

[治病配方]

1 肝硬化：青皮、陳皮、黃連（薑汁炒）各 30 克，香附 120 克，蒼朮、半夏、針砂（醋炒）各 60 克，白朮、苦參各 15 克。以上研為細末，麵糊為丸。每服 3 ～ 6 克，每日 3 次。

2 肝脹，脅下滿而痛引小腹：青皮（醋炒）4.5 克，柴胡（醋炒）、烏藥、陳皮、延胡索各 3 克，乾薑、木香各 1.5 克，蒺藜 12 克，鬱金 6 克，花椒子（打碎）24 粒。水煎服，每日 1 劑。

[家用滋補]

1  煮粥

將青皮 10 克，生山楂 30 克分別洗淨，切碎後一起放入鍋內，加適量水，濃煎 40 分鐘，用潔淨紗布過濾，取汁待用。白米 100 克淘洗乾淨，放入鍋內，加適量水，用小火煨煮成稠粥，粥將成時，加入青皮、山楂濃煎汁，拌勻，繼續煨煮至沸，即成。早晚分食。此粥有疏肝理氣、消積化滯的作用。

2 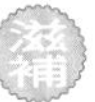 代茶飲

青皮、紅花各 10 克。青皮晾乾後切成絲，與紅花加水浸泡 30 分鐘，煎煮 30 分鐘，去渣取汁即成。當茶頻頻飲用，或早晚 2 次分服，可以理氣活血，對盆腔炎屬氣滯血瘀型療效較好。

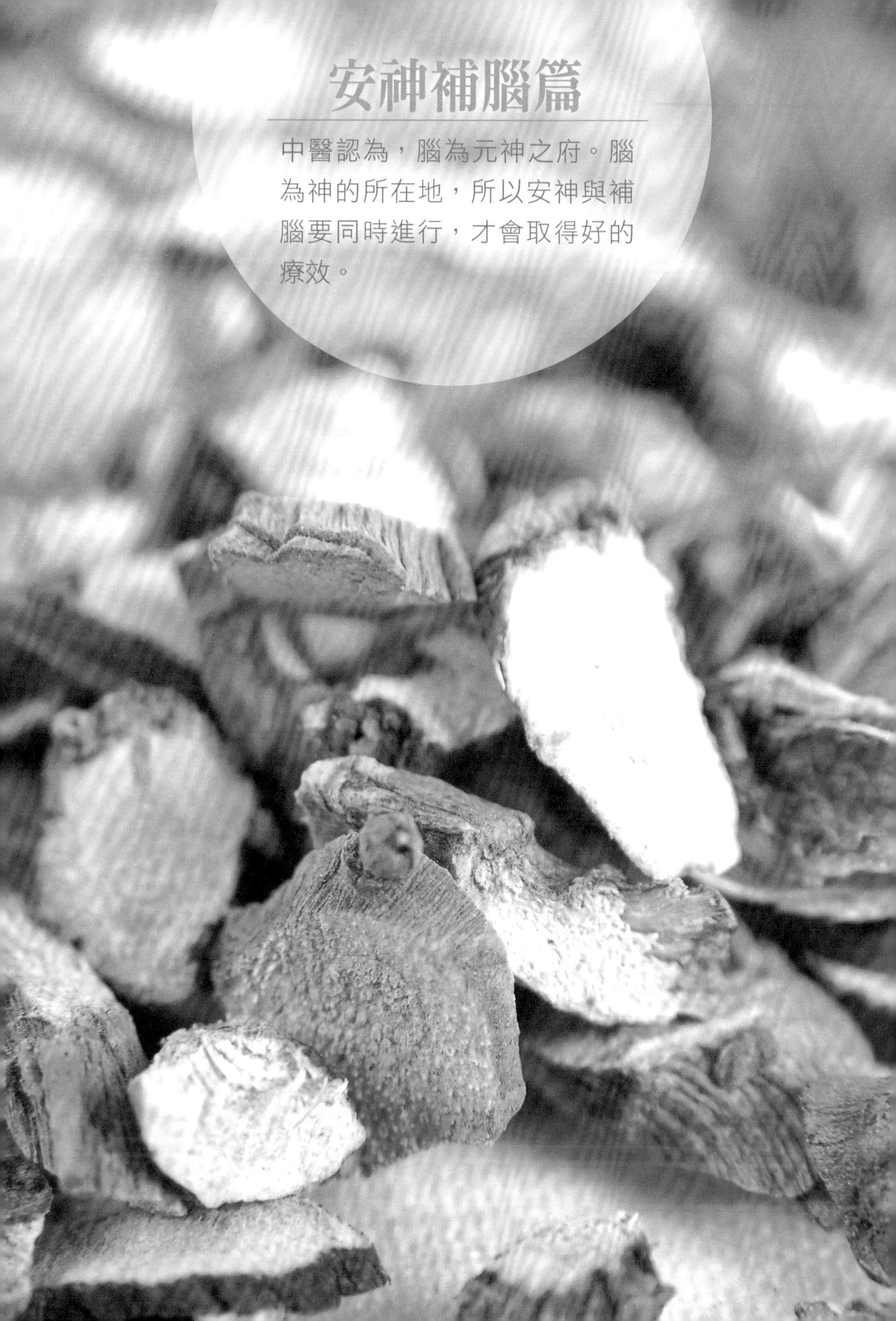

安神補腦篇

中醫認為，腦為元神之府。腦為神的所在地，所以安神與補腦要同時進行，才會取得好的療效。

性味歸經

性寒，味辛、苦，歸肝、心、肺經。

用法用量

一般用量 3 ～ 10 克，煎服。

適宜範圍

① 胸脅脘腹疼痛；② 月經不調、痛經經閉；③ 血熱吐衄、血淋、砂淋、黃疸。

現代藥理

鬱金含有薑黃素、生薑黃酮等成分，有保護肝臟、促進膽汁分泌和排泄、降血脂、抑制中樞神經和抗腫瘤等作用。

鑑別保存

鬱金以個大、肥滿、外皮皺紋細、斷面橙黃色者為佳。置乾燥處，防蛀。

禁　　忌

鬱金活血行氣，陰虛失血、氣虛脹滯及無氣滯血瘀者忌服，孕婦慎用。鬱金與丁香藥性相畏，不能同食。

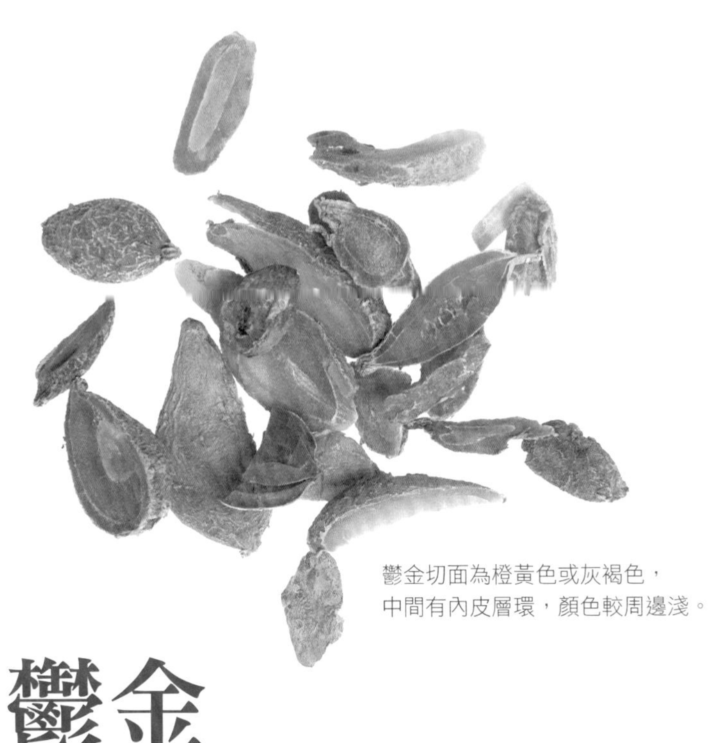

鬱金切面為橙黃色或灰褐色，中間有內皮層環，顏色較周邊淺。

鬱金

鬱金為薑科植物溫鬱金、薑黃、廣西莪朮、蓬莪朮及川鬱金的塊根。《本草綱目》稱鬱金「治血氣心腹痛，產後敗血衝心欲死，失心顛狂。」

[治病配方]

1 糖尿病（併發腦血栓）：鬱金、石菖蒲各 10 克，麝香 1 克，紅豆 30 克。先煎石菖蒲、鬱金、紅豆，取汁 100 毫升，調入麝香，有化痰開竅之功效。

2 脂肪肝：鬱金、何首烏、川貝母、佛手柑各 20 克，黃耆、丹參各 30 克，白朮、桃仁、陳皮各 15 克。水煎服，時時飲之，每日 1 劑，每次適量，有疏肝健脾、化痰祛瘀的作用。

3 失眠（陰虛火旺型）：鬱金 3 克（切小塊），黃連 1 克，合歡花、夜交藤（切小塊）各 5 克。沸水沖泡 15 分鐘，當茶飲，每日睡前服，有清心安神的作用。

4 慢性肝炎（瘀血阻絡型）：醋製鬱金 9 克，炙甘草 3 克，綠茶 2 克，蜂蜜 24 克。水煎服，時時飲之，每日 1 劑。

[家用滋補]

1 滋補 燉煮

鬱金9克，水鴨1隻，車前草20克，生薑、蔥、料酒、鹽各適量。車前草、鬱金用紗布包好裝入鴨腹，加入適量清水和調料，大火煮沸，再改用小火燉煮1小時即可。本品能疏肝解鬱。

2 滋補 做膏

鬱金200克，虎杖400克。水煎，取汁，加入蜂蜜800克，用小火煎煮5分鐘成膏狀，每次1湯匙，每日2次，飯後開水沖服。

3 滋補 煮湯

鬱金15克，豬瘦肉100克，黨參20克，三七花12克。豬瘦肉洗淨、切塊。鬱金、三七花放入鍋內，加清水適量，煎煮取汁。將豬瘦肉、黨參放入藥汁內，用小火煮至肉熟爛，調味即可。此湯能健脾疏肝利膽。

4 滋補 水煎

①鬱金、當歸各12克，山楂、橘餅各25克。將上述4味同加水煎煮取汁，分兩至三次飲服。此湯有治療酒精肝的作用。②鬱金10克，黃耆30克，靈芝、茯苓各15克，茶葉6克。將上述4味中藥水煎取汁，煮沸後浸泡茶葉。此湯有保肝利膽的作用。

茯苓

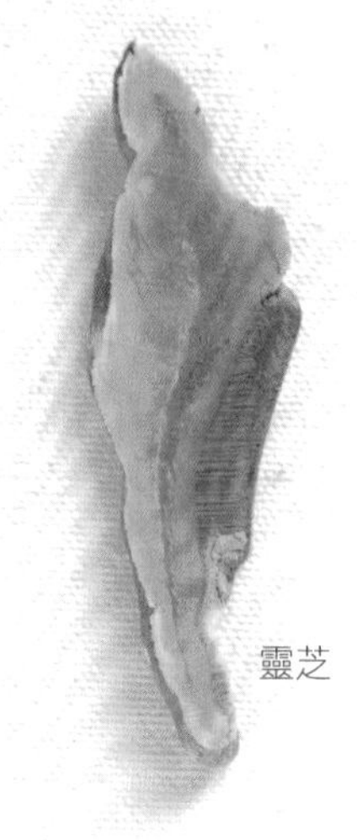
靈芝

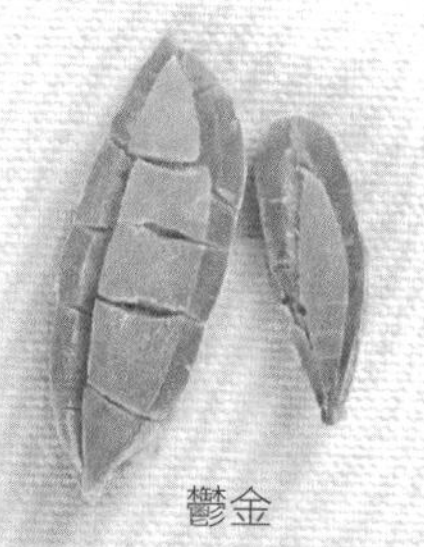
鬱金

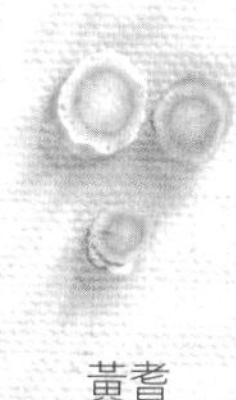
黃耆

也可用鬱金與綠茶直接沖泡，
有行氣解鬱，涼血破瘀的功效。

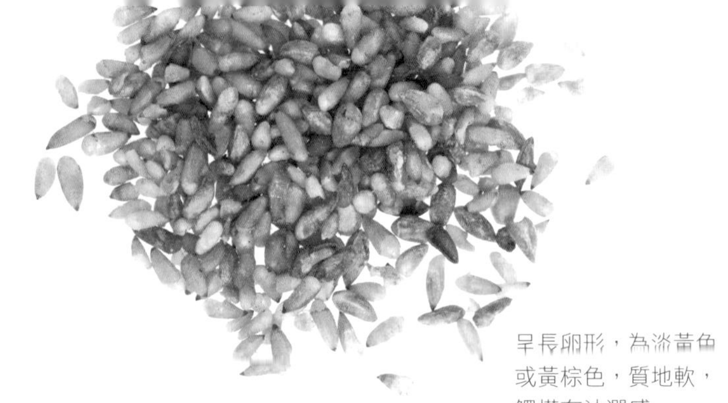

呈長卵形，為淡黃色或黃棕色，質地軟，觸摸有油潤感。

柏子仁

柏子仁，為柏科常綠植物側柏的種仁。能寧心定志、補腎滋陰、潤腸通便。明李時珍贊：「柏子仁，性平而不寒不燥，味甘而補，辛而能潤，其氣能透心腎，益脾胃，宜乎滋養之劑用之。」其含大量揮發油，能滋潤皮膚。《神農本草經》說柏子仁：「令人潤澤，美色。」

性味歸經

性平，味甘，歸心、腎、大腸經。

用法用量

一般用量 10～20 克，煎服。

適宜範圍

虛煩失眠、心悸怔忡、陰虛盜汗、腸燥便秘。

現代藥理

柏子仁含有柏木醇、谷固醇、皂苷等成分，有潤腸通便、改善睡眠等作用，用於治療產後和老年人的腸燥便秘，性質和緩而無副作用。

鑑別保存

柏子仁以粒大飽滿、顏色黃白、油潤肥厚者為佳。

禁　　忌

去殼柏子仁易泛油，引起變質變味，煮粥時應注意。心神失養，驚悸恍惚，心慌，失眠，遺精，盜汗者宜食；老年人慢性便秘者宜食。大便溏薄者忌食；痰多者亦忌食。

[治病配方]

1 脫髮：柏子仁、黑芝麻、核桃仁各 25 克。洗淨搗爛，加適量蜂蜜拌勻，每天早晚空腹服完。

2 便秘（血虛型）：柏子仁、杏仁、松子仁、大麻仁各 9 克。將以上 4 味中藥一同搗爛，放杯內用開水沖泡，加蓋悶片刻即可，當茶飲用。此茶有滋陰潤腸、通便之功效。

3 耳鳴：柏子仁 6 克，黑豆 30 克，酸棗仁 5 克。用清水煎煮至黑豆熟爛後服用，早晚各 1 次。本品適用於耳鳴、聽力減退，兼失眠、便秘者。

4 失眠（肝鬱化火型）：柏子仁、酸棗仁各 9 克，麥門冬、黨參各 12 克，五味子 6 克。用清水煎煮兩次，合併藥汁服用。

5 失眠（肝鬱化火型）：柏子仁、茯苓、熟地黃、菊花、人參各 2 克，紅茶 5 克。用 500 毫升清水煎煮前 5 味藥後沖泡紅茶飲用，也可不泡紅茶，直接飲用藥汁。可加蜂蜜調味，沖飲至味淡。

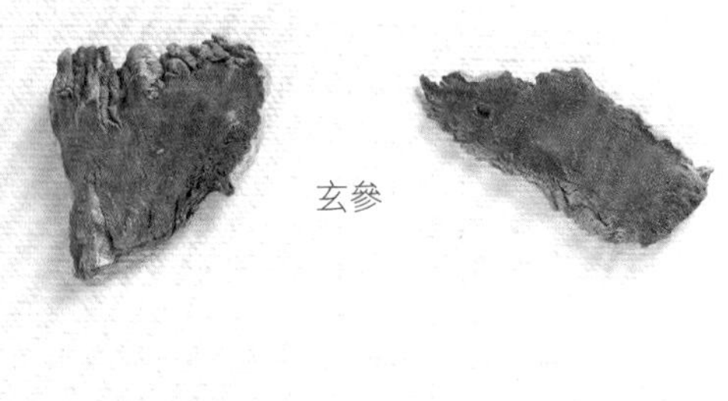
玄參

[家用滋補]

1 滋補 煮粥

① 柏子仁 20 克，去除皮殼雜質，搗爛後，同 100 克白米下鍋煮粥。待粥將成時，加入適量蜂蜜拌勻即可。此粥適用於慢性便秘、心悸、失眠和健忘者，能養心安神。

② 柏子仁、大麻仁各 15 克，酸棗仁、黑芝麻各 20 克，白米 30 克。將黑芝麻炒好；酸棗仁、柏子仁、大麻仁先煎半小時，取汁；鍋中放煎煮藥汁及適量清水，加黑芝麻、白米煮粥，做晚餐食用。此粥適用於糖尿病併發失眠屬年老神衰型。

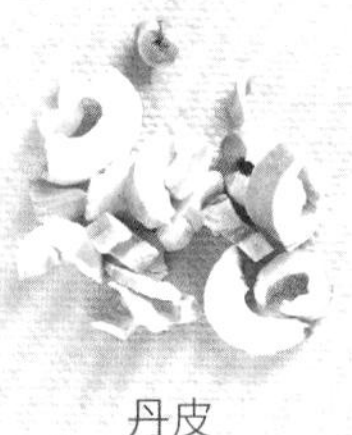
丹皮

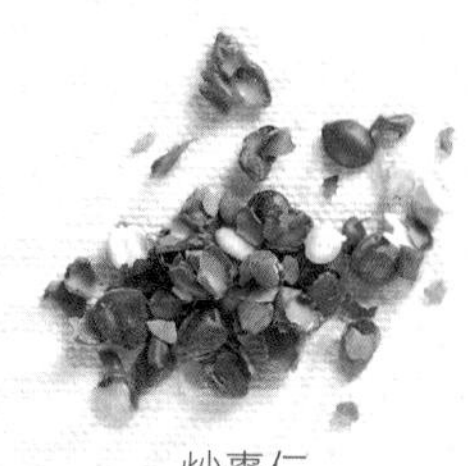
炒棗仁

2 滋補 煮湯

柏子仁 10 克，豬心 1 個，鹽、料酒各適量。以上材料加適量清水，用小火煮至豬心熟爛，喝湯吃豬心。適用於心血虧虛引起的心慌、失眠、多夢等。此湯能養心安神。

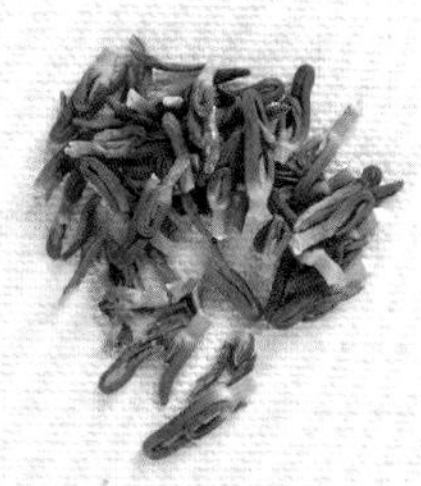
蓮子心

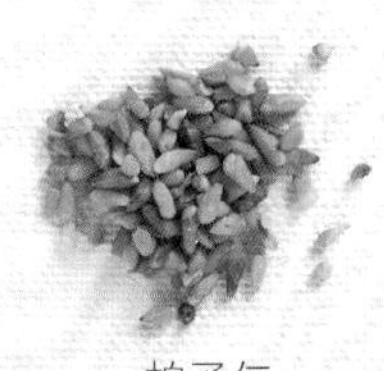
柏子仁

3 滋補 代茶飲

柏子仁、蓮子心各 9 克，玄參 90 克，丹皮、炒棗仁各 30 克。以上材料用清水煎煮，取汁，再加白糖適量，分為早中晚 3 次服用，每日 1 劑。適用於心火過旺引起的口腔潰瘍、口乾舌紅、渴欲飲冷水、失眠等。

柏子仁玄參茶
柏子仁直接用沸水沖泡，可緩解老年人或孕婦產後腸燥便秘。

性味歸經

性溫，味辛，歸脾、腎經。

用法用量

一般用量 3～10 克，煎服。

適宜範圍

① 脾胃虛寒導致的腹脹納少、腹痛喜溫喜按、大便溏薄、四肢不溫；② 腎陽不足所致的腰膝冷痛、痠軟無力、畏寒肢冷、遺精、遺尿等。

現代藥理

益智仁含有揮發油、黃酮類、多醣等成分，有延緩衰老、健胃、減少唾液分泌的作用。

鑑別保存

益智仁以顆粒大、均勻、飽滿、色紅棕、無雜質者為佳。貯存必須裝入密閉容器中，置陰涼乾燥處貯藏。

禁　忌

益智仁傷陰助火，陰虛火旺者忌用，尿色黃赤且尿道疼痛、頻尿者均不宜使用。脾胃濕熱引起的口涎自流、唇赤、口苦、苔黃等症，不可用辛溫的益智仁。

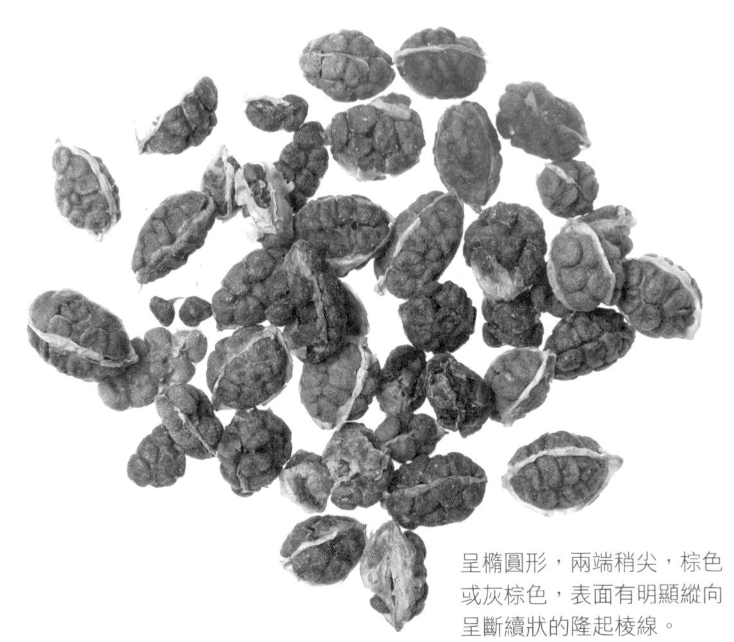

呈橢圓形，兩端稍尖，棕色或灰棕色，表面有明顯縱向呈斷續狀的隆起棱線。

益智仁

益智仁，是薑科植物益智的成熟果實。相傳清朝時有一秀才，多年未能中舉，非常苦惱。久之記憶力衰退，腎氣衰，夜尿多。一天晚上，他坐在草叢中，有意無意地採摘眼前的果實，放到嘴裡咀嚼。一連幾天，都是如此。慢慢地記憶力就好了，身體也好了，第二年就中了舉人。為了記住這個藥草，就給它起名「益智仁」。

[治病配方]

1 遺尿：益智仁、杏仁各 6 克，黃耆 10 克。水煎服，時時飲之。

2 習慣性流產：益智仁 15 克，升麻、白朮、艾葉各 10 克。每日 1 劑，水煎服，每次適量。

3 脾寒洩瀉、腹部冷痛：益智仁 12 克，補骨脂 10 克，水煎服。每日 1 劑，每劑藥煎兩次，上午、下午各服 1 次。

[家用滋補]

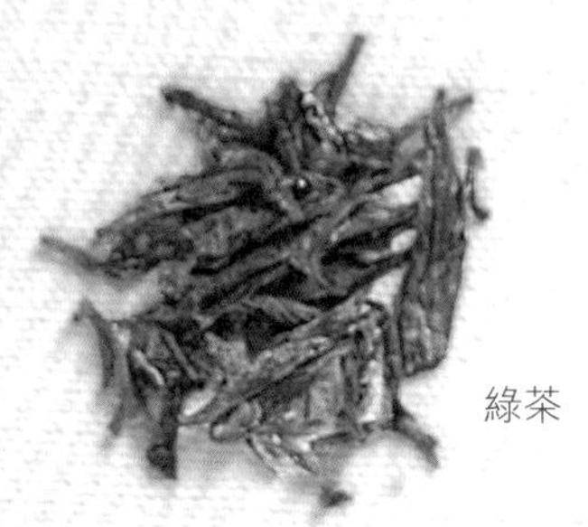
綠茶

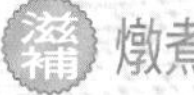

1 燉煮

① 益智仁、蓮子、芡實、淮山各 50 克，豬肚 1 個。將益智仁煎湯去渣。將蓮子、芡實、淮山泡入益智仁湯中兩小時，再裝入洗淨的豬肚內，放入燉鍋中，小火煮 3 小時左右。此湯能益腎固精。② 豬腰 1 只，杜仲 15 克，益智仁 6 克。將豬腰挑淨筋膜，切片，放入燉鍋，加杜仲、益智，生薑、蔥適量，燉熟後食用，能補肝腎、縮小便。

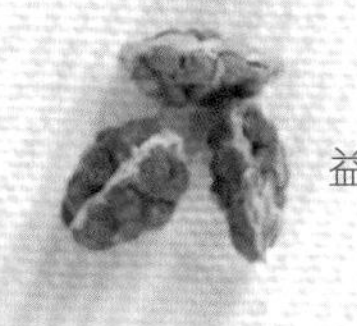
益智仁

2 煮粥

益智仁 20 克，濃煎兩次，取濃縮液 60 毫升，與白米 100 克，蓮子 30 克同入鍋中，加清水適量，煮成稠粥，粥成時調入白糖 20 克，早晚食用。此粥有溫補脾腎、散寒縮尿的作用，適用於畏寒怕冷、手足發涼，對兼有頻尿、遺尿者尤為適宜，能散寒縮尿。

3 代茶飲

益智仁 15 克，綠茶 3 克。將益智仁搗碎，與綠茶一同放入茶杯中，沸水沖泡，每日當茶飲。腎虛遺精者，可用益智綠茶來溫腎止遺。

益智綠茶
益智仁用水煎煮，服用可緩解腹脹忽瀉。

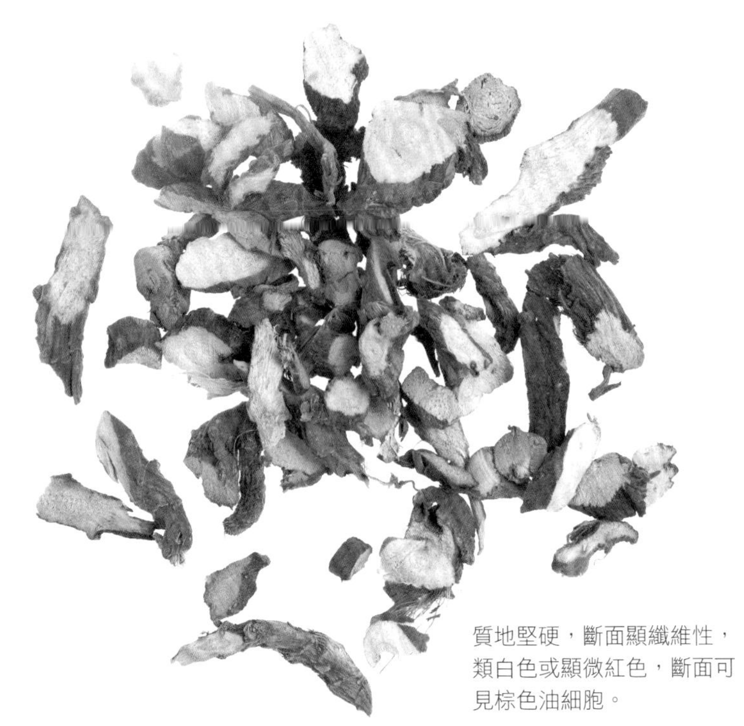
質地堅硬，斷面顯纖維性，類白色或顯微紅色，斷面可見棕色油細胞。

石菖蒲

石菖蒲屬菖蒲科，多年生常綠草本植物，全株具香氣。《本草綱目》稱其「治中惡卒死，客忤癲癇，下血崩中，安胎漏，散癰腫。」

性味歸經

性溫，味辛、苦，歸心、胃經。

用法用量

用量一般為 3 ～ 15 克，煎服。

適宜範圍

① 痰濕穢濁之邪矇蔽清竅所致之神志昏亂；② 濕濁中阻，脘悶腹脹、痞塞疼痛；③ 濕濁、熱毒蘊結腸中所致之水穀不納，痢疾後重等。

現代藥理

石菖蒲含細辛醚、石竹烯、石菖醚等成分，有鎮靜、平喘、抑菌、抗驚厥、解痙攣、促進消化液分泌的作用。

鑑別保存

石菖蒲以條粗、斷面色類白、香氣濃者為佳。宜置乾燥處，防黴。

禁　　忌

陰虛血熱者忌用。石菖蒲與飴糖不宜同食。服石菖蒲時忌食羊肉。

[治病配方]

1 失音：石菖蒲 5 克，胖大海 5 顆，薄荷適量。用沸水沖泡，悶 10 分鐘即可。

2 遺尿：石菖蒲、益智仁、川萆、烏藥各 9 克。水煎，加鹽適量，飯前服用。

3 頭暈：石菖蒲、桑葉、菊花、茯苓各 10 克，生龍齒（先煎）20 克，琥珀 3 克。水煎服，每日 1 劑。

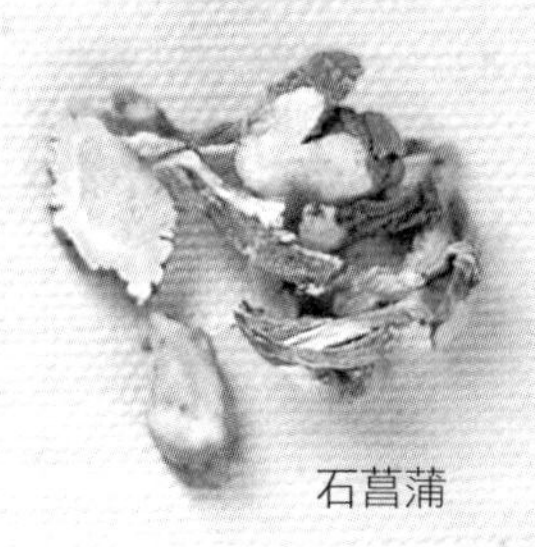
石菖蒲

[家用滋補]

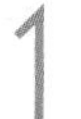 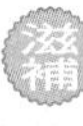

1 滋補 燉煮

石菖蒲、玉竹各 10 克，淮山藥 15 克，老鴨 1 隻，生薑、蔥、胡椒、鹽各適量。老鴨放入開水中汆燙，去血水，備用。淮山藥、石菖蒲、玉竹分別洗淨後，用紗布包好，與老鴨一同放入鍋中，再將生薑投入鍋中，加入適量的清水，大火燉煮，至鴨肉酥軟，然後放鹽、胡椒、蔥調味即可。本品能安神益智。

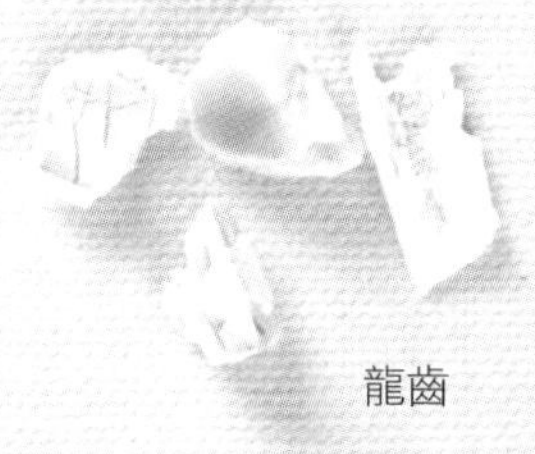
龍齒

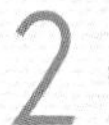 

2 滋補 代茶飲

石菖蒲 6 克，龍齒 9 克。裝入紗布袋，放入保溫杯中，用 600 毫升左右沸水沖泡，當茶飲用即可。每日 1 劑，感冒發燒者不宜飲用，有鎮悸安神的作用。

石菖蒲龍齒飲
此飲又被稱為安神鎮靜茶，煩熱不安、失眠多夢、驚悸者可常飲。

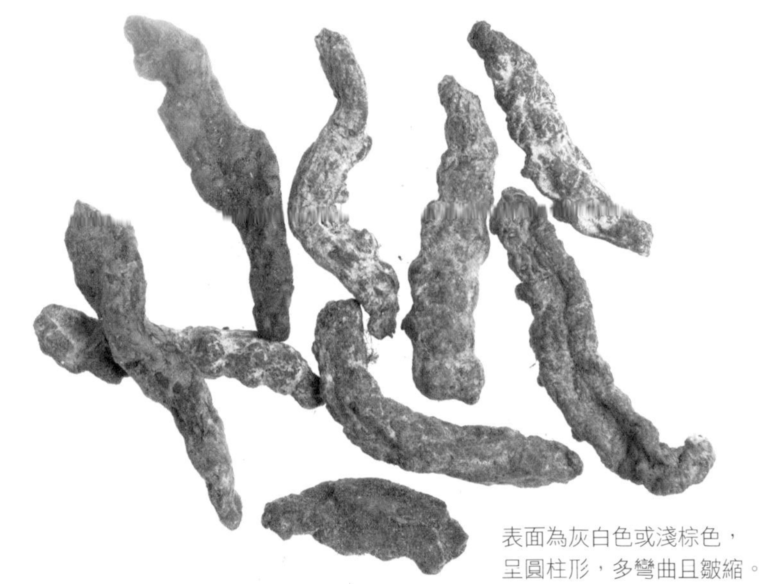

表面為灰白色或淺棕色，呈圓柱形，多彎曲且皺縮。

白殭蠶

白殭蠶，又名殭蠶、天蟲。為蠶蛾科昆蟲家蠶的幼蟲感染白殭菌而死的乾燥蟲體。

[治病配方]

健脾消斑、祛風通絡：珍珠母20克，白殭蠶、茯苓、白菊花、絲瓜絡各10克，玫瑰花3朵，紅棗10顆。以上藥材同置於鍋內，加適量清水水煎取汁，分成兩份，飯後服用，每日1劑，連續7～10天。

[家用滋補]

 面膜

白殭蠶20克，研末，用適量清水調成糊狀。每晚用白殭蠶面膜敷臉，30分鐘用清水洗淨（也可第二天早晨洗淨）。可祛除黃褐斑、老年斑和曬斑。

性味歸經

性平，味辛、鹹，歸肝、肺、胃經。

用法用量

一般用量7.5～15克，煎服，或入丸、散。

適宜範圍

驚癇抽搐、中風口眼喎斜、偏正頭痛、咽喉腫痛，目赤流淚、風疹搔癢等。

現代藥理

白殭蠶體表白粉中含草酸銨。白殭蠶中的成分有催眠、抗驚厥作用，同時對金黃色葡萄球菌、大腸桿菌以及綠膿桿菌有輕度的抑制作用。

鑑別保存

殭蠶呈圓柱形，多有彎曲皺縮，長2～5釐米，直徑0.5～0.7釐米。置於乾燥容器內，密閉，放在陰涼乾燥處，防潮。

禁　忌

不能與桑螵蛸、桔梗、茯苓等藥材同用。

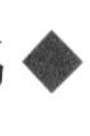

冰片為無色透明或白色半透明的片狀結晶，質地鬆脆，氣清香。

冰片

冰片，又名片腦、桔片、梅冰等，是龍腦香科植物龍腦香的樹脂和揮發油經過加工提取而獲得的結晶，是近乎於純粹的右旋龍腦，現在亦可採化學方法合成。

[治病配方]

1 慢性氣管炎：冰片 5 克研細末，加入等量凡士林調勻，塗膻中穴。用繃帶固定，並持續熱敷。12 小時換藥一次，10 天為 1 療程。

2 口瘡、口腔潰瘍：冰片 1 克，枯礬 10 克。共研細末，裝瓶密封備用。用時以棉簽蘸取少許，塗於口瘡或潰瘍面上，每日 1 次。

[家用滋補]

冰片一般很少用於家庭食療滋補。

性味歸經

味辛、苦，性微寒，歸心、肺經。

用法用量

一般用量 0.15 ～ 0.3 克，入丸、散。

適宜範圍

① 熱病高熱神昏、中風痰厥驚癇、暑濕矇蔽清竅；② 喉痺耳聾、口瘡齒腫、瘡癰痔瘡、目赤腫痛、翳膜遮睛。

現代藥理

冰片為龍腦香科植物龍腦香的加工品，其成分含右旋龍腦、律草烯、β-欖香烯、石竹烯等有抑菌、消炎、止痛等作用。

鑑別保存

冰片以片大而薄、色潔白、質鬆、氣清香純正者為佳。貯於乾燥容器內，密閉，置陰涼處。

禁　忌

氣血虛者忌服，孕婦慎服。

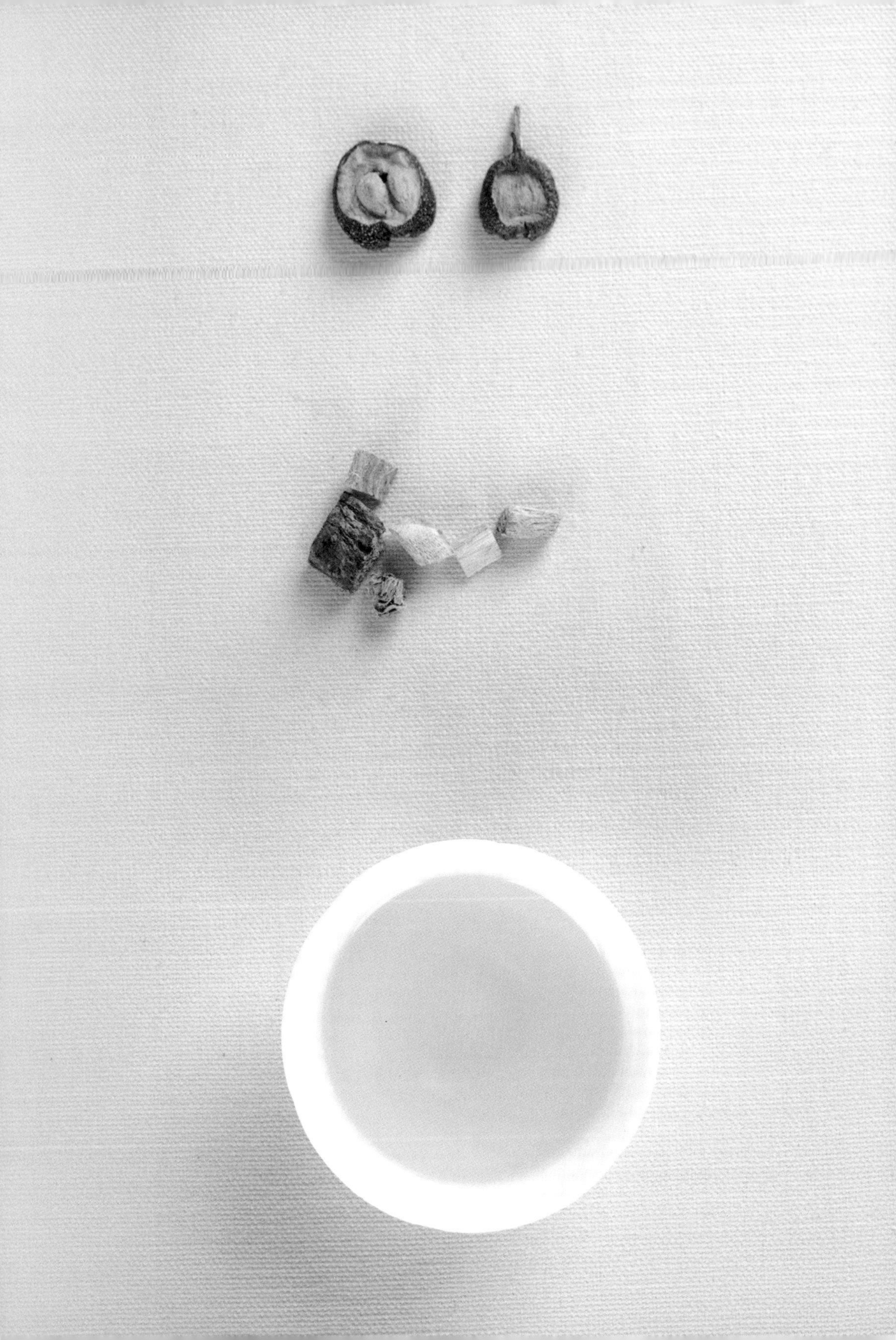

排毒養顏篇

美容養顏不僅是外表的事，如果體內有毒物質過多，就會在皮膚上表現出來，如黃褐斑、蝴蝶斑、小痘痘等。排毒養顏的中藥可以幫助我們把體內的有毒物質排出去，還給我們清潔的體內環境和美麗容顏。

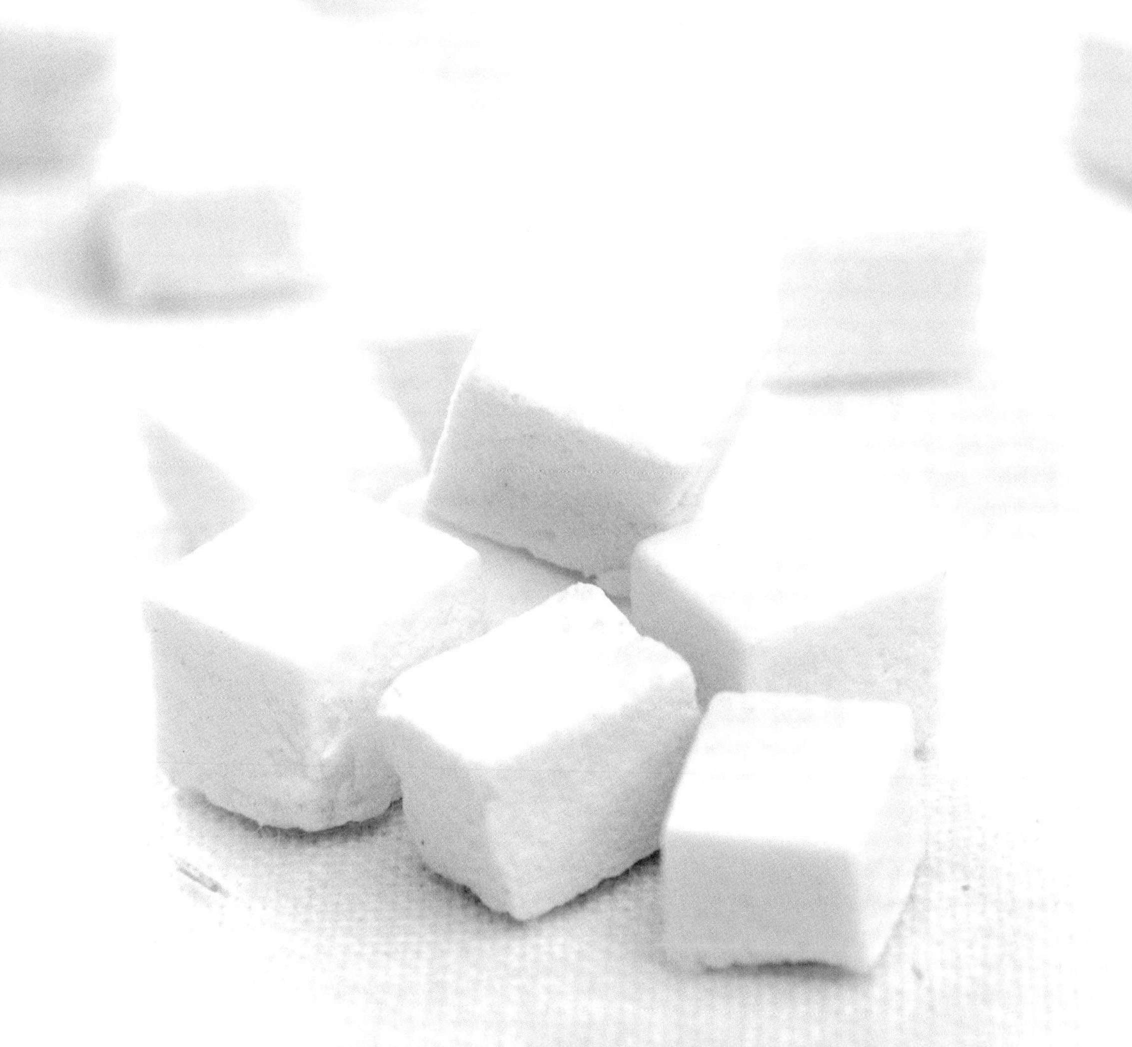

性味歸經

性寒，味苦，歸肝、胃、大腸經。

用法用量

一般用量 5 ～ 15 克，煎服。

適宜範圍

① 瀉下通便，用於腸胃積熱所致的大便乾燥、腸道乾澀、便秘、小便黃赤以及面部痤瘡、口乾口苦；② 清肝瀉火，用於煩躁易怒、面紅目赤、眩暈、脅痛等症。

現代藥理

蘆薈所含的胺基酸、有機酸等元素可增加人體免疫力，酚類、糖類等成分有瀉下、保肝、抑菌、抗炎、抗腫瘤的作用。

鑑別保存

新鮮葉肥厚多汁，葉片形似針形，邊緣有齒狀尖刺，表面藍綠色。由於新鮮蘆薈含水量較多，需採用真空包裝或低溫保存。

禁　忌

孕婦忌用；味苦，易傷胃，脾胃虛弱者慎用；新鮮蘆薈汁液會在腸道中釋放大量的大黃素，刺激大腸產生瀉下作用，腹瀉患者慎用。

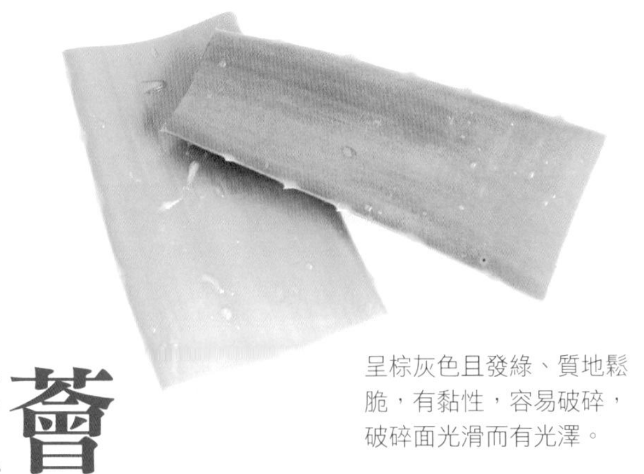

呈棕灰色且發綠、質地鬆脆，有黏性，容易破碎，破碎面光滑而有光澤。

蘆薈

蘆薈為百合科蘆薈屬，是一種古老而神奇的植物，早在遠古時已被當作草藥使用。唐代對蘆薈就有藥用記載。其葉內含多種營養成分，如蘆薈酊、蘆薈烏羅辛、蘆薈多醣等。蘆薈具有清火、排毒、通便、養顏等多種養生功效。

[治病配方]

1 痤瘡：將蘆薈天然汁液加入普通的膏狀化妝品中，濃度為 5% ～ 7%，按一般化妝品塗抹，輕者每日 1 次，重者每日早晚各 1 次。

2 牙痛：取鮮蘆薈葉一小段，洗淨後放入口腔中牙痛的部位，反覆咀嚼至糊狀後，在疼痛部位停留 20 ～ 30 分鐘，然後吞下即可，每日 2 次。

[家用滋補]

1 滋補 生吃

將鮮蘆薈切成長三四公分的小段，洗淨去皮後，嚼服。每天 15 克，分兩三次食用。

2 滋補 泡酒

將蘆薈泡在 50° 的白酒中，比例為 1 ： 1.2，存放三四週即可飲用。

3 滋補 泡茶

蘆薈 30 克，菊花 3 克，紅茶 1 包，蜂蜜適量。將蘆薈去皮取出白肉，與菊花一同放入鍋中，倒入適量水，用小火慢煮，待水沸後倒入杯中，放入紅茶包，調入蜂蜜即可。每日當茶飲。皮膚早衰者可用此茶提高細胞活力，減緩肌膚老化。

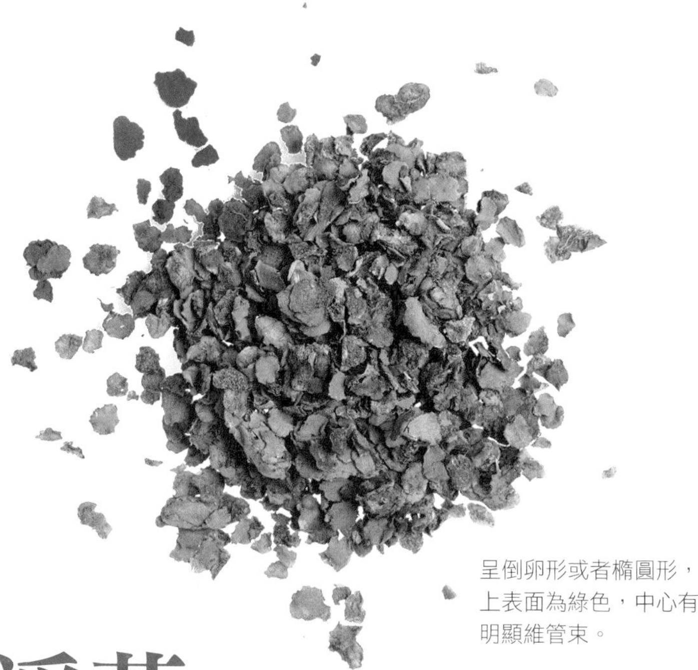

呈倒卵形或者橢圓形，上表面為綠色，中心有明顯維管束。

浮萍

浮萍為浮萍科植物紫背浮萍或者青萍的全草，為多年生漂浮植物，生長在湖泊沼澤、池塘或水田中，我國各地均有分佈。

[治病配方]

1 急性腎炎：浮萍草 100 克，黑豆 50 克。水煎服，每次適量。

2 汗斑癜風：紫背浮萍，曬乾。每次用 200 毫升水煎沐浴，並用萍擦患處。

[家用滋補]

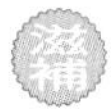
泡酒

新鮮浮萍 100 克，米酒 500 克。浮萍搗爛，置酒器中，倒入米酒，密封，經常搖晃酒器，7 日後濾渣即可。可取適量外擦患處，也可內服，每日兩三次，每次 30 ～ 50 毫升。

性味歸經

性寒，味辛，歸肺經。

用法用量

乾品一般用量為 5 ～ 10 克，鮮品稍多，煎服。

適宜範圍

時行熱病，皮膚搔癢、水腫，瘡癬、丹毒、燙傷。

現代藥理

浮萍中的醋酸鉀及氯化鉀有利尿作用；另外，浮萍中所含物質對心血管也能起作用；可解熱。

鑑別保存

陰涼通風處，防潮。

禁　忌

氣虛而自汗者不要服用；血虛膚燥、氣虛風痛者忌用。

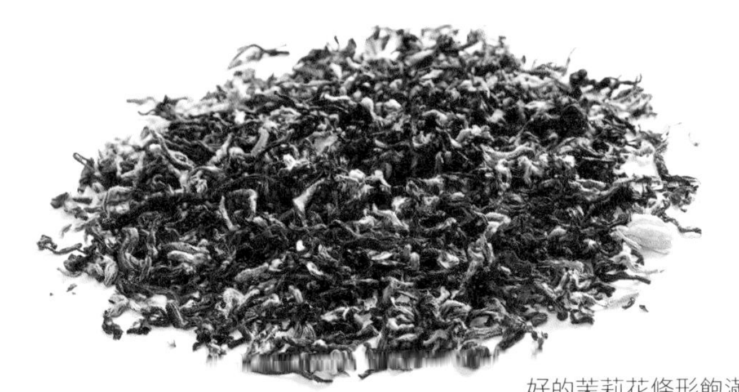

好的茉莉花條形飽滿，白毫較多，葉少，香氣濃郁。

茉莉花

茉莉花，常綠小灌木或藤本狀灌木，品種繁多，外形美麗，可用於花茶的製作。《食物本草》稱茉莉花「主溫脾胃，利胸膈。」

[治病配方]

胸脅疼痛、慢性肝炎後遺脅間痺痛、婦女痛經：茉莉花 10 克，玫瑰花 5 朵，冰糖適量。茉莉花、玫瑰花分別洗淨，放入盛有適量水的鍋內，煮沸後加入適量冰糖。經常飲用，有很好的止痛效果。

[家用滋補]

1 滋補 煮湯

茉莉花 24 朵，雞脯肉 120 克，雞蛋 2 顆。雞蛋去黃留清；雞脯肉剔去筋，洗淨，切成薄片，放入涼水內泡一下，撈起用乾布壓淨；將鹽及水澱粉、雞蛋清，調勻，與雞肉片拌；茉莉花去蒂，洗淨；水燒開，鍋離火，把雞肉片逐片下鍋，再上火略汆，撈出；清雞湯燒開，用鹽、胡椒粉、料酒調好味，用熱湯把雞肉片燙一下，撈入湯碗內，放入茉莉花，再倒入清雞湯即成。適用於五臟虛損而具有虛火之人食之，尤適於貧血，疲倦乏力者；健康者食之亦能防病強。

2 滋補 代茶飲

茉莉花、青花各 3 克，藿香 6 克，荷葉 10 克（切絲）。以沸水浸泡，時時飲服。此茶適用於夏季感冒暑濕、發熱頭脹、脘悶少食、小便短少。

性味歸經

性溫，味甘，入肝、脾、胃經。

用法用量

一般用量 3 ～ 10 克，煎服或代茶飲。

適宜範圍

目赤腫痛、迎風流淚、血虛經閉、口臭、瘡瘍腫毒，月經失調等。

現代藥理

茉莉花含乙酸苄酯、芳樟醇、乙酸芳樟酯、苯甲醇、茉莉酮等成分，有抑制皮膚色素形成及活化表皮細胞的作用。

鑑別保存

茉莉花以清爽、鮮靈、純淨、香氣濃郁者為佳。宜置陰涼、乾燥處。

禁　　忌

茉莉花辛香偏溫，火熱內盛，燥結便秘者慎食。

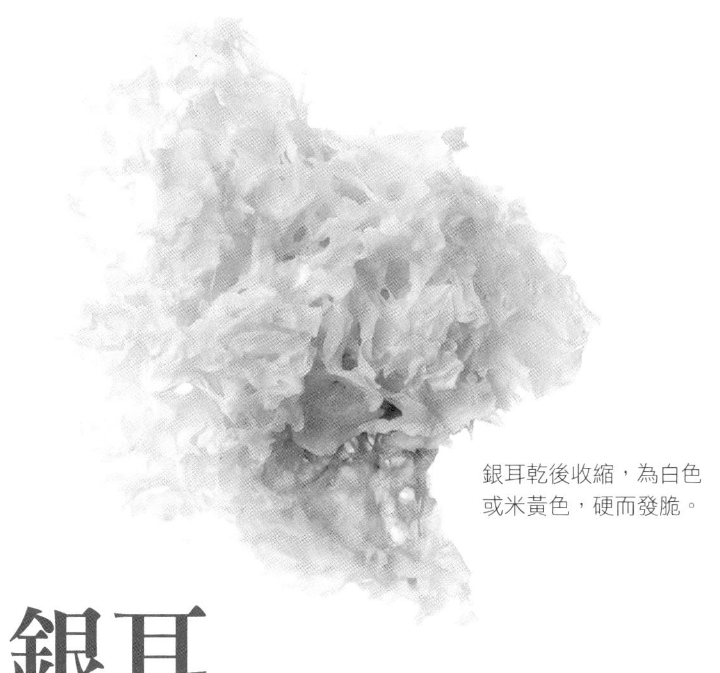
銀耳乾後收縮，為白色或米黃色，硬而發脆。

銀耳

銀耳質地柔嫩脆滑，清素高雅，常作甜食湯菜，如「冰糖銀耳」、「紅棗銀耳」等，都是久負盛名的營養滋補佳品。

[治病配方]

1 咳嗽：銀耳適量，溫水發透，加水，大火燒開，轉小火煨至熟爛汁稠，調入冰糖適量，分次服食。

2 低血壓：銀耳 30 克，乾薑 20 克，甘草 15 克，一起研末。每次服 2 克，每日服 2 次。

[家用滋補]

1 泡服

將銀耳洗淨，放入玻璃瓶內，倒入涼開水，密封浸泡。一日後即可飲用，可用於食慾不振、消化不良、中暑等症的患者。

2 燉服

將整個銀耳洗淨，放入鍋內，與豬肉、雞肉同燉，可大補身體，適用於體質虛弱的人。

性味歸經

性平，味甘，歸肺、胃、腎經。

用法用量

一般用量 5 ～ 10 克，煎服。

適宜範圍

① 補肺益氣，用於肺氣虛引起的虛勞久咳、痰中帶血，以及胸脅疼痛、病後體虛、四肢無力等症；② 養胃生津，治療胃熱津虧引起的便秘。

現代藥理

銀耳具有增強免疫、抗衰老、抗疲勞、促進蛋白質合成及改善人體造血功能，還有抗腫瘤、抗輻射、降血脂、降血糖、抗炎、抗潰瘍的作用。

鑑別保存

銀耳以身乾、色白、朵大、無根腳、體輕、有光澤者為佳。本品適宜用塑膠袋裝好再放入容器內密封保存，防壓、防潮、防黴。

禁　忌

風寒咳嗽者慎用，便秘腹瀉者不宜食用。銀耳煎煮時，不要煮爛。隔夜的銀耳湯不宜吃。

性味歸經

性涼，味甘、酸，歸心、肝、腎經。

用法用量

一般用量 30～60 克，煎服、生吃均可。

適宜範圍

① 肝腎陰虛所致的頭暈眼花、失眠、鬚髮早白等；② 糖尿病口渴、多飲、善飢欲食。

現代藥理

桑葚含有白黎蘆醇、蘆丁、原花色素等成分，具有預防心血管疾病、防癌、抗衰老、抗潰瘍、抗病毒等藥理作用。

鑑別保存

桑葚以個大、肉厚、色紫紅、糖性大者為佳。鮮品可冷藏，乾品需防潮、密閉保存。

禁　忌

桑葚內含有較多的胰蛋白酶抑制物——鞣酸，會影響人體對鐵、鈣、鋅等物質的吸收，少年兒童不宜多吃桑葚。桑葚性質偏寒，故脾胃虛寒、大便稀溏者不宜食用。桑葚含糖量高，糖尿病人應忌食。

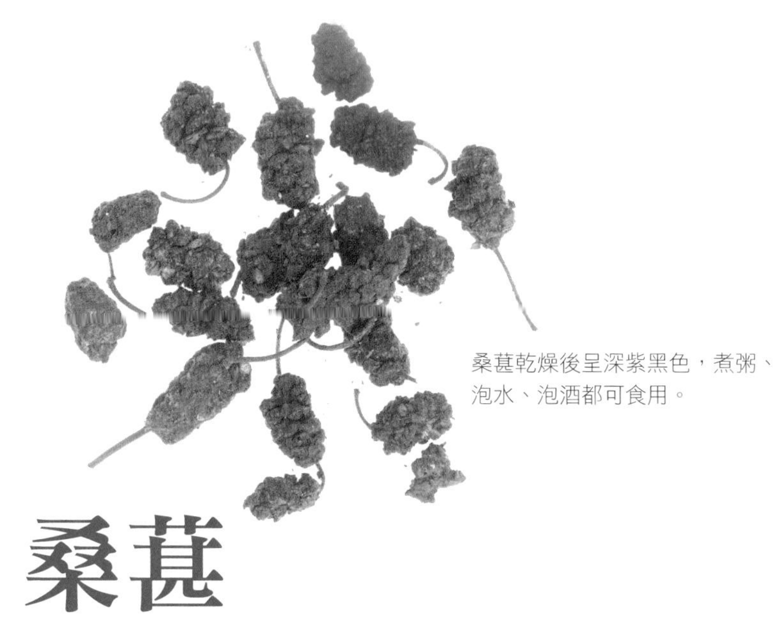

桑葚乾燥後呈深紫黑色，煮粥、泡水、泡酒都可食用。

桑葚

桑葚，為桑科植物桑的果實，味甜甘美，不僅可供藥用，亦可食用。據史書記載，魏武帝曹操帶兵出征被困，缺糧少食，曾以桑葚充飢。金末大荒，災民以桑葚充飢，活者不計其數。

[治病配方]

1 冠心病：桑葚、黑芝麻各 60 克，白米 50 克。洗淨後同放入鍋中搗爛，加適量清水和糖，煮成糊狀服用。每日 1 劑，可長期服用。

2 便秘：桑葚、肉蓯蓉各 30 克，黑芝麻 15 克，炒枳殼 9 克。水煎 1 小時，取汁服用。

[家用滋補]

1 滋補 釀酒

鮮桑葚洗淨搗汁，將藥汁與糯米共同釀成酒。每日適量佐餐食用，可補血益腎、聰耳明目。

2 滋補 取汁

鮮桑葚適量絞汁，每次 10 毫升，連服數日，有滋陰清熱、補益肝腎的作用，常用於習慣性便秘。

3 滋補 煮粥

先將桑葚浸泡片刻，洗淨後與米同入鍋內煮粥。粥熟後，加入冰糖，溶化即可，常服可以補腎明目。

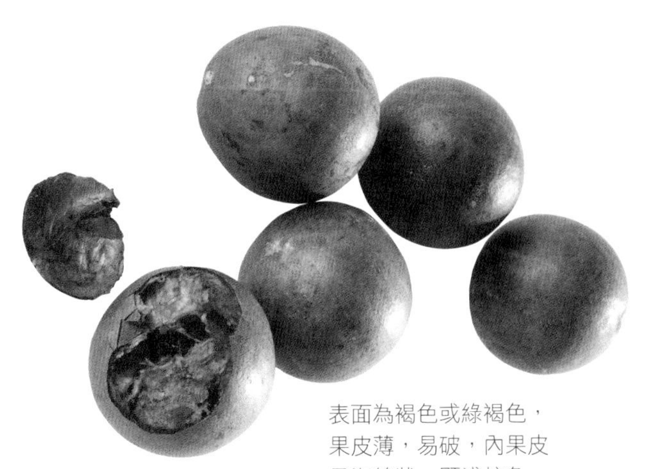
表面為褐色或綠褐色，果皮薄，易破，內果皮呈海綿狀，顯淺棕色。

羅漢果

羅漢果，被人們譽為「神仙果」，不僅營養價值高，而且功能多，可清熱潤肺、止咳利咽，也可滑腸潤便。其食用方法很多，而且簡單方便。

[治病配方]

1 急慢性支氣管炎：羅漢果1個，夏枯草15克，二者一同入鍋水煎取汁，煎煮3次，合併藥汁並加入紅糖適量拌勻，即可飲用。

2 咽喉炎、失音：羅漢果30克，薄荷10克，青果5克，甘草3克。羅漢果切薄片，薄荷切段，青果打碎與甘草一同水煎取汁飲用，每次適量。

[家用滋補]

1 滋補 煮粥

羅漢果250克，白米50克。羅漢果壓碎，加適量清水煎煮，共煎3次，用紗布濾去渣備用。白米淘洗乾淨，放入羅漢果湯汁中煮粥，粥沸後移小火繼續煮，直至米爛，加入鹽即可食用。此粥可清肺熱，止咳。

2 滋補 煮湯

羅漢果1個，豬肺250克。豬肺切成小塊並擠出泡沫，與羅漢果一起煮湯，調味即食。此湯可滋補肺陰、清利咽膈。

性味歸經

性涼，味甘，歸肺、大腸經。

用法用量

一般用量9～15克，水煎，沸水沖泡。

適宜範圍

① 肺熱陰虛導致的痰咳不爽、咽乾口噪，喉痛失音；② 腸燥便秘；③ 急慢性支氣管炎，肺結。

現代藥理

羅漢果中所含的D-甘露醇有止咳功效，同時也可降低顱內壓；羅漢果所調配的健身可雙向調節腸管運動機能。

鑑別保存

羅漢果以個大、形圓、黃褐色、無破裂、搖不響、味甜而不焦者為佳。

禁　忌

羅漢果性涼，故由風寒引起的感冒咳嗽者不宜食用；其有滑腸潤便的作用，故大便溏薄者不宜食用。

性味歸經

性平，味苦，歸肝、脾、胃經。

用法用量

鮮荷葉可用到 15～30 克，乾製後用量為 6～10 克。煎服。

適宜範圍

① 暑熱煩渴、頭痛眩暈、水腫、食少腹脹；② 瀉痢、白帶、脫肛、吐血、衄血、咯血、便血、崩漏；③ 產後惡露不淨、損傷瘀血。

現代藥理

荷葉含有荷葉鹼、蓮鹼、荷葉苷等成分，能降血壓、降血脂，減肥作用顯著。

鑑別保存

荷葉以葉大、整潔、色綠者為佳。

禁　　忌

荷葉降脂降壓作用極強，體瘦、氣血虛弱者忌用。

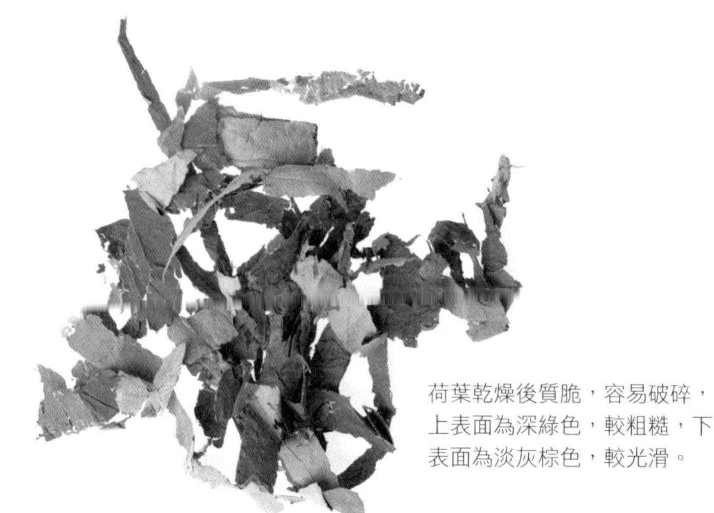

荷葉乾燥後質脆，容易破碎，上表面為深綠色，較粗糙，下表面為淡灰棕色，較光滑。

荷葉

荷葉是睡蓮科植物蓮的葉。夏季亦用鮮葉或初生嫩葉入藥。《本草綱目》言其「生發元氣，散瘀血，消水腫」。

[治病配方]

1 脂肪肝：荷葉、陳皮各 15 克，薏仁、山楂各 50 克。將夏日採集的新鮮荷葉洗淨後切成絲，晾乾。然後將陳皮、山楂、薏仁一同研為細末，與荷葉泡茶即可。

2 高脂血症（氣滯血瘀型）：荷葉、陳皮各 15 克，新鮮山楂 30 克（乾山楂 15 克），生槐花 5 克，裝入小紗布袋，放入鍋中，加 1,000 毫升清水，先大火煮開，再中火熬煮半小時。將煮好的水倒入保溫杯，每日 1 劑。

3 心悸：荷葉 8 克，山楂、決明子各 15 克。洗淨後用小紗布袋包好放到鍋裡，加適量清水，先大火煮開，再改小火繼續熬煮半小時。將茶水倒入保溫杯中，口渴的時候隨時飲用。

4 肥胖（氣滯血瘀型）：荷葉、決明子各 10 克，山楂片 15 克，菊花 5 克。沸水沖泡飲用，不僅能減肥，還具有健脾降濁的作用，適用於高血壓、高脂血症、高血糖、肥胖症的輔助治療。

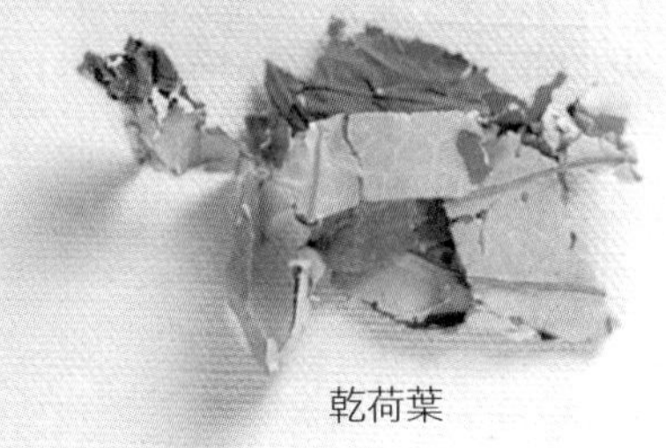
乾荷葉

白米

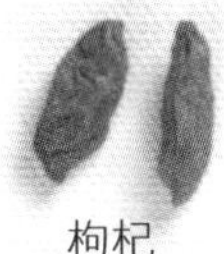
枸杞

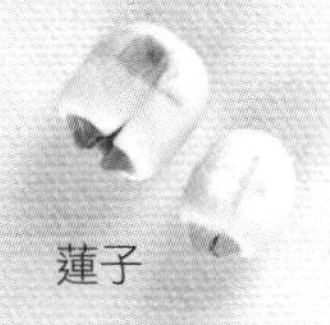
蓮子

冰糖

乾荷葉蓮子粥
蓮子不宜過早放進粥裡，以免煮得過爛影響口感。

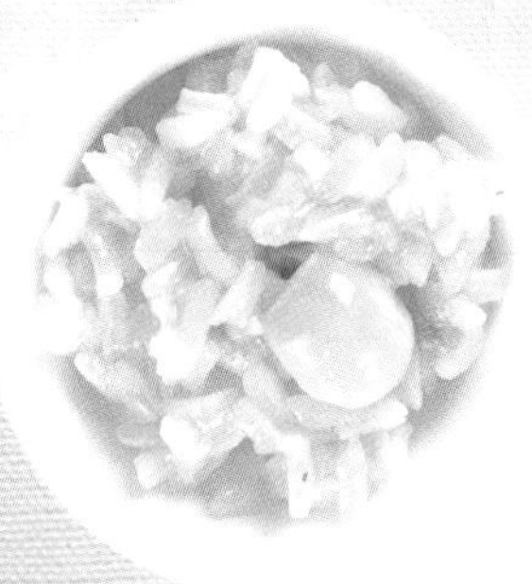

[家用滋補]

1 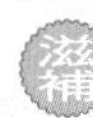 煮湯

荷葉1張，鮮冬瓜500克，鹽適量。將荷葉洗淨，撕成碎片。冬瓜洗淨，去瓤，切成片。將荷葉片、冬瓜片一起放入鍋中，加清水適量共煮成湯，煮沸後揀去荷葉，加鹽調味即可。夏天喝此湯，有清熱利尿的作用。

2 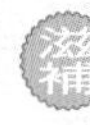 煮粥

乾荷葉1張，白米100克，蓮子50克，枸杞、冰糖各適量。將蓮子、枸杞用水泡發，鍋內倒入水，放入乾荷葉大火煮半小時左右。將荷葉撈出，放入白米，煮至半熟時放入蓮子煮一會兒，加入枸杞煮開後，放冰糖拌勻即可。夏天食用此粥，能祛暑清熱。

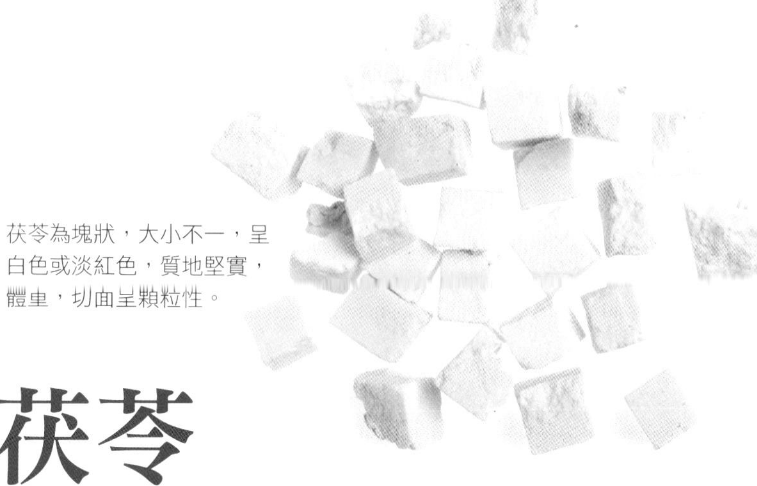

茯苓為塊狀，大小不一，呈白色或淡紅色，質地堅實，體重，切面呈顆粒性。

茯苓

茯苓，別名松苓。為多孔菌科真菌茯苓的乾燥菌核。自古被視為「中藥八珍」之一。我國古代有關服食茯苓祛病強身的方法記載頗多，認為茯苓有消除百病、潤澤強健肌體的作用，久服則能使人面若童顏，延年耐老，所以古人稱服食茯苓為神仙度世法，有「仙家食品」之稱。明代中醫藥學家李時珍在《本草綱目》中稱茯苓是由「松之神靈之氣，伏結而成」。茯苓主要產於我國雲南、安徽、湖北、河南等省，其中以雲南所產的茯苓質量最佳，稱「雲苓」，以安徽的產量最多，稱「安苓」。

性味歸經

性平，味甘、淡，歸心、肺、脾、腎經。

用法用量

一般用量 10～30 克，煎服。

適宜範圍

① 水濕停飲導致的頭眩、咳嗽、水腫等；② 脾胃虛弱引起的便溏或洩瀉、食少、倦怠等；③ 心神不安、驚悸失眠、心慌、眩暈等。

現代藥理

茯苓含有多醣、茯苓酸、樹膠、麥角固醇、膽鹼、卵磷脂、組氨酸、鉀鹽等成分，可增強人體的免疫功能，提高身體的抗病能力，有抗腫瘤、增強心肌收縮力、抑制胃潰瘍的發生、保護肝臟、利尿、降血糖、鎮靜及抑菌等作用。

鑑別保存

以體重結實、外皮色棕褐、無裂隙、斷面白而細膩、嚼之黏性強者為佳。

禁　　忌

茯苓不可與酸性食物同食，同時服用會降低茯苓的藥效。辛辣食物為濕熱之品，助濕生熱，酒為濕熱生痰之品，與茯苓之藥性相反，故服用茯苓時忌辛辣食物和酒。

[治病配方]

1 慢性胰腺炎：茯苓、山藥各 20 克。水煎當茶飲。

2 陽痿早洩：茯苓 10 克，芡實 15 克。水煎當茶飲。

3 哮喘：白茯苓 20 克，乾薑 10 克。分別用磨粉機打成粉末，然後混合在一起，裝在密封的容器裡備用，每天取出一些沖水喝。

4 咳嗽（風熱型）：茯苓 15 克，川貝母 10 克，梨 500 克，冰糖適量。茯苓洗淨，切成小方塊；川貝母去雜洗淨；梨去蒂，切成丁。茯苓、川貝母放入鍋中，加入適量清水，用中火煮熟，再加入梨、冰糖繼續煮至梨熟，出鍋即可。此湯有清熱生津、潤肺化痰、止咳平喘的食療功效。

[家用滋補]

1 滋補 煮粥

① 茯苓 20 克，黑芝麻 6 克，白米 60 克。茯苓切碎，放入鍋內煎湯，再放入黑芝麻、白米煮粥即可。能提神利濕。② 茯苓粉 12 克，蘇子 6 克，薏仁 30 克。蘇子用紗布包裹，與薏仁、茯苓粉同放入鍋中，加約 1,000 毫升清水，煮成粥即可。長期服用此粥，能補肺健脾。

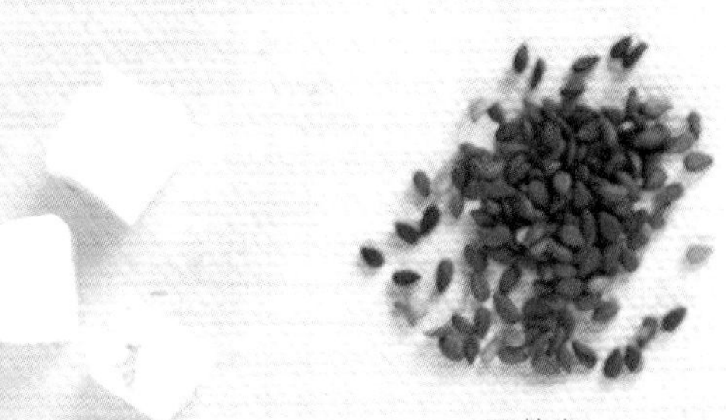

茯苓

黑芝麻

2 滋補 燉煮

① 茯苓、當歸、黃耆各 10 克，烏骨雞 1 隻，鹽適量。將烏骨雞宰殺、去毛、洗淨，在雞身開小口，掏去雞內臟雜物。把當歸、黃耆、茯苓放入雞肚中。砂鍋中放入適量清水，然後把雞放入砂鍋煮爛熟。揀去雞肚中的藥渣，加鹽調味即可。能補血養顏。② 茯苓、白朮各 10 克，羊肚 250 克，蜜棗 2 顆，生薑、料酒、鹽各適量。將以上食材放入砂鍋，加沸水，燉至熟爛，濾藥渣，加入鹽即可。經常食用此湯，能健脾胃、增進食慾。

黑芝麻茯苓粥
此粥可作早晚餐服用，對精神萎靡、肝硬化腹水功效較好。

3 滋補 做糕

茯苓 50 克，烘乾、研粉，麵粉 450 克，加入發酵粉適量，揉麵團，發酵，製糕，用大火蒸熟，早餐食用，有寧心安神的作用。

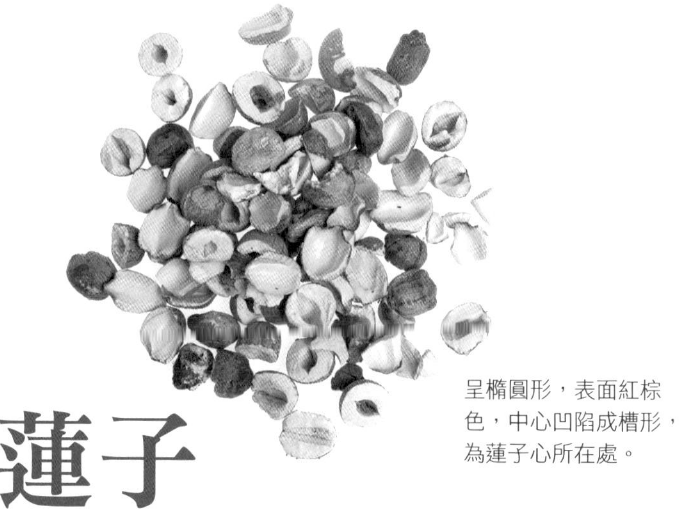

呈橢圓形，表面紅棕色，中心凹陷成槽形，為蓮子心所在處。

蓮子

蓮子，古稱石蓮子。自古是老少皆宜的滋補佳品。歷代達官貴人常食的「大補三元湯」，其一元即蓮子。蓮子是一副妙藥，可治遺精帶下、高血壓、心悸失眠，滋補。古人說，吃蓮子能返老還童、長生不老。其在養心安神、健腦益智、益腎固澀、消除疲勞等方面的藥用價值，歷代醫藥典籍多有記載。

性味歸經

性平，味甘、澀，歸脾、腎、心經。

用法用量

一般用量 6 ～ 25 克，煎服、生吃均可。

適宜範圍

① 脾虛致久瀉；② 腎虛致遺精、崩漏、帶下等；③ 心悸、心慌不能自主、虛煩失眠等。

現代藥理

蓮子含有 β- 谷固醇、生物鹼、鈣、磷、鐵等成分，有瀉火、鎮靜、強心、抗衰老等作用。

鑑別保存

蓮子以子顆粒均勻、質地緊實、無異味的為佳。

禁　　忌

蓮子有收斂作用，胃脹、大便秘結者忌用。不可與魚、蝦等富含蛋白質的食物同食。

[治病配方]

1 消化不良：蓮子 20 克，白扁豆 10 克，紅棗 10 顆。水煎當茶飲。

2 失眠（陰虛火旺型）：蓮子 30 克，桂圓肉 20 克，紅棗 10 顆，紅糖適量。水煎當茶飲，每次適量。

3 咳嗽（燥火型）：蓮子 15 克，銀耳 25 克，冰糖適量。銀耳用水泡發，去蒂洗淨。蓮子放入沸水中浸泡，放入蒸碗內，加入銀耳、冰糖和適量清水，用大火蒸 40 分鐘即可。

4 口腔潰瘍：玄參 90 克，丹皮、炒棗仁各 30 克，柏子仁、蓮子心各 9 克。用清水煎煮，取汁，再加白糖適量，分為早中晚 3 次服用，每日 1 劑。

5 水腫：黑豆 50 克，蓮子 10 克。將黑豆、蓮子洗淨，放入鍋中，加 800 毫升清水，用中火煮熟，當茶飲用。

6 腹瀉（腎虛型）：蓮子 20 克，芡實 10 克，茯苓 5 克。水煎當茶飲。

[家用滋補]

1 滋補 煮羹

蓮子 15 克，小南瓜 1 個，老薑、冰糖各適量。蓮子洗淨泡軟，小南瓜洗淨去皮、去瓤，切成大塊。將所有材料放入鍋中，加清水用小火煮約兩小時，加入冰糖，再用大火煮 10 分鐘即可。此羹能益氣生津。

2 滋補 燒菜

蓮子 25 克，豆腐 400 克，香菇 100 克，鹽適量。豆腐洗淨，切塊，抹鹽，晾乾。蓮子洗淨，香菇浸水去蒂。油燒熱，將豆腐油炸後撈起，香菇、蓮子放入鍋內，加入適量清水煮沸，放入豆腐，小火慢煮 1 小時即可。此菜能溫補腎陽。

3 滋補 燉煮

蓮子 20 克，荔枝、山藥各 50 克。荔枝去皮、去核；山藥洗淨，去皮，切成小塊。將荔枝、山藥、蓮子放入鍋中，加適量清水煮熟即可。早晚服食，對疳積有一定的治療作用。

4 滋補 煮粥

蓮子肉 30 克煮爛，加糯米 100 克煮粥食用，能益腎補脾，聰耳明目，且治遺精。

5 滋補 蒸服

蓮子、紅棗加適量冰糖煮熟。木瓜剖開去子，放紅棗、蓮子、蜂蜜，上籠蒸透食，能潤膚豐胸。

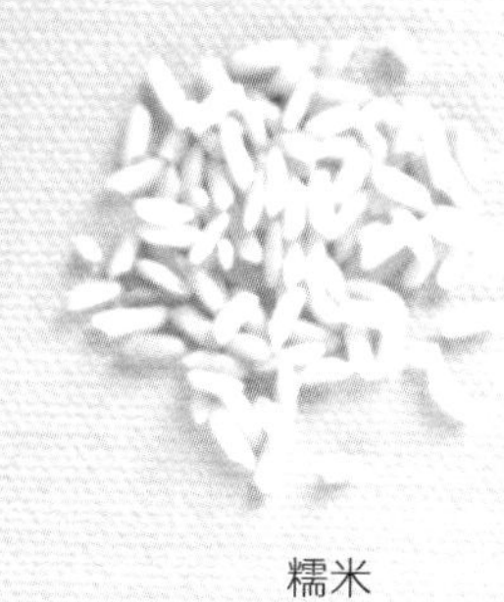

糯米

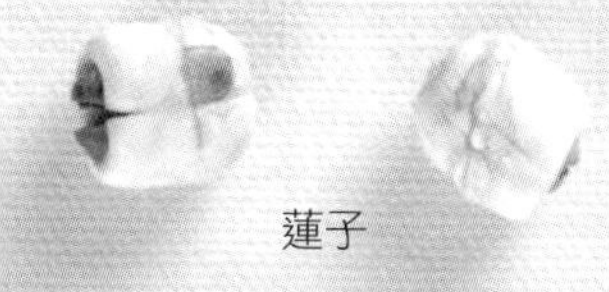

蓮子

糯米蓮子粥

煮粥前，蓮子應用溫水浸泡，去心；糯米用清水浸泡一兩個小時。

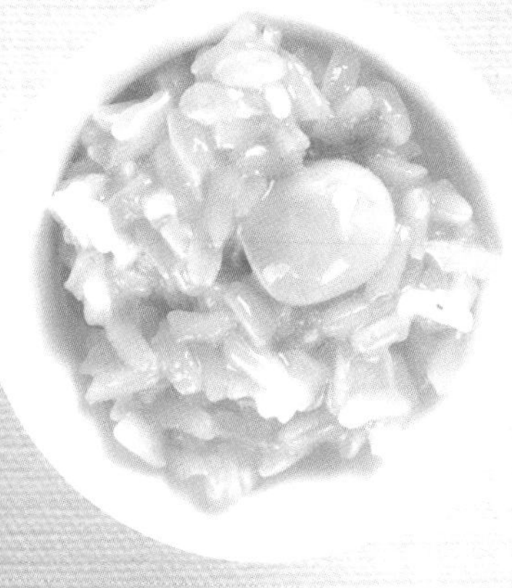

性味歸經

性微溫，味甘、淡，歸脾、胃、肺經。

用法用量

一般用量 9 ～ 30 克，煎服。

適宜範圍

脾虛濕滯導致的泄瀉、濕痺、筋脈拘攣、屈伸不利、水腫、腳氣、肺痿、肺癰、腸癰、淋濁、白帶。

現代藥理

薏仁含有三萜類化合物、多醣、固醇成分，有增強免疫、降血糖、抗炎等作用。

鑑別保存

本品以粒大充實、色白、無破碎者為佳。薏仁夏季極易生蟲，貯存時應注意檢查，經常翻曬。

禁　　忌

孕婦忌用。滑精及小便多者、大便乾結者慎用。

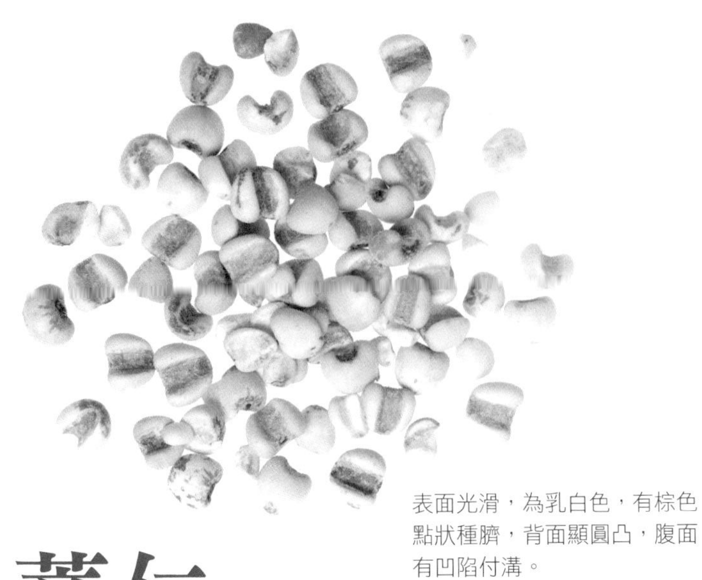

表面光滑，為乳白色，有棕色點狀種臍，背面顯圓凸，腹面有凹陷付溝。

薏仁

薏仁又稱薏米，為禾本科多年生草本植物的成熟種仁。不僅是治病良藥，亦是食療佳品。薏仁營養非常豐富，每 100 克內蛋白質、脂肪、碳水化合物的含量均居穀類首位。可用於治水腫喘急，防治高血壓、高血糖，嫩膚。

[治病配方]

1 黃褐斑：薏仁 100 克，紅棗 12 顆。薏仁用清水洗淨，放入鍋中，倒入 4 碗水，稍煮，最後放入去核的紅棗，用小火煮 45 分鐘即可，適量食用。

2 咳嗽（痰濕型）：薏仁 60 克，白果 8 ～ 12 個，白糖適量。將薏仁洗淨，白果去殼洗淨，待用。將薏仁和白果同煮湯，用白糖調味即可。此湯有健脾除濕、清熱排膿的作用。

3 慢性痢疾：薏仁 30 克，白米 50 克，生薑 10 克，紅棗 10 顆。放入鍋內，加清水煮熟即可。

4 青春痘：薏仁 60 克，鮮枸杞葉、蜂蜜各 10 克，枸杞 30 克。將枸杞洗淨，枸杞葉洗淨，切成碎片。先將枸杞葉放入鍋中，加清水適量，煮沸 15 分鐘，撈出葉渣。再加入薏仁，八成熟時，加入枸杞、蜂蜜，稍煮至熟即可，適量食用。

冰糖

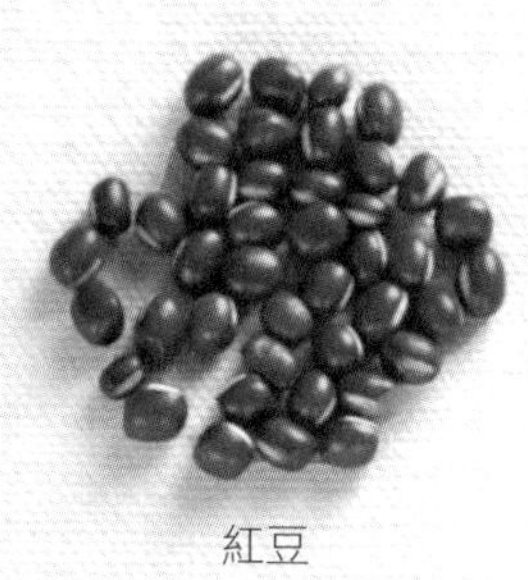
紅豆

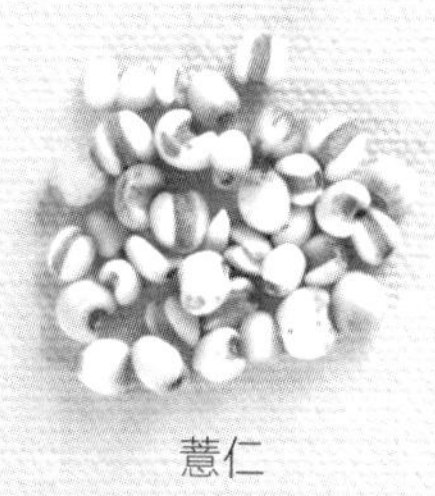
薏仁

山藥

薏仁紅豆湯
可將薏仁和紅豆用清水浸泡半日，煮湯時易爛熟。

[家用滋補]

1 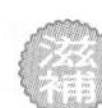 煮粥

薏仁、糯米各25克，乾木耳10克，豬肝50克。木耳泡發，豬肝切碎末，加適量清水煮粥食用，有利於治療缺鐵性貧血，能補血養顏。

2  煮湯

薏仁、紅豆各50克，山藥15克，梨200克，冰糖適量。所有材料洗淨，梨去皮，加清水適量，大火煮沸後小火煮片刻，加冰糖即可，能化痰除濕。

3  燉煮

薏仁50克，雞1隻，天門冬7克，冬菇3朵，白菜、鹽各適量。薏仁與天門冬浸泡一夜，洗淨。冬菇洗淨去蒂，白菜洗淨。雞去毛洗淨，從雞背剖開，取出內臟，放入沸水中汆一下，取出沖淨。雞放入燉鍋中，加適量清水，燉1小時，放入冬菇、薏仁及天門冬，再燉約1小時，放入白菜，加鹽調味，再稍燉即可。此湯能除痰止咳。

4  煮湯

薏仁30克，豬蹄2個，料酒、生薑、鹽、醬油、蔥、胡椒粉各適量。薏仁碾碎；豬蹄洗淨剁塊與薏仁一同放入砂鍋；加料酒、生薑及清水，用大火煮沸，除去湯面浮沫，再用小火煨兩小時。待豬蹄爛熟後，加入鹽、醬油、蔥、胡椒粉即可。長期服用此湯，能健脾利濕。

性味歸經

性微溫，味苦，入脾、肝、腎經。

用法用量

煎湯，1～3克；外用，搗絨作炷或製成艾條熏灸，搗敷、煎水熏洗或炒熱溫熨。

適宜範圍

① 艾葉為婦科要藥，尤其適用於婦科崩漏；② 艾葉也是安胎要藥，可治療孕婦胎漏下血、胎動不安等症。

現代藥理

艾葉所含的揮發油類成分具有止血、抗凝、抑菌、鎮咳平喘之效，艾葉油還具有抗過敏休克、利膽的作用。

鑑別保存

艾葉以葉厚、色青、背面灰白色、絨毛多、質地柔軟、香氣濃郁者為佳。因含有揮發油成分，因此不宜在日光下直接暴曬。保存時，不宜重壓，以防止破碎。

禁　　忌

陰虛血熱者慎用；艾葉中的揮發油可引起皮膚黏膜灼熱潮紅；口服對胃腸可產生刺激。

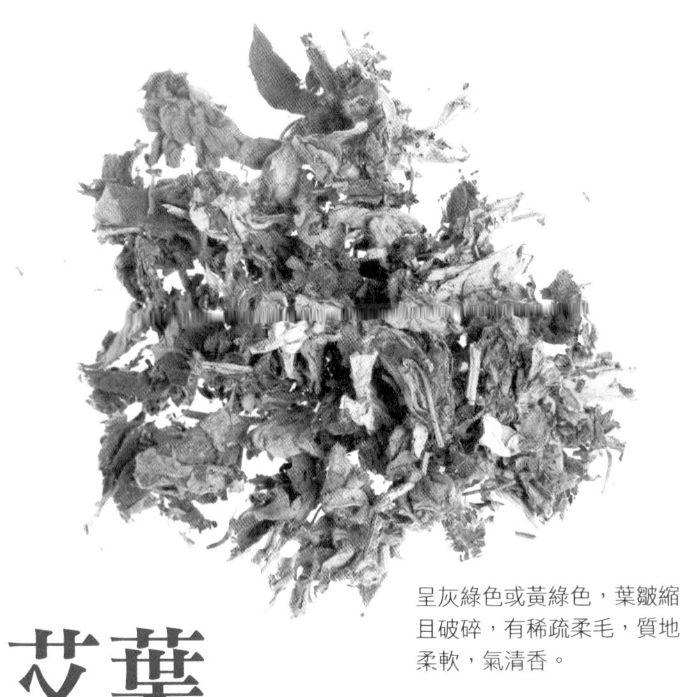

呈灰綠色或黃綠色，葉皺縮且破碎，有稀疏柔毛，質地柔軟，氣清香。

艾葉

相傳古時農曆五月初五的這天，魔鬼橫生，傷害百姓。鍾馗善擒妖魔，為民除害，以菖蒲的葉子為劍，以艾葉編織為虎，斬妖除魔，天下才得到太平。人們為了紀念他，於是在五月初五時遍插艾葉。

[治病配方]

1　瘧疾：艾葉30克，切碎，用小火煎兩小時左右，去渣取汁，加少許糖，於發作前兩小時服食，連服兩日。

2　崩漏：艾葉適量，放鍋內煎煮30分鐘，趁熱倒入盆中，病人用蒸汽熏洗，出汗後擦乾，臥床並避風。

[家用滋補]

1　滋補　泡茶

將艾葉與生薑、紅糖一起，用開水沖泡15～20分鐘後飲用，尤其適合體寒的痛經患者。

2　滋補　煮湯

艾葉15克，老母雞1隻。將老母雞洗淨，切塊，同艾葉一起煮湯，分兩三次食用。

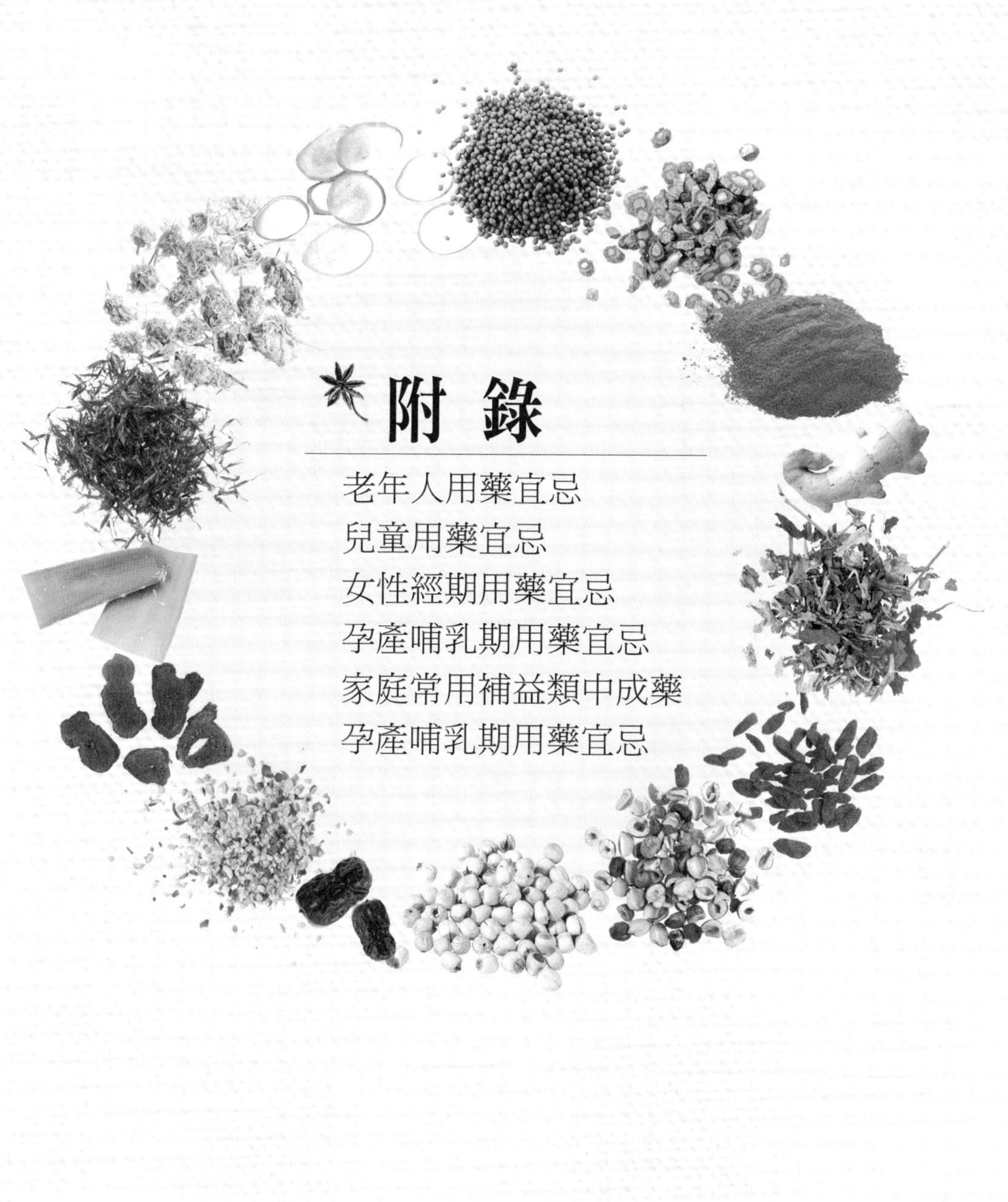

附錄

老年人用藥宜忌

兒童用藥宜忌

女性經期用藥宜忌

孕產哺乳期用藥宜忌

家庭常用補益類中成藥

孕產哺乳期用藥宜忌

老年人用藥宜忌

這裡所說的老年人，是指60歲以上的人群。進入老年，從外觀到內在生理代謝、器官功能都有相應變化。外觀形態的變化一目了然，如鬚髮漸白、稀疏等。生理代謝、器官功能的變化主要體現在：胃酸分泌不足，各種消化酶活性下降，影響對食物的水解及消化；心肌細胞功能減退，心率減慢，心輸出量減少，血管硬化；腎功能也隨年齡而日益減退，使用同量藥物後血藥濃度較青壯年高，藥物代謝時間也見延長等等。

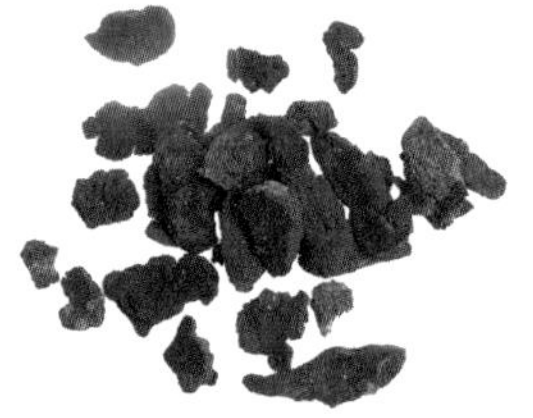

1 **生地：**生地養陰生津、涼血，符合老年人陰易傷的特點。

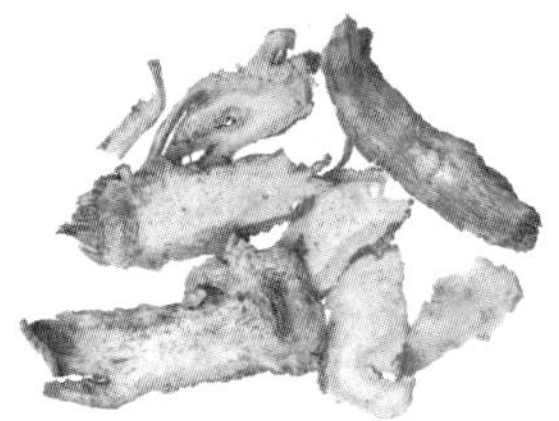

2 **當歸：**為血中聖藥，補血又活血。

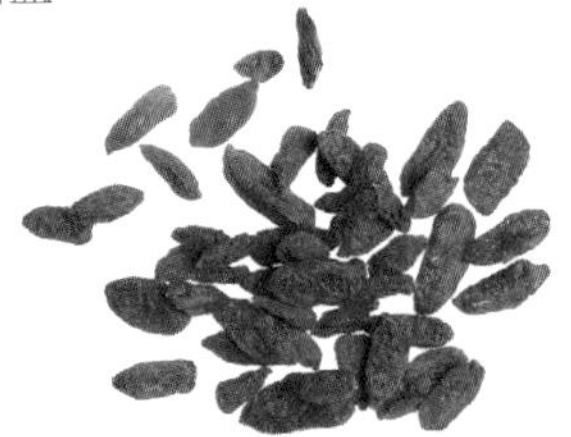

3 **枸杞：**枸杞補腎益精，養肝明目，補血安神，生津止渴，潤肺止咳，非常符合老年人的生理變化，建議常服。

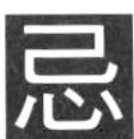

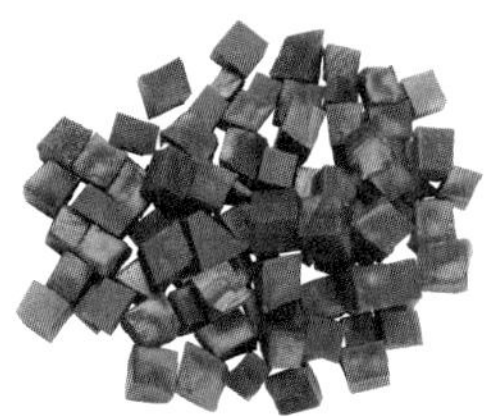

1 **阿膠：**老年人脾胃虛弱，阿膠滋膩不易消化，易引起消化系統問題，甚至可導致瘀血。

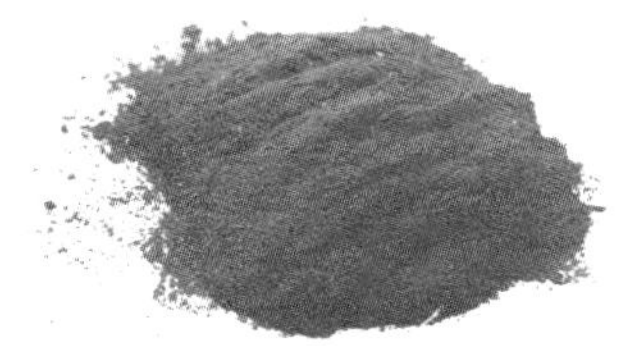

2 **硃砂：**為硫化物類礦物，有毒，為重鎮安神藥，肝功能不全的老年人不宜服用。

3 **冰片：**冰片芳香開竅，藥性走竄，易傷津耗氣，且刺激消化道黏膜。

兒童用藥宜忌

這裡所說的兒童，是指14歲以下的人群。兒童的器官結構和功能處在不斷成長、成熟、完善的過程中，且與藥物代謝密切相關的肝臟和腎臟功能均未成熟，如用藥不當就很容易發生蓄積中毒。

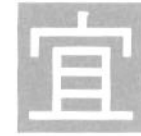

1 茯苓：茯苓健脾，含有大量人體極易吸收的多醣物質，能增強人體免疫功能。兒童服用可以振食欲、健脾。

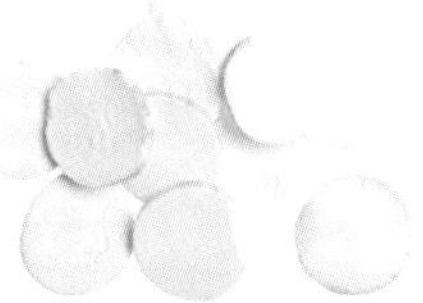

2 山藥：山藥有健脾、補肺、固腎、益精等多種功效，含有大量的蛋白質、各種維他命和有益的微量元素、糖類，能增強人體免疫力。兒童服用有益生長、發育。

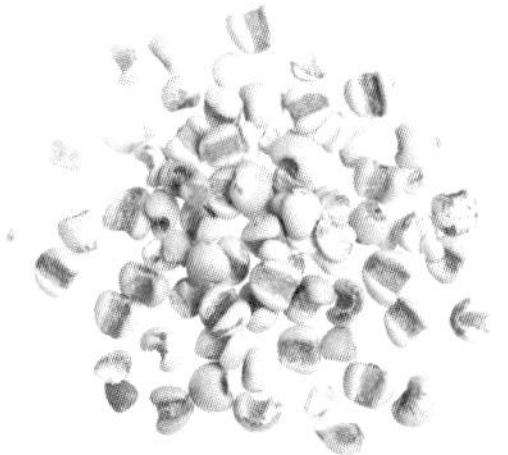

3 薏仁：薏仁有利水消腫、健脾去濕、舒筋除痺、清熱排膿等功效，兒童常食能提高消化系統功能。

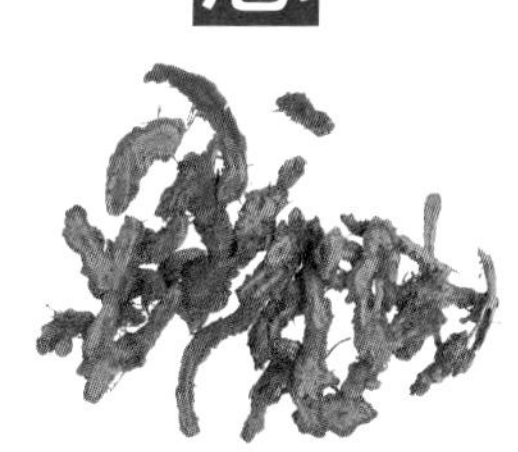

1 黃連：此品大苦大寒，服用量過大或時間過久易傷脾胃，嬰幼兒臟器嬌嫩，此類藥性過猛藥物需慎用。

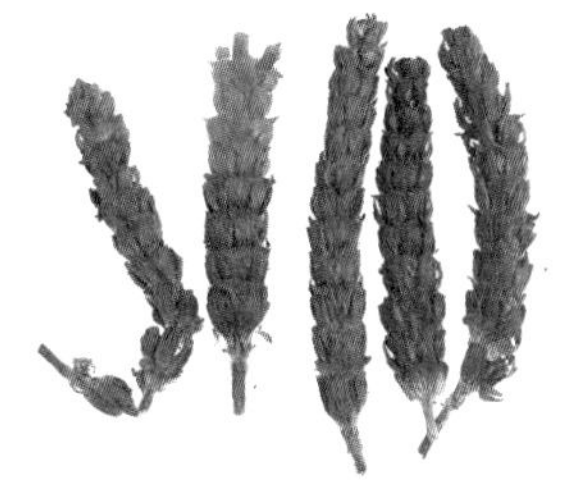

2 夏枯草：含有鞣質、生物鹼、揮發油、苷類等成分，會加重嬰幼兒的肝臟負擔，損害肝功能。

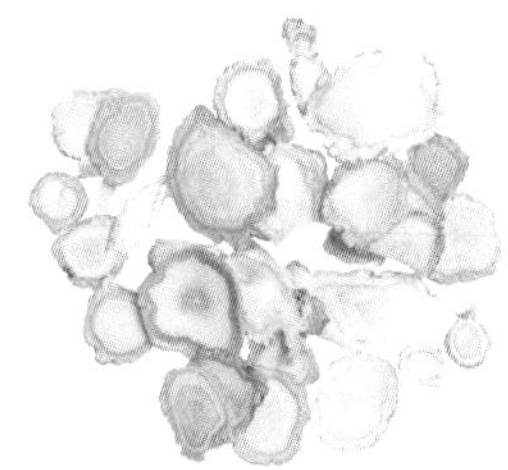

3 人參：雖說滋補藥可大補，但兒童更適宜飲食調理，不可濫用滋補藥，否則會導致身體陰陽失衡，傷及小兒臟腑氣機。

女性經期用藥宜忌

在一般的生理活動上，男女基本相同。但女性臟器有子宮，生理上有月經、胎孕、生產和哺乳等，這些構成了女性的生理特點。女性的經、孕、產、乳無不以血為本，以氣為用，所以人們常說「女子以氣血為先天」。根據女性生理特點，本部分內容從經期和孕產哺乳期兩個方面來談用藥宜忌。

宜

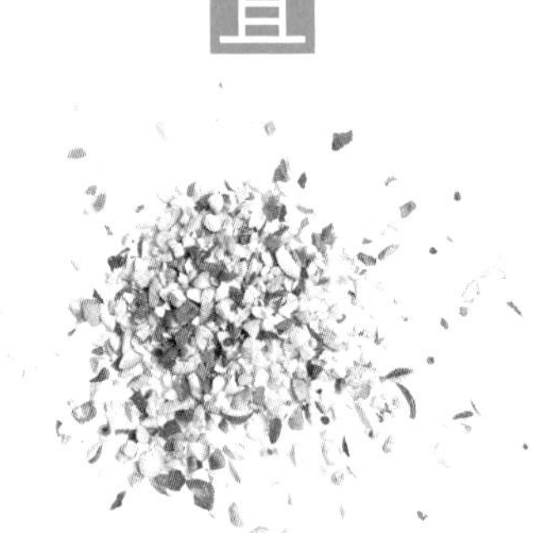

1 **芡實：**芡實有固腎澀精、補脾止泄、利水滲濕的作用，經期服用有利於月經順利排出。

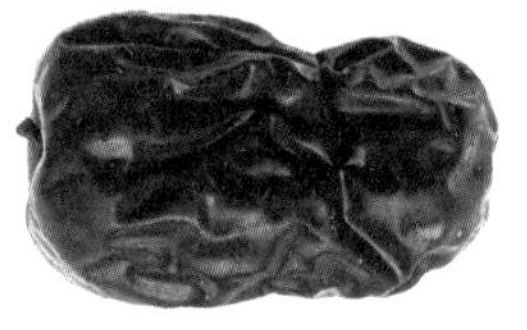

2 **紅棗：**紅棗有補中益氣、養血安神的功效。女性經期服用十分適宜，不僅能補血，還能改善經期的煩躁情緒。

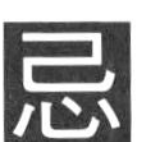

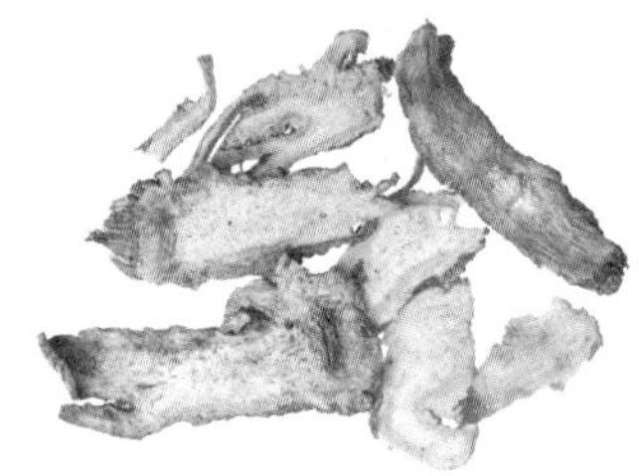

1 **當歸：**當歸有活血作用，會擴張血管，經期使用會造成月經量過多，或經期延長。

2 **冰片：**冰片辛散、芳香走竄，會影響經期出血、凝血機制，妨礙子宮內膜修復。

孕產哺乳期用藥宜忌

原則上，孕產哺乳期不主張服藥，但在此期間，女性也常常會有妊娠反應或患一些疾病或原有疾病，此時用藥須十分謹慎，以免給胎兒或嬰兒造成不良影響。

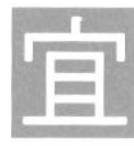

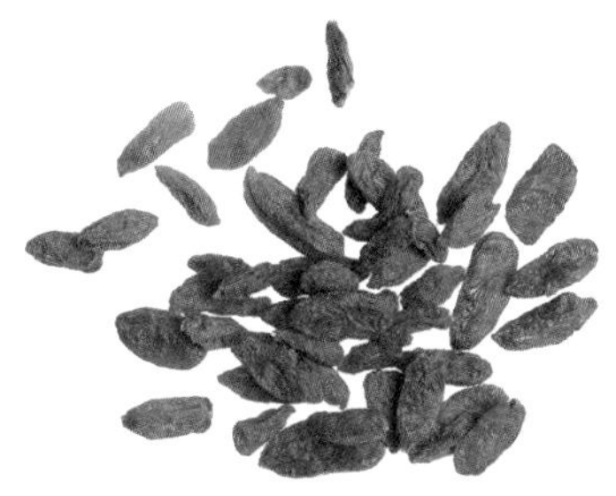

1 **枸杞：**枸杞滋陰，含有豐富的枸杞多醣和其他營養物質，對孕期貧血療效很好。

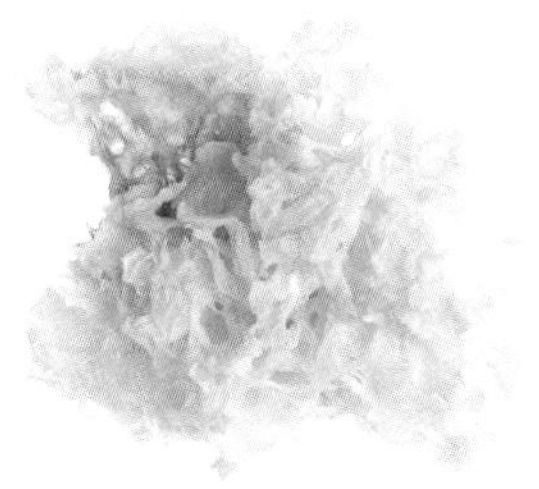

2 **銀耳：**銀耳性平，味甘，有很高的營養價值，對孕婦身體有很好的滋補作用。

忌

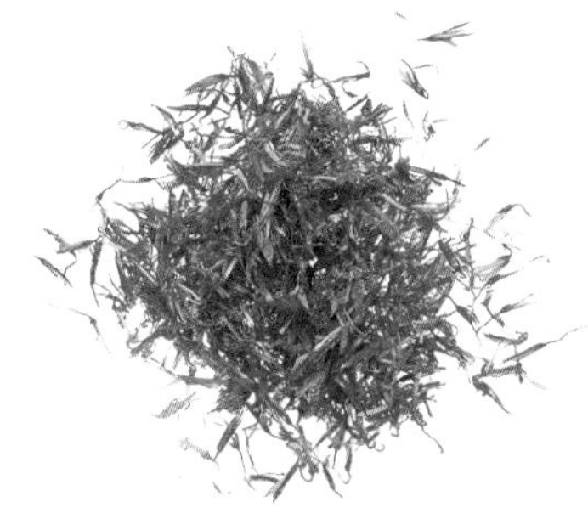

1 **紅花：**紅花有很強的活血化瘀作用，孕早期服用有引起流產的危險。

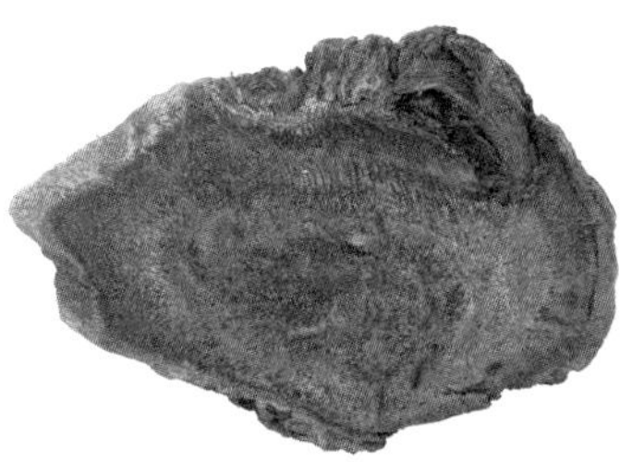

2 **大黃：**大黃通過刺激腸道，會反射性地引起子宮強烈收縮，可導致流產、早產。

家庭常用補益類中成藥

1 **六味地黄丸：**適用於腎陰虧損、頭暈耳鳴、腰膝酸軟、骨蒸潮熱、盜汗遺精等症。

2 **十全大補丸：**適用於氣血兩虛、面色蒼白、氣短心悸、頭暈自汗、體倦乏力等症。

3 **四君子丸：**適用於氣血雙虧、腰背酸痛、神經衰弱、貧血頭暈、疲勞過度、失眠等症。

4 **補中益氣丸：**適用於脾胃虛弱、體倦乏力、食少腹脹、久瀉脫肛、子宮脫垂等症。

5 **阿膠補血膏：**適用於久病體弱、氣短乏力、月經不調、產後虛弱、婦女崩漏血虛等症。

6 **通脈養心丸：**適用於胸痺心痛、心悸怔忡、心絞痛、心率不整等症。

7 **鹿茸大補丸：**適用於腰膝酸軟、遺精、早洩、陰冷等症。

8 **龜鹿二仙丸：**適用於骨質疏鬆、陽痿、遺精、小便不利等症。

家庭常用治療類中成藥

1 **雙黃連口服液：**具有辛涼解表、清熱解毒、利濕退黃等功效。適用於流行性感冒、上呼吸道感染、痲疹、急性扁桃體炎、腮腺炎、日本腦炎等病的初期階段。

2 **藿香正氣軟膠囊：**具有解表化濕、理氣和中、降逆止嘔等功效。適用於暑濕季節的胃腸型感冒，症見頭痛身重胸悶，或惡寒發熱，脘腹脹痛，嘔吐泄瀉等。

3 **速效救心丸：**具有行氣活血、祛瘀止痛等功效。適用於氣滯血瘀型冠心病、心絞痛。

4 **麻仁丸：**適用於腸燥便秘。

5 **風油精（外用）：**多用於輕度水火燙傷，瘡瘍腫痛，創面潰爛，鼻塞頭痛，暈車暈船，跌打扭傷，肌肉酸痛，蚊蟲叮咬。

6 **婦科千金片：**適用於帶下病、濕熱下注、氣血不足等病症。可治療急慢性盆腔、子宮內膜炎、子宮頸炎等病。

7 **小兒金丹片：**適用於感冒風熱，痰火內盛，發熱頭痛，咳嗽氣喘，咽喉腫痛，嘔吐，高熱驚風等。

8 **傷濕止痛膏：**適用於風濕性關節炎、肌肉疼痛、關節腫痛。

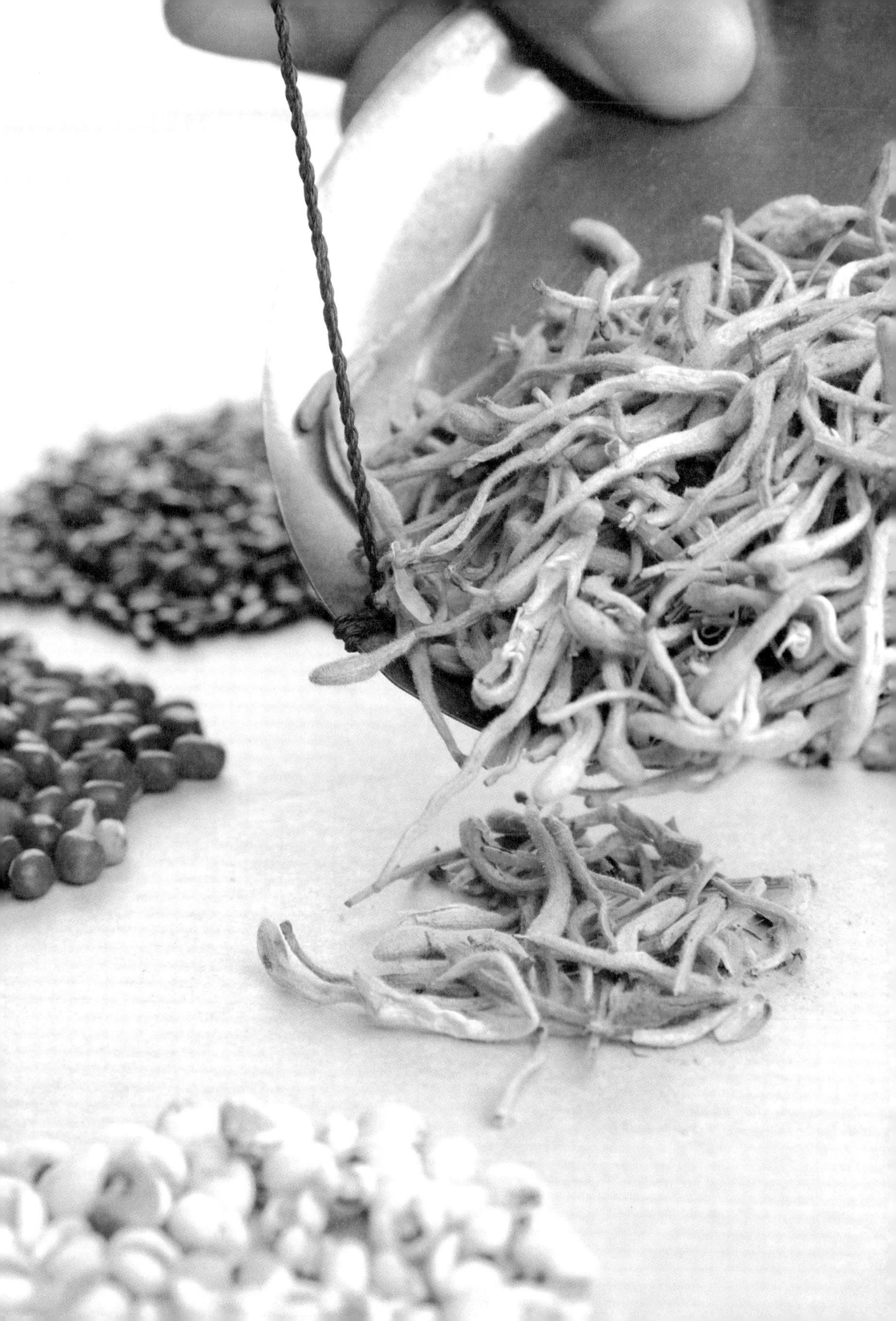

一帖見效 吳中朝教你滋補養身150帖

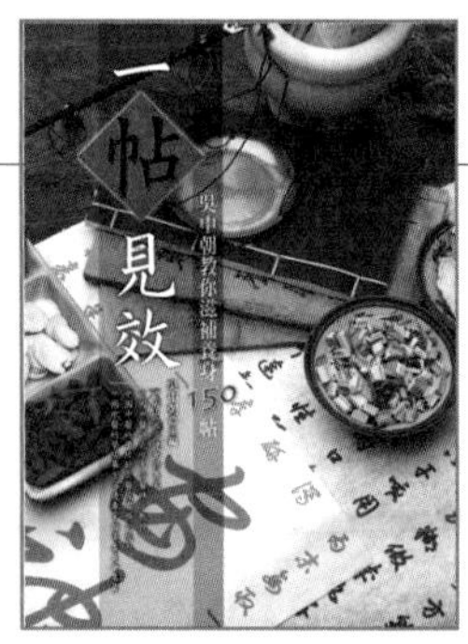

作　　者：吳中朝 醫師 主編
發 行 人：林敬彬
主　　編：楊安瑜
編　　輯：黃谷光、何亞樵
內頁編排：王一如（艾草創意設計有限公司）
封面設計：張慧敏（艾草創意設計有限公司）
編輯協力：陳于雯

出　　版：大都會文化事業有限公司
發　　行：大都會文化事業有限公司
11051台北市信義區基隆路一段432號4樓之9
讀者服務專線：（02）27235216
讀者服務傳真：（02）27235220
電子郵件信箱：metro@ms21.hinet.net
網　　址：www.metrobook.com.tw

郵政劃撥：14050529 大都會文化事業有限公司
出版日期：2019年01月二版一刷
定　　價：480元
I S B N：978-986-967111-4-2
書　　號：Health+131

4F-9, Double Hero Bldg., 432, Keelung Rd., Sec. 1, Taipei 11051, Taiwan
Tel: +886-2-2723-5216　Fax: +886-2-2723-5220
Web-site: www.metrobook.com.tw　E-mail: metro@ms21.hinet.net

國家圖書館出版品預行編目(CIP)資料

一帖見效 吳中朝教你滋補養身150帖／吳中朝 醫師 主編
-- 二版. -- 臺北市，大都會文化出版・發行, 2019.01
288面；23x17公分. -- (Health+131)

ISBN 978-986-967111-4-2 (平裝)

1.中藥方劑學 2.服藥禁忌

414.6　　107022934

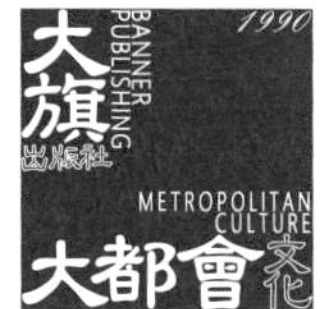

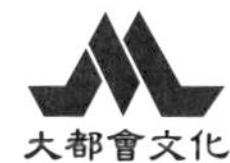

大都會文化　讀者服務卡

書名：一帖見效——吳中朝教你滋補養身150帖

謝謝您選擇了這本書！期待您的支持與建議，讓我們能有更多聯繫與互動的機會。
日後您將可不定期收到本公司的新書資訊及特惠活動訊息。

A. 您在何時購得本書：________年________月________日

B. 您在何處購得本書：____________書店（便利超商、量販店），位於　　　（市、縣）

C. 您從哪裡得知本書的消息：1. □書店2. □報章雜誌3. □電台活動4. □網路資訊
5. □書籤宣傳品等6. □親友介紹7. □書評8. □其他________________

D. 您購買本書的動機：（可複選）1. □對主題和內容感興趣2. □工作需要3. □生活需要
4. □自我進修5. □內容為流行熱門話題6. □其他________________

E. 您最喜歡本書的：（可複選）1. □內容題材2. □字體大小3. □翻譯文筆4. □封面
5. □編排方式6. □其他____________

F. 您認為本書的封面：1. □非常出色2. □普通3. □毫不起眼4. □其他__________

G. 您認為本書的編排：1. □非常出色2. □普通3. □毫不起眼4. □其他__________

H. 您通常以哪些方式購書：（可複選）1. □逛書店2. □書展3. □劃撥郵購4. □團體訂購
5. □網路購書6. □其他____________

I. 您希望我們出版哪類書籍：（可複選）1. □旅遊2. □流行文化3. □生活休閒
4. □美容保養5. □散文小品6. □科學新知7. □藝術音樂8. □致富理財9. □工商管理
10. □科幻推理11. □史地類12. □勵志傳記13. □電影小說14. □語言學習（______語）
15. □幽默諧趣16. □其他____________

J. 您對本書（系）的建議：________________________________

____

K. 您對本出版社的建議：________________________________

____

讀者小檔案

姓名：________________　性別：□男□女　生日：____年____月____日

年齡：□20歲以下□20～30歲□31～40歲□41～50歲□50歲以上

職業：1. □學生2. □軍公教3. □大眾傳播4. □服務業5. □金融業6. □製造業
7. □資訊業8. □自由業9. □家管10. □退休11. □其他____________

學歷：□國小或以下□國中□高中／高職□大學／大專□研究所以上

通訊地址：________________________________

電話：（H）____________（O）____________傳真：____________

行動電話：____________　E-Mail：________________

◎如果您願意收到本公司最新圖書資訊或電子報，請留下您的E-Mail信箱。

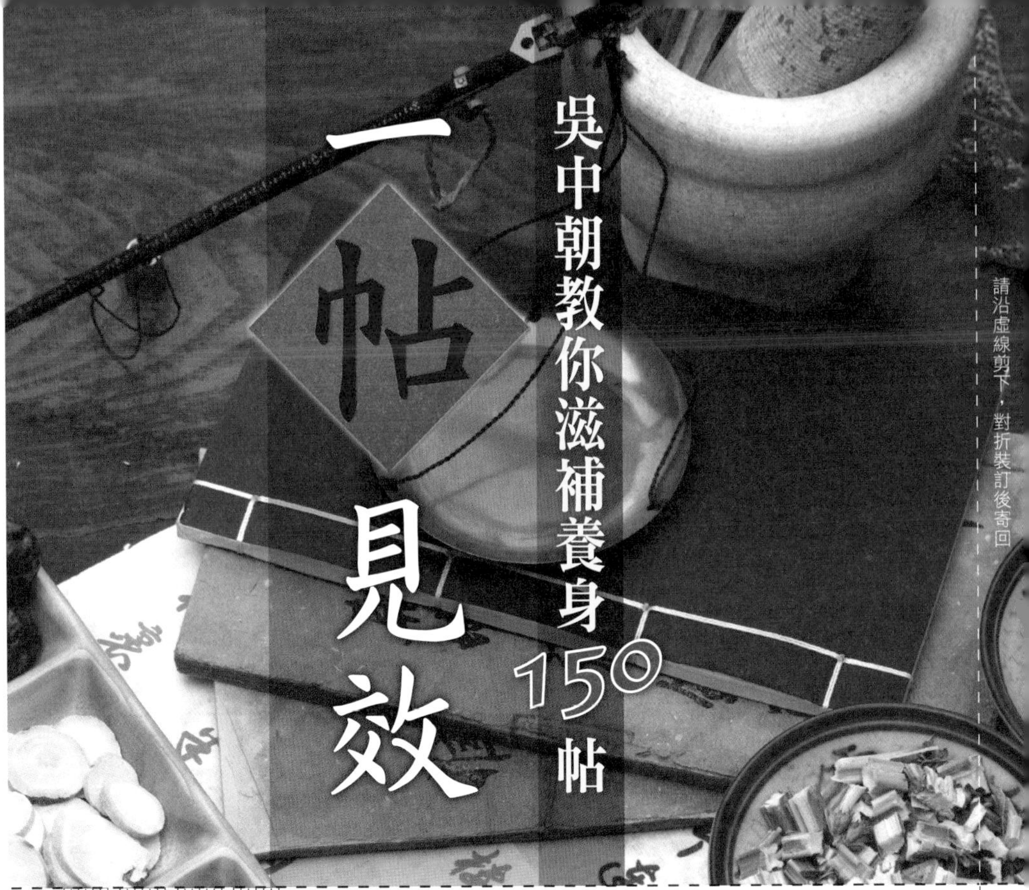

一帖見效

吳中朝教你滋補養身150帖

請沿虛線剪下，對折裝訂後寄回

北區郵政管理局
登記證北台字第9125號
免貼郵票

大都會文化事業有限公司

讀者服務部收

11051台北市基隆路一段432號4樓之9

寄回這張服務卡（免貼郵票）
您可以：
◎不定期收到最新出版訊息
◎參加各項回饋優惠活動

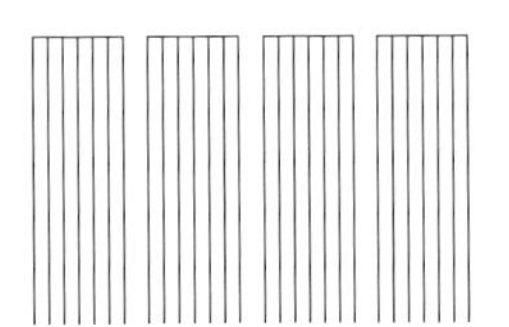

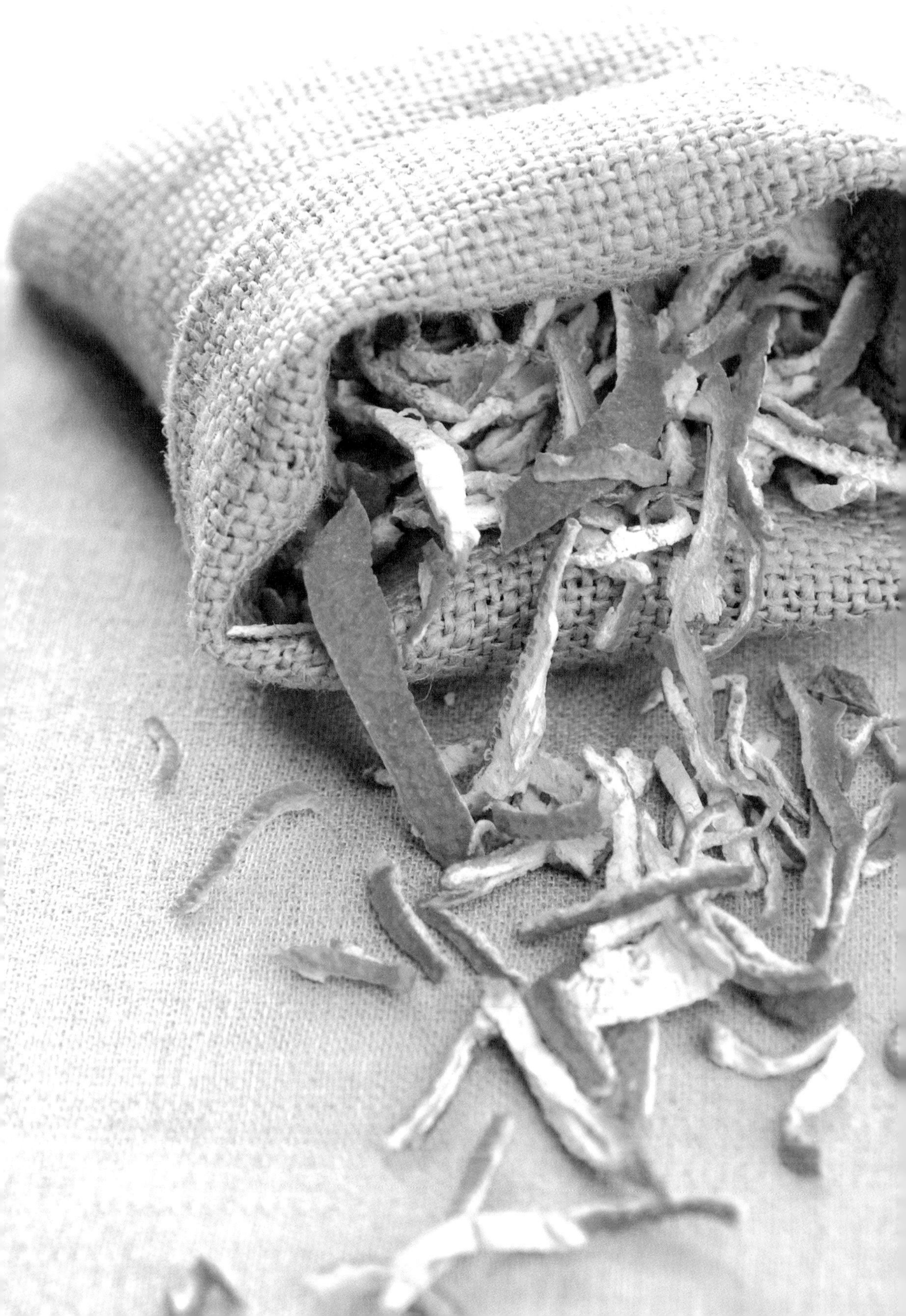

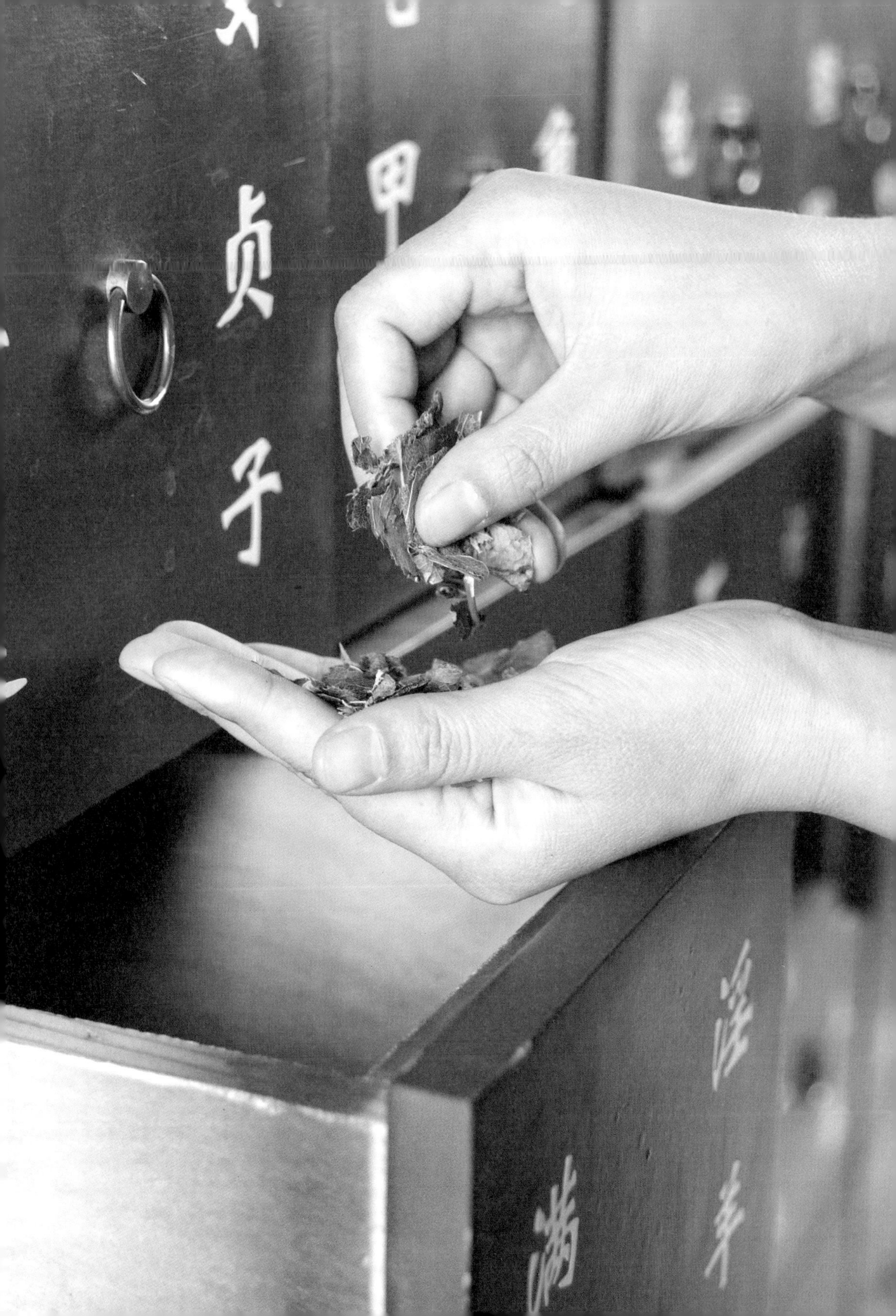
贞子
甲